産科婦人科臨床
series collection

1

生殖生理

総編集●藤井 知行 東京大学
専門編集●大須賀 穣 東京大学

Science
and
Practice

中山書店

シリーズ刊行にあたって

　産科婦人科学は従来，産科学として周産期医学を，婦人科学として生殖内分泌学，婦人科腫瘍学を扱ってきました．しかし，現在の産科婦人科学は，女性医学として，思春期から老年期までの女性の幅広い健康管理を担う学問分野となっています．すなわち上述の各領域を基軸としつつも，女性特有の生理・病理の基本的理解のもとに，女性を統合的・全人的に把握し，健康増進，疾病予防・治療等を志向する学問分野となっています．したがって，従来の3領域の枠組みでは対応困難となり，新たに第4の領域として女性ヘルスケアが提唱されています．

　近年の医療は，根拠に基づく医療 evidence-based medicine を最も重要な柱としています．厳密にコントロールされた大規模な臨床試験によるデータが重視され，このことにより，患者にとって最良の医療が選択できるようになりました．しかし，患者を治療するには，こうした臨床試験の背景となる生理学的，病理学的基礎知識が必要となります．医学を学ぶ者は，最新の臨床試験の結果を把握するのと同時に，疾患が起こってくる機序が何なのか，疾患の本質は何なのかを常に追究し，知識を習得していかなければなりません．この Science and Practice 産科婦人科臨床シリーズは，単なる知識の整理や試験対策のためのものではなく，女性の生理現象を生物学的に明らかにし，そのうえで，各疾患の病理とその治療の理解を深める書籍として企画しました．疾患の検査や治療は，すべて基礎的洞察に基づいて考案されたものであり，それを理解せずに診療にあたることは不可能です．

　中山書店が刊行した『新女性医学大系』は，産婦人科のすべての領域について詳細に記述する壮大なシリーズでした．本シリーズはその後継として企画され，時代に合わせてボリュームこそ調整しましたが，その基本精神を引き継ぎ，女性の生理，病理の基礎を明らかにし，それがどのようにして臨床に結びついているかを理解できるような構成としました．また，執筆者も，基礎から臨床まで，わが国のトップを走る専門家にお願いしました．

　わが国の産婦人科診療では，日本産科婦人科学会と日本産婦人科医会が共同で作成したガイドラインが日常診療に深く浸透しています．こうしたガイドラインとの整合性を図り，内容面で齟齬がないよう，読者が診療において惑わないよう注意し，また，本書により，ガイドラインの推奨がなぜ記載されているか，その本質を理解できるような内容をめざしました．

　産婦人科の基礎と臨床を体系的に理解し，その知識を日常診療に役立てる助けとなることを希い，診療，研究，教育で多忙を極めるなか，ご執筆いただいた先生方に改めて御礼申し上げます．

　2019年3月

総編集　藤井　知行
東京大学大学院医学系研究科生殖・発達・加齢医学専攻
産婦人科学講座教授

序

　生殖生理は産科婦人科を理解する基本である．これは臨床医学を学ぶ前に基礎医学を学ぶことに似ている．正常な女性の生殖機能ならびにこれらに関連して全身で生じる生理的現象の理解なくして，産科婦人科の各種疾患の病態を理解することは不可能である．この意味で本巻が Science and Practice《産科婦人科臨床》シリーズの第 1 巻として発刊されることは，次巻以降の理解を深めるのに時宜を得たものといえる．

　さて，生殖生理には 2 つの大きな時間軸が存在する．一つは個体としての女性の一生という軸と，もう一つは生殖細胞が配偶子を経て個体として発生するジェネレーションをつなぐ軸である．いずれもダイナミックな変化のなかに本質を見出すことができる．女性の一生の観点からみると，妊娠・出産に向けて準備された身体が，生物としてその役割を終えると，加齢により終末へと向かう．このなかで，人生 100 年時代といわれる現代においては閉経後の心身の変化を理解することも重要である．発生という観点からみると，生殖細胞の分化に始まる精緻かつ巧妙なヒト発生の仕組みを理解する必要がある．時間軸に沿った動的な変化は女性の体内で起こる空間的なダイナミズムと大きく関係している．空間的にとらえると，内分泌系は生殖生理において最も重要な働きを担うといっても過言ではない．特に，視床下部・下垂体・卵巣系の内分泌制御はリプロダクションの根幹をなしている．この内分泌制御が全身における多様な生理活性物質により影響を受けるとともに，卵巣由来のホルモンが全身に影響を与えていることを理解することにより，個体の一生と種族の維持という現象を統合的に把握することが期待される．

　本書ではこのような複雑な生殖生理を理路整然と構成的に学べるように配慮されている．まず，視床下部・下垂体・卵巣系を形態と機能の両面から解説し，ついで，生殖に関連する各種ホルモンを解説した．その後に，卵巣，子宮，配偶子，着床，性分化とリプロダクションに重要な項目を記載した．最後に，女性の一生の観点から思春期と閉経について解説している．すべての項において最新の科学的知見が盛り込まれており，かつ初学者にもわかりやすい記述となっている．日々の診療で疾患病態の理解に苦しむ場合にも本書に立ち返って生殖生理を理解しなおすことで道が開かれることも多々あると考える．ぜひ生殖生理から始まる産科婦人科の妙味を識っていただきたい．

　2019 年 3 月

専門編集　**大須賀　穣**
東京大学大学院医学系研究科産婦人科学講座教授

CONTENTS

1章 視床下部-下垂体-卵巣系のしくみ

間脳下垂体系の構造と機能 ･･････････････････････････････････････ 小澤一史 　2

卵巣の形態と生理 ････････････････････ 大槻勝紀, 伊藤裕子, ナビル・イード 　15

2章 生殖に関連するホルモン

キスペプチンの構造, 作用, 分泌調節機能 ･････････････････････････ 小澤一史 　28

GnRH の構造, 作用, 分泌調節機能 ･･････････････････････ 大石 元, 矢野 哲 　38

ゴナドトロピンの構造, 作用, 分泌調節機能 ････････････････････････ 工藤正尊 　49

プロラクチンの構造, 作用, 分泌調節機構 ･･････････････････････････ 松崎利也 　64

性ステロイドホルモンの構造, 作用, 分泌調節機能 ･･･････････････････ 北脇 城 　77

TOPICS

インヒビン, アクチビン, フォリスタチン ･････････････････････････ 安部由美子 　88

メラトニンと性機能 ･･･ 田村博史 　93

3章 卵胞・卵の形成・成熟

卵胞の発育と選択, 排卵機構 ･･････････････････････････････････ 折坂 誠 　100

卵の成熟 ･･･ 綾部琢哉 　110

黄体の形成と退行, 妊娠黄体 ･･････････････････････････････････ 杉野法広 　121

4章 子宮内膜の変化

子宮内膜の形態と機能 ･･･････････････････････････････････････ 丸山哲夫 　134

子宮頸管, 腟の周期的変化 ･･････････････････････ 多賀谷 光, 平田修司 　153

5章 配偶子の機能と分子機構

精子形成と分化, 受精能獲得 ･･･････････････････ 宮宗秀伸, 伊藤正裕 　160

受精の分子機構 ･･･････････････････ 河野菜摘子, 齊藤英和, 宮戸健二 　172

胚発生の分子機構 ……………………………………………… 浜谷敏生 183

受精卵の移送と卵管内環境 ……………………… 宇佐美文子，新田昌輝，藤森俊彦 190

6章 着床

着床の形態学 ……………………………………………………… 廣田　泰 202

着床の分子機構 ……………………………………………… 河野康志，梶原久司 208

着床の免疫機構 …………………………… 小野政徳，細野　隆，野村学史，藤原　浩 217

7章 性分化

生殖器系の発生と解剖 …………………………… 坂井美佳，山田　源，村嶋亜紀 224

性染色体の構造と機能 ……………………………………… 和泉美希子，関沢明彦 236

ゲノムインプリンティング ……………………… 樋浦　仁，岡江寛明，有馬隆博 246

8章 思春期

思春期発来機序 ……………………………………………………… 岸　裕司 258

思春期の身体的変化 ………………………………………………… 榊原秀也 270

9章 閉経と生殖腺・全身の変化

卵巣と卵子の老化 …………………………………………………… 河村和弘 280

周閉経期の内分泌学的変化 ………………………………………… 安井敏之 290

閉経に伴う脂質代謝の変化 ………………………………………… 若槻明彦 303

閉経に伴う心血管系の変化 ………………………………………… 寺内公一 310

閉経に伴う骨の変化 ………………………………………………… 澤田健二郎 316

閉経に伴うその他の変化

　―エストロゲンの低下・欠乏がもたらす周閉経期の諸症状 ……………………… 樋口　毅 326

索引 …………………………………………………………………………………… 334

執筆者一覧 (執筆順)

小澤　一史	日本医科大学大学院医学研究科解剖学・神経生物学分野
大槻　勝紀	大阪医科大学
伊藤　裕子	大阪医科大学生命科学講座解剖学教室
ナビル・イード	大阪医科大学生命科学講座解剖学教室
大石　元	国立国際医療研究センター産婦人科
矢野　哲	東京山手メディカルセンター
工藤　正尊	北海道大学大学院医学研究院産婦人科学教室
松崎　利也	徳島大学大学院医歯薬学研究部産科婦人科学分野
北脇　城	京都府立医科大学大学院医学研究科女性生涯医学
安部由美子	群馬大学大学院保健学研究科生体情報検査科学講座
田村　博史	山口大学大学院医学系研究科産科婦人科学講座
折坂　誠	福井大学医学部附属病院産科婦人科
綾部　琢哉	帝京大学医学部産婦人科学講座
杉野　法広	山口大学大学院医学系研究科産科婦人科学講座
丸山　哲夫	慶應義塾大学医学部産婦人科学教室
多賀谷　光	山梨大学医学部産婦人科
平田　修司	山梨大学医学部産婦人科
宮宗　秀伸	東京医科大学人体構造学分野
伊藤　正裕	東京医科大学人体構造学分野
河野菜摘子	明治大学農学部生命科学科生体制御学研究室
齊藤　英和	国立成育医療研究センター周産期・母性診療センター
宮戸　健二	国立成育医療研究センター研究所再生医療センター細胞医療研究部
浜谷　敏生	慶應義塾大学医学部産婦人科学教室
宇佐美文子	基礎生物学研究所初期発生研究部門
新田　昌輝	基礎生物学研究所初期発生研究部門

藤森　俊彦	基礎生物学研究所初期発生研究部門
廣田　泰	東京大学医学部附属病院女性診療科・産科
河野　康志	大分大学医学部産科婦人科学講座
楢原　久司	大分大学医学部産科婦人科学講座
小野　政徳	金沢大学附属病院周産母子センター
細野　隆	金沢大学医薬保健研究域医学系産科婦人科学教室
野村　学史	金沢大学医薬保健研究域医学系産科婦人科学教室
藤原　浩	金沢大学医薬保健研究域医学系産科婦人科学教室
坂井　美佳	国立病院機構四国がんセンター婦人科
山田　源	和歌山県立医科大学遺伝子制御学研究部
村嶋　亜紀	岩手医科大学解剖学講座
和泉美希子	昭和大学病院臨床遺伝医療センター
関沢　明彦	昭和大学医学部産婦人科学講座
樋浦　仁	東北大学大学院医学系研究科情報遺伝学分野
岡江　寛明	東北大学大学院医学系研究科情報遺伝学分野
有馬　隆博	東北大学大学院医学系研究科情報遺伝学分野
岸　裕司	群馬大学医学部附属病院産科婦人科
榊原　秀也	横浜市立大学附属市民総合医療センター婦人科
河村　和弘	国際医療福祉大学医学部産婦人科
安井　敏之	徳島大学大学院医歯薬学研究部生殖・更年期医療学分野
若槻　明彦	愛知医科大学産婦人科
寺内　公一	東京医科歯科大学大学院医歯学総合研究科女性健康医学講座
澤田健二郎	大阪大学大学院医学系研究科産科学婦人科学教室
樋口　毅	弘前大学大学院保健学研究科看護学領域

1章

視床下部–下垂体–卵巣系の しくみ

間脳下垂体系の構造と機能

間脳

　間脳（diencephalon）は大脳半球の間に潜む灰白質の塊で，視床（thalamus），視床上部（epithalamus），視床下部（hypothalamus）の3領域から成る.

視床

　視床は間脳の約4/5を占め，第三脳室の左右に位置する卵形の灰白質である. ヒトでは7～8割で左右の視床が視床間橋によって連絡されている. 視床は肉眼的に前核，内側核，外側核の3つの部分に分けられる. 嗅覚を除くすべての感覚情報はいったん視床に集まり，視床核で次のニューロンに中継され，視床皮質路を形成して大脳半球の各部位へ情報を伝達する. したがって，視床は感覚に関する最後の中継核ということになる.

視床上部

　視床上部は視床の後背側を占め，第三脳室後壁をなす. 視床髄条後方に続く白質部分があり，これを手綱（habenula）といい，左右の手綱は手綱交連によって連結する. 手綱の後背側部はその形状から手綱三角とよばれる. 内部には嗅覚情報の中継核である手綱核が存在する. 手綱交連下方には松果体（pineal body）が存在する. 内部の松果体細胞からはメラトニン（melatonin）が分泌される. メラトニンの血中濃度は夜間に高く，日内リズムを構築する.

視床下部

　視床下部は視床の下部に位置する，間脳の小部分である. 間脳下垂体系といった場合の間脳は，下垂体（pituitary〈hypophysis〉）からのホルモン分泌制御に関わる視床下部をさすことがほとんどであり，間脳下垂体系＝視床下部下垂体系と考えることができる.

　個体および種を維持するために必要な本能的行動，欲求を本能行動といい，その行動には摂食行動，飲水行動，性行動などが含まれ，視床下部はこういった本能行動の制御に必要な内部環境因子のチェックを担当する部位である. また，それらの内部環境因子と大脳辺縁系を介して伝わる外部環境因子の情報を統合することによって，本能行動を制御する部位である. その位置，領域は，一般に吻側の終板（lamina terminalis）から尾側の乳頭体（mammillary body）に至る領域で，背方は視床下溝によって視床と境界される. 尾側の境界は，後交連（posterior commisure）と乳頭体後縁（または乳頭体視床束）を結ぶ線に当たる（❶，❷）.

　視床下部は，前後方向に，視索前野，視床下部前野（視索上部），隆起域，乳頭域の4領域に分けられ，さらに内外方向に，脳室周囲帯（periventricular zone），内側帯（medial zone），外側帯（lateral zone）の3帯に区域化されることが提唱されている（❸）[1,2].

脳室周囲帯

　脳室周囲帯は下垂体の機能制御に関わる

間脳下垂体系の構造と機能

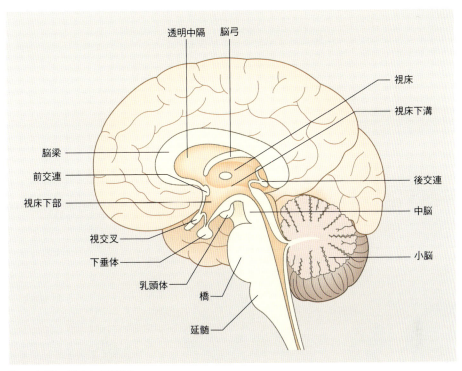

❶ ヒト脳の正中矢状断像

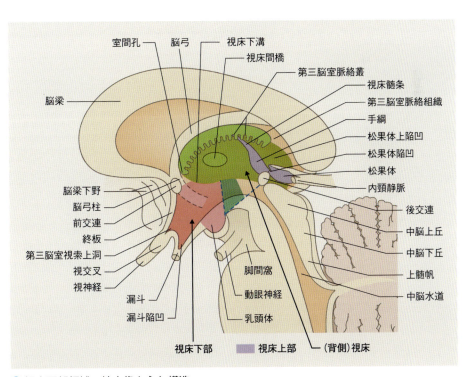

❷ 視床下部領域の拡大像と主な構造

3

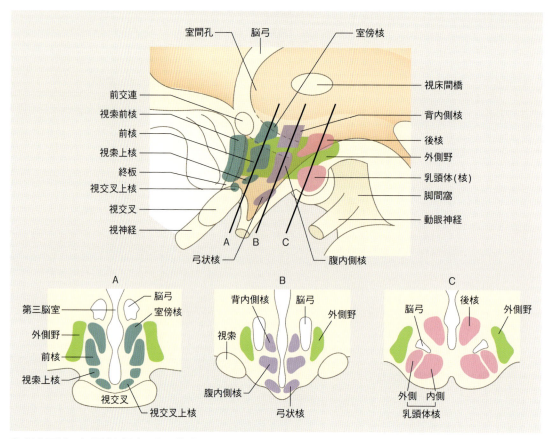

❸ 視床下部の各領域と視床下部を構成する各部位
A, B, Cの図は実線 A, B, C に沿って前頭断した各部位の構造を示す.

ニューロンが多数存在し，これらのニューロンは種々の生理活性ペプチドを産生している．

視索前野

吻側には視索前野（preoptic area）が位置する．その前方の壁は脳実質が少量の薄い終板によって構成される．終板の腹側には洞様血管が発達し，いわゆる血液脳関門（blood brain barrier：BBB）が乏しい終板器官（organum vasculosum laminae terminalis：OVLT）が存在し，背側には左右の脳を結ぶ線維側である前交連（anterior comissure）が横走する．

終板器官の背側には小型ニューロンの密な集団として正中視索前核（median preoptic nucleus）が存在し，この部位にはアンジオテンシンⅡ受容体が豊富に分布し[3]，体液の恒常性の維持，心脈管系調節に関係することが知られている．終板器官の後側には小型の前腹側室周囲核（anteroventral periventricular nucleus：AVPV）が存在する．この核は下垂体からの性腺刺激ホルモン分泌調節に関与する核として考えられている．近年，視床下部において下垂体の性腺刺激ホルモン分泌調節に深く関わるゴナドトロピン放出ホルモン（gonadotropin releasing hormone：GnRH）の活性調節に関わり，とくに思春期発動と関連して，また生殖制御機構において重要な役割を果たす可能性があるキスペプチン（kisspeptin）ニューロンがこの前腹側室周囲核に存在することが報告され，注目されている[4-8]．

視床下部前野

脳室周囲帯の視床下部前野（視索上部）領域では，前室周囲核（anterior periventricular nucleus），視交叉上核（suprachiasmatic nucleus：SCN），室傍核（paraventricular nucleus：PVN）といった重要な神経核が存在する．

前室周囲核は視索前核の後方への延長と考えられている．視交叉上核は特徴的なニューロンの集団から構成される明瞭に認識される核で，視交叉および視交叉上交連の上に位置する小型ニューロンによる密度の高い集団を構成する．視交叉上核は，網膜からの直接投射を受けて，概日リズムおよび昼夜リズムの調節中枢として注目される．近年，この視交叉上核では概日リズムに関する時計遺伝子の発現に関する分子細胞生物学的研究が進み，哺乳類においては*clock*遺伝子，*period*遺伝子などが単離されている．これらの遺伝子の転写とmRNAの翻訳に基づくタンパクにはそれぞれ特徴的な構造と機能があり，生物時計としての働きを展開するための重要な意味を有している[9]．

室傍核は視交叉から背方へ少し離れた部位に位置し，より脳室周囲に集合する小型のニューロンの集団（小細胞性ニューロン）とそのやや後外側に隣接する大型のニューロンの集団（大細胞性ニューロン）から構成される．小細胞性ニューロンの中核をなすのは副腎皮質刺激ホルモン放出ホルモン（corticotropin-releasing hormone〈factor〉：CRH/CRF）産生ニューロンであり，ヒトでは比較的散在的に分布する[10]．一方，室傍核の主体をなす大細胞性ニューロンはバゾプレッシン（vasopressin）ニューロンとオキシトシン（oxytocin）ニューロンによって構成される細胞集団である．これらのニューロンはそれぞれの神経ペプチドが共存することなく別々のニューロンに分布する．バゾプレッシンニューロンはやや背外側に，オキシトシンニューロンはやや腹内側に集団を構築する傾向がある．そして，これらのニューロンの軸索は視床下部-（神経）下垂体路（hypothalamo-〈neuro〉hypophysial tract）（あるいは視床下部-下垂体後葉系）を形成し，下垂体後葉に達する[11]．

隆起域

隆起域では中間あるいは隆起域室周囲核と弓状核（arcuate nucleus）が存在する．前者は吻側からの室周囲核の続きである．視床下部の底部，漏斗の起始部に近接する位置を占めるニューロンの集団を弓状核または漏斗核（infundibular nucleus）という．

この弓状核には，下垂体前葉ホルモンの分泌調節に関わる神経ペプチドが多数存在し，いわば下垂体前葉の上位調節中枢と位置づけることができる．弓状核には，多数のペプチドやアミンを産生するニューロンが存在する．ドーパミン（dopamine）含有ニューロンは，腺性下垂体の機能調節に直接関わり，とくにプロラクチン（prolactin）の分泌を抑制支配している．AVPVに存在するキスペプチンニューロンはこの弓状核にも存在し，2つの神経核に発現するキスペプチンニューロンの役割分担が注目されている[4-8]．

また，この部位にはpro-opiomelano-cortin（POMC）系のペプチド，すなわちACTH，β-リポトロピン（β-lipotropin：β-LPH），γ-LPH，α-メラニン細胞刺激ホルモン（α-melanocyte-stimulating hormone：α-MSH），γ-MSH，α-エンドルフィン（α-endorphin），メチオニンエンケファリン（Met-enkephalin），ダイノルフィン（dynorphin）といったペプチド含有ニューロンが存在する[12]．これらの生理学的役割については議論が残っているが，多くは痛覚伝導に関係し，痛覚の修飾に関わると考えられている．また，POMCニューロンは摂食制御にも関与することも示唆されている．

性機能調節に関わる GnRH はラットなどのげっ歯類で前索前野を中心にその細胞体が存在するが，ヒトでは弓状核にも多数存在している．

摂食行動と密接な関係をもつニューロペプチド Y（neuropeptide Y：NPY）ニューロンは弓状核のやや内側部に多数存在する．NPY ニューロンは腹内側核，室傍核，外側野などにその軸索を投射している[13]．

弓状核の腹外側部には下垂体からの成長ホルモン分泌を促す，成長ホルモン放出ホルモン（growth hormone-releasing hormone：GHRH）ニューロンが豊富に観察される[14]．この軸索は正中隆起の外側に投射し，門脈中に GHRH を放出する．

乳頭体領域

脳室周囲帯乳頭体領域（posterior or mammillary region）は，第三脳室から中脳水道へと移行する部位をとりまく領域である．

■ 内側帯

視床下部の内側帯には，比較的範囲の大きな神経核が存在し，間脳はもとより，終脳，脳幹の広い部位と線維連絡し，外部環境からのさまざまな情報を統合して，その状況に適合した行動発現に導く大切な役割をもっている．さらに内側帯は，大脳辺縁系（limbic system）とも連絡をもち，感情や情動の調節，さらに自律神経機能の発現と調節にも深く関わっている．内側帯の前域は視床下部前野（anterior hypothalamic area）とよばれる領域で，前視床下部核（anterior hypothalamic nucleus）が存在する．ヒトにおいては比較的この神経核は明瞭に区別されるが，ほかの哺乳類ではあまりはっきりしない．内臓感覚，味覚，嗅覚などの情報がこの核に投射していると考えられている．

中間域（灰白隆起域）

内側帯の中間域（灰白隆起域）には，代表的な2つの核，腹内側核（ventromedial nucleus）

と背内側核（dorsomedial nucleus）が存在する．ヒトを含む霊長類でよく発達している隆起核（tuberal nucleus）が灰白隆起の基底側に存在する．腹内側核は弓状核と背内側核の間に挟まるように位置する．また，腹内側核の尾側において，内側帯と外側帯の移行部に小さな神経細胞集団が観察され，とくに腹外側核（ventrolateral nucleus）とよばれる．

実験研究的に動物の腹内側核を破壊すると，過食により肥満を起こすことから「満腹中枢」としての役割を果たすことが想定されているが，その調節機構は複雑であり，単純に腹内側核だけで満腹中枢を構成しているわけではない．げっ歯類の動物，とくにラットにおいて，この腹内側核に明確な性的2型，すなわち雄と雌の差が認められており，雄においては雌に比べて明確に容積が大きく，そこに存在するニューロンの数も多いことが知られている[15]．このことは，出生直後の一過性の性ホルモン環境の差に基づく可能性が明らかになっている．

このようなことから，腹内側核は摂食調節，性行動調節に関わることが推測されている．また，この部位の破壊が動物に攻撃的な行動を誘発することから，攻撃的行動の調節にも関わっている可能性がある．腹内側核は，辺縁系の主要構造である扁桃体からの線維入力が多数みられ，完了行動，すなわち刺激に反応して行動を起こし，（食欲を満たすなどの）欲求を満たして完了する行動の調節に重要な役割を果たすとまとめることができる．

背内側核は腹内側核よりも第三脳室に近接しているが，弓状核ほどではない．摂食や飲水，体重調節に関与することが推測されている．隆起核はヒトの灰白隆起に存在する小型ニューロンの集団であり，これらのニューロンの多くはエストロゲン受容体を発現すること，線維連絡の構築が腹外側核とよく似ており，同じような性質をもった核であることが想定されている[16]．

乳頭領域

内側帯の乳頭領域は視床下部内側帯の尾部を占める領域で，視床下部後野（posterior hypothalamic area）ともよばれる領域である．この部位の主体は乳頭体であり，乳頭体には内側乳頭体核と外側乳頭体核が存在するが，内側乳頭体核のほうがはるかに大きな領域を占める．その他，乳頭領域には乳頭上核，乳頭前核，隆起乳頭核などの神経核があり，行動や覚醒，神経内分泌機能などにも関わっている．乳頭体には海馬–脳弓を介した記憶に関係する辺縁系情報が入力されるとともに，乳頭体には視覚，聴覚の情報が入力され，視床前核群を介して，辺縁系にそれらの情報を伝える回路が存在している．

■ 外側帯

視床下部外側帯は生殖，攻撃行動，空腹や口渇に伴う活動などに関わる領域である．外側帯に存在する神経核のうち，視索上核（supraoptic nucleus：SON）は室傍核と同様に，オキシトシンやバゾプレッシンを分泌する神経の細胞体が存在し，その軸索を下垂体後葉に伸ばして，視床下部–下垂体後葉系の一部をなす．外側帯の前域から隆起域，一部は乳頭域にまで広がる外側部位を視床下部外側野とよぶ．この領域には，オレキシン（orexin）やメラニン凝集ホルモン（melanin concentrating hormone：MCH）といった摂食調節に関わるペプチド性ニューロンが豊富に存在する[17]．オレキシンは覚醒誘導ペプチドとしても知られている．これらのニューロンには弓状核からのNPYニューロンの軸索が投射しており，直接の制御を受ける．

下垂体

間脳（とくに視床下部）と下垂体（pituitary〈hypophysis〉）は，それぞれが自律神経機能と内分泌機能を担う中心的構造といえるが，相互の失調をきたす種々の疾患があり，臨床的に間脳下垂体系という概念が生まれた．もともとは間脳と下垂体を結ぶ構造である下垂体茎の実験的破壊や切断から，尿崩症が発症したり，性機能低下や成長障害が起こることが知られており，これらに加えて近年の多くの研究から，広く間脳とのつながりというよりも，視床下部との密な連絡状況から視床下部–下垂体系（hypothalamo-hypophysial〈pituitary〉system：HHSあるいはHPS）とよばれることが多い．

視床下部と下垂体の機能的な相関機構は，神経内分泌細胞の存在を明らかにした視床下部–下垂体後葉系のしくみと下垂体門脈系（hypophyseal portal vein system）による腺性下垂体に対する中枢性調節機構のしくみによって説明される．すなわち，室傍核，視索上核からのオキシトシン，バゾプレッシンニューロンの軸索が下垂体後葉に投射し，その終末よりオキシトシン，バゾプレッシンを放出する系（視床下部–下垂体後葉系）と，GHRH，GnRH，甲状腺刺激ホルモン放出ホルモン（thyrotropin-releasing hormone：TRH），CRH/CRFなどを含有するそれぞれのニューロンが下垂体門脈に投射し，これよりそれぞれのホルモンを放出し，門脈の流れにのって腺性下垂体のホルモン分泌細胞に働きかける系（視床下部–下垂体前葉系）である．いずれの系においても，ニューロンの軸索は血管周囲腔に終末し，シナプスによる神経回路は形成しない．

■ 下垂体の全体像

下垂体は，肉眼的には主たる領域となる下垂体体部（pituitary body）と視床下部との連絡部位となる下垂体茎（pituitary stalk）から成る．体部は蝶形骨トルコ鞍の正中部，下垂体窩に収まる．前方の鞍結節，後方の鞍背の間に鞍隔膜が張って，下垂体体部を覆っている．この

7

1章 視床下部-下垂体-卵巣系のしくみ

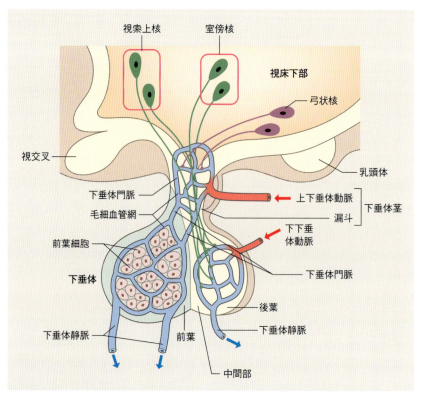

❹ 視床下部-下垂体系
下垂体を構成する血管構築（下垂体門脈系）も含む．
（Martini R. Fundamental Anatomy and Physiology, Prentice-Hall）

　鞍隔膜の中央部にある穴から下垂体茎が上方に延びて視床下部灰白隆起の部位に連絡する．

　下垂体はその発生起源を基準に，口窩上皮由来の腺性下垂体（adenohypophysis）と中枢神経由来の神経性下垂体（neurohypophysis）の2つの部位に分けることができ，この2つの部位が融合して形成される．腺性下垂体はさらに前葉（anterior lobe）と中間部（または中葉）（intermediate lobe）に分けられる．また，前葉の延長として隆起部（pars tuberalis）が認められる．神経性下垂体からは視床下部からの連絡部位である漏斗（infundibulum）と後葉（posterior lobe）が分化する（❹）．

　下垂体における血管構築は，ヒトでは上・下下垂体動脈（superior or inferior hypophysial artery）とその枝の分布を受ける．上・下下垂体動脈は大脳動脈輪（Willis動脈輪），または内頸動脈や後交通動脈の枝として出て，くも膜下腔を走行し，下垂体茎の部位から漏斗動脈（infundibular arteris）となって下垂体の中に進入する．漏斗動脈の枝は，漏斗内でループ条の小動脈，そして洞様毛細血管から成る特殊構造を形成する．この特殊な構造は下垂体門脈系（hypophysial portal system）における一次毛細血管網であり，これに対して下垂体前葉の血管を二次毛細血管網とよぶ．一次・二次の毛細血管網を結ぶ隆起部を縦走する血管群を下垂体門脈（hypophysial portal vein）という[18]．

腺性下垂体の組織像

　腺性下垂体はさまざまな形状，染色性をもった多様な腺細胞によって構成される．腺性下垂

間脳下垂体系の構造と機能

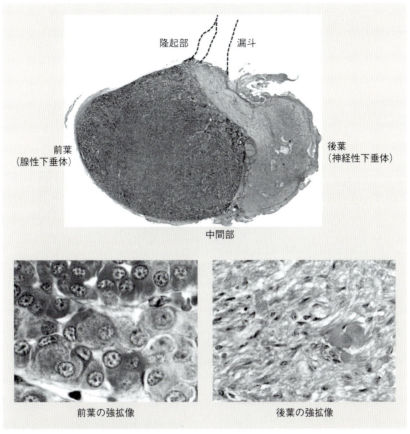

❺ 下垂体の組織像（光学顕微鏡レベル）
前葉は多くの腺細胞で占められ，後葉には神経細胞軸索終末と後葉細胞が観察される．

体を構成する，前葉，中間部（または中葉），隆起部は，それぞれ異なったホルモン産生細胞が存在し，異なる組織学的特徴を有する（❺，❻）．

前葉

　前葉は腺性下垂体の中で大部分を占める領域であり，種々のホルモン産生を行う腺細胞と豊富な血管によって構築される．前葉細胞は，その産生するホルモンの化学的性状の違いによって，染色色素に対する親和性が異なり，この特徴を利用して，酸性色素に親和性を示す酸好性細胞（acidophils）と，塩基性色素に親和性を示す塩基好性細胞（basophils），そして色素に親和性を示さない色素嫌性細胞（chromophobe cells）に分類される．

　これらの染色性の違いと実験形態学的データをもとに前葉細胞の分類が試みられた．実際にはHE染色，アゾカルミンG染色，オレンジG染色，PAS染色，あるいはこれらの染色の組み合わせが行われ，染色の違いから前葉細胞の分類と同定がなされ，以下のように分類される．

　酸好性細胞：成長ホルモン（growth hormone：GH）分泌細胞，プロラクチン（prolactin：PRL）分泌細胞．

　塩基好性細胞：甲状腺刺激ホルモン（thyroid stimulating hormone：TSH）分泌細胞，ゴナドトロピン（gonadotropin）分泌細胞．

　色素嫌性細胞：ホルモン分泌細胞ではあるがかなり機能的に未熟な状態で，色素への親和性が発現しておらずいずれはホルモン分泌細胞に

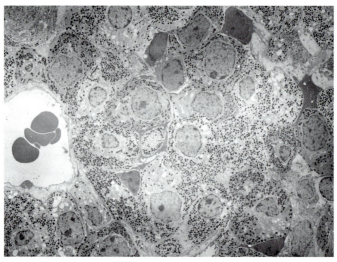

❻ ラット下垂体前葉の電子顕微鏡像
ホルモンを含有する分泌顆粒を有するさまざまな形状のホルモン分泌細胞の微細構造が観察される.

分化する幹細胞，分泌顆粒の放出によって見かけ上ホルモンが含有されないホルモン分泌細胞，そしてホルモン分泌は行わず，S-100タンパクを含有し，濾胞形成をする濾胞星状細胞（folliculo-stellate〈FS〉cells）が含まれていると考えられている．

　副腎皮質刺激ホルモン（adrenocorticotropic hormone：ACTH）分泌細胞はヒトではごく弱く塩基性色素に親和性を示すので，本項では塩基好性細胞として分類するが，ほかの動物ではほとんど色素嫌性を示すことから色素嫌性細胞に分類する場合もある．

　旧来の各種色素染色による下垂体前葉細胞の分類は，組織化学的な基盤に欠け，正確に細胞を同定するには理論的な裏づけが乏しい．この問題を解決したのが，免疫組織化学的手法である．免疫組織化学の導入により，各ホルモン分泌細胞を特異的に同定できるようになり，さらには電子顕微鏡レベルにおける免疫組織化学も進歩し，各ホルモン分泌細胞の微細構造についても詳細に観察されるようになった（❼）[19]．

酸好性細胞

　酸好性細胞のうち，GH分泌細胞（somatotrophs）は卵円形を呈することが多く，前葉のホルモン産生細胞では比較的大型の細胞で，細胞数も多い．電子密度の高い大型（直径300〜450 nm）の分泌顆粒を豊富に含む．Golgi装置や粗面小胞体などの細胞小器官は比較的よく発達している．PRL分泌細胞（mammotrophs）は妊娠や授乳期に細胞数や細胞の大きさが増加する細胞で，多角形をした細胞である．分泌顆粒は卵円形あるいは不規則な形状をしている．エストロゲンへの感受性，反応性を有する細胞で，したがって細胞の数や形状の変動に性差が存在する．GHとPRLの両方を分泌する細胞（somato-mammotrophs）の報告もあるが，その比率は低い．

塩基好性細胞

　塩基好性細胞において，TSH分泌細胞は多角形で細長い形状を呈する細胞で，糖タンパクホルモンである化学的性状から，PAS陽性を示す．比較的小型（100〜200 nm）の分泌顆粒を有する．

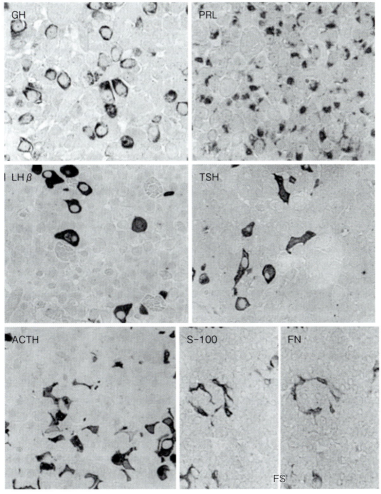

❼ 免疫組織化学法を用いたラット下垂体前葉細胞の特異的同定
GH：成長ホルモン分泌細胞，PRL：プロラクチン分泌細胞，LH：性腺刺激ホルモン分泌細胞，TSH：甲状腺刺激ホルモン分泌細胞，ACTH：副腎皮質刺激ホルモン分泌細胞，FN：フィブロネクチン，FS：濾胞星状細胞.

　ゴナドトロピン分泌細胞（gonadotrophs：GTH）は，元々は卵胞刺激ホルモン（follicle-stimulating hormone：FSH）と黄体形成ホルモン（黄体化ホルモン）（luteinizing hormone：LH）に分かれ，それぞれが別々の細胞であると考えられていた．しかし，免疫組織化学の導入と発達により，FSHとLHは同じ細胞において分泌される可能性が高いという結論になってきた[20]．そこで，GTH分泌細胞はFSH/LH（またはLH/FSH）細胞と表記されるようになった．あたかもLHのみ，あるいはFSHのみを含有する細胞も観察されるが，これらはおそらくは機能的な面を反映した細胞像で，基本的にはLH，FSHいずれのホルモンも共存していると考えられる．

　GTH細胞は一般的に大型で卵円形をした細胞で，比較的血管周囲によく存在する．この細胞において，FSHは主に大型の分泌顆粒（400〜500 nm）に存在し，一方LHは主に小型の分泌顆粒（約200 nm）に存在する．ラットなどのげっ歯類では，これらの顆粒への選別にはグラニン（granin）とよばれるタンパク群が

関与している可能性が報告されている[21,22].

ACTH分泌細胞（corticotrophs）は不整形，多角形の細胞で，突起を伸ばしているようにも見える．直径150〜200 nmの分泌顆粒が比較的細胞膜周囲に並ぶ像がよく観察される．ACTHは分子量の大きな前駆体であるpro-opiomela-nocoritin（POMC）からプロセッシングによって生じるホルモンであり，POMCからはACTH以外に，β-LPH，γ-LPH，β-エンドルフィン，α-MSH，β-MSHなどの生理活性物質が産生される．これらの活性物質の一部は，中間部（中葉）において検出されることが多い．

色素嫌性細胞

色素嫌性細胞において，特徴的形状をもち，その機能が注目されている細胞が，濾胞星状細胞（folliculo-stellate：FS）細胞である．数個のFS細胞が小さな濾胞を取り囲み，これらの数個のFS細胞は相互にギャップ結合によって連絡している．細長い突起を有し，その突起をホルモン分泌細胞間に延ばしている．この突起の様子が星のように見えることから，"星状"の名称がついている．細胞質内に分泌顆粒をもたず，ホルモン分泌は行わないが，S-100タンパクを有し，これがFS細胞のマーカーとなる．

この細胞の機能についてはさまざまな議論があり，支持細胞，大食細胞，ホルモン分泌細胞の幹細胞などの可能性が示唆されているが，確定には至っていない．しかし，単なる支持細胞的な役割を超えて，より機能的に近接するホルモン分泌細胞に働きかける可能性も報告されつつある[23,24].

隆起部

隆起部には酸好性，塩基好性細胞も少数認められるが，主体をなすのは色素嫌性細胞であり，隆起部によく観察される細胞として固有の細胞であると想定されることもあるが，その機能については十分に明らかにはなっていない．

隆起部の細胞には松果体（pineal body）から分泌されるメラトニン（melatonin）の受容体を発現するものがあることが報告されており，概日周期のシグナルをなんらかの形で前葉の腺細胞（とくにGTH細胞やTSH細胞の可能性が考えられている）に与える可能性も示唆されている[25].

中間部（中葉）

中間部（中葉）は動物種によって発達状態などに大きな差がある部位である．ヒトではあまり発達がよくなく，下垂体腔（hypophysial cavity）とよばれる．胎生期のRathke嚢の遺残構造が十数個程度，大小不同の大きさの濾胞として後葉に隣接する前葉組織の中に散在する．濾胞内にはムチンが貯留し，コロイド滴と称される．基本的にヒトの中間部を構成する細胞は塩基好性細胞が中心であり，POMC系のペプチドであるACTH，β-エンドルフィン，α-MSHなどが混在している細胞が観察される．

神経性下垂体の組織像

神経性下垂体は後葉と漏斗から構成される．

後葉

神経性下垂体は無髄神経線維とこれらを支持する後葉細胞（pituicytes）によって構成される．この神経線維のほとんどが視床下部の室傍核，視索上核からのバゾプレッシン，オキシトシンのニューロンの軸索であり，後葉に分布する毛細血管に終末し，これらホルモンを放出する．この終末部には，150〜250 nmの分泌顆粒と50 nm前後の小型の分泌顆粒が観察される．このうち，オキシトシンやバゾプレッシンは大型の顆粒のほうに含まれる．小型顆粒の性状については，よくわかっていない．その他としてはドーパミン，GABA，セロトニンなど神経線維が報告されている．これらはオキシトシンや

バゾプレッシンニューロンの放出調節に関与することが考えられる.

後葉細胞は中枢神経系におけるグリア細胞にあたる細胞と考えられ,無髄神経線維の間に介在している.多くの細胞が両極性に突起を延ばしており,突起どうしでギャップ結合している.また,後葉細胞が神経線維に巻き付くような像も観察される.後葉細胞の機能的意義については議論があるが,積極的な機能発現細胞である可能性は見いだされていない[26].

▓ 漏斗

漏斗は視床下部と下垂体後葉の連絡部位であり,とくに下垂体門脈系の血管で一次毛細血管網を構成する血管領域がある漏斗の起始部位は正中隆起(median eminence)とよばれる.これより遠位では縦走する門脈が発達する.

正中隆起においては層構造が構築され,大きく内層と外層に分けられる.このうち,内層の第三脳室側は上衣細胞(ependymal cells)によって覆われている.内層の主体を占める神経線維層には神経分泌線維が走行し,その主体は下垂体後葉に向かうオキシトシン,バゾプレッシンニューロンである[27].

一方,外層には一次毛細血管網が観察され,これらに向かって視床下部弓状核を中心とした部位からの神経内分泌ニューロンが終末する.これらには,ドーパミン,GHRH,ソマトスタチン,TRH,GnRH,CRF などの下垂体前葉からのホルモン分泌調節に関わる,いわゆる放出ホルモン(releasing hormone)や抑制ホルモン(inhibiting hormone)も多数含まれる.なお,これらの前葉ホルモン調節ニューロンの線維は,ばらばらに終末するのではなく,ある程度集合して区域を構築している.

(小澤一史)

●文献

1) Swanson LW. Chapter 1. The hypothalamus. In：Björklund T, et al, editors. Handbook of Chemical Neuroanatomy. Vol 5. Integrated systems of the CNS, part 1. Hypothalamus, Hippocampus, Amygdala, Retina. Amsterdam：Elsevier；1987. p.1-124.

2) Simerly RB. Chapter 17. Anatomical substrates of hypothalamic integration. In：Paxinos G, editor. The Rat Nervous System. 2nd ed. San Diego：Academic Press；1995. p.353-76.

3) Sirett NE, et al. Distribution of angiotensin II receptors in rat brain. Brain Res 1977；122：299-312.

4) Dungan HM, et al. Minireview：kisspeptin neurons as central processors in the regulation of gonadotropin-releasing hormone secretion. Endocrinology 2006；147：1154-8.

5) Iijima N, et al. An immunohistochemical study on the exressional dynamics of kisspeptin neurons relevant to GnRH neurons using a newly developed anti-kisspeptin antibody. J Mol Neurosci 2011；43：146-54.

6) Takumi K, et al. Developmental changes in the expression of kisspeptin mRNA in rat hypothalamus. J Mol Neurosci 2011；43：138-45.

7) Higo S, et al. Mapping of kisspeptin receptor mRNA in the whole rat brain and its co-localisation with oxytocin in the paraventricular nucleus. J Neuroendocrinol 2016；28. doi：10.1111/jne.12356.

8) Iwata K, et al. Effect of androgen on Kiss1 expression and luteinizing hormone release in female rats. J Endocrinol 2017；233：281-92.

9) Okamura H. Review：integration of mammalian circadian signals：from molecule to behavior. J Endocrinol 2003；177：3-7.

10) Raadsheer FC, et al. Localization of corticotropin-releasing hormone(CRH)neurons in the paraventricular nucleus of human hypothalamus：age-dependent colocalization with vasopressin. Brain Res 1993；615：50-62.

11) Hatton GI, et al. Morphological evidence for two populations of magnocellular elements in the rat paraventricular nucleus. Brain Res 1976；108：187-93.

12) Pilcher WH, et al. Immunocytochemical localization of proopiomeranocortin neurons in human brain areas subserving stimulation analgesia. J Neurosurg 1988；68：621-9.

13) Gerhert DR, et al. Localization of neuropeptide Y messenger ribonucleic acid in rat and mouse brain by in situ hybridization. Synapse 1987；1：25-31.

14) Ibata Y, et al. Light and electron microscopic immunocytochemistry of GRF-like immunoreactive neurons and terminals in the rat hypothalamic arcuate nucleus and miedian eminence. Brain Res

1986 ; 370 : 136-43.

15) Matsumoto A, Arai Y. Sex difference in volume of the ventromedial nucleus of the hypothalamus in the rats. Endocrinol Jpn 1983 ; 30 : 277-80.

16) Simerly RB, et al. Distribution of androgen and estrogen receptor mRNA-containing cells in the rat brain : an in situ hybridization study. J Comp Neurol 1990 ; 294 : 76-95.

17) Schwartz MW, et al. Central nervous system control of food intake. Nature 2000 ; 406 : 661-71.

18) Popa GT, Fieding U. The vascular link between the pituitary and the hypothalamus. Lancet 1930 ; 219 : 238-40.

19) Kurosumi K. A review : ultrastructural immunocytochemistry of the adenohypophysis in the rat. J Electron Micr Tech 1991 ; 19 : 42-56.

20) Inoue K, Kurosumi K. Ultrastructural immunocytochemical localization of LH and FSH in the pituitary of the untreated male rat. Cell Tissue Res 1984 ; 235 : 71-5.

21) Watanabe T, et al. Topology of chromogranin A and secretogranin II in the rat anterior pituitary : potential marker proteins for distinct secretory pathway in gonadotrophs. Histochemistry 1991 ; 96 : 285-93.

22) Ozawa H, et al. Heterogeneity in the pattern of distribution of the specific hormonal product and secretgranins within the secretory granules of rat prolactin cells. J Histochem Cytochem 1994 ; 42 : 1097-107.

23) Inoue K, et al. The structure and function of folliculo-stellate cells in the anterior pituitary gland. Arch Histotol Cytol 1999 ; 62 : 205-18.

24) Ozawa H, et al. Annexin-1 (lipocortin-1)-immunoreactivity in the folliculo-stellate cells of rat anterior pituitary : the effect of adrenalectomy and corticosterone treatment on its subcellular distribution. J Neuroendocrinol 2002 ; 14 : 621-8.

25) Nakao N, et al. Thyrotrophin in the pars tuberalis triggers photoperiodic response. Nature 2008 ; 452 : 317-23.

26) Dreifuss JJ, et al. Ultrastructural evidence for sinusoid spaces and coupling between pituicytes in the rat. Cell Tissue Res 1975 ; 161 : 33-45.

27) Kobayashi H, et al. The median eminence : a mediator in the regulation of the pituitary by brain. In : Rao DSP, Peter RE, editors, Neural Regulation in the Vertebrate Endocrine System. New York : Kluwer Academic/Pleunum Publisher ; 1999. p.1-22.

卵巣の形態と生理

はじめに

　卵巣の基本的な生理的機能といえば，卵形成と女性ホルモン（卵巣ホルモン）の分泌である．女性一人が生涯に排卵するのはおよそ400〜500個であるのに，出生時点では約200万個以上も存在する．しかしそのほとんどの卵胞が閉鎖し消失してしまうのである．われわれは，卵胞閉鎖に顆粒膜細胞のアポトーシスが関わっていること，ホルモン分泌にリンパ管が関与することを報告した．

　本項では卵形成（oogenesis）と卵胞閉鎖における細胞死（アポトーシスとオートファジー），卵胞の発育とホルモン分泌，リンパ管形成を中心にわれわれの研究結果を交じえて解説する．

卵巣の基本構造

　成熟した卵巣は胚上皮とよばれてきた単層の立方〜扁平上皮（中皮＝腹膜）と，その下の結合組織から成る白膜で覆われている．外層の皮質は幅広く原始卵胞の集団がある．皮質との境界は不明瞭であるが，髄質には卵巣門から進入する血管，神経，リンパ管が存在する．また，発育中の卵胞，白体がみられる．

卵形成と卵胞閉鎖における細胞死（アポトーシスとオートファジー）

卵形成過程でほとんどの卵細胞は卵胞閉鎖とともに消失する

　卵形成は卵祖細胞が成熟卵子（mature oocyte）へ発育していく一連の過程をいい，これは出生前から始まり排卵がある年齢まで続く．

　胎生初期（胎生5週ごろ）に卵巣に迷入してきた原始生殖細胞（progenital germ cells）は胎生期に盛んに分裂して数を増やし，卵祖細胞（oogonia）となる．卵祖細胞どうしは細胞間橋（ギャップ結合）[*1]でつながっており，分裂のリズムが同調する．卵祖細胞の分裂は減数分裂前期（第一次分裂）で停止した状態にとどまり，以後は卵母細胞（oocyte）または一次卵母細胞とよばれる．約700万個の一次卵母細胞が妊娠中期までの胎児卵巣内に存在するが，次第に数が減少し約200万個となって出生を迎える．さらに実際に排卵まで迎えるのは生涯で400〜500個程度である．それ以外の卵胞は卵胞閉鎖に陥る．

発育中の卵胞では卵母細胞と顆粒膜細胞[*2]は連結している

　卵胞の発育過程を❶に示す．思春期になる

[*1] 細胞間橋（ギャップ結合）：光学顕微鏡で観察したときに地図の橋の記号のように見えることからこのようによばれる．本体は細胞膜の外葉どうしが癒合し，細胞間隙が0 nmの細胞間結合である．コネキシンは主要な構成タンパク質である．

[*2] 顆粒膜細胞：解剖学では果粒層細胞と記す．

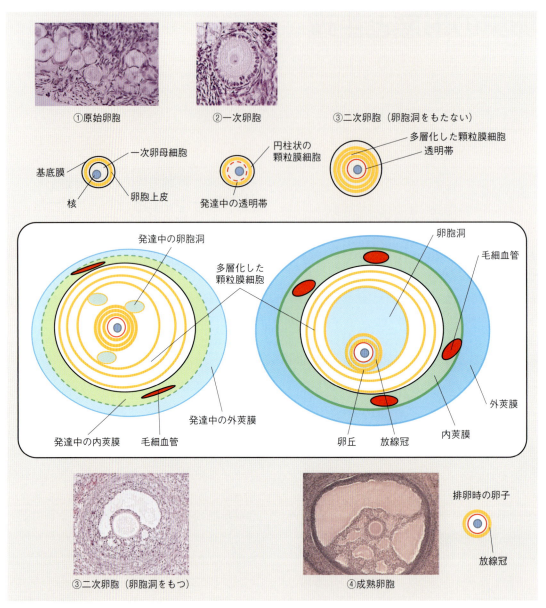

❶ 卵胞の発育

① 原始卵胞：皮質の外層に存在する．1層の扁平な卵胞上皮をもつ．② 一次卵胞：卵胞上皮は1層の円柱状の顆粒膜細胞となる．卵母細胞周囲に透明帯が形成され始める．③ 二次卵胞：透明帯の完成と顆粒膜細胞の多層化．さらに発達すると，卵胞液を含む卵胞洞，莢膜細胞から成る内莢膜，結合組織の外莢膜もでき始める．④ 成熟卵胞：卵胞洞は容積を増す．顆粒膜細胞は卵母細胞を包むように放線冠を形成し，卵丘の顆粒膜細胞で周囲の顆粒膜細胞とつながっている．内莢膜には毛細血管が発達している．黄体は顆粒膜細胞由来の顆粒膜黄体細胞と内莢膜細胞由来の莢膜黄体細胞とから形成される．

と，潜んでいた一次卵胞のうち10個ほどが同時に成長を始める．通常はそのなかでいちばん大きな1個の主席卵胞（dominant follicle）だけが排卵にこぎつける．放線冠を形成する顆粒膜細胞は透明帯に接しており，成長中の卵母細胞と透明帯を貫通するギャップ結合により連結している．卵胞期の時期によって存在するコネキシン[*1]の種類が異なり，放線冠の顆粒膜細胞と一次卵母細胞をつなぐギャップ結合にはコネキシン37[1)]が存在し，欠損すると一次卵母細胞

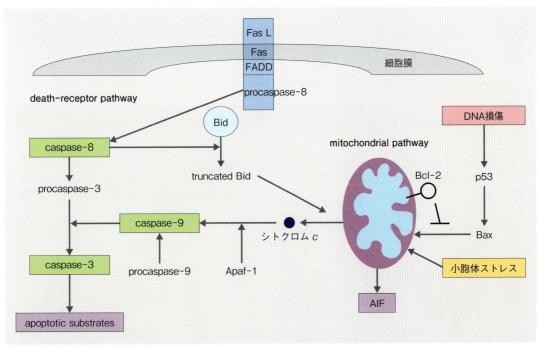

❷ 哺乳類の細胞における主要なアポトーシスシグナル伝達経路
death-receptor pathway と mitochondrial pathway に大別される．death-receptor pathway が働くとシステインプロテアーゼファミリー（タンパク質分解酵素）に属する caspase-8 と caspase-3 が活性化され，DNA 損傷などにより mitochondrial pathway が働くと caspase-9 と caspase-3 の活性が上昇する．また，caspase-8 により限定分解を受けた Bid がミトコンドリアに作用し，膜電位の低下によりシトクロム c が放出され，death-receptor pathway から mitochondrial pathway が働くことも知られている．いずれにしても，最終的に caspase-3 の活性が上昇し caspase-3 の基質が分解され，細胞はアポトーシスに陥る．AIF：apoptosis-inducing factor.

は減数分裂を再開できない．またコネキシン43[1]が欠損すると二次卵胞期に卵胞が形成されない．隣接する放線冠の顆粒膜細胞どうしもギャップ結合により情報伝達している．これらの連結が阻害されると，多嚢胞性卵巣症候群を呈する[*3]．

卵母細胞は増殖分化因子 9（growth differentiation factor 9：GDF-9）と骨形成タンパク質 15（bone morphogenetic protein 15：BMP-15）を産生し，卵丘の顆粒膜細胞を正常に保つ．顆粒膜細胞は c-kit リガンドを産生し，卵母細胞が発現する c-kit 受容体に結合して卵母細胞の生存と成長を促す[2]．また，顆粒膜細胞は OMI（oocyte maturation inhibitor）を分泌し，卵母細胞が自発的に第二次減数分裂に入らないように抑制している．顆粒膜細胞の機能調節は抗 Müller 管ホルモン（anti-Müllerian hormone：AMH），インヒビン，アクチビン（詳細は 2 章 **TOPICS** を参照）によるといわれている．

卵胞閉鎖では多数の顆粒膜細胞がアポトーシス（❷）に陥る

閉鎖卵胞（atretic follicle）（❸）の特徴は成書によれば，ガラス様膜，比較的損傷の少ない透明帯，変性した卵母細胞と顆粒膜細胞の残骸

[*3] 多嚢胞性卵巣症候群（polycystic ovary syndrome：POS）：卵胞形成の破綻をきたし，卵巣は拡大して無数の嚢胞ができる．

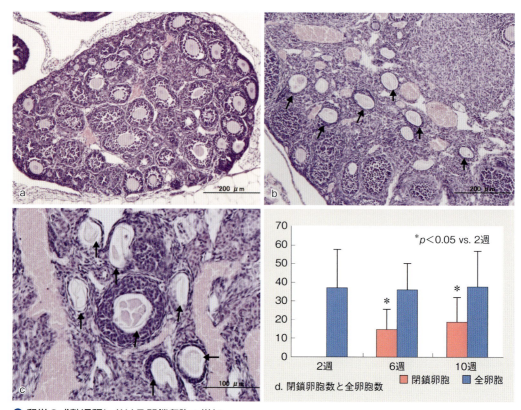

❸ 卵巣の成熟過程における閉鎖卵胞の増加
2週齢（a），6週齢（b），10週齢（c）のマウス卵巣（HE染色）．➡は閉鎖卵胞．d：閉鎖卵胞数と全卵胞数．

があることと，マクロファージの侵入があることとされている．

卵胞は発達のどの段階からでも閉鎖する．閉鎖の徴候は顆粒膜細胞の配列の乱れと核濃縮（pyknosis）に始まる．主席卵胞になると思われる卵胞ではアポトーシスに陥った顆粒膜細胞はほとんどみられない（❻b）．われわれの実験[3]では，マウス卵巣の成熟過程では成熟するに伴い閉鎖卵胞の数が増加し（❸），卵胞内にはアポトーシスに陥った顆粒膜細胞が増加した（❹）．このように，アポトーシスは閉鎖あるいは発育卵胞の選別に関与していると考えられる[4]．

また，閉鎖卵胞に侵入するマクロファージも増加した．侵入したマクロファージはアポトーシスに陥った顆粒膜細胞が膜上に発現するphosphatidylserine（PS）を milk-fat globule-EGF factor 8（MFG-E8）を介して認識し，取り込んで処理する．マクロファージ侵入前にはアポトーシスに陥った顆粒膜細胞は近隣の「元気」な顆粒膜細胞が取り込む[3]（❺）．

今後，顆粒膜細胞のアポトーシスが卵母細胞の変性へどのように関わるのか，解明が期待される．

[*4] Bcl-2：「Bcl-2遺伝子は，1985年に Tsujimto & Croce によりがん遺伝子として発見されたが，細胞死の負の制御因子としての機能を有し，アポトーシスのクリティカルなステップを調節している．細胞死抑制機能を有する」（大阪大学大学院遺伝子学講座ホームページ www.med.osaka-u.ac.jp/pub/gene/www/research/project.html より引用）．Bcl-2 は bcl-2 family を形成しており，Bcl-2，Bcl-x は抑制に，Bax，Bid，Bim は促進する．また，Bcl-2 はオートファジーをも抑制することが近年，報告されている．

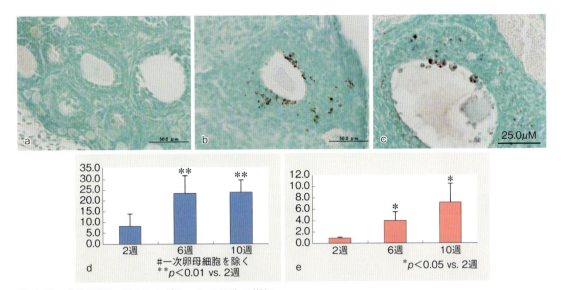

❹ 卵巣の成熟過程におけるアポトーシス細胞の増加
2週齢（a），6週齢（b），10週齢（c）のマウス卵巣（TUNEL染色）．TUNEL染色はアポトーシス核の断片化DNAを検出する方法である．茶色に染まっているのがTUNEL陽性細胞で，アポトーシス細胞である．TUNEL陽性細胞を含む卵胞の個数（d），卵胞あたりのTUNEL陽性細胞数（e）ともに増加している．

bcl-2[*4]は顆粒膜細胞生存に不可欠である

われわれはアポトーシス抑制因子Bcl-2の卵巣における作用を検討した[5]．bcl-2 deficient mouse（bcl-2[+/−]およびbcl-2[−/−]）の卵巣を観察したところ，wild-type（bcl-2[+/+]）およびbcl-2[+/−]の卵巣と比較して，成熟卵胞は皆無で（❻d），アポトーシスに陥った顆粒膜細胞が多数認められる未成熟卵胞が多数を占めていた（❻e）．また，閉鎖過程にある卵胞には多数のマクロファージが観察された（❻f）．しかし，老齢のbcl-2 deficient mouse卵巣には，種々の発達段階の卵胞がみられることから，bcl-2は卵胞の発達よりも顆粒膜細胞生存に関わるkey geneであると考えた．Hsuら[6]のbcl-2を過剰発現させたトランスジェニックマウスの実験においても，影響を受けるのは顆粒膜細胞で，アポトーシスで死なない結果，過剰な卵胞形成が起こり卵巣奇形腫（ovarian teratoma）が発育している．このように卵母細胞に影響がなかったことから，bcl-2は体細胞である顆粒膜細胞の生存に関わると結論している．

また，Bcl-2はBcl-2 familyとともに顆粒膜細胞，卵母細胞の生存に関与している[7]．とくに胎児期の卵形成に関わっており，Baxが卵細胞に発現すると変性が起こる[8]．卵胞細胞特異的にBcl-2を発現させると卵胞閉鎖が阻害され，in vitroでの薬品によるアポトーシス誘導からもアポトーシスを阻止することができる[9]．このほか，アポトーシス抑制因子としてエストロゲン[4]が知られている．われわれは子宮内膜において，エストロゲンがER-α，c-Junを介して間接的にBcl-2の発現を亢進することを報告している[10]．一方，アポトーシス誘導因子としてdeath-receptor pathwayではFas[3]やtumor necrosis factor-related apoptosis inducing ligand（TRAIL）[11]が，mitochondrial pathwayではapoptotic protease-activating factor（Apaf-1）[12]が報告されている．

このように，卵胞閉鎖におけるアポトーシスには複数の因子，また顆粒膜細胞と卵母細胞の相互作用，これを調節するホルモンも関わって

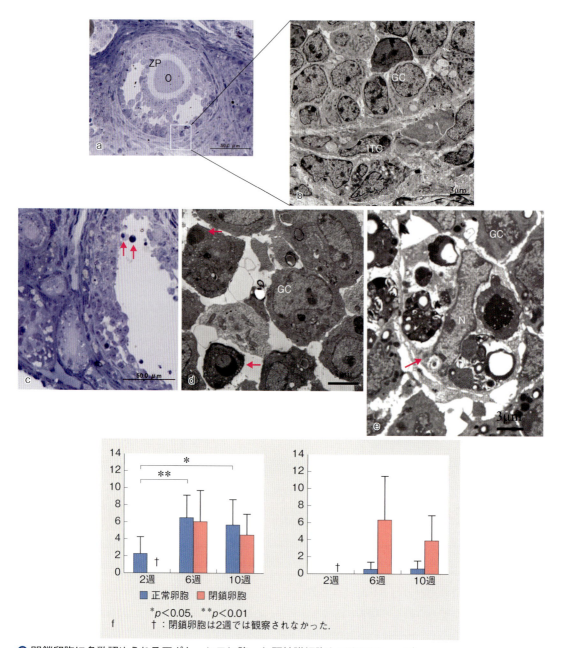

❺ 閉鎖卵胞に多数認められるアポトーシスに陥った顆粒膜細胞とマクロファージ
6週齢のマウス卵巣．a, bは正常卵胞．c〜eは閉鎖卵胞．a, cはエポン包埋切片のトルイジンブルー染色．b, d, eは電顕写真．
a, b：正常卵胞では顆粒膜細胞（b）は，ギャップ結合で連結しているので隙間はなく，アポトーシス細胞は認められない．
c〜e：閉鎖卵胞では顆粒膜細胞の配列が乱れ，アポトーシス細胞が多数みられる（c, d；➡）．アポトーシス細胞を取り込んだマクロファージ（e；➡）が認められる．f：莢膜にみられたマクロファージ（左）と卵胞内にみられたマクロファージ（右）は，閉鎖卵胞において有意に多く認められる．O：卵母細胞，ZP：透明帯，GC：顆粒膜細胞，ITC：内莢膜細胞，N：マクロファージの核．

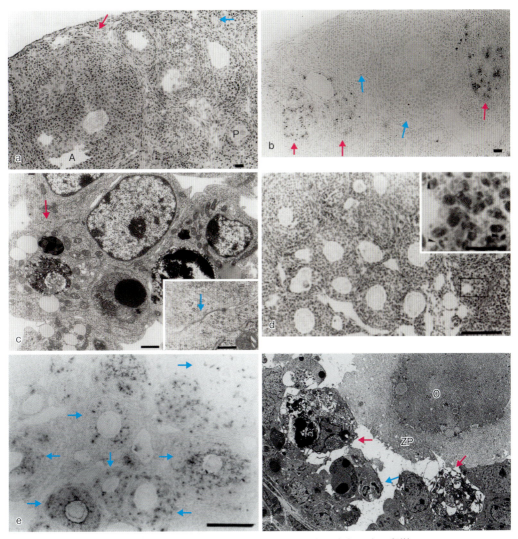

❻ 多数の顆粒膜細胞がアポトーシスに陥っている Bcl-2 ノックアウトマウス卵巣
a〜c は 4 週齢の wild type マウス卵巣．d, e は bcl-2[-/-] 4 週齢のマウス卵巣．a, d は HE 染色．b, e は TUNEL 染色．c, f は電顕写真．
a：wild type では原始卵胞（➡），一次卵胞（➡），二次卵胞（A：胞状卵胞，P：前胞状卵胞）が認められる．b：周囲の TUNEL 陽性顆粒膜細胞が多い卵胞（➡）に対して，まったく認められない主席卵胞候補（➡）が認められる．c：顆粒膜細胞間にはギャップ結合（➡）が認められ（➡を拡大），アポトーシスに陥った細胞は近隣の細胞に取り込まれている．d：bcl-2[-/-] 4 週齢のマウス卵巣では顆粒膜細胞の配列は乱れ，変性している．e：二次卵胞前ではほとんどの卵胞が多くの TUNEL 陽性細胞で満たされている．f：12 週齢では変性した卵母細胞（O），透明帯（ZP）のほか，アポトーシスに陥った顆粒膜細胞は近隣の細胞（➡）またはマクロファージ（➡）に取り込まれていた．

おり[13]，複雑な様相を呈している．今後の解明が待たれる．

オートファジーにより卵母細胞，顆粒膜細胞はアポトーシスを回避する

卵母細胞は思春期以後，成熟するまでの十数年間，減数分裂前期の段階のまま卵巣に潜んでいる．残存する卵母細胞の数はどのように調節されているのであろうか．先に記した卵母細胞と顆粒膜細胞の連結が破壊されたとき，ダメージを受けた細胞小器官をオートファジーで処理してしまい，生き延びている可能性が報告され

アポトーシスとオートファジー

アポトーシス（apoptosis）（❷参照）：細胞死の一種．DNAのヌクレオソーム単位での断片化とクロマチンの凝縮を特徴とする．アポトーシス細胞は通常，細胞質が断片化しアポトーシス小体を形成しており，膜上にphosphatidylserine（PS）を表出すると，マクロファージがmilk-fat globule-EGF factor 8（MFG-E8）を介して認識して取り込み処理する．

オートファジー（autophagy）：細胞が飢餓状態に陥ったときに自身の細胞小器官を消化してエネルギーを得る細胞の反応をいう．また，ダメージを受け細胞にとって不利となった細胞小器官を処理する場合にも起こる．たとえば，ダメージを受け活性酸素を放出するミトコンドリアなど．隔離膜からできるオートファゴソームに細胞小器官を取り込むと，リソソームが融合し酵素で消化する．細胞をアポトーシスから回避するように起こることが知られている．一連の過程は*Atg*遺伝子（autophagy related gene），Atgタンパクにより実行される．複合体を形成して働くことが知られておりAtg5は隔離膜形成・伸長に，Atg7は酵素でAtg5とAtg12を結合するように働く．*Atg*遺伝子は現在41個発見されているが，それぞれの機能については研究が進行中である．

ている．

マウス卵母細胞を特異的にオートファジーを遂行する遺伝子*Atg7*をノックアウトすると，妊孕性が著しく低下する．これはヒトの無卵子症（primary ovarian insufficiency）と似ている[14]．新生児の卵巣において，飢餓状態に陥ると卵母細胞がアポトーシスでロスしすぎないように，オートファジーで回避する[14]．卵胞刺激ホルモン（follicle stimulating hormone：FSH）で排卵を誘発してからオートファジー阻害剤で処理すると，二次卵胞（antrum follicle），排卵前卵胞（preovulatory follicle）などの発育した卵胞が優位に減少する[15]．さらに，ヒト黄体の維持，アンドロゲンを分泌する卵胞膜黄体細胞の生存にオートファジーが関与していることが報告されている[16]．

このように，卵巣においてオートファジーは生存のための生理作用として機能している．

卵胞の発育とホルモン分泌

内莢膜細胞[*5]は内分泌細胞であり，卵巣周期を通じて卵巣ホルモン分泌に関与する．卵巣ホルモンは内莢膜に豊富に分布する毛細血管に分泌される．内莢膜細胞の相互間にはギャップ結合があり，互いに情報を交換しあって機能を営んでいる．

内莢膜細胞はアンドロステンジオンを分泌する．これが顆粒膜細胞に輸送され，テストステロンになる．テストステロンはアロマターゼによりエストラジオールに変換されて分泌される．排卵後，残存した顆粒膜細胞は顆粒膜黄体細胞となり，FSHと黄体化ホルモン（luteinizing hormone：LH）の両方に反応してプロゲステロンとエストロゲンを分泌する．一方，内莢膜細胞は卵胞膜黄体細胞となりLHに反応してアンドロステンジオンとプロゲステロンを分泌する．アンドロステンジオンは顆粒膜黄体細胞に提供されてエストロゲンに変換される（詳細

[*5] 内莢膜：解剖学では内卵胞膜という．外莢膜：解剖学では外卵胞膜という．

卵巣の形態と生理

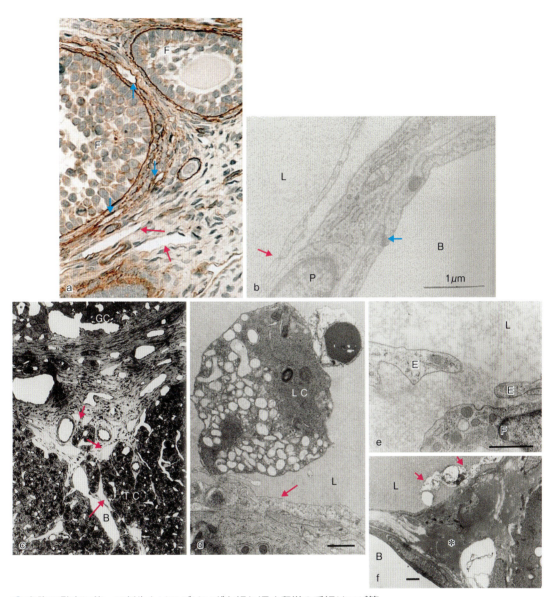

❼ **卵胞の発育に伴って新生とリモデリングを繰り返す卵巣の毛細リンパ管**
排卵誘発前のイエウサギ卵巣（a, b）．a：基底膜成分の laminin に対する抗体で免疫染色して毛細血管（➡）と毛細リンパ管（➡）を区別している．毛細リンパ管には基底膜がないので染まらない．また，毛細血管より外側に分布している．b：電顕写真．毛細血管（B）内皮は tight 結合（➡）を示し，周皮細胞（P）をもつ．毛細リンパ管腔（L），内皮は overlapping（➡）を示し，周皮細胞はもたない．
hCG で排卵誘発したイエウサギ卵巣（c～f）．c：トルイジンブルー染色，hCG 投与 7 日目．毛細リンパ管（➡）は莢膜黄体細胞（TC）の間に進入しているが，顆粒膜黄体細胞（GC）には認められない．d：電顕写真．リンパ管腔（L）には変性した黄体細胞（LC）がみられる．また，内皮（➡）には変性の徴候がみられる．e：電顕写真．hCG 投与 6 時間後，周囲の浮腫に伴い，毛細リンパ管内皮（E）間が開いている．リンパが内皮間およびリンパ管腔（L）にみられる．F：線維芽細胞．f：電顕写真．hCG 投与 14 日目．変性していない毛細血管（B）と内皮細胞（➡）が変性した毛細リンパ管（L）．浮腫（＊）がみられる．

23

は2章を参照).

排卵過程，黄体期における卵巣の毛細リンパ管による過剰な間質液，老廃物の排除と卵胞黄体細胞由来のホルモンの運搬

卵巣では，排導リンパ管から採取されたリンパ中にホルモンが検出されていることから，卵巣内の毛細リンパ管にホルモンの一部が入ることが予想される．われわれは，ウサギをヒト絨毛性ゴナドトロピン（human chorionic gonadotropin：hCG）で排卵誘発し，卵巣内の毛細リンパ管の変化を観察した[17,18]．

毛細リンパ管は原始卵胞周囲にはみられず（**7a**，**b**），内莢膜と外莢膜[*5]の区別が可能となる一次卵胞になって，内莢膜と外莢膜の境界部に疎らに分布する（**7c**）．排卵の前，毛細血管に有窓性内皮が観察されるようになると，顆粒膜細胞の基底板と毛細血管の周囲に浮腫が現れ，毛細リンパ管の管腔は拡張し内皮細胞間は開放し，しばしばマクロファージが通過していた．

排卵時期になると，顆粒膜細胞の基底板は不連続もしくは消失し，毛細血管の顆粒層への侵入が著しくなるが，毛細リンパ管は顆粒層には侵入せず，内莢膜の外側に存在し，その構造は排卵前に戻っていた．黄体期になると，再び毛細リンパ管は拡張し，内皮間は開放され，管腔内には変性した黄体細胞（**7d**），マクロファージが観察された．これらのことから，卵巣の毛細リンパ管は排卵過程，黄体期において，過剰な間質液（**7e**），老廃物の排除ならびに卵胞黄体細胞由来のホルモンを運搬すると考えられる．

これらの機能を終えると毛細リンパ管は消失する．しかも，卵巣内リンパ管は原始卵胞周囲には存在しないにもかかわらず，一次卵胞になって，内莢膜と外莢膜の境界部に疎らに分布するようになり，また変性していく（**7f**）．すなわち，月経・卵巣周期のたびに制御されたlymphangiogenesis[*6]（リンパ管新生）とリモデリングを繰り返すダイナミックな臓器である．

リンパ管新生とリモデリングに関わる因子[19]は現在も明らかではないが，上皮性卵巣腫瘍（ovarian epithelial tumors）のリンパ行性転移，卵巣癌の診断，治療[20]に重要であることが示唆される．

まとめ

このように顆粒膜細胞と卵母細胞，顆粒膜細胞どうしの相互作用に成功し，かつアポトーシスからオートファジーで回避できた卵母細胞，顆粒膜細胞が生き残っていると考えられる．このうちのどれかがうまくいかなくなると，不妊，癌の発生につながると考えられる．

現在，これらの顆粒膜細胞と卵母細胞の生理作用を利用して抗癌剤の開発が試みられている．たとえば，オートファジー阻害剤クロロキン（chloroquine）の類縁体ヒドロキシクロロキン（hydroxychloroquine：HCQ），イトラコナゾール（itraconazole）の卵巣上皮癌への臨床応用試験はNIHにより2017年から行われており，それぞれ，phase I，phase IIの段階にある[*7]．今後さまざまな角度からの臨床応用が期待される．

（大槻勝紀，伊藤裕子，ナビル・イード）

● 文献
1) Gittens JE, Kidder GM, Differential contributions of

[*6] lymphangiogenesis（リンパ管新生）：既存のリンパ管内皮細胞からなされる．胎生期のようにリンパ管内皮芽細胞から新たに形成される場合をvasculogenesisという．どちらの場合でもvascular endothelial growth factor C（VEGF-C）が必要である．VEGF-Cは癌細胞，マクロファージが分泌することが知られている．

[*7] NIH U.S. National Libraly of Medicineの公開情報はhttps://clinicaltrials.gov/で閲覧できる．

connexin37 and connexin43 to oogenesis revealed in chimeric reaggregated mouse ovaries. J Cell Sci 2005；118：5071-8.

2）Thomas FH, Vanderhyden BC. Oocyte-granulosa cell interactions during mouse follicular development：regulation of kit ligand expression and its role in oocyte growth. Reprod Biol Endocrinol 2006；4：19.

3）Naka M, et al. Phagocytosis mechanism of apoptotic granulosa cells regulated by milk-fat globule-EGF factor 8. Med Mol Morphol 2009；42：143-9.

4）大黒恵理子ほか. 卵胞発育過程におけるアポトーシスとbcl-2タンパクの発現について. 解剖学雑誌1995：70：S140.

5）Daikoku E, et al. The induction of apoptosis in ovaries and uteri of bcl-2-deficient mice. Med Electron Microsc 1998；31：68-76.

6）Hsu SY, et al Targeted overexpression of Bcl-2 in ovaries of transgenic mice leads to decreased follicle apoptosis, enhanced folliculogenesis, and increased germ cell tumorigenesis. Endocrinology 1996；137：4837-43.

7）Ratts VS, et al. Ablation of bcl-2 gene expression decreases the numbers of oocytes and primordial follicles established in the post-natal female mouse gonad. Endocrinology 1996；136：3665-8.

8）Felici MD, et al. Bcl-2 and Bax regulation of apoptosis in germ cells during prenatal oogenesis in the mouse embryo. Cell Death and Differ 1999；6：908-15.

9）Morita Y, et al. Targeted expression of Bcl-2 in mouse oocytes inhibits ovarian follicle atresia and prevents spontaneous and chemotherapy-induced oocyte apoptosis in vitro. Mol Endocrinol 1999；13：841-50.

10）Li ZL, et al. Identification of c-Jun as bcl-2 transcription factor in human uterine endometrium. J Histochem Cytochem 2003；51：1601-9.

11）Inoue N, et al. Roles of tumor necrosis factor-related apoptosis-inducing ligand signaling pathway in granulosa cell apoptosis during atresia in pig ovaries. J Reprod Dev 2003；49：313-21.

12）Robles R, et al. Localization, regulation and possible consequences of apoptotic protease-activating factor-1（Apaf-1）expression in granulosa cells of the mouse ovary. Endocrinology 1999；140：2641-4.

13）Tilly JL, et al. The genes of cell death and cellular susceptibility to apoptosis in the ovary：a hypothesis. Cell Death Differ 1997；4：180-7.

14）Song ZH, et al. Germ cell-specific Atg7 knockout results in primary ovarian insufficiency in female mice. Cell Death Dis 2015；6：e1589.

15）Zhou J, et al. Administration of follicle-stimulating hormone induces autophagy via upregulation of HIF-1α in mouse granulosa cells. Cell Death Dis 2017；8：e3001.

16）Gaytán M, et al. Immunolocalization of beclin 1, a bcl-2-binding, autophagy-related protein, in the human ovary：possible relation to life span of corpus luteum. Cell Tissue Res 2008；331：509-17.

17）Otsuki Y, et al. Lymphatic capillaries in rabbit ovaries during ovulation：an ultrastructural study. Lymphology 1986；19：55-64.

18）大槻勝紀ほか. 排卵誘発刺激後イエウサギ卵巣内リンパ管の電子顕微鏡的研究. 日産婦誌1987；39：106-12.

19）Brown HM, et al. Requirement for ADAMTS-1 in extracellular matrix remodeling during ovarian folliculogenesis and lymphangiogenesis. Dev Biol 2006；300：699-709.

20）Shi LF, et al. Identification of high-affinity VEGFR3-binding peptides through a phase-displayed random peptide library. J Gynecol Oncol 2015；26：327-35.

2章

生殖に関連するホルモン

キスペプチンの構造，作用，分泌調節機能

キスペプチンを介した HPG 軸の制御

　旧来，生殖機能制御は間脳の視床下部，下垂体，性腺が一つの軸を形成し，いわゆる視床下部（hypothalamus）-下垂体（pituitary）-性腺（gonad）軸（HPG軸）とその feedback loop によって制御されると理解されてきた．視床下部からはゴナドトロピン放出ホルモン（GnRH）が分泌され，これを受けて下垂体から性腺刺激ホルモン（LH と FSH）が分泌され，性腺に働きかけ，性腺からの性ステロイドホルモン分泌（アンドロゲン，エストロゲン）を誘導する．この性ステロイドホルモンは血流にのり，その脂溶性の化学的性状から，容易に血液脳関門（BBB）を通過して脳内に入り，これら性ステロイドホルモンの受容体を発現する神経細胞に働きかける．しかし，肝心の視床下部の GnRH ニューロンにはこれらの性ステロイドホルモン受容体の発現が明らかになっておらず，この HPG 軸がどのように構成されているのかは長い間，神経内分泌学的なブラックボックスであった．

　2003 年にフランスの de Roux らの研究グループが，遺伝的な低ゴナドトロピン性性腺低形成症（idiopathic hypogonadotropic hypogonadism）の患者で，G-protein coupled receptor（GPCR）の一つで，当時はそのリガンドが明らかになっていなかった，いわゆるオーファン受容体の一つである GPR54 遺伝子における point mutation を発見し，GPR54 が HPG 軸の

活性化に重要な意味をもつことが明らかとなった[1]．また，英国の Seminara らの研究グループは，de Roux らが報告した GPR54 受容体遺伝子における point mutation をマウスで遺伝子改変して観察したところ，マウスにおいても低ゴナドトロピン性性腺低形成症と同様の病態が生じることを証明し，GPR54 がヒトのみならず広く脊椎動物においての生殖機能制御に大きな役割を果たしている可能性を示した[2]．

　その後，この GPR54 に対するリガンドとして，新規神経生理活性ペプチドであるキスペプチン（kisspeptin）が発見され[3]，このキスペプチンニューロンの軸索が GnRH ニューロンに投射し，GnRH ニューロンの活性を制御していることが明らかになり，kisspeptin-（GPR54）-GnRH という視床下部内での新しい神経連絡が構築され，旧来の HPG 軸の上位にキスペプチンニューロンが存在し，下位の HPG 軸の制御に関わるという新しい概念が導入されつつある．そして，この新しい生殖制御機構が思春期発動を誘導する重要な因子であること，GnRH や LH のパルス状分泌やサージを誘導することなどが解明されつつある[4]．加えて，このキスペプチンニューロンには性ステロイドホルモンに対する受容体が発現しており，HPG 軸とそのフィードバック機構はキスペプチンニューロンを介して loop が完成している可能性が明らかになってきた．これによって，神経内分泌学における生殖機能制御のブラックボックスが開かれたといえる．

　キスペプチンニューロンにはエネルギー代謝

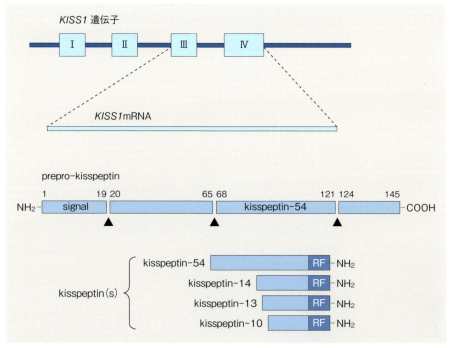

❶ *KISS1* 遺伝子
キスペプチンは *KISS1* 遺伝子にコードされるペプチドである．*KISS1* 遺伝子は4つのエクソンから成り，最初の2つは non-coding exon である．ヒトのキスペプチンの precursor（prepro-kisspeptin）は145アミノ酸残基から成り，最初の19アミノ酸残基は signal peptide であり，中央の54アミノ酸残基が kisspeptin-54 として生理的活性を有する．さらに kisspeptin-14, kisspeptin-13, kisspeptin-10 は共通の10アミノ酸残基と -COOH 基を有し，GPR54（kisspeptin receptor）との結合活性を有する．RF アミド：Arg-Phe-NH$_2$ モティーフ．

調節に関わる因子，ストレス応答に関わる因子が直接関わっていることも解明されつつあり，さまざまな内外の環境因子の統合ニューロンとしての役割に注目が集まっている（❹参照）．

キスペプチンとその受容体の生化学的特徴

KISS1 遺伝子を始原とする生成ペプチドであるキスペプチンは145個のアミノ酸から成り，さらに furin や prohormone converting enzyme によって分割され，54個のアミノ酸から成る kisspeptin-54 を形成する．kisspeptin-54 はさらに kisspeptin-14，-13，-10 などに分割され[3]，これらはいずれも C 末端に -Arg-Phe(RF)-NH$_2$ 構造（マウスやラットといったげっ歯類では -Arg-Try(RY)-NH$_2$）を有し，RF amide family の一つと考えることができる[4]．kisspeptin-54，-14，-13，-10 の4つのフォームのキスペプチンはいずれも GPR54 と結合し，生物活性を示すことから，これらの C 末端は GPR54（キスペプチン受容体）との結合能を有し，受容体活性を引き出す部位と考えることができる．実際の生体内，細胞内において，kisspeptin-54，-14，-13，-10 がどのように発現制御され，どのような割合で存在し合うか，それぞれのペプチド間の相互作用などについてはまだ明らかになっていない（❶）．

キスペプチン受容体である KISS1R（Kiss1r）（＝GPR54）は7回膜貫通型の受容体で，ロドプシン型受容体ファミリーに属するGタンパク

29

結合型受容体（GPCRs）の一つである[5]．キスペプチンが結合すると，Gタンパク活性によりホスホリパーゼC（PLCβ）の活性化を誘導し，細胞内の二次伝達物質であるinositol 1,4,5-triphosphate（IP$_3$）とジグリセリドの産生を引き起こす[5]．これによってキスペプチンの標的細胞でKISS1R（Kiss1r）を発現するGnRHニューロンの活性化が起こる．KISS1R（Kiss1r）遺伝子の変異や選択的なアミノ酸残基の欠落などは，重篤な低ゴナドトロピン性性腺低形成症を引き起こす．また，ある種のKISS1R（Kiss1r）遺伝子の部位選択的なアミノ酸変異は逆に早発性思春期を誘導する．いずれにせよ，これらの結果から，kisspeptin-KISS1R（Kiss1r）系は生殖や性機能調節に関わる神経系においてきわめて重要な役割を担い，また思春期発動に大きな役割を果たすことが明らかになってきた．

キスペプチンの発現・分布様式

　キスペプチンの脳内発現・分布様式についてはさまざまな動物を用いた観察結果が報告されているが，本項においては，実験動物として汎用されるラットやマウスなどのげっ歯類について解説し，その結果との比較においてヤギやヒツジなどの有蹄類，またサルやヒト（報告はかなり限られている）といった霊長類について解説する．

　ラット，マウスなどのげっ歯類においては，最初，Brailoiuら[6]がキスペプチンの抗体を用いて免疫組織化学的に報告した．彼らは，ラットの脳において視床下部の弓状核（arculate nucleus：ARC），背内側核（DMN），室傍核（PVN），腹内側核（VMN），中脳の孤束核，三叉神経脊髄路核などにキスペプチン免疫陽性ニューロンが存在することを報告し，とくに弓状核，背内側核に多数の免疫反応神経細胞体が存在することを報告した．

　しかし，in situ hybridizationによるキスペプチンmRNAの発現を調べると，免疫組織化学法で発現が認められた背内側核の細胞が見当たらず，in situ hybridizationの結果と免疫組織化学の結果に齟齬が生じ，その後，議論に発展した．その議論は収束しつつあり，結果的には，背内側核におけるキスペプチン免疫陽性反応は，いわゆる交叉反応であって，真のキスペプチン陽性反応を示しているわけではないという結論になりつつある．

　その後，キスペプチンに対する特異的なモノクローナル抗体での染色結果が報告され，腹内側核の領域にはキスペプチン陽性を示す神経細胞体は存在しないことが示された．われわれは，ラットkisspeptin-54のアミノ酸残基のうち，最後の17アミノ酸残基をモティーフとした合成ペプチドを作製，これをウサギに免疫して作製したポリクローナル抗体を作製し，RFamide familyの一つであるNPFF（neuropeptide FF）のペプチドで吸収した抗体を用いて，独自にキスペプチン免疫陽性細胞の分布様式を検索した[7]（❷）．基本的にラット，マウスといったげっ歯類においては，集団的にキスペプチン免疫陽性細胞体が存在する部位は前腹側室周囲核（anteroventral periventricular nucleus：AVPV）と弓状核（ARC）の2か所が主たる細胞集団であると考えられる（❸）．

GnRHニューロンとの関わり

　Clarksonらはマウスを用いた研究にて，キスペプチンの神経線維終末はGnRHニューロンの細胞体，正中隆起（median eminence：ME）周辺の線維終末に近接，あるいはシナプスを形成する可能性を示唆している[8]．一方，ラットを用いた観察では，GnRHニューロン細胞体へのキスペプチン線維の投射はほとんど観察されず，また正中隆起周辺においてもGnRHニューロンとキスペプチンニューロンの近接は認めら

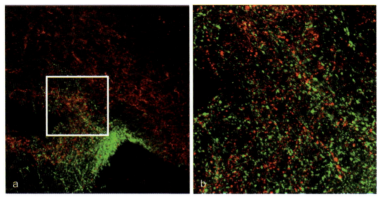

❷ ラットにおけるキスペプチン免疫陽性細胞の分布
a：ラットにおける視床下部正中隆起部の GnRH ニューロン軸索（赤）とキスペプチンニューロンの軸索（緑）が隣接して接している様子が観察される．b：白枠内の強拡大像．

れるものの，明らかなシナプスによる連絡は今のところ観察されず，シナプスを介さない液性のシグナル伝達機構などの可能性も考慮すべきと考えられている．

一方，ヒトやサルといった霊長類でもキスペプチンの発現は認められているが，興味深いことに，げっ歯類とは異なり，キスペプチン神経細胞体は，いわゆる前腹側室周囲核を含む領域での発現は認められず，もっぱら弓状核に集中する[9]．また，GnRH ニューロンの細胞体近接にはキスペプチン免疫陽性線維はほとんど認められず，正中隆起における GnRH ニューロンとキスペプチンニューロンの近接が報告されている．これらの報告でも，シナプスを介する制御機構ではないしくみが示唆されており，われわれのラットを用いた観察と併せて，GnRH に対するキスペプチンの制御のしくみを考えるうえで，重要な知見と考えられる．

キスペプチンとその受容体に関する研究は，非哺乳脊髄動物である魚類を用いてもさかんに研究がなされている．魚類においては，GnRH ニューロンに 3 つのタイプがあることが報告されており，それぞれ GnRH-I（視索前野に発現し，下垂体に働きかけて LH/FSH の分泌調節に関わる），GnRH-II（中脳被蓋領域の分布），GnRH-III（嗅球の最も吻側に分布）と称されている[10]．魚類においても，キスペプチンとその受容体の発現が報告されており，いずれも GnRH ニューロンとの関わりが示唆されているが，3 つのタイプの GnRH ニューロンそれぞれとの関連性，あるいは全体を通した統合機構などについては，まだ不明な点も多い．

キスペプチンの生理機能

キスペプチンの生理機能は，大きな柱として GnRH ニューロンを刺激し，HPG 軸を活性化することがある．それは，GnRH ニューロンにキスペプチン受容体が発現していること，GnRH ニューロンのごく近傍にキスペプチン免疫陽性神経線維の投射が観察されること，また in vitro 系における研究から，キスペプチンが GnRH ニューロンの脱分極と発火頻度を増加させることなどの報告から，明らかな現象と考えることができる[11]（❷，❸）．

思春期の誘導

HPG 軸を活性化し，思春期（puberty）を誘導する働きも，キスペプチンの大きな生理機能といえる．ヒトやマウスではキスペプチン受容

31

2章 生殖に関連するホルモン

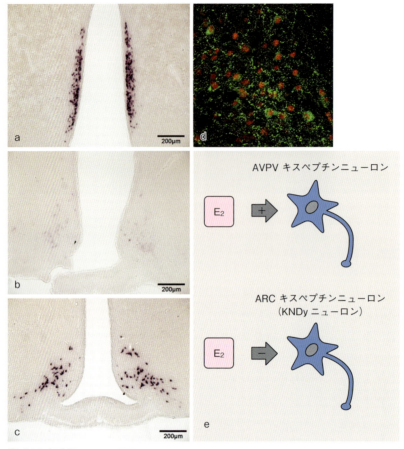

❸ キスペプチンニューロン

キスペプチンニューロンは視床下部の前腹側室周囲核（AVPV）と弓状核（ARC）に存在し，弓状核のキスペプチンニューロンにはニューロキニンB（NKB），ダイノルフィンが共存することからKNDyニューロンとも称される．前腹側室周囲核のキスペプチンニューロンはエストロゲン（E_2）のポジティブフィードバックを受け，一方，弓状核のキスペプチンニューロンはE_2のネガティブフィードバックを受ける（e）．a：high E_2状態のときの雌ラットAVPVキスペプチンニューロンのmRNAの高発現．b：high E_2状態のときのARCキスペプチンニューロンのmRNAの低発現．c：low E_2状態（卵巣摘出）のARCキスペプチンニューロンのmRNAの高発現．d：蛍光二重免疫染色によるキスペプチンニューロン（緑）でのエストロゲン受容体α（ERα）（赤）の共発現．

体が欠落すると，正常な思春期を迎えることができない．また，多くの動物種において，思春期と関連してキスペプチンとその受容体の発現が顕著に高まる．これらのことから，キスペプチンは思春期を迎えるにあたっての「門」の役割をしているともいえる[12,13]．

ラットやマウスでは，思春期をはさんで，キスペプチンニューロンの数が増加し，またキスペプチンニューロンのGnRHニューロンへの接触が高まることが報告されており，思春期前後に，キスペプチンニューロンのGnRHニューロンに対する親和性の増加が示唆される．この際に，GnRHニューロンのキスペプチンへの反応性が高まることなども報告されており，これらを合わせて，思春期発動に際してGnRHニューロンでは，Kiss1r発現の変化ではなく，GnRHニューロンのキスペプチンへの反応性が高まることが想像される．

これらのことから、性機能調節系がまだ未熟な動物において、キスペプチンのシグナルが高まり、パルス状の GnRH の分泌が誘導され、結果として下垂体前葉の LH/FSH の分泌が高まり、性腺の発達を促し、第 2 次性徴が引き起こされる "思春期（puberty）" が誘導されると考えることができる。ただし、キスペプチンの発現には明らかな性差が存在し、雌における思春期発動のしくみとしてはこれまで述べた神経間の相関があてはまるが、雄の思春期発動に関しては、まだよくわかっていない点も多く（雄には性ホルモンのサージ、性周期が存在しない）、これらの疑問点を研究することは今後の大きな課題といえる。

エネルギー調節とストレス応答シグナル発現

キスペプチンニューロンには脂肪細胞から分泌されるレプチンの受容体の発現が報告されており、このレプチン受容体発現が欠落する ob/ob マウスではキスペプチン発現も低下することが報告されており、レプチン受容体を介したエネルギー代謝調節と関連することが示唆されている[14]。このことは、過度なダイエットや神経性無食欲症（anorexia nervosa）などにおける生殖機能障害を考えるうえで重要な情報と考えることができる。

また、キスペプチンニューロンにはストレス応答のシグナルである CRH 受容体やグルココルチコイド受容体（GR）の発現も見いだされており[15]、ストレスが生殖系に及ぼす影響を考えるうえでも重要な知見と考えられる。

kisspeptin-GnRH-LH/FSH-sex steroid 軸からのフィードバック

キスペプチンニューロンには、女性ホルモンであるエストロゲン受容体（estrogen receptor α：ERα）や男性ホルモンであるアンドロゲンの受容体（androgen receptor：AR）が発現しており、これらを介して性ステロイドホルモンの影響を受けることが明らかとなっている[16]。すなわち、kisspeptin-GnRH（視床下部）-LH/FSH（下垂体）-sex steroid（性腺）の軸からのフィードバックを受ける形となる。

これまでの報告において、ラット、マウスといったげっ歯類では 2 つのキスペプチンニューロン細胞体の存在部位である前腹側室周囲核と弓状核のいずれの部位の細胞体にも ERα が発現していて、非常に興味深いことに、前腹側室周囲核のキスペプチンニューロンは、エストロゲンによって up-regulation される、つまりポジティブフィードバックを受けるのに対して、弓状核のキスペプチンニューロンは逆にエストロゲンによって down-regulation を受ける。すなわちネガティブフィードバックを受けるという。同じキスペプチンニューロンでも、部位によってまったく逆の反応を受けているのである。このような神経ペプチドはきわめてまれであり、その作用機序の解明は重要な課題である（❸）。

興味深いことに、弓状核のキスペプチンニューロンはニューロキニン B（NKB）とダイノルフィンを共発現しており、さらにこれらの神経ペプチドは別々の神経小胞に振り分けられていることが電子顕微鏡的研究で明らかにされている[17]。NKB はキスペプチン分泌に促進的に、ダイノルフィンは抑制的に働くことが知られており、これらのペプチドによる autocrine 的、paracrine 的制御が想定される。また、これらのペプチドによる促進的、抑制的制御の二重支配はキスペプチンのパルス状分泌を引き起こすしくみと想定され、すなわちさらに下位の GnRH や LH/FSH のパルス状分泌に関わり、一方、前腹側室周囲核のキスペプチンニューロンは GnRH や LH/FSH のサージ状分泌に関わる可能性が示唆されている。

われわれは，ラットにおける前腹側室周囲核と弓状核でのkiss1 mRNAの発現について，性差も含め詳細な生後発生変化を検索した．前腹側室周囲核では，生後3週目あたり（ラットではちょうど離乳の時期になる）からkiss1 mRNAの発現が認められるようになり，その際には，顕著に雌での発現が高いという明らかな性差が認められた．一方，弓状核におけるkiss1 mRNAの発現は，生直後から認められ，前腹側室周囲核におけるよりも明らかではないが，時期によって性差が現れることも明らかとなった．この発現様式は，免疫組織化学によるキスペプチンの陽性反応の観察結果とも合い，前腹側室周囲核，弓状核のそれぞれにおけるキスペプチンニューロンの働きを考えるうえで重要な知見といえる[18]．

妊娠・授乳期における生理機能

通常の性周期に加えて，妊娠や授乳期におけるキスペプチンの生理的機能に関する研究も注目されるポイントであり，いくつかの報告が出つつある[19,20]．ラットにおいては，妊娠中はキスペプチンに対するLH，FSHの分泌反応は変わらず，視床下部レベルでのKiss1遺伝子発現は増加を示すことが報告されている．また，ヒトにおいては，妊娠中における血中キスペプチン値の劇的な増加が報告されている．これらのキスペプチンは，視床下部からの供給よりも，胎盤からの供給が多くを占め，胎盤の栄養膜の浸潤と関連すると考えられている．この上昇したキスペプチンの生理的作用については，まだよくわからない点も多く，たとえば妊娠による高血糖（糖尿病状態），子癇，早産などの妊娠に伴う問題との関連性についての研究も期待されるところである．

一方，授乳期には視床下部弓状核のKiss1 mRNAや前腹側室周囲核におけるKiss1r mRNAの発現が低下することが報告されてい

る．そのことは，この時期に下垂体からLH分泌が低下することを考えるうえで重要な関連性と思われる．授乳期における乳房への吸飲刺激が，弓状核におけるKiss1 mRNAの発現低下に直接関係する可能性も考えられる．授乳期には性周期が止まった状態になっており，いわゆる授乳期無月経（lactational amenorrhea）の状態であり，この際のHPG軸の変動には，吸飲刺激によるKiss1 mRNAの低下が直接的に関わっているものと考えられる．

吸飲刺激がKiss1 mRNAの発現に及ぼす影響についての組織化学的研究から，通常の吸飲刺激状態においては前腹側室周囲核，弓状核いずれのKiss1 mRNAは完全に抑制され，一方，吸飲刺激状態を解除する（吸飲している仔を母親から離して数時間おく）とKiss1 mRNAの発現が増加すること，この状態に仔を戻し，吸飲刺激をまた与えるとKiss1 mRNA発現は再び抑制されることが報告されている[20]．加えて，トレーサーと免疫組織化学の組み合わせによって，吸飲刺激が伝達される神経回路が直接弓状核のキスペプチンニューロンに投射していることも明らかになった[20]．このことから，授乳期におけるHPG軸活性の抑制にキスペプチンニューロンが直接的に重要な役割を果たしている可能性が強く示唆された．

PRL分泌の抑制：kisspeptin-dopamin-PRLの構築

キスペプチンニューロンの投射を詳細に観察すると，GnRHニューロンへの投射に加えて，弓状核の背側に位置するドーパミンニューロン（tuberoinfundibular dopamine〈TIDA〉ニューロン）の周囲にも多数のキスペプチン免疫陽性神経線維が分布することが明らかとなってきた．キスペプチン，ドーパミンの合成酵素であるtyrosine hydroxidase（TH）の二重蛍光免疫染色を高解像度の共焦点レーザー走査顕微鏡

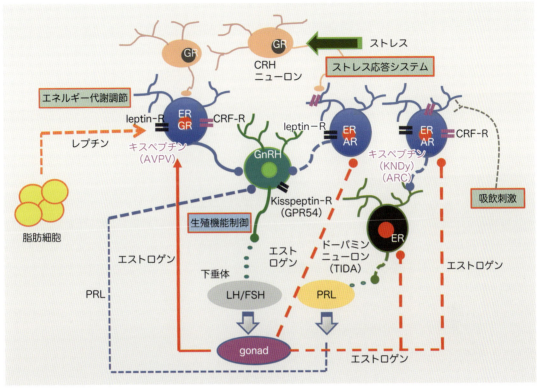

❹ キスペプチンニューロンを中心とする脳内神経ネットワーク
キスペプチンニューロンには代謝栄養情報，ストレス対応情報，授乳における吸飲刺激，末梢の性ステロイドホルモンのフィードバック情報など内外の環境情報が集まり，これらを統御して，旧来から知られている GnRH-LH/FSH-sex steroids 機構，いわゆる HPG 軸に制御をかける GnRH ニューロンの上位中枢ニューロンとしての役割がなされていることが明らかになりつつある．GR：グルココルチコイド受容体，ER：エストロゲン受容体，AR：アンドロゲン受容体．

で立体構築して観察すると，キスペプチン線維が TH 陽性神経細胞体にシナプスを構成している様子が認められる[21]．これらのことから，キスペプチンが背側弓状核の TIDA ニューロンに直接投射し，シナプスを介してドーパミンニューロンの機能制御に関わっている可能性が示唆されている．

TIDA ニューロンの役割として，正中隆起に投射し，下垂体門脈系を介して下垂体前葉のプロラクチン（PRL）分泌細胞に働き，PRL の分泌を抑制的に制御することがあげられる．したがって，kisspeptin-dopamine-PRL というつながりが構築されることになる．臨床的に下垂体前葉の PRL 分泌細胞の腫瘍であるプロラクチノーマ（prolactinoma）の女性患者などで，高 PRL 血症が原因の無月経症や不妊が問題となるが，この場合，高 PRL 血症下における視床下部 GnRH ニューロンの分泌抑制が考えられることから，詳細に検討されてきている dopamine-PRL 系のしくみに，さらにキスペプチンが加わり，kisspeptin-dopamine（TIDA）-PRL-GnRH といった別ルートでのキスペプチンと GnRH のつながりも想定されるようになってきた．今後，さらに詳細な解析と検討が急がれるところである．

生殖機能制御系の再考

このように旧来の HPG 軸で考えられてきた生殖機能制御系は，その上位にキスペプチンニューロンが加わり，kisspeptin-GnRH-LH/

FSH-gonad のシステムのなかで再考する必要がでてきた．産科婦人科疾患，とくに性ステロイドホルモンとの関連性の高い疾患においては，この kisspeptin-GnRH-LH/FSH-gonad システムに基づく考察が必要である．

たとえば，多嚢胞性卵巣症候群（polycystic ovary syndrome：PCOS）は月経異常，多嚢胞卵胞，高アンドロゲン血症またはLH高値/FSH正常を呈する疾患である．われわれは，このPCOS のモデル動物の作製の一環として，年少期より慢性的に DHT（5α-dihydrotestoster-one）を投与することによって高アンドロゲン血症を呈する雌ラットを調べたところ，多嚢胞性卵胞状態を呈し，さらに（前腹側室周囲核ではなく）弓状核のキスペプチンニューロンに選択的に発現するアンドロゲン受容体（AR）を介してキスペプチン発現が強く抑制されている状態を見いだした．この場合，下位の GnRH ニューロンには変化がなく，一方でLH濃度は完全に抑制されているという結果を得ている[22]．この状態はヒトにおける PCOS と解離した状況でもあるが，実験的に PCOS 研究を行うにあたって有益なデータと考えられる．PCOS のモデル動物を用いた研究がさかんに報告されるようになりつつあり[23]，この領域の今後の発展が期待される．

おわりに

キスペプチンおよび kiss1r の発見は，生理学，神経解剖学，生殖神経内分泌学の教科書を書き直さねばならない大きな出来事であるといっても過言ではない．とくに思春期発現のトリガーとしての意義は非常に大きな意味をもち，思春期前後の性機能発達やそれに伴う高次脳機能の発達と併せて，重要な神経科学的，神経内分泌学的な研究課題であるといえる．

キスペプチンニューロンを中心とした脳内神経ネットワークもさまざまな機構が明らかになってきている（❹）．これらをもとに，「思春期」を考える医学の現場では思春期前後の身体的変化や行動に注目が集まるが，思春期が脳のしくみによって制御されているということを見落とすことがある．思春期発現の脳における制御機構は，思春期後のさまざまな精神活動や行動に大きな影響を与える大きな問題であり，その中心にこの新規生理活性ペプチドであるキスペプチンが関わることが明らかになりつつあることは，今後の生殖神経科学，生殖神経内分泌学のみならず，関連する臨床領域の産科婦人科学や小児科学，精神医学の分野にも波及する課題であるといえる．

（小澤一史）

●文献

1) de Roux N, et al. Hypogonadotropic hypogonadism due to loss of function of the KISS1-derived peptide receptor GPR54. Proc Natl Acad Sci USA 2003；100：10972-6.
2) Seminara SB, et al. The GPR54 gene as a regulator of puberty. N Engl J Med 2003；349：1614-27.
3) Kotani M, et al. The metastasis suppressor gene KISS-1 encode kisspeptins, the natural ligands of the orphan G-protein coupled receptor GPR54. J Biol Chem 2001；276：34631-6.
4) Pinilla L, et al. Kisspeptins and reproduction：physiolodical roles and regulatory mechanisms. Physiol Rev 2012；92：1235-316.
5) Marchese A, et al. Novel GPCRs and their endogenous ligands：expanding the boundaries of physiology and pharmacology. Trends Pharmacol Sci 2005；20：370-5.
6) Brailoiu GC, et al. KiSS-1 expression and metastin-like immunoreactivity in the rat brain. J Comp Neurol 2005；481：314-29.
7) Iijima N, et al. An immunohistochemical study on the expressional dynamics of kisspeptin neurons relevant to GnRH neurons using a newly developed anti-kisspeptin antibody. J Mol Neurosci 2011；43：146-54.
8) Clarkson J, et al. Kisspeptin-GPR54 signaling is essential for preovulatory gonadotropin-releasing hormone neuron activation and the luteinizing hormone surge. J Neurosci 2008；28：8691-7.
9) Ramaswamy S, et al. Structural interactions

between kisspeptin and GnRH neurons in the mediobasal hypothalamus of the male rhesus monkey（Macaca mulatta）as revealed by double immunofluorescence and confocal microscopy. Endocrinology 2008；149：4387-95.

10）Parhar IS, et al. Laser-captured single digoxigenin-labeled neurons of gonadotropin-releasing hormone types reveal a novel G protein-coupled receptor（Gpr54）during maturation in cichlid fish. Endocrinology 2004；145：3613-8.

11）Oakley AE, et al. Kisspeptin signaling in the brain. Endocr Rev 2009；30：713-43.

12）Ttena-Sempere M. The roles of kisspeptins and G protein-coupled receptor-54 in pubertal development. Curr Opin Pediatr 2006；18：442-7.

13）Kauffman AS, et al. Emerging ideas about kisspeptin-GPR54 signaling in the neuroendocrine regulation of reproduction. Trend Neurosci 2007；30：504-11.

14）Smith JT, et al. KiSS-1 neurones are direct targets for leptin in the ob/ob mouse. J Neuroendocrinol 2006；18：298-303.

15）Takumi K, et al. Immunohistochemical analysis of the colocalization of corticotropin-releasing hormone receptor and glucocorticoid receptor in kisspeptin neurons in the hypothalamus of female rats. Neurosci Lett 2012；531：40-5.

16）Smith JT, et al. Differential regulation of KiSS-1

mRNA expression by sex steroids in the brain of the male mouse. Endocrinology 2005；146：2976-84.

17）Murakawa H, et al. Differential regulation of KiSS-1 mRNA expression by sex steroids in the brain of the male mouse. Neurosci Lett 2016；612：161-6.

18）Takumi K, et al. Developmental changes in the expression of kisspeptin mRNA in rat hypothalamus. J Mol Neurosci 2011；43：138-45.

19）Yamada S, et al. Inhibition of metastin（kisspeptin-54）-GPR54 signaling in the arcuate nucleus-median eminence region during lactation in rats. Endocrinology 2007；148：2226-32.

20）Higo S, et al. Rapid modulation of hypothalamic Kiss1 levels by the suckling stimulus in the lactating rat. J Endocrinol 2015；225：105-15.

21）Sawai N, et al. Neurokinin B- and kisspeptin-positive fibers as well as tuberoinfundibular dopaminergic neurons directly innervate periventricular hypophyseal dopaminergic neurons in rats and mice. Neurosci Res 2014；84：10-8.

22）Iwata K, et al. Effect of androgen on *Kiss1* expression and luteinizing hormone release in female rats. J Endocrinol 2017；233：281-92.

23）Okusa S, et al. Kisspeptin in the hypothalamus of 2 rat models of polycystic ovary syndrome. Endocrinology 2017；158：367-77.

GnRH の構造，作用，分泌調節機能

はじめに

ゴナドトロピン放出ホルモン（gonadotropin releasing hormone：GnRH）は10個のアミノ酸から成るペプチドホルモンであり，視床下部のGnRHニューロンの神経終末から神経内分泌によって下垂体門脈内に分泌される．放出されたGnRHは下垂体まで運ばれ，下垂体前葉のゴナドトロピン分泌細胞膜上に存在するGタンパク共役型のGnRH受容体に結合する．GnRHは2～4分の半減期ですみやかに脳内の酵素で代謝されるため，パルス状の分泌によって制御される．

1971年にSchallyらによってGnRHの構造が同定されて以来，アミノ酸配列を変えることによりさまざまなGnRHアナログが開発されてきた．日本では臨床の現場で，GnRHアゴニストとアンタゴニストが性ホルモン依存性疾患に対して繁用されている．

GnRH の構造と生合成

GnRH の構造

GnRHはすべての脊椎動物に存在し，ヒトではGnRH-1とGnRH-2が同定されている．

GnRH-1

GnRH-1は10アミノ酸から成るペプチドホルモンであり，哺乳動物では（pyro）Glu-His-Trp-Ser-Tyr-Gly-Leu-Arg-Pro-Gly-NH$_2$となっている．長さが10アミノ酸であること，N末端がpGly-His-Try-SerでありC末端がPro-Gly-NH$_2$であることは，脊椎動物の間では高度に保存されている（中央の下線部のアミノ酸が種により変化する）．哺乳動物のGnRHの構造については，N末端とC末端が並置された状態になっており，アミノ酸置換して得られたアナログや受容体の構造解析から，6番目のGly付近で折れ曲がった構造になっていると考えられている[1]（❶）．

GnRH-1遺伝子はヒト染色体では8番に位置し，92アミノ酸から成るprepro-GnRHが前駆体ペプチドとなり，N末端から23アミノ酸がシグナル配列，GnRH（10アミノ酸），タンパク分解プロセシング配列（3アミノ酸），GnRH関連ペプチド（56アミノ酸）から構成される（❷）．GnRH関連ペプチドの機能はゴナドトロピン分泌を刺激し，プロラクチン分泌を抑制するといわれているが，詳細は明らかになっていない[2]．

GnRH-2

大部分の脊椎動物にはGnRH-2が存在する．GnRH-2はGnRH-1と似た構造をとる10アミノ酸で構成されるペプチドホルモンである．脊椎動物で種を超えて保存されており，（pyro）Glu-His-Try-Ser-His-Gly-Trp-Try-Pro-Gly-NH$_2$（下線部がGnRH-1と異なる）と配列している．GnRH-2はGnRH-1と異なり中枢神経以外の末梢組織でも広く発現しているが，そ

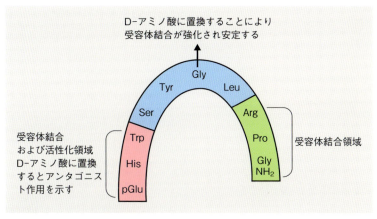

❶ 哺乳類GnRHの構造
各部位のアミノ酸を置換することにより，受容体との結合能，活性，安定化が変化する．
(Millar RP, et al. 2004[1])

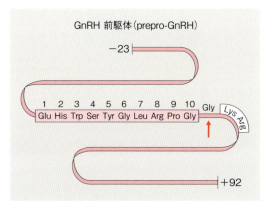

❷ GnRH前駆体からのプロセシング
23アミノ酸から成るシグナル配列，GnRH，タンパク分解配列とGnRH関連ペプチドに分かれる．

の意義はわかっていない．ニワトリからヒトまで保存されており，生殖行動の調節をつかさどるとの知見もあることから，進化系統的に最も初期に現れたGnRHではないかと考えられている．

ヒトでもGnRH-2受容体（type 2受容体）の相同遺伝子産物が明らかとなったが，フレームシフトにより中途で終止コドンが現れてしまうため受容体として機能しない．GnRH-2はヒトではおそらくGnRH-1受容体（type 1受容体）を介して作用していると考えられている[3]．

GnRHの生合成

GnRH-1は視床下部前方にある約1,500〜2,000の少数の神経細胞の細胞体で合成分泌される．細胞内でプロセシングされ，軸索輸送を経て正中隆起部（medial eminence）にある軸索末端より下垂体門脈へ放出され，下垂体に到達しゴナドトロピンの分泌を促進する（❸）．そのためGnRH-1は視床下部正中隆起部の軸索突起末端に最も多く局在する．GnRHニューロンは弓状核，視交叉上核，視索前野などの視床下部前方に存在し，GnRHの転写翻訳の場はそれらの神経細胞の細胞体内である．生体内においてGnRHは視床下部より90分に1度，律動的に分泌され，2〜3分遅れて下垂体から黄体化ホルモン（luteinizing hormone：LH）が分泌される．

GnRH-1の発現量は中枢神経で最も多く主に視床下部で生合成される一方，GnRH-2は中枢神経以外での発現量が多く，生殖腺と乳腺ではパラクラインで作用している可能性が高いと考えられている[1]．

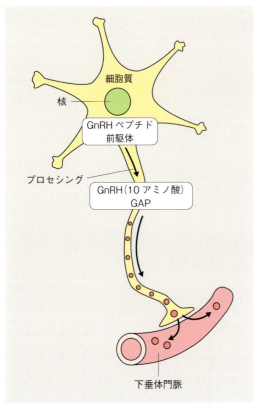

❸ GnRH の生合成から分泌
GnRH は神経細胞内で合成され，分泌される．
GAP：GnRH 関連ペプチド．
(Strauss Ⅲ JF, et al. 2018[2])

GnRH の作用

GnRH の作用機序

　GnRH はすべての脊椎動物に存在し，進化系統的には原索動物までは GnRH が末梢組織を直接刺激するが，魚類以降では下垂体に作用するようになる．末梢器官（乳腺，卵巣，前立腺など）に作用して局所の機能を調節するもののほうが進化論的には古く，下垂体に作用して性機能を調節するほうが特殊であるといえる．GnRH は，ヒトでは GnRH-1 と GnRH-2 が同定されており，その受容体としてともに GnRH type 1 受容体が機能していると考えられている

（type 2 受容体は不活性化されており発現していない）[4]．

　GnRH-1 の下垂体ゴナドトロピン分泌細胞における作用発現に最も関与するのはイノシトールリン脂質代謝回転と Ca^{2+} の動員であるが，LH 分泌，LH 生合成，GnRH 受容体の数あるいは機能の調節にはほかの情報伝達系が関与する．GnRH は下垂体 GnRH 受容体数を二相性に調節しており，生理的濃度で律動的に投与されると受容体数は増加し（up-regulation），高濃度で持続投与されると受容体数は減少する（down-regulation）（❹）[5]．GnRH を持続投与した場合は脱感作によりゴナドトロピン分泌が減少し，律動分泌を再開するとその抑制は解除される（❺）[6]．主に GnRH 受容体の数を増減することで下垂体の GnRH に対する感受性調節が行われていると考えられている．

GnRH とゴナドトロピンの分泌様式

　GnRH の律動的分泌は長期間にわたりゴナドトロピンの合成・分泌を刺激し続けるのに必要である．GnRH の血中半減期は 2〜4 分であり，下垂体からのゴナドトロピン分泌も GnRH に同期して律動的になる[7]．

　GnRH 分泌の頻度と振幅は狭い範囲で調節されており，下垂体からのゴナドトロピン分泌は月経周期の時期により周期と振幅が異なる．ゴナドトロピンの律動的分泌のパターンは卵胞期初期には 80〜90 分に 1 回で小さな振幅であるが，排卵期が近づくと頻度も振幅も大きくなり，排卵後は頻度が減少し振幅は卵胞期より大きく推移する[7]．

　GnRH は下垂体前葉の 7〜10％を占めるゴナドトロピン分泌細胞の細胞膜上にある GnRH 受容体に作用する．GnRH の律動分泌により GnRH 受容体の下垂体細胞膜上での数（密度）が増加し，self-priming 効果をもたらす．すなわち，GnRH 自体が GnRH の作用を調節してい

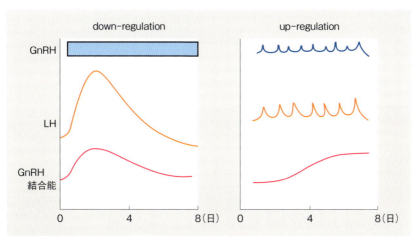

❹ **GnRH持続投与と律動分泌によるLH分泌パターンおよびGnRH受容体数の変化**
高濃度の持続投与ではdown-regulationとなり、生理的濃度の律動分泌ではup-regulationされる。
(福原理恵ほか、2011[5])

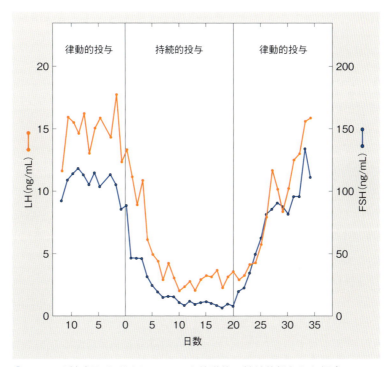

❺ **GnRHが欠損したサルにGnRHを律動的・持続的投与した場合のLH分泌変化**
持続投与で抑制されたのちに、律動分泌の再開で抑制解除される。
(Belchetz PE, et al. 1978[6])

る。また、GnRHの律動分泌はエストロゲンにより負のフィードバックを受けているが、排卵に先行して起こるLHサージはエストラジオール(E_2)による正のフィードバックが引き金となり、およそ200 pg/mL以上のE_2に48時間以上曝露されるとサージが惹起される。GnRHア

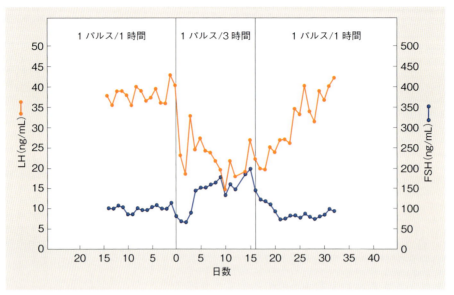

❻ GnRH分泌欠損サルへのGnRH律動投与パターンの変化によるLH/FSHの分泌パターンの変化
GnRHのパルス頻度で2つのゴナドトロピンLH/FSHの分泌パターンが抑制される.
(Wildt L, et al. 1981[8])

ンタゴニストでサージが抑制されることから，GnRHの律動的分泌がLHサージの惹起に重要であることはわかっているが，LHサージの契機としてGnRH分泌自体が上昇しているのか，あるいはサージを起こしているのかは明らかになっていない．

また卵胞刺激ホルモン（follicle stimulating hormone：FSH）とLHの合成分泌は同じゴナドトロピン分泌下垂体細胞でなされており，その刺激はGnRHによるものである．2つのゴナドトロピン分泌を単一のGnRHにより制御する機序は次の2つが提唱されている．
①エストロゲンとインヒビンの両者が卵胞期中期から黄体期にかけて選択的にFSHの分泌を抑制する．
②GnRHの律動分泌パターンの相違により2つのゴナドトロピンの生合成と分泌が制御される．

具体的には，高頻度（1時間に1度）のGnRHパルスではLH分泌が優勢となり，低頻度（3時間に1度）のパルスではFSH分泌が優勢となる（❻）[8]．

末梢組織でのGnRH-1とGnRH-2およびGnRH受容体

GnRHとその受容体は中枢だけでなく全身の臓器に分布している．GnRHアナログは下垂体でのゴナドトロピン分泌抑制により性腺での性ステロイドホルモンの合成を抑制するため，末梢の性ステロイドホルモン標的臓器では抑制作用が発現される．

GnRHに末梢組織での直接作用があるとすれば，GnRHあるいはアナログの種類により各組織で異なる作用を発現すると考えられている．
実際，ヒト卵巣顆粒膜細胞にはGnRH-1とGnRH-2のmRNAが認められ，GnRHは顆粒膜のアポトーシスを誘導する．また乳癌，子宮体癌，卵巣癌では50％前後の症例でGnRH受容体の存在が報告されており，GnRHアナログによる癌の増殖抑制効果も示されている．

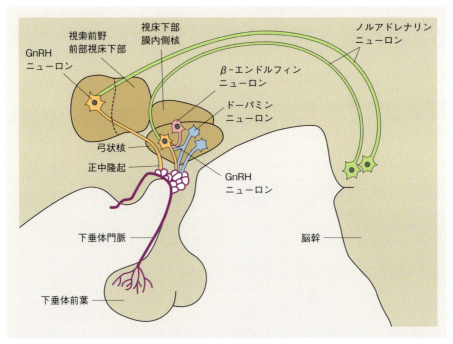

❼ GnRHニューロンとほかのニューロンとの関係
GnRHニューロンはほかのニューロンのネットワークから分泌制御を受ける．
（福原理恵ほか．2011[5]）

GnRHの血中半減期は2～3分であり，生理的な条件で局所に作用するGnRHは視床下部由来のGnRH-1ではなく，受容体近傍からパラクラインで作用するGnRH-1あるいはGnRH-2と考えられているが，生理的意義はいまだ不明な点が多い[9]．

GnRH type 1受容体はGタンパク共役型受容体に属し，7回膜貫通型であるが，哺乳類のtype 1受容体は細胞内に位置するC末端が欠如しているのが特徴である．C末端がリン酸化されることが，脱感作と受容体の細胞内移行（internalization）に重要であると考えられているが，C末端が欠けていてもGnRH-1による脱感作は起こるので，ほかの機序が関与していることが示唆されている．

GnRHの産生と分泌の調節

GnRHの神経性分泌調節

GnRHニューロンは豊富なGnRHを含む顆粒を有しており，律動分泌とサージなどを調節するのは，GnRH自体の発現調節ではなく，ほかのニューロンからの神経性分泌調節である．

GnRHの分泌はさまざまな神経伝達物質によって調節されており，ノルアドレナリン，ドーパミン，オピオイドペプチドなどが関与している．外界からの刺激，また食欲や睡眠，情動などの機能に関連する神経伝達物質もGnRHニューロンに影響するため，過剰なストレス下での月経異常はこれらの機序で説明されている．またプロラクチンはドーパミンニューロンの活性を高め，GnRH分泌を抑制するため，高プロラクチン血症ではGnRH分泌が低下し，視

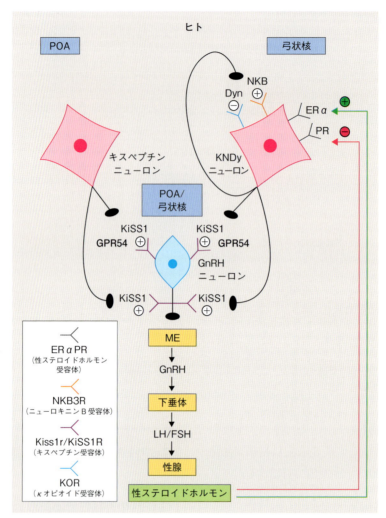

⑧ KNDyニューロンとGnRHニューロンとの関係およびキスペプチン–GnRH経路の調節

KNDyニューロンとGnRHニューロンの相互作用により，性ステロイドホルモン（エストロゲン）へのフィードバックが抑制される．
POA：視索前野，ME：正中隆起．
（Skorupskaite K, et al. 2014[11]）

床下部-下垂体機能障害が生ずる（❼）[5]．

　脳内の視床下部内側基底部には性ステロイドホルモン受容体がGnRHニューロンとは無関係に散在している．また，GnRHニューロンにはエストロゲン受容体とプロゲステロン受容体の両者ともに存在が証明されておらず，性ステロイドホルモンのfeedbackがあるとすれば，GnRHニューロンに隣接する視床下部内側基底部のほかのニューロンを介して作用していると考えられている．

キスペプチンによる調節の機序

　GnRH分泌の調節が視索前野および視床下部のキスペプチンニューロンにより調節されることは，家族性低ゴナドトロピン性性腺機能低下症の発見を端緒に明らかとなった[10]．

　キスペプチン（kisspeptin）はKiss1遺伝子によりコードされており，ヒトでは54アミノ

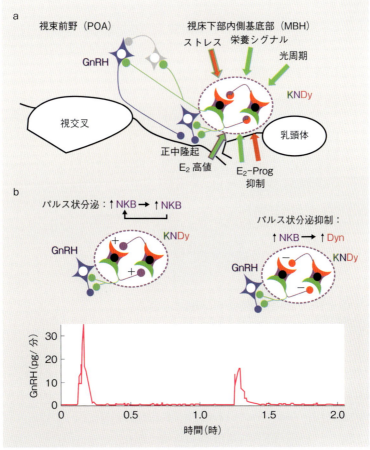

❾ 弓状核の KNDy ニューロンと GnRH ニューロンとの関係
KNDy ニューロンのサーキットが GnRH ニューロンの分泌形式を制御する.
a：外的要因と性ステロイドホルモンによる GnRH 分泌の調節機構.
b：GnRH 律動分泌のパルスジェネレーターとしての KNDy ニューロン.
(Lehman MN, et al. 2010[12])

酸から成るペプチドである．その受容体である GPR54（G protein-coupled receptor 54）の変異により低ゴナドトロピン性性腺機能低下症となり，性成熟に至らない家系が発見された．GPR54 は視床下部に豊富に分布し，GnRH ニューロンにも分布している．一方でキスペプチンニューロンは視索前野（preoptic area：POA）と視床下部弓状核に分布し，同部位にある GnRH ニューロンへと投射している．弓状核のキスペプチンによる GnRH ニューロンへの刺激が GnRH のパルスジェネレーターとなっていると推定され，実際に弓状核のキスペプチンニューロンにはエストロゲン受容体とプロゲステロン受容体が発現し，negative feedback あるいは positive feedback を制御していると考えられている（❽)[11].

弓状核にある kiss1 ニューロンはその他，ニューロキニン B（neurokinin B：NKB）とオピオイドペプチドであるダイノルフィン A（dynorphin A：DYN）を同時に発現しており，キャンディニューロン（KNDy neuron）とよばれている．NKB と DYN は，弓状核内でパラクラインあるいはオートクライン機序により KNDy ニューロン自身に作用し，キスペプチン

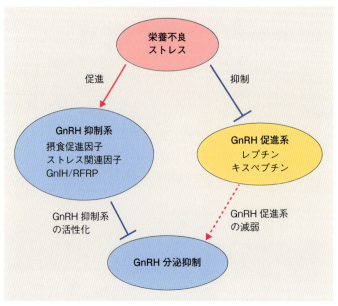

⓿ ストレス時の性機能低下に関連する因子
栄養不良およびストレスはさまざまな経路でGnRHの分泌を抑制する.

とDYNの分泌を促進させる．DYNはキスペプチンの分泌を抑制する一方でNKBは促進する方向に働き，パルス状分泌が調整されていると考えられている（❾）[12]．実際，NKBの遺伝子TAC3あるいはその受容体遺伝子TACR3の変異により，NKBの機能が抑制され低ゴナドトロピン性性腺機能低下症となる例も報告されている．KNDyニューロンにはレプチン受容体も発現しており，栄養および代謝状態と性機能の調節に関与していると考えられている．

GnRH分泌抑制因子

栄養不良またはストレスによる性機能抑制は，視床下部におけるGnRH分泌の低下によるものと考えられる．レプチンとキスペプチンはGnRH分泌促進に働く一方で，摂食促進因子であるニューロペプチドY（neuropeptide Y：NPY），オレキシン，グレリンなどとストレス関連因子の一部およびgonadotropin inhibiting hormone/RFsmide-related peptide（GnIH/RFRP）は，GnRH分泌抑制因子として作用す

る．栄養不良あるいはストレスの強い状態では，GnRHの分泌促進因子の作用が抑制され，GnRH分泌抑制因子の作用の活性化が起こると考えられている（❿）[13]．

GnRHと低ゴナドトロピン性性腺機能低下症

GnRH単独欠損症（単独型LH/FSH分泌不全）と嗅覚障害を中核症状とする先天性疾患として，Kallmann症候群があげられる．発生の過程で，GnRHニューロンは神経管由来ではなく鼻腔粘膜（内側鼻板）から鼻中隔を通って脳内に入り，前脳内を移動して視床下部に入る．GnRHニューロンのこの移動が嗅球の発生経路に関係するため，GnRH系と嗅覚が障害されると考えられている．

X染色体劣性遺伝形式をとるKAL1と常染色体優性遺伝形式をとるKAL2（FGFR1）が知られている．発生頻度は出生男児1万人に1人，出生女児5万人に1人とされており，ゴナドトロピン分泌障害の程度はさまざまである．

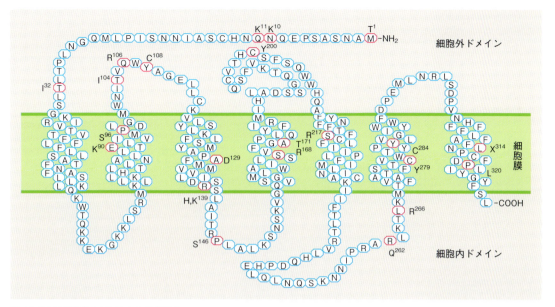

⓫ GnRH受容体のミスセンス変異
GnRH受容体変異によりGnRH結合力が損なわれ，性腺機能低下を示すものもある．
（Noel SD, Kaiser US. 2011[14]）

KAL1変異とFGFR1変異で共通する症状として不随意運動と感音性難聴があり，KAL1変異に特徴的な症状として腎形成異常が，FGFR1変異に特徴的な症状として口蓋裂や歯牙欠損が報告されている．

　GnRH受容体のヒト変異体は，嗅覚障害のない特発性低ゴナドトロピン性性腺機能低下症（idiopathic hypogonadotropic hypogonadism：IHH）の原因として同定されており，常染色体劣性遺伝形式をとる．現在までにミスセンス変異は主として22種類の変異が報告されており，*in vitro*の解析でほとんどの変異でリガンド結合機能が損なわれることが報告されている（⓫）[14]．GnRH受容体の変異体の頻度は嗅覚障害のないIHHの20%を占めると推測され，変異陽性患者のゴナドトロピン分泌パターンは完全欠損から軽度の変異までさまざまであり，ヘテロ変異体などの残存活性によるものと考えられる．興味深いことに，GnRHの構造遺伝子の変異は，マウスでは自然発生例で知られており，IHHの表現型を示すもののヒトでは報告さ

れていない[15]．

（大石　元，矢野　哲）

●文献
1) Millar RP, et al. Gonadotropin-releasing hormone receptors. Endocr Rev 2004；25：235-75.
2) Strauss III JF, et al, editors. Yen & Jaffe's Reproductive Endocrinology. 8th ed. Elsevier/Sanders；2018. p.5-7.
3) Cheng CK, Leung PCK. Molecular biology of gonadotropin-releasing hormone（GnRH）-Ⅰ, GnRH-Ⅱ, and their receptors in humans. Endocr Rev 2005；26：283-306.
4) 綾部拓也．GnRHによる生殖機能調節．産と婦2010；3：243-51.
5) 福原理恵ほか．卵巣周期の神経内分泌学的調節．石塚文平，鈴木秋悦編著．生殖卵巣学―臨床への発展．東京：医歯薬出版；2011. p.54-62.
6) Belchetz PE, et al. Hypophysial responses to continuous and intermittent delivery of hypothalamic gonadotropin-releasing hormone. Science 1978；202：631-3.
7) Sollenberger MJ, et al. Specific physiological regulation of luteinizing hormone secretory events throughout the human menstrual cycle：new insights into the pulsatile mode of gonadotropin release. J Neuroendocrinol 1990；2：845-52.
8) Wildt L, et al. Frequency and amplitude of gonado-

tropin-releasing hormone stimulation and gonado-
tropin secretion in the rhesus monkey. Endocrinol-
ogy 1981 ; 109 : 376-85.

9) Millar RP. GnRH II and type II receptors. Trends
Endocrinol Metabol 2003 ; 14 : 35-43.

10) Seminara SB, et al. The GPR54 gene as a regulator
of puberty. N Engl J Med 2003 ; 349 : 1614-27.

11) Skorupskaite K, et al. The kisspeptin-GnRH path-
way in human reproductive health and disease.
Hum Reprod Update 2014 ; 20 : 485-500.

12) Lehman MN, et al. Minireview : kisspeptin/neuro-
kinin/dynorphin (KNDy) cells of the arcuate

nucleus : a central node in the control of gonado-
tropin-releasinghormone secretion. Endocrinology
2010 ; 151 : 3479-89.

13) 岩佐武ほか. 摂食とストレスによる生殖機能調節への
影響. 産と婦 2010 ; 3 : 243-51.

14) Noel SD, Kaiser US. G protein-coupled receptors
involved in GnRH regulation : molecular insights
from human disease. Mol Cell Endocrinol 2011 ;
346 : 91-101.

15) 緒方勤, 田中敏章. 低ゴナドトロピン性性腺機能不
全—分子遺伝学的および臨床的側面. 日本生殖内分泌
学会雑誌 2006 ; 11 : 11-6.

ゴナドトロピンの構造，作用，分泌調節機能

はじめに

下垂体前葉で合成・分泌される卵胞刺激ホルモン（follicle stimulating hormone：FSH）と黄体化ホルモン（luteinizing hormone：LH）や胎盤で合成・分泌されるヒト絨毛性ゴナドトロピン（human chorionic gonadotropin：hCG）はゴナドトロピンとよばれる．

FSH，LH は，それぞれに対応する受容体を介して，雌では卵巣における卵胞の発育，成熟，排卵，黄体形成，顆粒膜細胞や莢膜細胞での性ステロイドホルモン産生に，雄では精巣における精細管の成熟，精子形成，Leydig 細胞の性ステロイドホルモン産生に必要なホルモンである．また，hCG は妊娠の成立と維持に重要な役割を果たす．これら3つのホルモンは種の維持という生殖現象においては必要不可欠なホルモンである．

ゴナドトロピンはα鎖とβ鎖から構成される非共有結合的に会合したヘテロ二量体である．α鎖はすべてのゴナドトロピン FSH，LH，hCG と甲状腺刺激ホルモン（thyroid stimulating hormone：TSH）に共通である．β鎖はそれぞれのホルモンに特異的なものが存在する．α鎖とβ鎖は糖鎖が結合した糖タンパクホルモンであり，6個のシスチンが結合してシスチンノットを形成する特異な配列を有している．下垂体に発現するゴナドトロピン放出ホルモン（gonadotropin releasing hormone：GnRH）受容体に視床下部からの GnRH の刺激がパルス状に加わり，FSH，LH が下垂体から産生・分泌される．その作用は，雌では主に卵巣の顆粒膜細胞や莢膜細胞，黄体細胞に発現する FSH 受容体や LH 受容体をそれぞれ活性化することで発揮される．

下垂体前葉からのゴナドトロピンの産生・分泌が障害されると排卵障害が起こり，不妊症の原因にもなる．排卵障害の治療や一般不妊治療における排卵誘発，体外受精における卵巣刺激にはゴナドトロピン製剤が欠かせない．

1960 年代からすでに尿由来のゴナドトロピン製剤が開発され臨床に用いられてきた．精製技術の向上により純度の高い尿由来のゴナドトロピン製剤が供給され，さらに遺伝子組換え技術によるリコンビナント FSH が使用できるようになった．また最近では，hCG の C 末端ペプチド（C terminal peptide：CTP）を FSH のβ鎖に付加することにより，体内での半減期が延長する新しいリコンビナント FSH も臨床に応用されている．

本項では，ゴナドトロピンの構造と作用，ゴナドトロピン受容体の構造と機能，およびゴナドトロピン分泌調節機能について述べる．

ゴナドトロピンの構造

遺伝子構造

α鎖の遺伝子構造

α鎖の遺伝子はヒトでは 6q21.1 に位置する．そのサイズは 9.4 kb で4個のエクソンと3個の

イントロンから成り，種を通じて相同性が高い．α鎖は下垂体のゴナドトロピン産生細胞，TSH産生細胞，胎盤の絨毛合胞細胞などで発現する．

α鎖遺伝子のプロモーター領域には数多くの調整領域が存在する．5′-TGACGTCA-3の配列をもつcAMP反応領域（cAMP response element：CRE）が−146 bp〜−112 bpに繰り返し位置する．また，絨毛組織に特異的にα鎖遺伝子の発現調節に関与する絨毛細胞特異的領域（trophoblast-specific element：TSE）が−182 bp〜−159 bpにあり，2個のDNA結合部位（TSE/URE2とURE1）をもち，一部CREと重複している．

ゴナドトロピン産生細胞に特異的な領域（gonadotroph-specific element：GSE）やTSH産生細胞に特異的な領域（thyrotroph-specific element）も存在する．また，GnRHやTSH放出ホルモンに反応する領域も同定されている．さまざまな転写因子結合部位が存在し，組織や細胞により転写因子が異なることにより，下垂体や胎盤では独自にα鎖の遺伝子発現調節が行われている．

またCREの下流にはTATAボックスのほかに，少なくとも2つの調節領域であるJRE（junctional regulatory element）と，−99 bp〜−72 bpにCCAATモチーフが同定されている．負の調節領域として，nTRE（negative thyroid hormone regulatory element）やnGRE（negative glucocorticoid regulatory element）が明らかにされている[1]．

β鎖の遺伝子構造

FSH

FSHのβ鎖遺伝子はヒトでは11p14.1に位置する．そのサイズは4.2〜4.6 kbで，3個のエクソンと2個のイントロンをもち，3′非翻訳領域が長いことが特徴的である．また，エクソン1

のスプライシングの違いとポリA-tail付加部位が2個存在することから，3個のmRNAが認められる．

GnRH反応領域は，転写開始点の上流1.09〜2.55 kbと2.87〜4.15 kbに存在する．GnRH刺激に対して瞬時に反応するためのAP1（activator protein-1）因子であるc-junやc-fosに対する反応領域はプロモーターの近位にある．そこにはNFY（nuclear transcription factor Y）結合部位が近接している．またSf-1（steroidogenic factor 1）結合部位，Lhx3（Lim-homeodomain transcription factor 3）結合部位，Smads結合部位も存在する．

タンパク発現はGnRHやアクチビン，インヒビン，性ステロイドホルモンなどにより調節されている[2]．

hCG，LH

LHのβ鎖とhCGのβ鎖は共通の遺伝子から進化し，6個のhCGβ鎖遺伝子と1個のLHβ鎖遺伝子が集合体を形成して19q13.3に52 kbのサイズで存在する．

6個のhCGβ鎖遺伝子は6個CGβ鎖（CGβ1，CGβ2，CGβ3，CGβ5，CGβ7，CGβ8）をコードし，タンデムまたは逆向きに配列している（❶）．CGβ3，CGβ5，CGβ7，CGβ8の4つは塩基レベルで97〜99％の相同性を有し，これらはLHβ鎖遺伝子とも92〜93％一致している．したがって，タンパクアミノ酸レベルとしてはこの四者では98〜100％類似し，またLHβ鎖とも85％一致する．またCGβ3，CGβ5，CGβ7，CGβ8ではC末端側がLHβ鎖よりも延長している．これは，hCGβ鎖遺伝子では1つの塩基の欠失によりフレームシフトが生じ，そのためLHβ鎖遺伝子の3′非翻訳領域の一部も翻訳され，アミノ酸が24個付加されているためである．胎盤ではすべてのhCGβ鎖遺伝子が発現しているが，主たるものはCGβ5とCGβ3である．

hCGβ鎖遺伝子の転写開始部位は，LHβ鎖

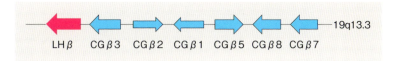

❶ LHβとCGβの遺伝子クラスター

遺伝子に比べかなり上流に位置している．LHβ鎖遺伝子のプロモーター領域には，Egr-1（early growth response protein-1），Sf-1ならびにPitx1（pituitary homeobox1）結合部位が存在する．その上流には，Sp1結合部位がCArG boxと重なるように位置している．一方，CGβ鎖遺伝子のプロモーター領域では，hCGβ鎖遺伝子の－311 bp～－202 bpの間にcAMP反応部位が存在するが，CRE配列は明らかではなく，CRE結合タンパクも結合しない．また，AP2やSP1の結合部位が存在する．

hCGの発現はコルチコイド，プロゲステロン，GnRHや酸素，成長因子やサイトカイン，PPARγリガンドなどで調整されている[3]．

ゴナドトロピンの分子構造

ゴナドトロピンは二量体の糖タンパクホルモンである．α鎖とβ鎖から成り，それぞれが対応する遺伝子からタンパクとして産生されたのち二量体が形成される．

ゴナドトロピンはLH，FSH，hCGから成るが，TSHも構造上類似しておりα鎖を共有する．α鎖は92個のアミノ酸から構成される．FSH，LH，hCG，TSHのβ鎖はそれぞれ111個，121個，145個，121個のアミノ酸から構成される．β鎖によって，対応する受容体へのホルモンの特異性が決定される．また糖鎖の状態により，それぞれの生物活性の違いが生ずる．LHとhCGはβ鎖が非常に類似しているが，hCGのβ鎖のC末端側はLHのそれより24個のアミノ酸が延長しており，この部位の糖鎖の特性の違いにより，LHの半減期は20分，hCGの半減期は24時間とそれぞれ異なる．

LHとhCGは，同じ受容体に結合するため対応する受容体はLH/CG受容体（LH/CGR）とよばれる（❷）．

ジスルフィド結合（S-S結合）

各サブユニットはS-S結合により立体構造が構築されている．hCGの結晶構造が報告され，α鎖とhCGβ鎖とのS-S結合が決定された．また，塩基特異的突然変異作製法を用いCysコドンをAlaコドンに変換したcDNAを作製し，細胞に特定のS-S結合をもたない変異α鎖と変異hCGβ鎖から成るhCGを発現させ，その産生能，分泌能，精製した変異hCGのLH/CGRへの結合能や生物活性を検討し，各S-S結合の役割が明らかにされた．α鎖では10-60，28-82，32-84が，hCGβ鎖では9-57，34-88，38-90が細胞からの分泌とダイマー形成に必須とされている[4,5]．

糖鎖

ゴナドトロピンは小胞体（endoplasmic reticulum：ER）からGolgi体へ運ばれ糖鎖の付加を受け成熟タンパクとなる．N結合型糖鎖のアミノ酸コンセンサス配列はAsn-X-Ser/Thr（Xはプロリン以外のアミノ酸すべて）である．α鎖とそれぞれのβ鎖の糖鎖の位置を❸に示す．

糖鎖の構造

ゴナドトロピンのN結合型糖鎖の第一の特徴は多様性をもつことにある．α鎖はp.52Asnとp.78Asnに2か所の糖鎖をもつが，それぞれのプロセッシングは異なっている．また，

51

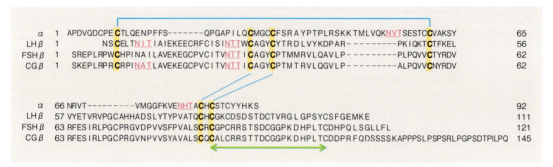

❷ ゴナドトロピンのα鎖とβ鎖のアミノ酸配列とシスチンノット，N結合型糖鎖の位置
シスチンノット構造に関わるシステインをそろえてアミノ酸残基を配列した．3か所のシスチンを太字で示す．シートベルト構造に相当する部位を緑矢印で示す．

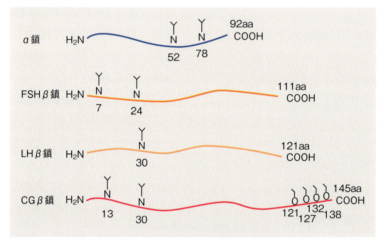

❸ ゴナドトロピンのα鎖とβ鎖の構造と糖鎖の位置
N結合型糖鎖をLHβ鎖は1か所，それ以外は2か所有する．CGβ鎖のみO結合型糖鎖をC末端に有する．

FSHβ鎖ではp.7Asnとp.24Asnの2か所であるが，側枝の数，末端のシアル酸あるいはガラクトース・シアル酸の数に多様性を認める．

第二の特徴として，糖鎖終末がhCGβ鎖ではガラクトース・シアル酸であるのに対し，LHβ鎖ではN-アセチルガラクトサミン・SO_4になっていることである．下垂体と胎盤とで発現する酵素の差による可能性はあるものの，ともに下垂体の同じ細胞で産生されるFSHの糖鎖終末がガラクトース・シアル酸であるため，なんらかの糖鎖終末を規定する因子の存在が考えられる．

糖鎖の生物活性に与える影響

塩基特異的突然変異作製法を用いてAsnコドンをAlaに変換し，各N結合型糖鎖を除去した変異hCGを細胞に産生・分泌させ，それぞれの糖鎖が分泌能，ダイマー形成能に与える影響が検討されている．

α鎖の2か所の糖鎖のうち，p.52Asnに結合する糖鎖はダイマー形成に，またp.78Asn結合する糖鎖は細胞からの分泌に重要であることがわかっている．一方，hCGβ鎖の2か所のN結合型糖鎖を除去しても，分泌能，ダイマー形成能に影響はでない．また，FSHβ鎖の2か所の

糖鎖はhCGβ鎖とは異なり生物学的作用に重要な役割をもっているとされている。興味深いことに，すべてのN結合型糖鎖を除去したhCG（dgCG）では，結合能は野生型のhCGよりも増強するが，受容体の活性化は約10%に抑えられることである。これはFSHにおいても，すべてのN結合型糖鎖を除去したFSH（dgFSH）で同様のことが示されている。したがって，dgCGやdgFSHは*in vitro*では強力な拮抗薬として働くが，*in vivo*では血中半減期が短くなるため拮抗薬としての効果は認められなかった。

hCGβ鎖に特異的なO結合型糖鎖の役割に関しては不明な点が多いが，循環血中のhCGをプロテアーゼから保護することにより半減期を延長させていると考えられている[6]。

hCGは，糖鎖の結合の差により3つのアイソフォームが存在する。つまり，"regular"hCG，sulfated hCG（hCG-S）とhyperglycosylated hCG（hCG-H）である。このうち，hCG-Sは下垂体でのみ産生される。これは，月経周期においては莢膜細胞でのアンドロステンジオンの産生や排卵，黄体での黄体ホルモンの産生などになんらかの作用を与えていると考えられている。

妊娠が成立すると，合胞体栄養膜細胞（syn-cytiotrophoblast：ST）から産生される"regu-lar"hCGが黄体に作用し，LH/CGRを介して黄体ホルモンの産生を刺激する。hCG-Hは絨毛外栄養膜細胞（extravillous trophoblast：EVT）で産生される。このhCG-Hは糖鎖が過剰に付加されているためヘテロダイマーとしての完全な立体構造をとることができず，同じシスチンノット構造をもつTGF-βの作用も有するようになる。hCG-Hはオートクラインまたはパラクラインとして働き，TGF-β受容体に結合することでLH/CGRとは関係なく血管増生因子として，妊娠初期の絨毛細胞のアポトーシスを抑制し，栄養膜細胞の浸潤を促進させる

と報告されている[7,8]。

C末端ペプチド（CTP）の役割とその応用

LHβ鎖とhCGβ鎖では最初の114個のアミノ酸の相同性は85%以上であり，これがLHとhCGが共通の受容体LH/CGRに結合できることに関与している。しかし，両者の大きな相違はそのC末端にある。C末端側はLHβ鎖では疎水領域を形成するが，hCGβ鎖では親水領域を形成し，そこに4個のO結合型糖鎖が存在する。hCGβ鎖のCTPを除去しそこにLHβ鎖のCTPを融合させると，分泌が半減しダイマー形成が減弱すること，ならびに*in vivo*での血中半減期の減少が認められることから，CTPはタンパク質の細胞内動態や安定性に関与していると考えられる。

臨床的にFSHの血中半減期を延長させることができれば，ゴナドトロピン（FSH）製剤の連日投与が不要になる可能性がある。hCGβ鎖CTPが4個のO結合型糖鎖を有しその血中半減期を延長させていることを応用し，FSHβ鎖のC末端にhCGβ鎖CTPを付加したFSHβ鎖CTPが作製された。α鎖と同時に発現させると，ダイマーが効率的に形成・分泌された。このhCGβ鎖CTPをFSHβ鎖に付加したFSH（FSH-CGβCTP）は通常の半減期よりも長く，現在corifollitropin alfaとして臨床応用され有効性が確認されている[9]。

❹にhCGの立体構造をシェーマで示す。

ゴナドトロピンの構造異常

自然発生のゴナドトロピン遺伝子変異はまれではあるが，変異が生殖機能に与える影響を解釈するのと，変異がホルモンの構造に与える重大な影響を決定するうえで非常に役立つ。

LHβ鎖・hCGβ鎖構造異常

LHβ鎖の変異

最初に報告されたLHβ鎖の変異は，低ゴナ

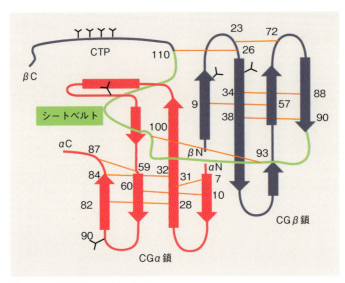

❹ hCGの立体構造の模式図
CGα鎖を赤，CGβ鎖を青，CGβ鎖の"シートベルト部位"を黄緑で示す．糖鎖結合部位を"Y"で表す．システインには番号を，対応する部位を橙色の線で示す．

ドトロピン性腺機能不全の患者において，LHβ鎖のp.54Gln（CAG）がArg（CGG）に置換されたものである．この変異では，変異LHβ鎖はヘテロダイマーは形成できるがLH/CGRへの結合能が失われた[10]．その後，思春期遅延と不妊の男性にp.36Gly→Aspの変異や，p.40Met以降のフレームシフト変異などが発見された．また，エクソン2に9 bpの欠失をホモ結合で認めた男性，女性が発見された．このホモ結合変異では血中LHは感度未満であったが，男性では精子形成が認められた．また女性では，正常な思春期発来，初経を認めたが，その後は無月経となり，不妊，卵巣嚢胞形成，低エストロゲンの症状を呈した．

hCGβ鎖の変異

hCGβ鎖の変異もまれではあるが発見されている．北欧の反復流産の患者において，p.56Val→Lue，p.73Pro→Argの変異が確認されているが，すべてヘテロ結合であった．

遺伝子多型

遺伝子多型も発見されている．LHやFSHの測定にはモノクローナル抗体が開発され，LHの鋭敏な測定がなされるようになった．同時に，これらの抗体はLHに対する特異性が非常に高いため，ある抗体には反応しないLHを有する女性の存在が報告された．LHの遺伝子解析の結果，LHβ鎖遺伝子に塩基の置換が起こり，p.8Trp（TGG）→Arg（CGG）かつp.15Ile（ATC）→Thr（ACC）と変換されていた．そのため，hCGβ鎖型のアミノ酸配列で，13番目のAsnにN結合型糖鎖をもつ変異LHとなることが判明した．その頻度はわが国では11.6％と報告された．この変異LHでは，性ステロイドホルモン産生能は増強するが血中安定性が減弱する．しかし，このLH構造異常と内分泌疾患との関連性は明らかなものは指摘されていない[11]．

FSHβ鎖構造異常

FSHβ鎖のp.61Valをコードする塩基の2つが欠落し，それ以降のアミノ酸変異と87番目に終止コドンが導入されることで短縮したFSHβ鎖を有する患者が原発性無月経症例で報

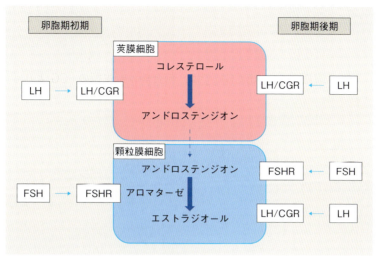

❺ two cell-two gonadotropin theory

告されている．ほかに，p.51Cys→Gly，p.76Tyr→Stop，p.82Cys→Arg，p.122Cys→Argなどが見つかっている．これらは変異の結果，FSHの活性が失われることが示されている．

FSHβ鎖の遺伝子多型も見つかっている．プロモーター領域のc.-211G→Tの置換でヨーロッパの男性で不妊と関連しているという．塩基置換により転写因子のLHX3が結合しにくくなるためにFSHβ鎖の転写が減弱することが示されている[12]．

新たなα鎖，β鎖の発見

ゴナドトロピンのα鎖とβ鎖に相同性をもつ遺伝子がクローニングされた．α鎖とβ鎖に対応する，それぞれα2（GPA2）とβ5（GPB5）は，細胞に発現させるとヘテロダイマーとして産生・分泌された．精製したGPA2/GPB5はTSH受容体（TSHR）に結合能を有し，培養甲状腺細胞でcAMP産生を増加させた．FSH受容体（FSHR）やLH/CGRは刺激に反応しなかった．このヘテロダイマーはthyrostimulinと命名された．構造上，シスチンノットがゴナドトロピンやTSHと異なり，血中では低濃度でヘテロダイマー形成が不安定であるためパラクラインとして働くと考えられている[13]．

ラットの卵巣においては，①卵に発現し顆粒膜細胞のTSHRにパラクラインに働くこと，②卵巣癌細胞に発現し，そこに発現するTSHRを刺激しEGFR（epidermal growth factor receptor）トランスアクチベーション機構により卵巣癌細胞の増殖を刺激すること，などが報告されている．

ゴナドトロピンの作用

ゴナドトロピンの卵巣に対する作用

卵胞発育過程においてFSHRは卵巣顆粒膜細胞にのみ発現しているため，主としてFSHの作用により顆粒膜細胞が増殖するとともに，ゴナドトロピン受容体，性ステロイドホルモンやインヒビン産生など，多彩な分化能を獲得する．

卵胞におけるエストラジオール産生は，two cell-two gonadotropin theoryにより説明される（❺）．すなわち，LHはLH/CGRとの結合により，莢膜細胞でのコレステロールからアン

ドロゲンであるアンドロステンジオンまでの合成を刺激する．莢膜細胞で産生されたアンドロステンジオンは基底膜を拡散して通過し顆粒膜細胞に移動し，そこでFSHRを介してFSHにより刺激されたアロマターゼの作用のもと，エストラジオールに変換される．産生されたエストラジオールは卵胞液に分泌され，卵胞内は高エストロゲン環境となる．エストロゲンはFSHとともに顆粒膜細胞のFSHRをup-regulationし，FSHはアロマターゼ活性をさらに上昇させる．また，エストラジオールは末梢血中に流出し，卵胞期の終わりには血中濃度が高まり，排卵時期のLHサージを引き起こす．このtwo cell-two gonadotropin theoryはすべての哺乳動物の雌に当てはまり，この概念は卵巣の生理学を理解するうえで必須である．

顆粒膜細胞と黄体細胞へのLHの作用には，①性ステロイドホルモン産生の促進，②細胞膜受容体の修飾，③非ステロイド性生理活性物質の分泌，④細胞機能の修飾，⑤細胞膜の機能調節，などがあり，LHは排卵直前の卵胞発育を促進し，排卵を誘起し，排卵後に形成される黄体の機能を調節している．

排卵前に発現する顆粒膜細胞のLH受容体（LHR）は，主にFSHの作用により誘導され，LHは顆粒膜細胞の黄体化を促進し，プロゲステロン，エストラジオールの産生を高める．排卵はサージにより惹起されるが，ヒトでは48〜50時間のLHサージの持続を必要とする．LHサージは，性ステロイドホルモン産生に加えて，プロスタグランジンやオキシトシンなどのペプチドおよび種々の成長因子の合成を高め，卵胞破裂を引き起こす．

排卵後に形成された黄体は黄体期に下垂体から分泌される低濃度のLHにより機能が維持されている．黄体細胞にはLH/CGRが発現しており，LHの受容体との結合により細胞内cAMPの上昇，プロゲステロンやエストラジオールの産生を刺激するとともに，インヒビンAの分泌を高める．黄体期末期になるとLH/CGRの発現が減少することでLHに対する反応性が減弱し黄体退行，月経発来となる．妊娠が成立する場合には，LH/CGRの発現は持続し妊娠黄体へと移行する．また，プロゲステロンやインヒビンなどの産生は持続する．

ゴナドトロピンとその受容体

ゴナドトロピンは卵巣に発現する細胞膜表面の受容体と結合することでその作用が発揮される．ゴナドトロピン受容体cDNAがクローニングされ，受容体の構造や活性化機構が解明されてきている．

ゴナドトロピン受容体の構造

FSHRとLH/CGRはゴナドトロピン受容体とよばれ，類似の構造を有するTSHRとともに，いわゆるロドプシンファミリーに属するGタンパク質共役受容体（G protein-coupled receptor：GPCR）である．FSHRはFSHに特異的な受容体である．一方，LH/CGRはLHに対する受容体であるが，LHと構造が類似するhCGにも結合するためLH/CGRとよばれる．これらの受容体はGPCRの特徴的な構造を有する膜タンパクである．

❻に示すように，N末端（NH_2-terminus）側にロイシンリッチリピート（leucine-rich repeats）を有する巨大な細胞外領域（extracellular domain：ECD）があり，リガンドの結合部位と考えられている．細胞膜を7回貫通する膜貫通領域（transmembrane domains：TMD）は疎水性のαヘリックス構造で，それぞれ3つの細胞内ループ（intracellular loop：IL），細胞外ループ（extracellular loop：EL）で連結している．その後，細胞内領域のC末端領域（carboxyl-terminal domain：C-tail）へとつながる[14]．

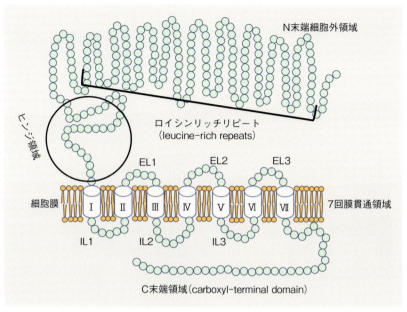

❻ ゴナドトロピン受容体の構造の模式図
EL：細胞外ループ，IL：細胞内ループ．

　FSHRとLH/CGRはクローニングされたcDNAから推定される，それぞれ695個，699個のアミノ酸残基で構成されている．N末端側にはシグナルペプチドが含まれ，FSHRとLH/CGRはそれぞれ17個，24（または26）個のアミノ酸配列が切断されるため，最終的にはそれぞれ678個と675（または673）個のアミノ酸残基を有するタンパク質となる．推定される分子の質量はおよそ75 kDaであるが，N末端細胞外領域には糖鎖が付加されるため，最終的にはおよそ85～95 kDaとなる．

　FSHR，LH/CGRでは，細胞外領域にはシスチン残基が存在し，S-S結合により細胞外領域の構造を規定し，それぞれ4個，6個のN型糖鎖結合部位を有する．細胞内領域の特徴としてセリン，スレオニン，チロシンが多数存在し，プロテインキナーゼA，プロテインキナーゼCまたは受容体特異的キナーゼによるリン酸化が受容体の機能調節に関与していると考えられている[15-18]．

　FSHR，LH/CGRではアミノ酸配列において非常に相同性が高い．とくに7回膜貫通領域における相同性は約72％と高い．一方，それぞれに特異的なリガンドが結合する細胞外領域においては約46％，また受容体の下流にあるシグナル伝達に重要な細胞内領域においては約27％のアミノ酸残基が一致するのみの低い相同性となっている[19]．

ゴナドトロピン受容体の発現

　FSHRとLH/CGRはともに2番染色体のp21領域にコードされている．FSHRはおよそ190 kbのサイズで，10個のエクソンをもつ．一方，LH/CGRはおよそ70 kbのサイズで，11個のエクソンから成り立っている．N末端の細胞外領域はFSHRとLH/CGRではそれぞれ最初の9エクソン，10エクソンにコードされている．7回膜貫通領域とそれらをつなぐ細胞内ループ，細胞外ループ，およびC末端領域はともに1つのエクソンでコードされ，FSHRではエクソン10，LH/CGRではエクソン11である[14]．

　FSHRとLH/CGRは主に女性，男性の性腺

に発現する．それ以外では，FSHR は骨，単球，臍帯静脈内皮，腫瘍血管，胎盤，卵管，子宮内膜，肝臓などでの発現が，また LH/CGR は血管，分泌期内膜（とくに螺旋動脈周辺），副腎などでの発現が，mRNA レベルやタンパクレベルで報告されている．

卵巣において，FSHR は主に顆粒膜細胞に発現し，卵胞の発育およびエストロゲンの生合成に重要な働きを担っている．また，LH/CGR は主に莢膜細胞と排卵前卵胞の顆粒膜細胞に発現し，アンドロゲンなどの生合成，さらには排卵，黄体形成にも関与している．男性においては，FSHR は精巣の Sertoli 細胞に発現し，精子形成に重要と考えられている．LH/CGR は Leydig 細胞に発現し，アンドロゲンの生合成に関与している．

FSH はエストロゲンと共同し FSHR の発現を増加させる．LH/CGR の発現は FSH により誘導されるが，エストロゲンがこれを促進する．また過剰な FSH や LH，hCG の刺激は，それぞれの受容体の発現のダウンレギュレーションを起こす[20]．

■ ゴナドトロピン受容体と細胞内情報伝達

FSHR，LH/CGR においては，リガンドの結合により Gs/アデニル酸シクラーゼ/cAMP/PKA 経路が活性化される．すなわち，cAMP は細胞質中にある cAMP 依存性タンパク質キナーゼ（cyclic AMP-dependent protein kinase：PKA）と結合してこれを活性化させる．引き続き PKA は，次の標的タンパク質である CREB（cAMP response element binding protein）の活性化により種々の遺伝子転写が調節される．卵巣莢膜細胞，顆粒膜細胞においては，ゴナドトロピン受容体にリガンドが結合すると，PKA は性ステロイドホルモン合成の各段階を触媒している酵素（StAR，P450$_{scc}$，3βHSD1，P450$_{C17}$，P450$_{arom}$など）を活性化し

て，原料であるコレステロールからアンドロゲン，さらにエストロゲンへのステロイド合成を進める．

LH/CGR に誘導される PKA の活性化は，EGF 様リガンドである amphiregulin，epiregulin，betacellulin の発現を高め，EGF シグナルカスケードの活性化，さらには ERK1/2 カスケードの活性化が起きる．これらは，卵丘膨張（cumulus expansion）や減数分裂再開（meiosis resumption）と関係している．FSHR においても，PKA の活性化に伴う ERK1/2 のリン酸化は排卵時期の顆粒膜細胞におけるインヒビンα，LH/CGR や EGFR の発現調節と関連する．

Gαs 以外に Gαq/11 も活性化されることが知られている．リガンドがゴナドトロピン受容体に結合すると，細胞膜にあるホスホリパーゼ（phosphoinositide-specific phospholipase C）を活性化し，それによりイノシトール三リン酸（inositol 1,4,5-trisphosphate：IP$_3$）が切り離され細胞膜内にジアシルグリセロール（diacylglycerol）が残る．IP$_3$は，Ca イオンを細胞質内に放出させ，Ca イオン結合タンパク質であるカルモジュリン（calmodulin）と結合して情報を伝える．一方，ジアシルグリセロールは，Ca 依存性のタンパク質キナーゼ（protein kinase C：PKC）を活性化する．さらに PKC は標的となるタンパク質をリン酸化する．LH，hCG による Gαq/11 の活性化は顆粒膜細胞の黄体化に関連していると考えられている[20]．

■ ゴナドトロピン受容体の遺伝子変異，多型

LH/CGR や FSHR に起きた遺伝子変異が，生殖機能と関連する疾患の原因となることが報告されている．ゴナドトロピン受容体に発生する遺伝子変異は受容体の機能低下（loss of function）または機能亢進（gain of function）のいずれかを引き起こす[21]．

ゴナドトロピンの構造，作用，分泌調節機能

❼ LH/CGR と FSHR で発見されている機能亢進変異—TSHR における機能亢進変異との対比

変異の位置	LH/CGR	FSHR	TSHR
TMD I	Leu368Pro	—	
	Ala373Val	—	Ala428Val
TMD II	Met398Thr	—	Met453Thr
EL2		Asn431Ile*	
TMD III	Leu457Arg	—	Leu512Arg/Gln
		Thr449/Ile/Ala*	
TMD V	IIE542Leu	Ile545Thr*	Val597Phe/Leu
IL3	Asp564Gly	Asp567Gly/Asn**	Asp619Gly
	Ala568Val	—	Ala623Ile/Ser/Val
TMD VI	Met571Ile	—	Met626Ile
	Ala572Val	—	Ala627Val
	Ile575Leu	—	Ile630Leu/Met
	Thr577Ile	—	Thr632Ala/Ile
	Asp578Gly/Tyr/Glu/His	—	Asp633Ala/Glu/His/Tyr
	Cys581Arg	—	Cys636Trp
TMD VII	Cys617Tyr	—	Cys672Thr

変異の位置，アミノ酸残基の番号と変異の種類を示す．
＊女性で卵巣過剰刺激症候群（OHSS）の発症．
＊＊男性では内因性 FSH 非存在下での精子形成症例のみ．女性では OHSS と TSH に対する感受性増大．
TMD：transmembrane domains，EL：extracellular loop，IL：intracellular loop（❻参照）．

機能亢進変異

　機能亢進変異に関しては，LH/CGR の報告がほとんどで，FSHR においては少ない．❼に示すように，LH/CGR の機能亢進変異はゴナドトロピン受容体と相同性を有する TSHR で起こるアミノ酸変異と同じような箇所に発生している．LH/CGR で報告されている遺伝子変異は 1 か所を除きすべてが生殖細胞系列変異であり，体細胞変異はまれである．

　男性に起こる家族性思春期早発症（familial male-limited precocious puberty：FMPP）の患者においてはじめて同定されて以来，多数の報告例がある[22]．アミノ酸変異を導入した LH/CGR を in vitro で細胞に発現させて cAMP を測定したところ，リガンドの存在なしに cAMP の上昇が認められ，受容体はいわゆる恒常的活性化（constitutive activation）の状態であること

が判明し，FMPP の責任遺伝子変異となっていることが証明された．常染色体優性遺伝形式をとるため，母親が同様の変異を有していたが，女性では不思議なことに明らかな生殖機能の異常は認められなかった．マウスに恒常的活性化を起こした LH/CGR を導入すると，雌においては思春期早発，不妊，不規則な性周期，性ステロイドホルモンレベルの上昇，多嚢胞性卵巣症候群（polycystic ovary syndrome：PCOS）様の卵巣形態，顆粒膜細胞腫の発生が認められた．したがって，LH/CGR が恒常的活性化を起こした場合に種による違いもあり，また，ヒトにおいては精巣と卵巣とではなんらかの受容体の発現調節の違いがあると推測されている[22]．

　FSHR における機能亢進変異では，下垂体除去後で内因性ゴナドトロピンが欠損している男

59

性において精子形成が認められたことから，FSHR の変異を調べた結果発見された．男性ではこの 1 種類のみが報告されている．変異を起こしているアミノ酸残基の位置は第 3 細胞内ループにあり，LH/CGR や TSHR においても同様の位置の変異で恒常的活性化が起こっている[23]．

女性においては，自然発症の卵巣過剰刺激症候群（ovarian hyperstimulation syndrome：OHSS）の患者で FSHR の変異が見つかった．興味深いことに，変異 FSHR は in vitro の実験ではわずかな恒常的活性化を示したのみで，実際に患者においては非妊娠時の性周期にはなんら影響はなかった．妊娠時に OHSS が自然周期にもかかわらず発症するため，in vitro で発現させた変異 FSHR に hCG を添加すると，野生型 FSHR は hCG 刺激に反応しないが，変異 FSHR では hCG に反応して細胞での cAMP の上昇が認められた．つまり，妊娠時に内因性の hCG が産生されると変異 FSHR が活性化され，OHSS が発生するということが示された[24]．

機能低下変異

機能低下変異に関しても，LH/CGR や FSHR のどちらにも発見されている．機能低下変異であるため，遺伝形式としてはホモ接合体か複合ヘテロ接合体のどちらかの状態で発生する．

FSHR 変異では，フィンランドの早発卵巣不全（premature ovarian failure：POF）患者において発見されて以来，多くの報告がなされている．機能亢進変異とは異なり，機能低下変異のアミノ酸残基の位置は膜貫通領域や細胞内・細胞外ループ以外に，N 末端の細胞外領域にも数多く認められている．変異を起こした FSHR の in vitro の実験では，受容体の細胞膜での発現が低下・消失することが多く，発現があったとしても FSH の刺激で細胞での cAMP の産生が障害されていた．

LH/CGR に起こる機能低下変異は，男性では Leydig cell hypoplasia の患者で発見された．変異により LH/CGR の細胞膜での発現の低下・消失，細胞での cAMP 産生能の低下・消失が in vitro の実験で確認された．アミノ酸変異の位置は FSHR の機能低下変異のそれと同様に，N 末端細胞外領域と膜貫通領域に認められた[25]．

遺伝子多型

遺伝子多型（single nucleotide polymorphism：SNP）で数多く報告されているものは，FSHR において同定されている p.Ala307Thr，p.Ser680Asn である．この 2 つの遺伝子多型はそれぞれがリンクしていて同じアリルに存在する．つまり，FSHR には 307 番が Ala で 680 番が Ser のものと，307 番が Thr で 680 番が Asn であるものの 2 種類が存在する．機能解析実験では 2 つの受容体の機能的な差は認められていないが，307Ala/680Ser において調節性卵巣刺激時に必要とされる FSH の投与量が多くなるとされている[25]．

機能亢進変異や機能低下変異の受容体を用いた実験結果は受容体の細胞での膜表面への発現や活性化の機構を解明する一つの糸口となった．リガンドの結合なしで受容体の活性化が起こるのは，わずか 1 つのアミノ酸残基の置換により受容体の立体構造が変化し，あたかもリガンドが結合して得られる静止状態の立体構造の破綻によるものであると示された[26]．また，機能低下変異からは，変異により受容体タンパクの細胞内での産生・輸送が障害され発現が障害されることや，細胞膜に発現してもリガンド結合による受容体の立体構造の変化が起こりにくくなっていることも判明した．

ゴナドトロピンの分泌調節機能

哺乳類の生殖機能は視床下部−下垂体前葉−

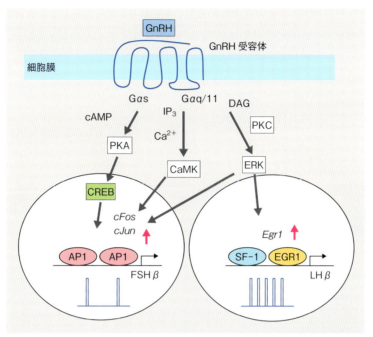

❽ GnRH受容体とGnRHパルス刺激によるFSHβ, LHβの転写制御
IP$_3$：イノシトール三リン酸, DAG：ジアシルグリセロール, PKA：cAMP依存性タンパク質キナーゼ, PKC：プロテインキナーゼ, CaMK：Ca^{2+}/calmodulin-dependent protein kinase, ERK：extracellular signal regulated kinase, CREB：cAMP response element binding protein.

卵巣（性腺）軸により制御されている．ゴナドトロピンは下垂体前葉にあるゴナドトロピン産生細胞から分泌される．視床下部からのGnRHという1つのホルモンでLHとFSHの2つのホルモンが分泌調節を受けている．そのためにはGnRHのパルス状分泌による緻密な調節機能が非常に重要である．

LHは下垂体前葉から産生され，月経周囲に応じて数時間に1回のペースで律動的にパルス状に分泌される．LHの産生・分泌を制御しているのは視床下部からのGnRHのパルス分泌であり，そのパルスが低頻度のときは抑制的に，高頻度のときには促進的にLHを分泌させる．GnRHはゴナドトロピン産生細胞にあるGnRH受容体を介してLHβ遺伝子のプロモーター領域を刺激し，ゴナドトロピン産生細胞におけるLHβ鎖の発現を高め，さらにゴナドトロピンα鎖とのヘテロダイマーの形成を促進す

る．卵胞が発育し，卵胞期後期に血中エストラジオール値が上昇すると，GnRHパルスは亢進しLHサージが誘導される．一方，黄体期には血中プロゲステロン値が上昇し，GnRHパルス分泌が抑制されLH分泌が抑制される．

FSHもLHと同様に，視床下部からのGnRHに制御されるがLHのときとは逆に，パルスが低頻度のときは促進的に，高頻度のときには抑制的にFSH産生を調節する．GnRHはさらに上位のキスペプチンによる分泌制御を受けている．キスペプチンの分泌は卵巣からのエストラジオールなどの性ステロイドホルモンでフィードバック制御を受けている．なお，FSHはconstitutiveな分泌であり，regulatoryなLHの分泌とは異なる．

GnRH受容体はゴナドトロピン受容体と同じく7回膜貫通型のGPCRである．その構造で特徴的なのは，C末端の細胞内領域にアミノ酸残

基が2個しかないことである．一般的に，GPCRではC末端細胞内領域は受容体の細胞質内への移動（internalization）や脱感作（desensitization）に重要とされている．

GnRHの刺激が受容体に加わるとGαq/11が受容体に結合してホスホリパーゼ（phospholipase Cβ：PLCβ）を活性化し，細胞内のジアシルグリセロール（diacylglycerol：DAG）とIP₃が上昇する．この結果，DAGはプロテインキナーゼC（protein kinase C：PKC）を活性化し，またIP₃は細胞内カルシウムを放出させカルシウム-カルモジュリンキナーゼIIが活性化する．PKCの活性化によりmitogen activated kinase（MAPK）カスケードのERK（extracellular signal regulated kinase）1/2，JUN（jun N-terminal kinase），p38が活性化される．この系は刺激の初期には反応するが，急速に脱感作された状態になる．

また，GnRHのパルス刺激により受容体はGαsにも結合しGs/アデニル酸シクラーゼ/cAMP/PKA経路が活性化される．この系はGnRHの刺激に対しては持続的に反応を続ける．GnRHはMAPKを活性化しEGR1，JUN，ATF3をコードする最初期遺伝子（immediate early gene）の転写を強める．LHβ鎖のプロモーターには主にEGR1やSF-1が働き，またFSHβ鎖のプロモーターにはAP1のFOSやJUNが結合し，その遺伝子発現を高める．

GnRHは，高頻度パルスではよりGαq/11に結合しPKC/MAPK経路を活性化，低頻度パルスではよりGαsに結合しcAMP/PKA経路を活性化することで，そのシグナルをバランスよく使い分け，種々の転写因子の刺激や抑制などが起こることで，異なるパルスによるFSHやLHの分泌を巧妙に調節していると考えられる（**8**）[27,28]．

（工藤正尊）

●文献

1) Fiddes JC, et al. The gene encoding the common alpha subunit of the four human glycoprotein hormones. J Mol Appl Genet 1981；1：3-18.

2) Jameson JL, et al. Human follicle-stimulating hormone beta-subunit gene encodes multiple messenger ribonucleic acids. Mol Endocrinol 1988；2：806-15.

3) Boorstein WR, et al. Human chorionic gonadotropin beta-subunit is encoded by at least eight genes arranged in tandem and inverted pairs. Nature 1982；300：419-22.

4) Matzuk MM, et al. Mutagenesis and chimeric genes define determinants in the beta subunits of human chorionic gonadotropin and lutropin for secretion and assembly. J Cell Biol 1989；109：1429-38.

5) Furuhashi M, et al. Disulfide bonds 7-31 and 59-87 of the alpha-subunit play a different role in assembly of human chorionic gonadotropin and lutropin. Endocrinol 1996；137：4196-200.

6) Galway AB, et al. In vitro and in vivo bioactivity of recombinant human follicle-stimulating hormone and partially deglycosylated variants secreted by transfected eukaryotic cell lines. Endocrinol 1990；127：93-100.

7) Fournier T, et al. hCGs：different sources of production, different glycoforms and functions. Placenta 2015；36：S60-5.

8) Berndt S, et al. Hyperglycosylated human chorionic gonadotropin stimulates angiogenesis through TGF-β receptor activation. FASEB J 2013；27：1309-21.

9) Duijkers IJ, et al. Single dose pharmacokinetics and effects on follicular growth and serum hormones of a long-acting recombinant FSH preparation（FSH-CTP）in healthy pituitary-suppressed females. Hum Reprod 2002；17：1987-93.

10) Weiss J, et al. Hypogonadism caused by a single amino acid substitution in the beta subunit of luteinizing hormone. N Engl J Med 1992；326：179-83.

11) Furui K, et al. Identification of two point mutations in the gene coding luteinizing hormone（LH）beta-subunit, associated with immunologically anomalous LH variants. J Clin Endocrinol Metab 1994；78：107-13.

12) Grigorova M, et al. FSHB promoter polymorphism within evolutionary conserved element is associated with serum FSH level in men. Hum Reprod 2008；23：2160-66.

13) Nakabayashi K, et al. Thyrostimulin, a heterodimer of two new human glycoprotein hormone subunits, activates the thyroid-stimulating hormone receptor. J Clin Invest 2002；109：1445-52.

14) Jiang X, et al. Structural biology of glycoprotein hormones and their receptors : insights to signaling. Mol Cell Endocrinol 2014 ; 382 : 424-51.

15) Minegishi T, et al. Cloning and sequencing of human LH/hCG receptor cDNA. Biochem Biophys Res Commun 1990 ; 172 : 1049-54.

16) Jia XC, et al. Expression of human luteinizing hormone（LH）receptor : interaction with LH and chorionic gonadotropin from human but not equine, rat, and ovine species. Mol Endocrinol 1991 ; 5 : 759-68.

17) Minegishi T, et al. Cloning and sequencing of human FSH receptor cDNA. Biochem Biophys Res Commun 1991 ; 175 : 1125-30.

18) Tilly JL, et al. Expression of recombinant human follicle-stimulating hormone receptor : species-specific ligand binding, signal transduction, and identification of multiple ovarian messenger ribonucleic acid transcripts. Endocrinol 1992 ; 131 : 799-806.

19) Costagliola S, et al. Specificity and promiscuity of gonadotropin receptors. Reproduction 2005 ; 130 : 275-81.

20) Menon KM, et al. Molecular regulation of gonadotropin receptor expression : relationship to sterol metabolism. Mol Cell Endocrinol 2010 ; 329 : 26-32.

21) Nordhoff V, et al. Constitutively active mutations of G protein-coupled receptors : the case of the human luteinizing hormone and follicle-stimulating hormone receptors. Arch Med Res 1999 ; 30 : 501-9.

22) Shenker A, at al. A constitutively activating mutation of the luteinizing hormone receptor in familial male precocious puberty. Nature 1993 ; 365 : 652-4.

23) Simoni M, et al. Molecular pathophysiology and clinical manifestations of gonadotropin receptor defects. Steroids 1998 ; 63 : 288-93.

24) De Leener A, et al. Presence and absence of follicle-stimulating hormone receptor mutations provide some insights into spontaneous ovarian hyperstimulation syndrome physiopathology. J Clin Endocrinol Metab 2006 ; 91 : 555-62.

25) Desai SS, et al. Mutations and polymorphisms in FSH receptor : functional implications in human reproduction. Reproduction 2013 ; 146 : R235-48.

26) Kudo M, et al. Transmembrane regions V and VI of the human luteinizing hormone receptor are required for constitutive activation by a mutation in the third intracellular loop. J Biol Chem 1996 ; 271 : 22470-8.

27) Lim S, et al. Negative feedback governs gonadotrope frequency-decoding of gonadotropin releasing hormone pulse-frequency. PLoS One 2009 ; 29 : e7244.

28) Coss D. Regulation of reproduction via tight control of gonadotropin hormone levels. Mol Cell Endocrinol 2018 ; 463 : 116-30.

●参考文献

- 菅沼信彦, 古橋　円. ゴナドトロピンの構造と作用. 武谷雄二総編集. 岡村均編. 新女性医学大系 12. 排卵と月経. 東京：中山書店；1998. p.83-97.
- 矢本希夫. ゴナドトロピンの作用. 武谷雄二総編集. 岡村均編. 新女性医学大系 12. 排卵と月経. 東京：中山書店；1998. p.145-58.

プロラクチンの構造，作用，分泌調節機構

はじめに

プロラクチン（prolactin：PRL）は下垂体前葉の PRL 産生細胞（lactotroph）から分泌される分子量 23 kD のペプチドホルモンである．脊椎動物の進化の過程で成長ホルモンから進化し，生殖，成長，水・電解質バランス，免疫調節などの多様な作用が見いだされている．ヒトでは乳腺の発達や乳汁の産生と分泌を促進し，哺乳行動を惹起し，ゴナドトロピン分泌を抑制する作用がある．臨床的には分泌過剰症，すなわち高 PRL 血症が疾患として重要であり，乳汁漏出とともに排卵を抑制することで不妊症の原因となる．

プロラクチンの化学構造

産生細胞 lactotroph の解剖

1972 年に Friesen らがヒト PRL（hPRL）を純化精製し，1977 年に Shome らが，hPRL の一次構造とともに分子量約 23 kD の単純タンパクホルモンであることを報告した．その後，1984 年に Truong らが 6 番染色体に存在する hPRL の遺伝子を解析し，199 個のアミノ酸から構成されるアミノ酸配列を確定した．hPRL の遺伝子は 5 つのエクソンと 4 つのイントロンから成り，10 kb の長さである[1]．

PRL は下垂体前葉の PRL 産生細胞（lactotroph）で合成・分泌される．lactotroph は

ドーパミン D_2 受容体をもち，ドーパミンにより PRL の産生は抑制される．

血液中に分泌された PRL にはいくつかのタイプがある．90% は単独の分子であり，生物活性が高く，little PRL とよばれている．その他は，2 分子の重合した big PRL が 8〜20%，多分子の重合した big-big PRL が 1〜5% である．さらに，糖鎖のついた PRL（glycosylated PRL）も存在する．また，一部の症例は PRL に対する自己抗体をもっており，自己抗体と PRL が結合した大分子のマクロプロラクチンが存在する[2]．マクロプロラクチンは生物活性がきわめて低いものの，使用する測定系によっては免疫活性を示す．

また，脱落膜，羊膜も PRL を産生し，羊水中の PRL 濃度は血中の 10〜100 倍である．下垂体の PRL とは異なる分泌調節系をもち，プロゲステロン，インスリン，インスリン様成長因子 1（insulin-like growth factor 1：IGF-1）などにより産生が促進される．

プロラクチンの分泌

分泌調節機構

動物実験で下垂体を腎被膜下に移植したり下垂体茎（下垂体柄）を切断すると，下垂体前葉ホルモンの分泌は低下するが，PRL だけは例外で分泌が亢進する．このことから，PRL の分泌が視床下部因子によって抑制的に調節されていることがわかる．視床下部に存在し，PRL の分

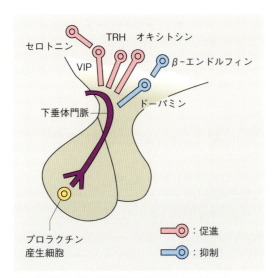

❶ プロラクチン分泌を調節する中枢性機構
ドーパミンはプロラクチン抑制因子であり，それ以外のものはプロラクチン促進因子である．β-エンドルフィンはドーパミンを抑制することでプロラクチン分泌を促進する．
TRH：甲状腺刺激ホルモン放出ホルモン，VIP：血管作動性腸管ポリペプチド．
（青野敏博．1998[3]）

泌を抑制する物質をPRL抑制因子（prolactin inhibiting factor：PIF），促進する物質をPRL促進因子（prolactin-releasing factor：PRF）とよぶ．PRLの分泌調節機構を❶に示す[3]．

PRL抑制因子（PIF）

ドーパミン

ドーパミンは生理的PIFであり，下垂体門脈系を介してPRL分泌を常に強力に抑制している[4]．ドーパミン細胞は視床下部の弓状核や室傍核に存在し，神経線維を正中隆起外層に投射し，神経末端から放出されたドーパミンは下垂体門脈を介し下垂体茎を通って下垂体のPRL産生細胞に到達する．ドーパミンはPRL受容体に結合し，強力にPRL分泌を抑制する．

下垂体門脈血中には高濃度のドーパミンが存在していることがわかっており，下垂体門脈血中にドーパミンを注入するとPRL分泌が低下する．下垂体細胞の培養系にドーパミンを下垂体門脈血中の濃度と同程度に添加するとPRL分泌が抑制される．また，PRLがドーパミン神経系を抑制するshort-loop negative feedback機構もある[5]．

その他

γ-アミノ酪酸（γ-aminobutyric acid：GABA），GnRH関連ペプチド（GnRH associated peptide：GAP），ソマトスタチンなどにもPIF活性があるが，これらの生理的意義は不明である．

PRL促進因子

PRFに関しては，その生理的な役割はほとんど解明されていない．血管作動性腸管ポリペプチド（vasoactive intestinal polypeptide：VIP），甲状腺刺激ホルモン放出ホルモン（thyrotropin releasing hormone：TRH），オキシトシン（oxytocin：OXT）などにPRF活性があることが知られている．

血管作動性腸管ポリペプチド（VIP）

VIPはアミノ酸28個から成るポリペプチドで，脳-腸管ペプチドの一つである．VIPの下垂体門脈血中の濃度は末梢血中の20倍であり，in vivo, in vitroともにPRL分泌を促進することから，生理的なPRFの一つといえる．

甲状腺刺激ホルモン放出ホルモン（TRH）

TRHはアミノ酸3個から構成されるペプチドホルモンで，甲状腺刺激ホルモン（thyroid-stimulating hormone〈TSH〉，チロトロピン〈thyrotropin〉）とともにPRLの放出も促進する．

産婦人科臨床で問題となるのは，原発性甲状腺機能低下症の際に血中TSHとPRLが同時に高値となることであり，乳汁漏出無月経症候群をきたす．この場合，甲状腺薬を投与すると両ホルモンの血中濃度は正常化する．

オキシトシン（OXT）

OXTはアミノ酸9個から構成されるペプチ

ドホルモンである．OXTニューロンは視床下部の視索上核と室傍核に存在し，軸索を下垂体後葉に投射している．OXTは児の乳頭吸引刺激により即時的な神経反射を介して分泌される．神経的な経路は，乳頭，乳輪の知覚神経が刺激されると脊髄の求心路を経て視床下部室傍核のOXTニューロンが刺激され，OXTが下垂体後葉から放出される．OXTは乳腺房の周囲を包むように分布する筋上皮を収縮させ，PRLにより産生された腺房内の乳汁を乳管から射出する．この射乳作用以外にPRL分泌促進作用も併せもつ．

下垂体門脈血中のOXT濃度は末梢血中の50倍高く，in vitroでOXTはPRLの分泌を促進し，in vivoで抗OXT抗体を前投与しておくと授乳刺激によるPRLの上昇が抑制される．これらのことから，OXTはPRFの一つであると考えられている．

プロラクチン放出ペプチド（PRrP）

プロラクチン放出ペプチド（PRL releasing peptide：PRrP）は視床下部と延髄に存在し，プレプロペプチドとして翻訳され，プロセシングを経て成熟した分子になる[6]．長さの異なる2つの分子，PRrP20とPRrP31が見いだされている．その受容体は下垂体前葉に強く発現し，その他，脳内，脊髄，大腿骨にも存在する．PRL分泌促進作用のほかに，摂食抑制，成長ホルモン分泌促進，心血管制御などの作用を有する．

■ その他（セロトニン，β-エンドルフィン，エストロゲン）

神経伝達調節物質のなかには，視床下部内でPIFやPRFの発現を調節してPRL分泌に影響を与えるものがある．セロトニンは，VIPの促進，ドーパミンの抑制などを介してPRL分泌を促進する．β-エンドルフィンは，ドーパミンを抑制することでPRL分泌を促進する．

エストロゲンは視床下部のドーパミンを減少させ，下垂体ではlactotrophへの分化を促進し，またPRLの産生を直接的に促進する．さらに，lactotrophのドーパミン受容体を減少させ，TRH受容体を増加させる．これらの機序でエストロゲンはPRL分泌を促進する．

血中プロラクチン濃度の生理的変動

■ 年齢

新生児期

妊娠末期の胎児・新生児は，胎盤由来のエストロゲンの影響で下垂体から多量のPRLを分泌している．そのため，臍帯血中のPRLと新生児血中のPRLは高濃度である．

小児期，思春期

新生児期に高濃度であったPRLも，生後2〜3か月で正常成人レベルに低下する．男性はその後の年齢に伴う変動はない．女性では，小児期には変動しないものの，月経の開始に伴い思春期から成熟期にかけて次第に上昇する．

成人期，老年期

性成熟期には女性のほうが男性よりも高い状態が続くが，閉経後には低下し性差はなくなる．

■ 月経周期内変動

正常成人女性では，PRL濃度には月経周期内の変動がある．卵胞期に比べ排卵期と黄体期に高く，一部の女性では排卵期にピークがある（❷）[7]．

■ 日内変動

PRLの血中濃度には副腎皮質刺激ホルモン（adrenocorticotropic hormone：ACTH），成長ホルモン，TSHのように日内変動がある．PRLは午前10〜12時ごろが最低値で，その後は夜間に向かい上昇する（❸）[7]．睡眠中にPRL濃度は上昇し，明け方5〜7時にピークを示し，覚醒後には下降し午前11前後に安定する．睡眠中の上昇にはドーパミンの低下やメラトニン

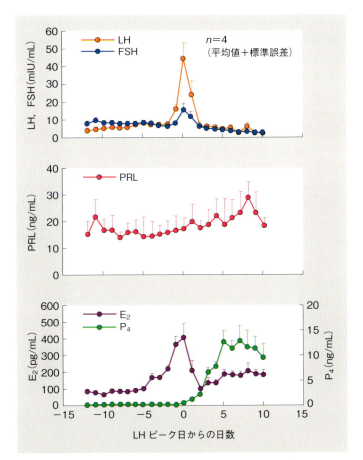

❷ 正常女性における血中ホルモン濃度の月経周期内変動
血中 PRL 濃度は排卵期と黄体期に高い．
LH：黄体化ホルモン，FSH：卵胞刺激ホルモン，PRL：プロラクチン，E_2：エストラジオール，P_4：プロゲステロン．
（岩佐武ほか．2003[7]）

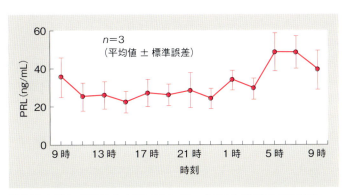

❸ 正常女性における血中プロラクチン（PRL）濃度の日内変動
血中 PRL 濃度は睡眠中に上昇する．
（岩佐武ほか．2003[7]）

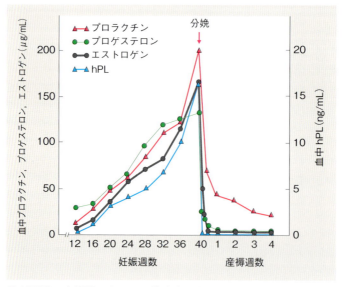

❹ 妊娠期・産褥期における母体血中の各種ホルモンの推移
血中プロラクチン濃度は妊娠中に上昇し，分娩が終わると基礎値は低下する．
hPL：ヒト胎盤性ラクトーゲン．
（松崎利也ほか．2002[9]）

の上昇が関与していると考えられる．

パルス状分泌

下垂体から分泌されるほかのタンパクホルモンと同様に，PRLはパルス状に分泌されている[8]．主に黄体期においてPRLのパルスは黄体化ホルモン（luteinizing hormone：LH）のパルスと同期している．その理由として，下垂体内のパラクライン因子の関与，GnRHによる視床下部のドーパミン分泌の抑制などが考えられている．

妊娠，産褥

PRLは妊娠経過に伴い上昇し，分娩が終わると，授乳しない場合には基礎値が低下し約1か月後に正常に復する（❹）[9]．また，哺乳刺激に反応して上昇する（❺）[10]．授乳していても産褥期には基礎値は徐々に低下していく．乳汁分泌が良好な産褥期の女性で上昇の程度が大きい．

分泌刺激

睡眠，食事，運動，ストレス[11]，疼痛，哺乳[9]，乳房刺激，性交などでPRLの血中濃度は上昇する．また，TRH，メトクロプラミド，スルピリド，フェノチアジンなどの投与によりPRLが上昇する．TRHはTSHの分泌刺激試験の試薬としてだけでなく，PRLの分泌刺激試験にも用いられる．また，スルピリドは乳汁分泌不良例の治療に応用できる[12]．その他，エストロゲンはPRL分泌を促進する．

プロラクチンの作用

プロラクチン受容体

hPRL受容体はⅠ型サイトカイン受容体スーパーファミリーに分類され，その遺伝子は5番染色体に存在し，10のエクソンをもつ．選択的スプライシングにより，long formとintermediate formの受容体ができる．マウスに存在す

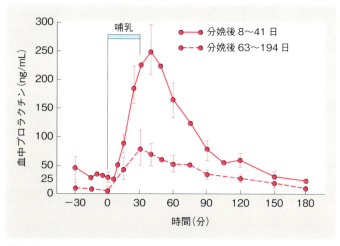

❺ 授乳中の血中プロラクチン値の推移
血中プロラクチン濃度は哺乳刺激により上昇する．
（Noel GL, et al. 1974[10]）

る short form はヒトには存在しない．PRL と結合すると受容体は二量体化し，janun kinase（JAK）/signal transducers and activators of transduction（STAT）系の情報伝達系が活性化され，遺伝子を発現させる．

PRL 受容体は，乳腺，肝，卵巣，子宮内膜，腎，副腎，膵臓，精巣，前立腺，リンパ系，脳など多数の臓器に分布し，PRL の多彩な作用を伝達している．近年，PRL 受容体遺伝子の loss-of-function mutation（機能喪失型変異）の家系が報告された[13]．この3姉妹は高 PRL 血症を呈し，2人が希発月経，1人は不妊であったという．希発月経が起きた機序は不明である．

プロラクチンの生理作用

PRL は脊椎動物の進化の初期から存在するホルモンで，進化の各段階で少しずつ作用が変化し，多彩な生理作用をもつ（❻）．哺乳類では，乳汁分泌促進とゴナドトロピン分泌抑制が主な作用である．

乳腺の分化と乳汁分泌促進

性ステロイドホルモン，インスリン，成長ホ

❻ プロラクチンの生理作用

1. 生殖	
乳腺：	乳腺発育促進・乳汁タンパク質産生
中枢神経：	母性行動，ゴナドトロピン分泌抑制
卵巣：	黄体機能維持（げっ歯類），プロゲステロン産生促進，LH 受容体発現促進，卵胞成熟抑制
子宮：	胚の着床促進，エストロゲン受容体発現促進
精子：	精子形成促進
2. 免疫	
	白血球の増殖・分化の促進
3. 成長	
	発毛促進，皮脂腺の成長促進，赤血球造血作用
4. 水・電解質バランス	
腎：	Na の貯留作用
副腎皮質：	DHEA-S 産生促進

DHEA-S：dihydroepiandrosterone sulfate.
赤字：哺乳類での主な作用．

ルモンなどともに妊娠中の乳腺の分化を促進し，産褥期にはコルチゾールとともに作用し，乳汁タンパクのカゼインやαラクトアルブミンの合成を促進し，乳汁の分泌を促進する．

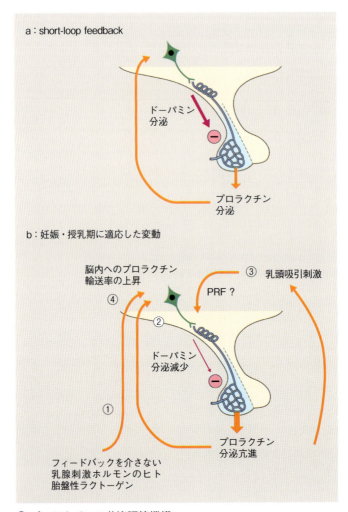

❼ プロラクチンの分泌調節機構
(Grattan DR. 2015[5])

哺乳行動刺激

ラットにおいて，視床下部の視束前野に働き，哺育行動を発現させる[14]．

ゴナドトロピン分泌抑制作用

視床下部のドーパミン代謝回転の亢進[5]，弓状核キスペプチンニューロンの抑制を介して[15,16]，GnRHの分泌を抑制し，LHのパルス状分泌の頻度を低下させ[17]，卵胞の発育を抑制する．一方，ポジティブフィードバック機構を抑制する[18]ことにより，もしも卵胞が発育したとしてもLHサージを抑制し排卵を抑制する．こ のように高濃度のPRLは性機能に対して抑制的に働くが，これは産褥期に次の妊娠を避ける意義がある．

エストロゲン産生抑制

卵巣へ直接作用し，顆粒膜のアロマターゼ活性を低下させエストロゲン分泌を抑制する．LH受容体の発現量も減少させる．

免疫系への作用

リンパ球からインターロイキン2（interleukin 2：IL-2）を分泌させ，IL-2により誘導さ

れるT細胞の増殖にも必要であるなど，リンパ球の機能維持に関与している．その他，免疫機能を調節する傍証が報告されている．

膵への作用

膵β細胞からのインスリンの分泌を促進する[19]．

乳汁分泌の内分泌性調節機構

妊娠中のホルモンの変動

妊娠中には母体および胎盤から多くのホルモンや成長因子が分泌される（❹）[9]．乳腺の発達に寄与するホルモンは，プロゲステロン，エストロゲン，PRL，ヒト胎盤性ラクトーゲン（human placental lactogen：hPL），インスリン，成長ホルモン，副腎皮質ホルモン，甲状腺ホルモン，さらに成長因子のIGF-1，EGF（epidermal growth factor），TGF-α（transforming growth factor-α）など多数にのぼる．これらの因子の作用により，乳腺は輸出管，腺胞の増殖など著しい変化を遂げる．

妊娠中は胎盤からの大量のエストロゲンによりPRLの分泌が刺激され血中PRL濃度が上昇するが，高濃度のエストロゲンがPRLと乳腺のPRL受容体との結合を阻害し，またPRL受容体の発現も抑制するため妊娠中には乳汁はほとんど産生されない．また，プロゲステロンもPRLの乳汁産生作用を阻害する．出産で胎盤が娩出されると，エストロゲン，プロゲステロンの血中濃度がすみやかに低下するため，PRLの作用が発揮され乳汁分泌が開始する．

産褥期の乳汁分泌の確立と維持

児の乳頭吸引刺激は神経反射を介して下垂体前葉からPRL分泌を促進し，同時に下垂体後葉からOXTを放出させる（❼）[5]．血中PRL濃

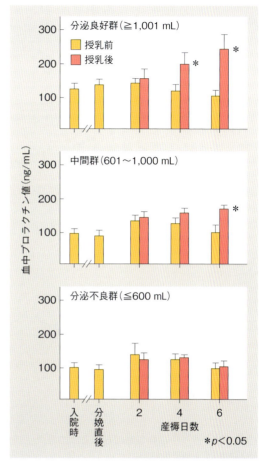

❽ 乳汁分泌の良否と授乳前後のプロラクチンの分泌動態
乳汁分泌の良好な女性は，授乳時の血中プロラクチン濃度の上昇も良好である．
（Aono T, et al. 1977[20]）

度は授乳の開始とともに急上昇し，授乳終了時をピークとして1〜2時間かけて緩やかに低下する（❺）[10]．授乳のたびにPRLが分泌され，乳汁の産生を強力に促進する．乳汁分泌の良好な女性は，授乳時の血中PRLの上昇が良好である（❽）[20]．産褥の経過とともにPRLの分泌は徐々に少なくなり，2〜3か月で基礎値は非妊娠時の値に復する．一方，乳腺のPRLに対する反応性が高くなり，乳汁分泌は維持される．

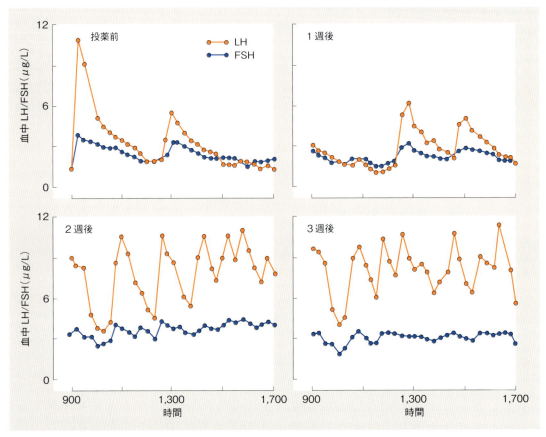

⓽ 高プロラクチン血症患者におけるブロモクリプチン投与前後のLHパルス状分泌
高プロラクチン血症患者ではLHのパルス状分泌が抑制されているが，ドーパミン作動薬を投与し，血中プロラクチン濃度が低下するにつれて回復する．
（Moult PJ, et al. 1982[21]）

プロラクチン分泌異常症

分泌過剰症（高プロラクチン血症）

高PRL血症の女性では，乳汁漏出症を伴う無月経，乳汁漏出無月経症候群（galactorrhea-amenorrhea syndrome），高PRL血症性無月経（hyperprolactinemic amenorrhea）をきたす．無月経患者の20％に高PRL血症が発見される．排卵障害の程度が軽いと，月経異常は希発月経，無排卵周期症，黄体機能不全にとどまることもある．

ここではPRL値が上昇した際に排卵障害がもたらされる機序について，GnRH/LHのパルス状分泌とエストロゲンのポジティブフィードバック機構の障害について述べる．

LHのパルス状分泌の低下

高プロラクチン血症性排卵障害女性において，LH，卵胞刺激ホルモン（follicle stimulating hormone：FSH）の基礎分泌値とGnRH試験に対する反応は保たれている．しかし，LHのパルス状分泌の頻度が大幅に減少ないし消失している[17]．ドーパミン作動薬のブロモクリプチンの投与[21]やプロラクチン産生下垂体腫瘍の摘出[22]によりプロラクチン値を正常化させると，LHのパルス状分泌が回復し（⓽）[21]，排卵性月

経周期が再開する.

エストロゲンの LH 放出に対するポジティブフィードバック機構の障害

正常月経周期女性の排卵前期には，成熟卵胞から分泌されたエストラジオールが間脳−下垂体系へポジティブフィードバックをかけ，GnRH および LH の大量放出をもたらし排卵を惹起する.

ポジティブフィードバック機能の検査として結合型エストロゲン（プレマリン®）20 mg を静注し LH の反応を調べると[18]，卵胞期中期の女性では注射の 48〜56 時間後に LH の反跳性上昇を認めたが，高 PRL 血症の患者では LH の上昇はまったくみられなかった（⑩）. ドーパミン作動薬のブロモクリプチンの投与[18]やプロラクチン産生下垂体腫瘍の摘出[23]によりプロラクチン値を正常化させると，48 時間後の LH の上昇が回復した. 高 PRL 血症性無排卵症の患者に高 PRL 状態で GnRH をパルス状に投与し，内因性ゴナドトロピンの分泌障害を是正したところ，卵胞の発育とエストラジオール濃度の上昇が認められた[24]. しかし，卵胞が成熟した後，自然の排卵は起こらなかった. このことから，過剰の PRL は中枢に作用して GnRH のパルス状分泌とエストロゲンのポジティブフィードバック機構を障害している. また，ヒトにおける PRL の顆粒膜細胞の機能の抑制作用は弱いものと考えられる.

分泌不全

PRL だけが異常な低値を示す単独欠損症はきわめてまれで，これまでに数例の報告しかない[25-27]. 原因は不明であるが，PRL 産生細胞に対する自己抗体の関与を指摘しているものもある[26,27].

ほかの下垂体ホルモンとともに PRL 値が低値を示す疾患は，出産時の大量出血による下垂体前葉細胞の壊死（Sheehan 症候群），下垂体やトルコ鞍近傍の腫瘍（非機能性下垂体腺腫，頭蓋咽頭腫），自己免疫性下垂体炎，下垂体前葉細胞の分化に関わる転写因子の異常などによる下垂体機能低下症がある.

PRL 単独欠損症の症例は，通常は規則性の排卵性月経を有し自然に妊娠する. 産褥期に乳汁分泌が起きないことから発見されるが，乳汁分泌不全以外の病的意義は明らかでない.

測定法の推移と測定値の相違

1971 年に血中 PRL のラジオイムノアッセイが確立され[28]，当初は RIA（radioimmunoassay）法が PRL 測定の主流であった. 1990 年代には IRMA（immunoradiometric assay）法，その後，全自動測定機器を用いた EIA（enzyme immunoassay）の化学発光免疫測定法（chemiluminescence immunoassay 法：CLIA 法）へと変遷してきた. 成人女性における基準範囲の上限は，以前の IRMA 法では 15 ng/mL であったが，現在の CLIA 法では 30 ng/mL 前後と大きく異なる[29]. そのため，過去の文献を読む際には現在との測定値の違いを認識しておく必要がある.

⑪に，CLIA 法（エクルーシス® プロラクチンⅢ，ロシュ・ダイアグノスティックス）による血中 PRL 濃度の基準値の一例を示した[30].

PRL に対する自己抗体を有し，IgG と PRL が結合したマクロプロラクチンが血中に存在する症例がある[31]. マクロプロラクチンは生物活性がきわめて低いが，測定系によっては PRL とともにマクロプロラクチンを測定してしまい，高 PRL 血症の 4〜40% の頻度でみられる[30]. マクロプロラクチンによる見かけ上の高 PRL 血症はマクロプロラクチン血症とよぶべきもので，治療は不要である.

乳汁漏出がなく，再検査でも PRL 測定値が

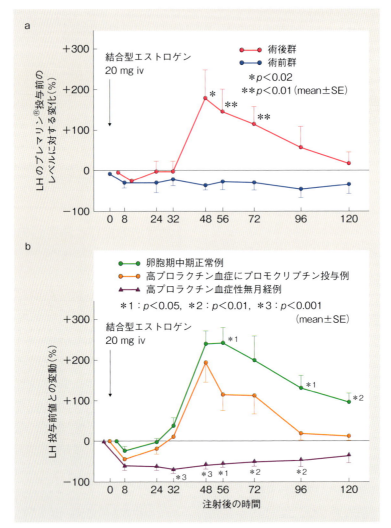

❿ 高プロラクチン血症患者におけるプロラクチン産生下垂体腫瘍摘出術前後（a）およびブロモクリプチン投与前後（b）のエストロゲン負荷試験

a：Hardy 手術前後のプロラクチノーマ女性における結合型エストロゲン（プレマリン®）20 mg 静注に対する LH の反応（Koike J, et al. 1982[23]）．
b：正常月経周期女性（卵胞期中期），高プロラクチン血症性無月経例および同ブロモクリプチン投与例における結合型エストロゲン負荷試験に対する LH の反応．
高プロラクチン血症患者ではエストロゲンの LH 放出に対するポジティブフィードバック機能が障害されているが，ドーパミン作動薬の投与やプロラクチノーマの摘出により回復がみられる．
（Aono T, et al. 1979[18]）

高い場合はマクロプロラクチン血症を疑い，簡易検査として検体にポリエチレングリコール（PEG）による沈降を施して上清中の PRL を測定する．マクロプロラクチンは分子量が大きく，IgG が PEG に吸着し遠心分離で沈降する．上清中 PRL の換算値が，PEG 処理前の値に比べ 40% 以下になり，かつ正常範囲になっている場合はマクロプロラクチン血症とする．マクロプロラクチン血症の 10% は，little PRL の上昇を伴っている[32]．

⓫ 血中プロラクチン濃度の基準値

対象		n	平均値	基準値 (平均±2 SD)
正常 女性	卵胞期中期	82	11.75	4.03〜34.21
	排卵期	49	14.60	6.59〜32.34
	黄体期中期	56	15.57	6.14〜39.46
	月経期	18	11.41	3.72〜35.00
閉経女性		51	7.79	3.31〜18.32
正常男性		65	7.95	4.13〜15.31

(苛原稔ほか. 2008[30])

　一方，マクロプロラクチンを測定しないように一次抗体を改良することで，PRL測定系のPRLに対する特異性が向上している．エクルーシス® プロラクチンⅢ（ロシュ・ダイアグノスティックス）は特異性が高いとされる[30]．

(松崎利也)

● 文献

1) Truong AT, et al. Isolation and characterization of the human prolactin gene. EMBO J 1984；3：429-37.

2) Hattori N. Macroprolactinemia：a new cause of hyperprolactinemia. J Pharmacol Sci 2003；92：171-7.

3) 青野敏博. プロラクチンと性機能. 岡本均編. 新女性医学大系 12. 排卵と月経. 東京：中山書店；1998. p.98-106.

4) Ben-Jonathan N, Hnasko R. Dopamine as a prolactin（PRL）inhibitor. Endocr Rev 2001；22：724-63.

5) Grattan DR. 60 Years of neuroendocrinology：the hypothalamo-prolactin axis. J Endocrinol 2015；226：T101-22.

6) Hinuma S, et al. A prolactin-releasing peptide in the brain. Nature 1998；393：272-6. Erratum in：Nature 1998；394：302.

7) 岩佐武ほか. ARCHTECTアナライザーi2000を用いた血中LH，FSHおよびPRLの全自動測定システムの臨床的検討. 産婦治療 2003；87：243-51.

8) Veldhuis JD, Johnson ML. Operating characteristics of the hypothalamo-pituitary-gonadal axis in men：circadian, ultradian, and pulsatile release of prolactin and its temporal coupling with luteinizing hormone. J Clin Endocrinol Metab 1988；67：116-23.

9) 松崎利也ほか. 乳汁分泌の内分泌性調節. 産婦治療

2002；85：371-6.

10) Noel GL, et al. Prolactin release during nursing and breast stimulation in postpartum and nonpostpartum subjects. J Clin Endocrinol Metab 1974；38：413-23.

11) Noel GL, et al. Human prolactin and growth hormone release during surgery and other conditions of stress. J Clin Endocrinol Metab 1972；35：840-51.

12) Aono T, et al. Augmentation of puerperal lactation by oral administration of sulpiride. J Clin Endocrinol Metab 1979；48：478-82.

13) Newey PJ, et al. Mutant prolactin receptor and familial hyperprolactinemia. N Engl J Med 2013；369：2012-20.

14) Lucas BK, et al. Null mutation of the prolactin receptor gene produces a defect in maternal behavior. Endocrinology 1998；139：4102-7.

15) Araujo-Lopes R, et al. Prolactin regulates kisspeptin neurons in the arcuate nucleus to suppress LH secretion in female rats. Endocrinology 2014；155：1010-20.

16) Brown RS, et al. Prolactin regulation of kisspeptin neurones in the mouse brain and its role in the lactation-induced suppression of kisspeptin expression. J Neuroendocrinol 2014；26：898-908.

17) Bohnet HG, et al. Hyperprolactinemic anovulatory syndrome. J Clin Endocrinol Metab 1976；42：132-43.

18) Aono T, et al. Restoration of oestrogen positive feedback effect on LH release by bromocriptine in hyperprolactinaemic patients with galactorrhoea-amenorrhoea. Acta Endocrinol（Copenh）1979；91：591-600.

19) Huang C, et al. Prolactin receptor is required for normal glucose homeostasis and modulation of beta-cell mass during pregnancy. Endocrinology 2009；150：1618-26.

20) Aono T, et al. The initiation of human lactation and prolactin response to suckling. J Clin Endocrinol Metab 1977；44：1101-6.

21) Moult PJ, et al. Pulsatile gonadotrophin secretion in hyperprolactinaemic amenorrhoea an the response to bromocriptine therapy. Clin Endocrinol （Oxf）1982；16：153-62.

22) Koizumi K, et al. Restoration of LH pulsatility in patients with prolactinomas after trans-sphenoidal surgery. Acta Endocrinol （Copenh） 1984；107：433-8.

23) Koike J, et al. Restoration of oestrogen-positive feedback effect on LH release in women with prolactinoma by transsphenoidal surgery. Acta Endocrinol （Copenh） 1982；100：492-8.

24) Matsuzaki T, et al. Mechanism of anovulation in

hyperprolactinemic amenorrhea determined by pulsatile gonadotropin-releasing hormone injection combined with human chorionic gonadotropin. Fertil Steril 1994 ; 62 : 1143-9.

25) Turkington RW. Phenothiazine stimulation test for prolactin reserve : the syndrome of isolated prolactin deficiency. J Clin Endocrinol Metab 1972 ; 34 : 246-9.

26) Iwama S, et al. Isolated prolactin deficiency associated with serum autoantibodies against prolactin-secreting cells. J Clin Endocrinol Metab 2013 ; 98 : 3920-5.

27) Douchi T, et al. A woman with isolated prolactin deficiency. Acta Obstet Gynecol Scand 2001 ; 80 : 368-70.

28) Bryant GD, et al. Radioimmunoassay of a human pituitary prolactin in plasma. Hormones 1971 ; 2 : 139-52.

29) Takeshi I, et al. Comparison and problems of measured values of LH, FSH, and PRL among measurement systems. Endocr J 2006 ; 53 : 101-9.

30) 苛原稔ほか. 全自動化学発光免疫測定系を原理とした ARCHTECT アナライザー i2000 による下垂体・性腺ホルモン 6 項目測定法の臨床的検討. 産婦治療 2008 ; 96 : 106-14.

31) Samson SL, et al, AACE Neuroendocrine and Pituitary Scientific Committee ; American College of Endocrinology (ACE). American Association of Clinical Endocrinologists, American College of Endocrinology Disease State Clinical Review : clinical relevance of macroprolactin in the absence or presence of true hyperprolactinemia. Endocr Pract 2015 ; 21 : 1427-35.

32) Parlant-Pinet L, et al. Macroprolactinaemia : a biological diagnostic strategy from the study of 222 patients. Eur J Endocrinol 2015 ; 172 : 687-95.

性ステロイドホルモンの構造，作用，分泌調節機能

はじめに

　ステロイドとはステロイド骨格をもった化合物の総称であり，生体内では主として卵巣，精巣，副腎などの臓器から分泌されて内分泌的に作用を発揮することからステロイドホルモンとよばれている．ステロイドはその側鎖の違いにより異なった作用を発揮し，作用の点から5種類に大別される．ステロイドホルモンは3種類の性ステロイドホルモンと2種類の副腎皮質ステロイドホルモンに分類される．

　性ステロイドホルモンは卵巣と精巣すなわち性腺より主として分泌される．そのうちエストロゲン（卵胞ホルモン）とプロゲストーゲン（黄体ホルモン）を女性ホルモンとよび，アンドロゲンは男性ホルモンとも呼称される．グルココルチコイド（糖質コルチコイド）とミネラルコルチコイド（鉱質コルチコイド）は，副腎皮質で生合成され分泌されることから副腎皮質ステロイドホルモンとよばれる（❶）．

　本項では，性ステロイドホルモンのうち，エストロゲンとプロゲストーゲンの生合成と作用機序に関する基本的な知識について解説する．

性ステロイドホルモンの生合成

エストロゲンとプロゲストーゲン

女性ホルモンの総称とその化合物

　最初に女性ホルモンである卵胞ホルモンと黄体ホルモンのそれぞれの総称と天然型，合成されたものを❷にまとめて示す．

　❶にあげた5種類のステロイドホルモンは総称であり，それぞれの化合物は天然のものと合成されたものに分けられる．たとえば，卵胞ホルモンの総称であるエストロゲンのなかには，代表的な天然のものとしてエストラジオール（E_2），合成のものとして低用量経口避妊薬などに含まれているエチニルエストラジオールなどがある．

　これに対して，黄体ホルモンの総称はプロゲストーゲンという名称が一般的かつ普遍的である．プロゲスチンやゲスターゲンもほぼ同義であるが，プロゲスチンは主として合成黄体ホルモンをさして使用されている．生体内で産生される天然型のプロゲストーゲンがプロゲステロンである．

女性ホルモンの作用

　エストロゲン，プロゲストーゲンともに生殖にとって不可欠なホルモンである．性器に対する作用としては，①卵胞の形成を促進し排卵を促す．②子宮内膜を増殖させ，受精卵の着床準備状態をつくる．③乳腺を発達させる．また，性器外に対する作用としては，①第2次性徴を促進し，女性らしい体型をつくる．②骨の増殖を促進し骨密度を高める．

　また，プロゲステロンに代表されるヒト生体内のプロゲストーゲンは，卵巣では排卵後に分泌され，エストロゲンが作用した増殖期子宮内膜を分泌期に分化させ，胚の着床準備状態を整

❶ ステロイドホルモンとレセプターの種類

ステロイドホルモン			代表例	レセプター
性ステロイドホルモン	エストロゲン	卵胞ホルモン	エストラジオール	ERα，ERβ
	プロゲストーゲン	黄体ホルモン	プロゲステロン	PR-A，PR-B，PR-C*
	アンドロゲン	男性ホルモン	テストステロン	AR
副腎皮質ステロイドホルモン	グルココルチコイド	糖質コルチコイドホルモン	コルチゾール	GRα，GRβ*
	ミネラルコルチコイド	鉱質コルチコイドホルモン	アルドステロン	MR

*同一遺伝子の alternative splicing によるアイソフォーム．

❷ 卵胞ホルモンと黄体ホルモン

	卵胞ホルモン	黄体ホルモン
総称	エストロゲン	プロゲストーゲン ≒プロゲスチン ≒ゲスターゲン
天然	エストラジオール 結合型エストロゲン	プロゲステロン
合成	エチニルエストラジオール，ほか	ノルエチステロン レボノルゲストレル 酢酸メドロキシプロゲステロン，ほか

え，妊娠が成立した場合にはこれを維持する．乳腺の発育も促す（❸[1]）．

ヒト卵巣における性ステロイドの生合成

ステロイドは，生体内ではすべてコレステロールから 1 段階ずつそれぞれの酵素によって合成されていく．これは簡単にいえば，炭素数27 個のコレステロールから酵素反応によって側鎖を外していく工程ということができる．一連の反応から作用が異なる化合物が順次生合成されるしくみは巧妙であり神秘的である．ヒトの生体内に存在するエストロゲンには，水酸基の数により順にエストロン（E_1），エストラジオール（E_2），エストリオール（E_3）があり，E_2 が最も高いエストロゲン活性を呈する（❹）．

ヒト卵巣においては，まず内莢膜細胞のミトコンドリアに局在する STARD1 遺伝子の産物である StAR（STARD1）と CYP11A1 の産物

である $P450_{scc}$ によってコレステロールからプレグネノロンがつくられる．続いて，小胞体に局在する $P450_{c17}$（CYP17A1）によって 17α-ヒドロキシプレグネノロンを経てデヒドロエピアンドロステロン（DHEA）が産生される．3β-hydroxysteroid dehydrogenase（3β-HSD）は HSD3B1 と HSD3B2 の 2 種類の遺伝子の産物であるアイソフォームであり，DHEA は Δ^4-アンドロステンジオンに代謝される．ヒト，サル，ウサギではこの Δ^5-経路が主体である．プレグネノロンは，これに対する $P450_{c17}$ の Michaelis 定数（K_m）が 3β-HSD の K_m の 1/6 であることから，$P450_{c17}$ に好んで流れる．ここで，K_m とは酵素の最大反応速度の 1/2 の速度を得るための基質濃度のことで，酵素の特性や酵素が働く生理的な環境を示す指標となる値であり，K_m が小さいということは低い基質濃度で酵素反応が進むことを示す．さらに，17β-hydroxysteroid dehydrogenase（17β-HSD）は HSD17B1〜14 遺伝子までのアイソフォームがある．それぞれに基質特異性があることから双方向の反応が生じる．17β-HSD によりテストステロンが産生される．

内莢膜細胞で産生された Δ^4-アンドロステンジオンとテストステロンは基底膜を通って顆粒膜細胞に達し，CYP19A1 遺伝子の産物である $P450_{arom}$（アロマターゼ）によりそれぞれ E_1 と E_2 が産生される．これらは 17β-HSD で相互転換されるが，ヒト卵巣では E_2 産生が優位である（❺）．

❸ 女性ホルモンの作用

	エストロゲン	プロゲストーゲン
性器作用	・子宮内膜の増殖 ・子宮筋の肥大化およびオキシトシンに対する感受性の亢進 ・頸管粘液分泌亢進 ・腟粘膜の角化 ・卵胞形成促進 ・卵管の内膜増殖・繊毛運動亢進 ・乳腺導管発達，乳汁分泌抑制	・エストロゲンが働いた子宮内膜を分泌期に変化させる ・子宮筋のオキシトシン感受性の低下 ・頸管粘液の減少，粘稠性の増加 ・腟上皮に対するエストロゲン作用抑制 ・乳腺分泌腺の発育促進
性器外作用	・第2次性徴の発現 ・骨の増殖促進，骨端線の閉鎖 ・視床下部へのフィードバック	・基礎体温の上昇 ・タンパク異化，脂肪蓄積 ・抗アルドステロン作用

（岡田弘二．1991[1]）をもとに作成）

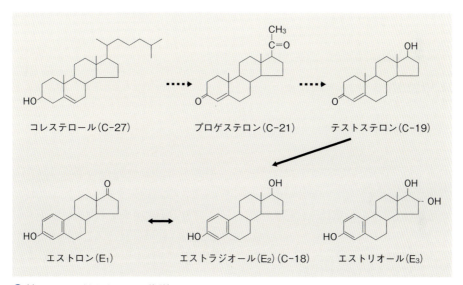

❹ 性ステロイドホルモンの代謝
ステロイドは炭素数27個のコレステロールから1段階ずつ酵素によって側鎖を外していくことによって生合成されていく．ヒト生体内のエストロゲンには，水酸基の数により順にE_1，E_2，E_3があり，E_2が最も高いエストロゲン活性を呈する．

このように，内莢膜細胞ではLH（luteinizing hormone）レセプターによって$P450_{c17}$が制御され，顆粒膜細胞ではFSH（follicle stimulating hormone）レセプターによって$P450_{arom}$が制御されており，それぞれの細胞でのレセプターと酵素の局在が明瞭に分離している（❻[2]）．このことをtwo-cell two-gonadotropin theoryとよぶ．

E_2がピークを形成した後，約1日後にLHサージが起こり排卵に至る．顆粒膜細胞は排卵直前より黄体化を始める．FSH作用により排卵直前の顆粒膜細胞からLHレセプターが発現し，一般に黄体の酵素群はLHあるいは初期絨毛から産生されるヒト絨毛性ゴナドトロピン（hCG）により刺激される．黄体化した内莢膜細胞では$P450_{c17}$の発現が少なくなり，代わって

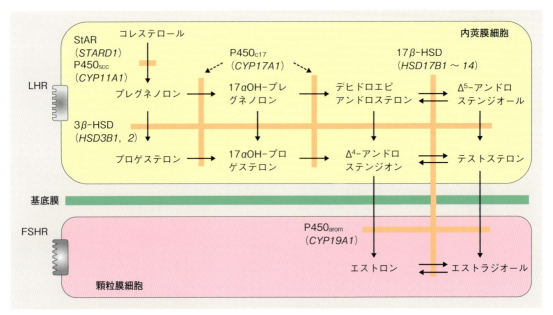

⑤ ヒト卵巣におけるステロイド代謝
コレステロールは内莢膜細胞に局在する StAR（STARD1）と P450scc によってプレグネノロンに代謝され，17αヒドロキシプレグネノロン，デヒドロエピアンドロステロン（DHEA）を経て，Δ^4-アンドロステンジオンに代謝される．Δ^4-アンドロステンジオンは基底膜を通って顆粒膜細胞に達し，P450arom（アロマターゼ）によりエストロン（E_1）とエストラジオール（E_2）が生合成される．
▬▬：酵素の作用部位，LHR：LH レセプター，FSHR：FSH レセプター．

3β-HSD によってプレグネノロンからプロゲステロンが産生されるようになる．黄体細胞では P450arom も強く発現し，E_2 は第 2 のピークを形成する．

ヒト胎盤におけるステロイド代謝

ヒト胎盤におけるエストロゲンを中心とするステロイド代謝は卵巣のそれとは異なる．母体の副腎からは DHEA と DHEA 硫酸抱合（DHEA-S）が産生される．一方，胎児の副腎からも DHEA-S が産生される．胎児の成熟と妊娠の進行に伴って DHEA-S の産生量は上昇する．

母体由来の DHEA-S は，その 1/3 が胎盤の合胞体栄養膜細胞に豊富な活性をもつスルファターゼにより DHEA に加水分解され，3β-HSD により Δ^4-アンドロステンジオンに転換され，そして P450arom と 17β-HSD により E_1 と E_2 に代謝される．母体血中の E_1 と E_2 の 1/2 は母体 DHEA-S に由来する．

一方，胎児由来の DHEA-S は，さらに成人にはなく胎児肝臓のみに発現する 16α-ヒドロキシラーゼによって 16α-DHEA-S に転換される．90％の 16α-DHEA-S は胎児由来である．胎児にはスルファターゼ活性が低いのが特徴であり，反応は硫酸抱合体のままで進行する．16α-DHEA-S は臍帯動脈を通って胎盤に達し，ここでやはりスルファターゼにより 16α-DHEA，3β-HSD により 16α-ヒドロキシアンドロステンジオンと 16α-ヒドロキシテストステロンが産生され，P450arom により 16α-ヒドロキシエストロンおよび E_3 に代謝される（⑦[3]）．

妊娠の進行とともに，胎児から分泌される基質量は増加し，かつ胎盤の成熟に伴って代謝酵素群の活性が上昇するので，エストロゲン産生量は次第に増加する．16α-ヒドロキシラーゼは

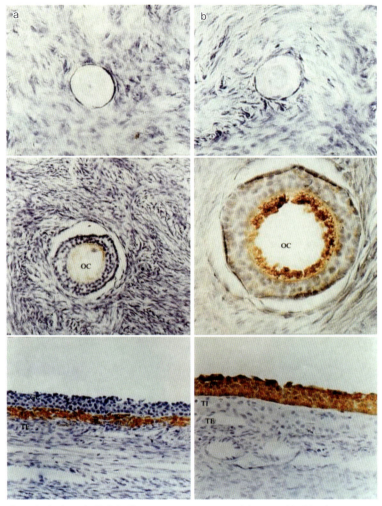

❻ ヒト卵胞の内莢膜細胞における P450$_{c17}$（a）と顆粒膜細胞における P450$_{arom}$（b）の局在
上段：原始卵胞には染色は認められない．中段：二次卵胞には弱い発現が認められる．
下段：Graaf 卵胞においては，P450$_{c17}$は内莢膜細胞のみに，P450$_{arom}$は顆粒膜細胞のみに発現している．
OC：一次卵母細胞，TI：内卵胞膜，TE：外卵胞膜．
（Tamura T, et al. 1992[2]）

母体と胎盤には存在しないので，母体由来の DHEA-S からはほとんど E_3 はつくられない．すなわち，E_3 は胎児由来の基質が胎児と胎盤にある酵素群によって順次代謝されてできた産物であるといえる．

アロマターゼによるエストロゲンの生合成

エストロゲンは，生体内では *CYP19A1* 遺伝子の産物である P450$_{arom}$（アロマターゼ）によってのみ生合成される．アロマターゼが最も多く発現する性成熟期女性の卵巣顆粒膜細胞において，エストロゲンが最も多く生合成される．妊

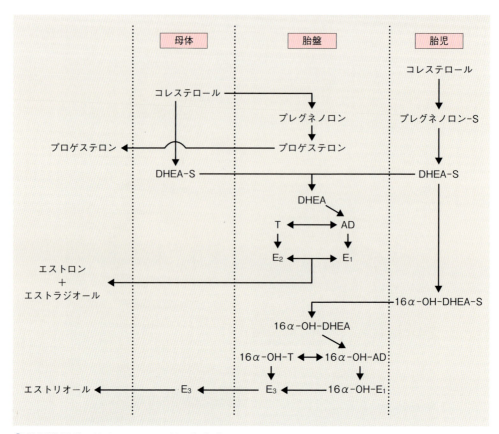

❼ **胎児胎盤系におけるステロイドの生合成**
母体の副腎由来 DHEA 硫酸抱合（DHEA-S）は胎盤で DHEA に加水分解され，Δ^4-アンドロステンジオンを経て，E_1 と E_2 に代謝される．一方，胎児由来 DHEA-S は胎児肝臓のみに発現する 16α-ヒドロキシラーゼによって 16α-DHEA-S に転換され，胎盤で 16α-DHEA，16α-ヒドロキシアンドロステンジオン，16α-ヒドロキシテストステロンを経て，16α-ヒドロキシエストロン，E_3 に代謝される．
E_1：エストロン，E_2：エストラジオール，E_3：エストリオール，S：サルフェート，T：テストステロン，AD：アンドロステンジオン，16α-OH-AD：16α-ヒドロキシアンドロステンジオン，16α-OH-E_1：16α-ヒドロキシエストロン，16α-OH-T：16α-ヒドロキシテストステロン，DHEA：デヒドロエピアンドロステロン．
（岡田弘二．1982[3]）

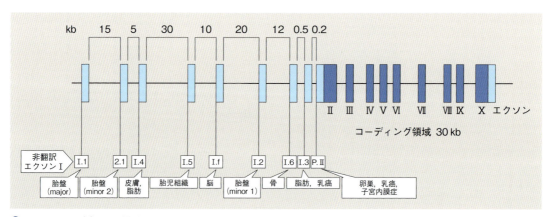

❽ ***CYP19A1* 遺伝子の構造**
（Simpson ER, et al. 1997[4]）

娠中には胎盤の合胞体栄養膜細胞において大量に産生される．これらのほかには，わずかながら脳，乳腺，脂肪，皮膚などでもエストロゲンが産生される．エストロゲン依存性腫瘍である乳癌においては，アロマターゼ阻害剤が第1選択薬として広く使用されている．

ヒト *CYP19* 遺伝子は15q21.2に存在し，10のエクソンによって構成されている．しかし，そのエクソンIは非翻訳であり，実際のタンパクはエクソンIIからエクソンXまでが翻訳されたもの（❽[4]）で，活性をもつ表現型はヒトでは組織にかかわらず分子量55 kDaの1種類のタンパクのみが存在する．組織によって発現量や調節機構が異なるのは，非翻訳多重エクソンIと多重プロモーターによって行われているからである．組織特異的な発現を多重プロモーターによって調節しているのは，P450のなかでヒトP450$_{arom}$が現時点で唯一の例である．

P450$_{arom}$の発現機序として，多くが最も3′側にある卵巣型のプロモーターIIを使用しており，ごく一部が脂肪型のプロモーターI.3およびI.4を使用している．胎盤には最も5′側にあるI.1が発現する．正常子宮内膜や筋層にはアロマターゼが発現しないためエストロゲンは産生されない．これは，正常子宮内膜では転写因子であるCOUP-TFがプロモーターIIの上流のnuclear receptor half-site（NRHS）に結合しており，このためgeneral transcription factors（GTFs）がプロモーターIIのTATA boxへの結合を阻害することによってP450$_{arom}$ mRNAの転写が抑制されている．これに対して子宮内膜症間質細胞では，転写因子であるSF-1（steroidogenic factor-1）がNRHSに結合するために，GTFsがTATA boxに結合し，P450$_{arom}$ mRNAの転写が促進される[5]．

性ステロイドホルモンの作用機序 ―エストロゲンの多様な作用機序

主なステロイドは分子量300程度と小さくかつ脂溶性であるので，標的細胞の細胞膜を自由に通過することができる．この点が，高分子であるポリペプチドが細胞膜を通過せずに，細胞膜上のレセプターと結合することによって細胞内にシグナル伝達を行うことと対照的である．

細胞質内に入ったステロイドはそれぞれに特異的なレセプターと結合する（❶）．ステロイド-レセプター複合体は多くの場合二量体を形成し核内に入り，共役因子とともにゲノム上の標的遺伝子のプロモーター領域にあるホルモン応答領域（hormone response element）に結合する．その結果，mRNAへの転写，タンパク質への翻訳が起こる．

ステロイドが多様な作用を発揮する要因

構造がよく似たステロイドであるのにそれぞれ作用が異なるのは，大別して①薬物動態，②レセプターレベル，③組織特異性の3つの要因による．

薬物動態

各製剤は，投与経路（経口，筋注，腟錠，経皮），体内での抱合などによる不活化，代謝物の活性などによって，各製剤に特有の薬物動態特性を呈する．また，ステロイドは血中では結合タンパクなどと結合することによって可逆的に不活性化された状態となっている．

レセプターレベル

エストロゲンは必ずしもエストロゲンレセプター（estrogen receptor：ER）だけに特異的に結合するわけではない．合成エストロゲン製剤や合成プロゲストーゲン製剤は，プロゲステロンレセプター，アンドロゲンレセプター，グ

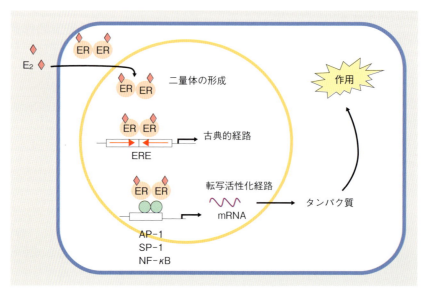

⑨ エストロゲンレセプター（ER）αの古典的な転写機構と転写因子を介した転写制御
血中エストロゲンは細胞質内でERαと結合する．エストロゲン-ERα複合体は二量体を形成，核内ゲノム上に存在するestrogen response element（ERE）に共役因子とともに結合することによって，下流のmRNA転写を促進する．非古典的経路として，ERαが転写因子を介して転写を促すこともある．

ルココルチコイドレセプター，ミネラルコルチコイドレセプターにそれぞれに特有の親和性をもって交差反応する．これらの作用が総合的に組み合わさって，各製剤特有の作用を呈する．さらに，ステロイドなどのリガンドがレセプターに結合することによって，レセプターの形状が変化し，転写活性が変わることがある．

組織特異性

組織によって代謝酵素の局在やその活性は異なり，ステロイドレセプターの分布も異なる．全身にエストロゲンを投与しても，標的組織によってその作用は異なってくる．

ERαを介した多様なシグナル伝達機序

ERαの転写因子を介した転写制御

代表的なERはERαである．血中のエストロゲンは細胞質内に入り，ERαと結合する．エストロゲン-ERα複合体は二量体（ホモダイマー）を形成し，核内に入りゲノム上に存在するestrogen response element（ERE）に共役因子とともに結合することによって，下流のmRNA転写を促進する．

このERαの古典的経路以外に，ERα自体がリガンドの介在なしに応答領域に結合する経路や，ERα自体が調節因子としてほかの転写因子（AP-1, SP-1, NF-κBなど）に協力する形で非応答領域に結合し，転写を促す経路も存在する（⑨）．

ERαの修飾による転写制御

ERα遺伝子（*ESR1*）は，組織間分布や機能の違いに関与するactivation function domain-1（AF-1）領域に集中して修飾を受けている．これらには，MAPK（mitogen-activated protein kinase）によるリン酸化，アセチル化，ユビキチン化，SUMO（small ubiquitin-related modifier）化などがある．

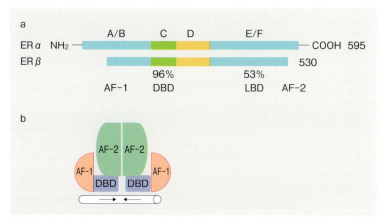

⑩ ERαとERβ
a：アミノ酸配列．A/B：N末端．リガンドに依存しないで転写活性を行う領域を含む．b：二量体の二次構造．DBD：DNA結合ドメイン，LBD：リガンド結合ドメイン，AF：activation function.

内分泌攪乱物質によるERαの転写促進

環境汚染の一形態として知られる内分泌攪乱物質は，主にERとの関係で語れることが多い．ダイオキシンである3-methylcholantherene はダイオキシンレセプターAhR/Arntに結合する．この複合体がE_2に結合していないERαを乗っ取るように直接結合し，これを活性化する．その結果，ダイオキシンがエストロゲン様作用を発揮する[6]．

遺伝子多型による転写活性の変化

*ESR1*遺伝子やERβ遺伝子（*ESR2*）にも多くの遺伝子多型が存在し，骨密度，乳癌，子宮内膜癌，子宮内膜症，前立腺癌などさまざまな疾患の発生リスクへの関与が指摘されている．

さまざまなERを介したエストロゲンの多様な作用

ERαとERβ

1966にERαが発見され，1986年にその遺伝子が特定された[7]．そして1996年にERβがラット前立腺と卵巣で発見された[8]．

ERαは6q25.1に存在する*ESR1*遺伝子，ERβは14q21-22に存在する*ESR2*遺伝子の転写産物であり，1つの遺伝子から選択的スプライシングによりつくられるわけではない．両者はともにエストロゲンをリガンドとするが，DNA結合ドメインの相同性は96％と高いものの，AF-2では53％，機能発現に関するAF-1の相同性は18％と低い（⑩）．

ERαとERβの体内分布は同じではない．ERαは主に生殖機能に関係し，ERβは肺，副腎，腎臓，大腸，膀胱，血管上皮，骨など，主に生殖器官以外の部分で発現している．子宮にはもっぱらERαが発現するが，子宮内膜症組織ではERβがERαに比して多く発現している．

エストロゲン関連レセプター（ERR）

ERαやERβと相同性の高い遺伝子は，エストロゲン関連レセプター（estrogen-related receptor：ERR）として，ERRα[9]，ERRβ[9]，ERRγの3種類が存在する．ERRαは主にミトコンドリアの生合成や脂質代謝，酸化的リン酸化などエネルギー代謝に関与しているが，乳癌や子宮内膜癌に対しても関わっている．

ERRはリガンドを伴わないオーファン核内レセプターであり，EREに結合し転写を調節する（⑪）[10]．ERRαはホモダイマーを形成し

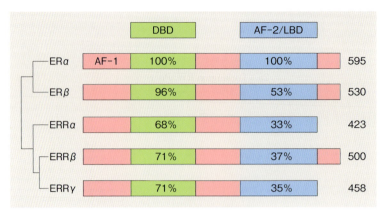

⑪ エストロゲン関連レセプター（ERR）の構造
ERRはリガンドを伴わないオーファン核内レセプターであり，ERRα，ERRβ，ERRγ の3種類が存在する．
DBD：DNA結合ドメイン，LBD：リガンド結合ドメイン，AF：activation function.
（Stein RA, McDonnell DP. 2006[10]）

たり，ERαとヘテロダイマーを形成したりしてEREに結合して転写をつかさどる．またERαやERRαに共通するコアクティベーターを取り合うことで，ERα標的遺伝子の転写活性を促進/抑制させたり，ERRα標的遺伝子の転写活性を促進/抑制させたりする[10]．

ERα陽性の子宮内膜癌においては，ERRαはERαを介するエストロゲン応答を抑制する．さらにERRαが高発現する子宮内膜癌は臨床進行期が進んでおり，ERRαを抑制することによりアポトーシスを介した増殖抑制が生じる[11]．同様に，ERRγは子宮内膜癌の予後不良因子であり，ERα発現の有無によりその機能を変化させている[12]．

ERRの内在性リガンドはいまだ不明であるが，PGC-1α，PGC-1αやSRC-1などのステロイドレセプターの共役因子が相互作用し，ERRの転写活性化機能を促進する．また，これらはERにとっても重要な共役因子であり，ERRやERはどのように作用修飾を受け活性化するのかが次第に解明されつつある．

膜結合型ER（GPER1）

細胞膜上に存在する分子量は約40 kDaの7回膜貫通型Gタンパク共役レセプターは，当初はGPCR30と呼称されていたが，近年はGPER1（G-protein-coupled estrogen receptor 1）ともよばれている．エストロゲンはGPER1のリガンドとして特異的に結合する[13]．GPER1は心臓，脳，胎盤，肝臓などほとんどの組織に存在し，細胞膜だけでなく細胞内小器官である小胞体やGolgi装置の表面膜にも存在する．GPER1はアデニル酸シクラーゼを活性化し，cAMPを介してプロテインキナーゼを活性化する．また，SRCを介してMAPKを活性化する経路も指摘されている．

GPER1の興味深い特性は，ERαが陽性であるか陰性であるかによって働きが違うことである．ERα陰性ではリガンド存在下で細胞増殖を促進させるが，ERα陽性では逆に細胞増殖を抑制するように働く[14]．選択的ER作動薬（selective ER modulator：SERM）のようなERアンタゴニストが，GPER1に対してはアゴニストとして働くという点が，レセプター陽性であるにもかかわらずSERMに抵抗性を示す理由の一つである可能性が考えられる．

まとめ

　ステロイドホルモンは３種類の性ステロイドホルモンと２種類の副腎皮質ステロイドホルモンに分類される．性ステロイドホルモンのうち，エストロゲンとプロゲストーゲンを女性ホルモンとよび，あと１つのアンドロゲンは男性ホルモンともよばれる．ステロイドは，すべて炭素数27個のコレステロールから１つの酵素によって１段階ずつ側鎖を外していくように代謝されていき，炭素数21個のプロゲステロン，19個のテストステロン，そして18個のE_2が生合成される．

　ステロイドは標的細胞の細胞膜を通過して細胞質内に入り，それぞれに特異的なレセプターと結合してステロイド-レセプター複合体を形成し，核内のゲノム上の標的遺伝子のプロモーター領域にあるホルモン応答領域に結合する．その結果，mRNAへの転写，タンパクへの翻訳が起こる．

　エストロゲンのERαを介した作用には，この古典的な機序以外にもリガンドの介在なしに応答領域に結合する経路，ERαがほかの転写因子に結合し転写を促す経路，ERα遺伝子（ESR1）の修飾，そして遺伝子多型による転写活性の変化などがある．さらに，ERα以外にもERβ，ERRα，ERRβ，ERRγ，そしてGPER1が存在し，これらが干渉し合うことによってエストロゲンの多様な作用が生み出されている．乳癌，子宮内膜癌，子宮内膜症などのエストロゲン依存性腫瘍において，エストロゲンの合成阻害やこれらのレセプターによる応答を制御することによる新たな治療戦略が期待される．

（北脇　城）

●文献

1) 岡田弘二．性ステロイド剤の効果．岡田弘二編著．産婦人科における薬物療法．大阪：医薬ジャーナル社；1991．p.18-27.

2) Tamura T, et al. Immunohistochemical localization of 17 alpha-hydroxylase/C17-20 lyase and aromatase cytochrome P-450 in the human ovary during the menstrual cycle. J Endocrinol 1992；135：589-95.

3) 岡田弘二．1-IX 胎児-胎盤系におけるステロイド生合成．ステロイド療法のあり方：婦人科領域．京都：金芳堂；1982．p.38.

4) Simpson ER, et al. Aromatase expression in health and disease. Rec Prog Horm Res 1997；52：185-213.

5) Zeitoun K, et al. Stimulation of aromatase P450 promoter（II）activity in endometriosis and its inhibition in endometrium are regulated by competitive binding of steroidogenic factor-1 and chicken ovalbumin upstream promoter transcription factor to the same cis-acting element. Mol Endocrinol 1999；13：239-53.

6) Ohtake F, et al. Modulation of oestrogen receptor signalling by association with the activated dioxin receptor. Nature 2003；423：545-50.

7) Greene GL, et al. Sequence and expression of human estrogen receptor complementary DNA. Science 1986；231：1150-4.

8) Kuiper GG, et al. Cloning of a novel receptor expressed in rat prostate and ovary. Proc Natl Acad Sci USA 1996；93：5925-30.

9) Giguere V, et al. Identification of a new class of steroid hormone receptors. Nature 1998；331：91-4.

10) Stein RA, McDonnell DP. Estrogen-related receptor α as a therapeutic target in cancer. Endocr Relat Cancer 2006；13（Suppl 1)：S25-32.

11) Matsushima H, et al. Anti-tumor effect of estrogen-related receptor alpha knockdown on uterine endometrial cancer. Oncotarget 2016；7：34131-48.

12) Yamamoto T, et al. Estrogen-related receptor gamma regulates estrogen receptor alpha responsiveness in uterine endometrial cancer. Int J Gynecol Cancer 2012；22：1509-16.

13) Revankar CM, et al. A transmembrane intracellular estrogen receptor mediates rapid cell signaling. Science 2005；307：1625-30.

14) Ariazi EA, et al. The G protein-coupled receptor GPR30 inhibits proliferation of estrogen receptor-positive breast cancer cells. Cancer Res 2010；70：1184-94.

TOPICS

インヒビン，アクチビン，フォリスタチン

はじめに

インヒビン，アクチビン，フォリスタチンは1980年代半ばに，FSH分泌調節因子として卵胞液から相次いで同定・発見されたホルモン/増殖因子である[1]．インヒビンは1932年にMcCullaghにより仮説が提唱された後，半世紀を経て1985年に卵胞刺激ホルモン（follicle stimulating hormone：FSH）分泌抑制因子として単離同定されたホルモンである．アクチビンは1986年にインヒビンとは逆の作用をもつ調節因子として発見され，さらにその翌年の1987年にフォリスタチンがインヒビンとは異なるFSH分泌抑制因子として発見された．

その後，アクチビンがTGF-βファミリーに属する増殖因子で，種々の細胞でアクチビンレセプターを介してさまざまな作用を発揮していることや，インヒビンとフォリスタチンがアクチビンの作用を調節することにより機能を発揮することが明らかとなり，アクチビンを中心として研究が進展した．しかし，2018年にはインヒビンに関する画期的な発見が報告されたため，本項ではインヒビン，アクチビン，フォリスタチンについて概説した後，インヒビンに関するトピックスを紹介する．

インヒビン，アクチビン，フォリスタチンの構造と機能

インヒビンはinhibin α-subunit（α-subunit；*INHA*遺伝子にコードされている）とinhibin/activin β-subunit（β-subunit）から成る二量体で，アクチビンは2つのβ-subunitから成る二量体である．哺乳類の主要なβ-subunitはβA-subunit（*INHBA*遺伝子にコードされている）とβB-subunit（*INHBB*遺伝子にコードされている）であり，サブユニットの組み合わせによりインヒビンA，インヒビンB，アクチビンA，アクチビンAB，アクチビンBが構成される（❶）．インヒビンとアクチビンがTGF-βファミリーに属する二量体タンパク質であるのに対して，アクチビンとミオスタチンの結合タンパク質であるフォリスタチン（*FST*遺伝子にコードされている）は一本鎖の糖タンパク質である．

インヒビン，アクチビン，フォリスタチンはさまざまな組織で発現しているが，同定・発見の経緯からもわかるように，代表的な機能が下垂体-性腺系における作用である．精巣と卵巣（顆粒膜細胞）から分泌されたインヒビンBは下垂体前葉に働きFSHの分泌を抑制する．また，性腺で合成されたインヒビンと，下垂体前葉で合成されたインヒビンは，局所でオートクライン/パラクライン作用も発揮する．一方，アクチビンのFSH合成分泌促進作用は，循環血流を介した古典的内分泌作用ではなく，下垂体前葉と性腺で合成されたアクチビンによるオートクライン/パラクライン作用で，下垂体前葉ではFSHの合成と分泌を促進し，性腺では細胞増殖やゴナドトロピンレセプターの発現を修飾する．フォリスタチンは局所でアクチビンの作用を阻害する（❷a）．

インヒビン, アクチビン, フォリスタチン

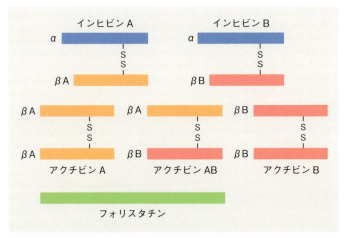

❶ インヒビン, アクチビン, フォリスタチンの構造
インヒビンとアクチビンはともに二量体を形成し, サブユニットの組み合わせによりインヒビンはインヒビンA, インヒビンB, アクチビンはアクチビンA, アクチビンAB, アクチビンBが構成される. フォリスタチンは一本鎖の糖タンパク質である.

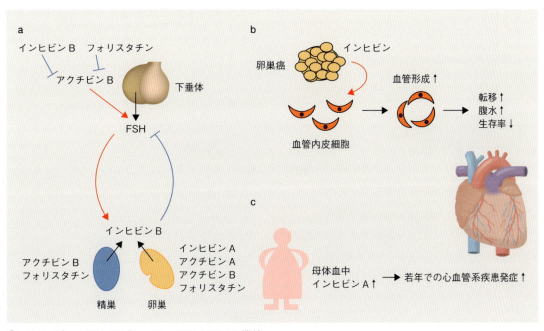

❷ インヒビン, アクチビン, フォリスタチンの機能
a:下垂体−性腺系におけるインヒビン, アクチビン, フォリスタチン. 精巣と卵巣から分泌されたインヒビンBは下垂体前葉に働きFSHの分泌を抑制する. アクチビンは下垂体前葉ではFSHの合成と分泌を促進し, 性腺では細胞増殖やゴナドトロピンレセプターの発現を修飾する. フォリスタチンは局所でアクチビンの作用を阻害する.
b:卵巣癌におけるインヒビンの作用. 卵巣癌細胞から分泌されたインヒビンは腫瘍血管新生を促進し, 癌の転移と生存率の低下をもたらす.
c:心血管系疾患のリスクファクターとしてのインヒビンA. 妊娠時の母体血中のインヒビンA高値は若年での心血管疾患発症のリスクファクターである.

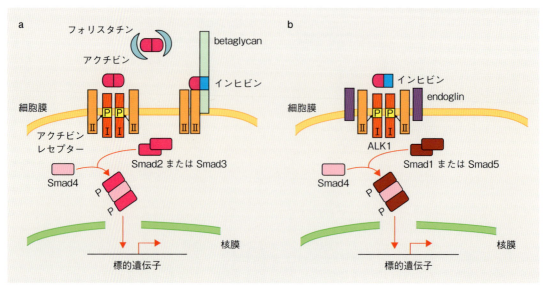

❸ インヒビン，アクチビン，フォリスタチンの作用機序
a：アクチビンレセプターを介した作用機序．アクチビンの作用はⅠ型とⅡ型のアクチビンレセプター四量体を介して発揮される．アクチビンが細胞膜上の2分子のⅡ型レセプターに結合すると，Ⅰ型レセプターが会合し，Ⅱ型レセプターによりⅠ型レセプターがリン酸化（活性化）され，活性化されたⅠ型レセプターは転写因子 Smad2 または Smad3 をリン酸化する．リン酸化された Smad2 または Smad3 は Smad4 とともに三量体を形成して核内に移行し，標的遺伝子の転写を調節する．インヒビンは β-subunit を介してアクチビンⅡ型レセプターに結合する．インヒビン単独のアクチビンⅡ型レセプターとの結合は弱く，インヒビンの作用は betaglycan の発現に影響される．
b：血管内皮細胞におけるインヒビンの作用機序．血管内皮細胞では，内皮細胞に特異的な TGF-β coreceptor である endoglin と BMP のⅠ型レセプターである ALK1 を介して Smad1 または Smad5 がリン酸化されることによりインヒビンシグナルが伝達される．

インヒビン，アクチビン，フォリスタチンの作用機序はこれまで次のように説明されてきた（❸a）．アクチビンの作用はⅠ型とⅡ型のアクチビンレセプター四量体を介して発揮される．アクチビンが2分子の β-subunit を介して細胞膜上の2分子のⅡ型レセプター（ActRⅡ または ActRⅡB）に結合すると，Ⅰ型レセプター（ALK4 または ALK7）が会合し，Ⅱ型レセプターによりⅠ型レセプターがリン酸化（活性化）され，活性化されたⅠ型レセプターは転写因子 Smad2 または Smad3 をリン酸化する．リン酸化された2分子の Smad2 または Smad3 は Smad4 とともに三量体を形成して核内に移行し，標的遺伝子の転写を調節する．

アクチビンのⅡ型レセプターとの結合部位は，フォリスタチンとの結合によりレセプターとの結合が障害されるため，フォリスタチンと結合したアクチビンは非活性となる．インヒビンは β-subunit を介してアクチビンⅡ型レセプターに結合するが，インヒビンとの結合では，Ⅰ型レセプターの活性化は生じないため，その下流の Smad2/3 を介したシグナル伝達は障害される．インヒビン単独のアクチビンⅡ型レセプターとの結合は弱いが，α-subunit を介して TGF-β coreceptor の一つ betaglycan と結合した複合体を形成することにより結合が強化されるため，インヒビンの作用は betaglycan の発現に影響される（❸a）．

インヒビンと卵巣癌

ノックアウトマウスを用いた研究で，α-subunit 遺伝子のノックアウトにより全例に性索間質性腫瘍が生じることから，インヒビンは抗腫瘍因子としてとらえられてきた．一方，ヒトの卵巣腫瘍では顆粒膜細胞腫の全例でインヒビンが高値となるほか，卵巣癌のうち，粘液性癌では高率に，漿液性癌や明細胞癌では一部でインヒビンが高値となることが知られていた[2]．しかし，上昇したインヒビンが癌の進展にどのように影響しているかは不明であった．

これに対し，2018年Singhらは，インヒビンが癌細胞で発現し，腫瘍血管新生と転移を促進する増殖因子であることを報告した[3]（❷b）．この報告では，卵巣癌で高頻度にインヒビンα-subunitの発現を認め（漿液性癌51%，粘液性癌44%，類内膜癌46%），どの組織型でも低分化型の腫瘍ほど高い発現がみられた．さらに，α-subunit発現の高い腫瘍では微小血管密度が高く，TP53変異卵巣癌ではα-subunit mRNA高発現群の患者は低発現群の患者に比べ生存率が低下していた．インヒビンの発現と予後との関係は，血管形成能の高い腎明細胞癌でも認められ，α-subunit mRNA高発現の患者では有意に生存率が低下していた．

in vitro の検討では，卵巣癌細胞培養上清もリコンビナント・インヒビンAも内皮細胞の血管形成を促進し，抗インヒビンα抗体は培養上清とインヒビンAによる血管形成促進作用を抑制した．腫瘍細胞と内皮細胞の細胞増殖に対しては，インヒビンは影響しなかった．ヌードマウスを用いた *in vivo* の検討では，インヒビンは血管新生，転移，腹水貯留を促進した．shINHAによりインヒビン発現を減少させた卵巣癌細胞の移植では血管新生，転移，腹水貯留は減少した．インヒビンが腫瘍細胞の増殖には関与しなかったことと，閉経後女性はインヒビンが低値であることから，抗インヒビン抗体を用いた腫瘍血管新生の抑制による副作用の少ない新規治療法の開発が期待される．

インヒビンが血管新生を促進する機序として，Singhらはインヒビン自体にシグナル伝達能があり，その作用はendoglin，ALK1，SMAD1/5を介した作用であると報告している．endoglinは内皮細胞に特異的なTGF-β coreceptorで，ALK1はBMP（bone morphogenetic protein）のⅠ型レセプターであり，インヒビンAを用いた検討では，インヒビンはendoglinとALK1の相互作用を促進し，SMAD1/5のリン酸化を介して血管形成を促進した．複数の内皮細胞と上皮細胞を用いた検討から，インヒビンによるSMAD1/5の活性化は内皮細胞に特異的で，上皮細胞ではSMAD1/5のリン酸化はみられなかった[3]（❸b）．

TGF-βファミリーの増殖因子はシグナル伝達様式により，Ⅱ型レセプター/Ⅰ型レセプター（ALK4，ALK7）/Smad2/3を介するTGF-βやアクチビンと，Ⅱ型レセプター/Ⅰ型レセプター（ALK1，ALK2，ALK3，ALK5，ALK6）/Smad1/5を介するBMPに大別される．

インヒビンはTGF-β/アクチビングループの一つに分類され，インヒビンの作用は主にアクチビンの作用への拮抗により説明されてきた．一方，アクチビンには反応せずインヒビンのみに反応する細胞や，アクチビンと同方向の作用を発揮する細胞が存在することから，アクチビンの拮抗作用のみではインヒビンの作用を説明できないことが知られていた．さらに，betaglycanを発現しているBMP応答性の細胞では，BMPに特異的なⅡ型レセプターであるBMPRⅡへの結合によりBMP作用の発現を阻害することから，インヒビンはBMPシグナル伝達系にも関与することが知られていた．

しかし，1985年のインヒビンの同定以降の30年以上に及ぶインヒビンレセプターの探索で，シグナル伝達能のあるインヒビンに特異的なレセプターは未発見のままであった．Singhらの報告はⅡ型レセプターについては言及して

いないため，どのようなII型レセプターが関与しているかは明らかにされていないが，ALK1がシグナル伝達能のあるインヒビンレセプターとして働くことを示した点で画期的である．

心血管系疾患のリスクファクターとしてのインヒビンA

　胎盤はインヒビンA，アクチビンA，フォリスタチンを産生し，妊娠高血圧症候群妊婦ではインヒビンA，アクチビンA[4]，フォリスタチンの血中濃度が高値となる．2018年に，カナダにおけるコホート研究から，妊娠初期から中期のインヒビンA高値が，産後，長期にわたり心血管疾患のリスクファクターであることが報告された[5]（❷c）．この研究では，心血管系疾患のない妊娠11～20週の妊婦85万5,536例の血清α-フェトプロテイン（α-fetoprotein：AFP），ヒト絨毛性ゴナドトロピン（human chorionic gonadotropin：hCG），非抱合型エストリオール（unconjugated estriol：uE_3），インヒビンA，PAPP-A（pregnancy-associated plasma protein A）から成る出生前スクリーニング検査データが解析された．その結果，AFP高値，hCG低値，uE_3低値，インヒビンA高値，PAPP-A低値は心血管疾患のリスクファクターであることが判明したが，なかでも，イン

ヒビンA高値は最もハイリスク（調整ハザード比2.0，95% CI 1.4～3.0）で，大部分は50歳未満の発症であった．

　この検査にはアクチビンAやフォリスタチンは含まれていないため，これらもリスクファクターである可能性があるが，インヒビンが血管内皮細胞に働くというSinghらの報告と矛盾しない結果と思われる．インヒビン，アクチビン，フォリスタチンに関する知見は周産期分野や循環器疾患分野でも診断と治療にさらに応用されるものと思われる．

（安部由美子）

●文献

1) Makanji Y, et al. Inhibin at 90：from discovery to clinical application, a historical review. Endocr Rev 2014；35：747-94.

2) Healy DL, et al. Elevated serum inhibin concentrations in postmenopausal women with ovarian tumors. N Engl J Med 1993；329：1539-42.

3) Singh P, et al. Inhibin is a novel paracrine factor for tumor angiogenesis and metastasis. Cancer Res 2018；78：2978-89.

4) Muttukrishna S, et al. Activin A and inhibin A as possible endocrine markers for pre-eclampsia. Lancet 1997；349：1285-8.

5) Ray JG, et al. Prenatal biochemical screening and long term risk of maternal cardiovascular disease：population based cohort study. BMJ 2018；362：k2739.

TOPICS
メラトニンと性機能

はじめに

メラトニンは第三脳室の後壁にある松果体より産生されるインドールアミン誘導体（分子量232.3）である．その分泌は夜に多く，日中にはほとんど分泌されないというリズムをもっており，明暗周期（日照時間）や光刺激によって支配される．メラトニンの分泌リズムは体温リズム，種々のホルモン分泌リズム，睡眠・覚醒リズムなど生体の概日リズム（サーカディアンリズム）の形成，調節に重要な役割を担っている．

メラトニンは脂溶性かつ水溶性であり，細胞膜を容易に通過できる特徴がある．血中のみならず脳脊髄液や卵胞液，精液などの体液中にも存在している．また，メラトニン受容体は全身のさまざまな器官に存在しており，生体内リズムのほか，各種ホルモン分泌，免疫機能，脂質・糖代謝，骨代謝など多様な作用を有し，加齢や発癌，種々の疾病との関係も明らかになりつつある．

近年，メラトニンは活性酸素種などのフリーラジカルを消去する強い抗酸化能をもつことが明らかとなり，受容体を介した神経内分泌作用に加え，受容体を介さない直接的な抗酸化作用によりその多様性を生み出している．

メラトニンの産生，代謝

メラトニンの合成は交感神経に支配されている．外界からの光刺激は網膜で光感受性タンパ

ク質メラノプシンをもつ網膜神経節細胞でとらえられ，視交叉上核（suprachiasmatic nucleus：SCN）に投射される．SCNから下降し上頸神経節を経て再上昇し，松果体細胞に伝えられる（❶a）．光刺激はこの経路の神経活動を抑制する．そのため夜間にのみノルアドレナリンが神経終末から分泌されて，松果体細胞のβ受容体を刺激する．松果体細胞ではセカンドメッセンジャーであるcAMPの合成が促進され，メラトニン合成の律速酵素であるアリールアルキルアミン N-アセチル転移酵素（arylalkylamine N-acetyltransferase：AANAT）が活性化される．その結果，トリプトファンを基質として，セロトニン，メラトニンへと合成され，血液中に分泌される（❶b）．主に夜間にメラトニンは合成分泌されるが，昼間はAANATがほとんど分泌されないため，メラトニン分泌も低値となる（❶d）．

ヒトでは血中メラトニン値は1〜3歳ごろ最も高く，思春期以降は加齢とともに減少する．血中メラトニンの多くはアルブミンと結合するが，その半減期は10〜40分と比較的短い．メラトニンは肝臓で代謝されて6-ヒドロキシメラトニンとなり，硫酸抱合，グルクロン酸抱合を受けて6-ヒドロキシメラトニン硫酸塩として尿中へ排出される．

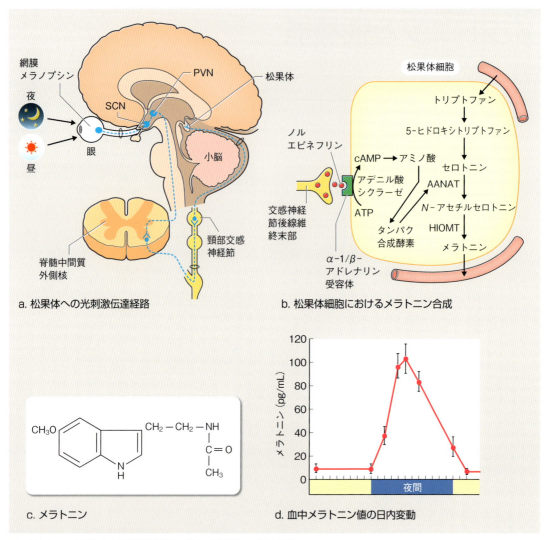

❶ メラトニン産生の神経伝達経路，生合成経路，日内変動
SCN：視交叉上核，PVN：室傍核，AANAT：アリールアルキルアミン *N*-アセチル転移酵素，HIOMT：ヒドロキシインドール-*O*-メチル転移酵素．

メラトニンの作用機序

受容体

メラトニンの膜受容体は，3種類の存在が知られている．MT1・MT2受容体は7回膜貫通型で，Gタンパク質と共役している．

MT1受容体活性化は，アデニル酸シクラーゼ（AC）を抑制し，cAMP産生やプロテインキナーゼA（PKA）活性およびcAMP応答配列結合タンパク質（cAMP-responsive element binding protein：CREB）のリン酸化を抑制する．またホスホリパーゼC（PLC）を活性化し，イノシトールリン脂質代謝の亢進および細胞内カルシウム濃度の上昇をもたらす（❷）．

MT2受容体活性化は，MT1と同様のシグナル伝達に加えて，プロテインキナーゼC（PKC）の活性化も引き起こす（❷）．興味深いことに，MT1，MT2は全身のさまざまな器官に存在す

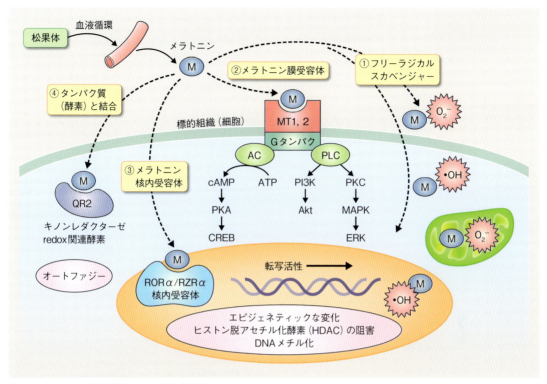

❷ **メラトニンの作用機序，シグナル伝達**
MT1, 2：メラトニン受容体，QR2：キノンレダクターゼ2，AC：アデニル酸シクラーゼ，ATP：アデノシン三リン酸，PKA：プロテインキナーゼA，CREB：cAMP応答配列結合タンパク質，PLC：ホスホリパーゼC，PI3K：ホスファチジルイノシトール 3,4,5-三リン酸キナーゼ，PKC：プロテインキナーゼC，MAPK：分裂促進因子活性化タンパク質キナーゼ，ERK：細胞外シグナル調節キナーゼ．

ることが報告されており，小脳，下垂体，血管，脊髄，脾臓，胸腺，肝臓，腎臓，心臓，副腎，皮膚，卵巣，精巣，リンパ球などに存在することが証明されている．メラトニンは同じ受容体でも，組織や臓器，動物種によって異なったセカンドメッセンジャーカスケードを活性化することで多様な生理作用を生み出している．

MT3受容体は，MT1，MT2と比較すると親和性が低く，キノンレダクターゼ（QR2）というredox関連酵素であり，膜受容体ではないことが明らかとなった．メラトニンは細胞質内でこれらのタンパクとも結合し，解毒や抗酸化作用などに関与すると推察される（❷）．

メラトニンの核内受容体については，よくわかっていないが，メラトニンはレチノイド関連の核内受容体（RORα/RZRα）ファミリーのリガンドであることが明らかとなっている（❷）．核内受容体を介したメラトニンの作用機序については，今後の課題であるが，近年，メラトニンのDNAメチル化やヒストンのアセチル化といったエピジェネティックな作用が報告されており，興味深いところである．

直接作用（抗酸化作用）

1993年にReiter研究室の発見によってメラトニンは新たな展開を迎える．彼らはメラトニンが非常に強力な抗酸化作用を有することを証明した[1]．直接的なフリーラジカルスカベンジャーであり，その力価はビタミンC・Eやマンニトール，グルタチオンなどよりも強力であ

ることが報告された．脂溶性かつ水溶性のメラトニンは細胞膜を容易に通過し，細胞質内のみならずミトコンドリア，核内にもメラトニンは存在している．それぞれ局所で発生する活性酸素種，活性窒素種いずれに対してもスカベンジャーとして働き，DNA や細胞成分を保護している可能性がある．

メラトニンの抗酸化作用はスーパーオキシドアニオン（$O_2^{\cdot-}$），ヒドロキシラジカル（・OH），一重項酸素（$^1O_2$），過酸化水素（H_2O_2），次亜塩素酸（HOCl），一酸化窒素（NO），ペルオキシナイトライト（$ONOO^-$）など，非常に幅広い．とくに，ヒドロキシラジカルに対して強い消去作用を有する貴重な物質である．

メラトニンはフリーラジカルを消去すると cyclic 3-hydroxymelatonin（C3HOM），N^1-acetyl-N^2-formyl-5-methoxykynuramine（AFMK），N^1-acetyl-5-methoxykynuramine（AMK）といった代謝産物となる．これらの代謝産物もメラトニン同様，強力な抗酸化作用を有することが証明されている．

またメラトニンは間接的に superoxide dismutase（SOD）や glutathione peroxidase（GPx）などの抗酸化酵素の活性を増強する作用があり，これらの酵素の mRNA も増加させることが証明されている．

メラトニンの性機能に対する作用

中枢におけるメラトニン

ハムスターは季節性繁殖を示すが，秋から冬にかけて精巣は萎縮し，春から夏にかけて肥大して生殖活動を営む．夏に毎日夕方にメラトニンを注射すると精巣は萎縮し重量は減少する．逆に，精巣が萎縮した冬の時期に松果体を摘出すると重量は夏のレベルにまで増加する．これらの結果はメラトニンが生殖機能を抑制してい

る可能性を示すものであるが，そのメカニズムについてはよくわかっていなかった．

ゴナドトロピン（LH，FSH）放出はゴナドトロピン放出ホルモン（GnRH）に支配されるが，ゴナドトロピン放出を抑制するホルモンは長い間不明であった．しかし，2000 年にゴナドトロピン放出抑制ホルモン（GnIH）が発見され，GnIH の分泌にメラトニンが関与することがわかってきた．GnIH ニューロンにはメラトニン受容体が存在しており，メラトニンはこの受容体を介して GnIH の発現を誘導することが明らかとなった[2]．GnIH は鳥類を中心に研究が進んでいるが，ヒトにおいてもその存在が確認されている．今後，GnIH とメラトニンおよび生殖機能との関係について詳細に検討されることが期待される．

卵巣におけるメラトニン

メラトニンが直接的に卵巣で作用している可能性が明らかになりつつある．ヒトの卵胞液中にはメラトニンが高濃度に存在しており，卵胞の発育に比例して増加する．メラトニンをネコに投与し組織移行を検討した報告では，他の臓器に比べて卵巣に高濃度に集積がみられることから，卵胞発育につれて卵胞内にメラトニンが取り込まれるメカニズムが存在すると考えられる．

排卵現象は炎症類似の現象ととらえられており，卵胞内で発生する活性酸素種は，卵成熟や卵胞破裂に必要な刺激だが，過剰な活性酸素種は細胞障害性も持ち合わせている．一方，活性酸素種に対する防御機構として，卵胞内には抗酸化酵素や抗酸化物質が存在し，酸化ストレスから卵や顆粒膜細胞を保護している．活性酸素種と抗酸化力のバランスが崩れれば，卵や顆粒膜細胞は容易に酸化ストレスを受け，これが卵の質の低下につながる可能性がある．

体外受精胚移植（IVF-ET）を施行した女性

から採卵時に採取した卵胞液の研究では，DNA 損傷マーカーの 8-hydroxy-2-deoxy-guanosine（8-OHdG）と抗酸化酵素 Cu,Zn-superoxide dismutase（Cu, Zn-SOD），グルタチオンには有意な相関は認めないが，メラトニンと 8-OHdG には有意な負の相関を認めた．さらに，メラトニン錠（3 mg/日，22：00 服用）を内服した患者では，卵胞液中のメラトニン濃度はメラトニン非投与周期に比較し有意に増加し，8-OHdG 濃度は有意に低下した[3]．これらの結果は，メラトニンが卵胞液内において，その抗酸化作用で酸化ストレスを減少させ，卵や顆粒膜細胞を保護している可能性を示唆するものである．

生殖補助医療（ART）とメラトニン

メラトニン投与が IVF-ET の臨床成績を向上させるかどうかを検討した報告が散見される．筆者らは，前回の IVF-ET が不成功に終わり受精率が 50％未満であった症例を対象とし，次回の IVF-ET を採卵まで 1 か月間メラトニン錠（3 mg/日）を内服した群（メラトニン群）と内服なし群（コントロール群）で施行したところ，メラトニン群で受精率は約 50％（コントロール群は約 20％），妊娠率は約 20％（コントロール群は約 10％）と IVF-ET の成績向上を認めた[3]．同じようにメラトニンを併用して IVF-ET を施行した Nishihara らの報告では，受精率と良好胚率の向上が報告されている[4]．

卵成熟，胚発育とメラトニン

マウス卵の 2 つの培養液中に，一方に H_2O_2，もう一方にメラトニンを添加して培養を行い，MII 期の卵の頻度で卵の成熟過程を観察すると，H_2O_2 添加では MII 期の卵は有意に減少するが，メラトニンを添加した群では有意に改善を認めた[3]．活性酸素と反応し蛍光発色する色素 dichlorofluorescein（DCF-DA）を用いて卵細胞内の活性酸素量を調べると，H_2O_2 添加で増強した発色強度は，メラトニンを同時添加すると有意に抑制された．これらの結果から，メラトニンは活性酸素を消去し卵を保護していると考えられる[5]．

培養液へのメラトニン添加は，卵の成熟を促進させ，さらに受精後の胚発育（胚盤胞）を促進させることが，マウス，ウシ，ブタといった多種の動物の培養研究で報告されている．その多くはメラトニンの直接的な抗酸化作用によるものであり，卵や顆粒膜細胞の酸化ストレス・アポトーシスを軽減し，ミトコンドリア機能を促進することで，卵の成熟や受精率，胚盤胞率（胚盤胞の細胞数）を向上させる．一方で，抗酸化酵素，アポトーシス関連因子の発現調節，DNA メチル化やヒストンアセチル化といったエピジェネティックなメラトニンの作用も，卵や顆粒膜細胞の培養研究で報告されている．メラトニン膜受容体（MT1, 2）は，卵，顆粒膜細胞，卵丘細胞にも存在しており，直接的な抗酸化作用に加えて，膜受容体を介したメラトニンの卵，顆粒膜細胞に対する詳細な機序を解明することが今後の重要な課題と考えられる．

卵胞発育とメラトニン

卵胞発育におけるメラトニンの役割については明らかにされていない．ゴナドトロピンの内分泌調節作用に加え，卵巣で産生される骨形成タンパク（bone morphogenetic protein：BMP）や増殖分化因子（growth differentiation factor：GDF）といった局所因子が協調的に卵胞発育を修飾していることが明らかとなってきた．

BMP は顆粒膜細胞のプロゲステロン産生や黄体化を抑制するが，メラトニンは BMP-Smad signaling を調節することで，プロゲステロン産生のバランスや黄体化を制御していると報告されている[6]．また，卵胞液にもメラトニ

ンが高濃度に存在し，卵胞発育とともにその濃度も増加する．卵胞内で抗酸化作用によって卵や顆粒膜細胞を保護するのみならず，卵胞閉鎖を抑制する作用も報告されている．

卵巣加齢とメラトニン

一般加齢と同様に，卵巣加齢も活性酸素種による酸化ストレスが重要な因子と考えられており，30歳台後半から急激に卵数，卵の質は低下し，減数分裂や受精時の染色体異常の頻度が増加し，受精率・胚盤胞到達率・着床率が低下して，流産率が上昇する．その抗酸化作用からメラトニンはアンチエイジングホルモンとして注目されており，卵巣加齢にも有用かもしれない．

マウスに長期間（10〜43週まで）メラトニンを投与すると，卵巣内の卵胞数が増加し，過排卵刺激による排卵数が増加したこと，体外受精による受精卵数，胚盤胞数が増加したことから，卵巣加齢が軽減できると報告されている[7]．さらにメカニズムをトランスクリプトーム解析から検討しており，リボソーム機能維持，抗酸化機構の賦活，DNA修復，各種関連タンパク発現（テロメア長，長寿遺伝子 sirtuins）調節といった多様な作用によって卵巣加齢を軽減させる可能性が推察される[7]．

（田村博史）

● 文献

1) Poeggeler B, et al. Melatonin, hydroxyl radical-mediated oxidative damage, and aging : hypothesis. J Pineal Res 1993 ; 14 : 151-68.
2) Tsutsui K, et al. Gonadotropin-inhibitory hormone （GnIH） : discovery, progress and prospect. Gen Comp Endocrinol 2012 ; 177 : 305-14.
3) Tamura H, et al. Oxidative stress impairs oocyte quality and melatonin protects oocytes from free radical damage and improves fertilization rate. J Pineal Res 2008 ; 44 : 280-7.
4) Nishihara T, et al. Oral melatonin supplementation improves oocyte and embryo quality in women undergoing in vitro fertilization-embryo transfer. Gynecol Endocrinol 2014 ; 30 : 359-62.
5) Tamura H, et al. The role of melatonin as an antioxidant in the follicle. J Ovarian Res 2012 ; 5 : 5.
6) Otsuka F. Modulation of bone morphogenetic protein activity by melatonin in ovarian steroidogenesis. Reprod Med Biol 2018 ; 17 : 228-33.
7) Tamura H, et al. Long-term melatonin treatment delays ovarian aging. J Pineal Res 2017 ; 62. doi : 10.1111/jpi.12381.

3章

卵胞・卵の形成・成熟

3章 卵胞・卵の形成・成熟

卵胞の発育と選択，排卵機構

はじめに

卵胞は，生殖細胞である卵と，卵を取り囲む2種類の体細胞（顆粒膜細胞と莢膜細胞）で構成されており，生殖器官である卵巣の根幹をなすユニットである．

ヒトの卵胞発育とは，原始卵胞が活性化し，一次卵胞→二次卵胞→前胞状卵胞→胞状卵胞を経て，単一の主席卵胞が選択され排卵するまでの一連のプロセスをいう（❶）[1]．卵胞発育から排卵への過程は，卵胞内の卵–顆粒膜細胞–莢膜細胞が織り成す細胞間クロストークと，下垂体性ゴナドトロピンである卵胞刺激ホルモン（follicle stimulating hormone：FSH）および黄体化ホルモン（luteinizing hormone：LH）が協調することで，精緻に制御されている[1]．

本項では，マウス，ラット，ウシ，ヒツジといった動物モデルの基礎研究をベースに，ヒト女性における卵胞の発育と選択，排卵機構に関する最近の知見を概説する．とくに遺伝子ノックアウトマウスは，ある特定の遺伝子やタンパクが卵巣内でどのような機能を担うのか類推する際のきわめて有用なツールである．❷に，卵胞発育や排卵に重要と思われる25の遺伝子をリストアップしたので，本項を読み進めるうえで参考にされたい[2]．

卵胞の発育ステージ

卵胞の発育ステージは，下垂体性ゴナドトロ

ピンへの反応性に応じて，①原始卵胞〜一次卵胞〜二次卵胞がゴナドトロピンと無関係に発育するゴナドトロピン非依存期，②前胞状卵胞がFSH依存性を獲得するゴナドトロピン感受期，③胞状卵胞がFSHとLHに依存して発育・成熟するゴナドトロピン依存期，の3つの段階に分類される（❶）[1]．

原始卵胞の活性化（ゴナドトロピン非依存期）

女性は，卵巣に約200万の原始卵胞をストックした状態で出生する．生後，原始卵胞は卵巣内で長く休眠しているが，やがてその一群が一次卵胞へ発育し始める（原始卵胞の活性化）．原始卵胞の活性化機構はいまだ明らかでないが，卵巣局所に存在するなんらかの活性化抑制システムが解除されることで，一部の原始卵胞が発育を開始する可能性が推測されている．現時点で原始卵胞の活性化との関連が予想されているのは，phosphatidylinositol 3-kinase-protein kinase B（PI3K-Akt）シグナル伝達経路と抗Müller管ホルモン（anti-Müllerian hormone：AMH）である[2]．

PI3K-Akt シグナル伝達経路

PI3K-Akt経路は，さまざまな細胞で増殖や生存を誘導する細胞内シグナル伝達系であり，原始卵胞の活性化への関与が推測されている．

phosphatase and tensin homolog deleted from chromosome 10（PTEN）はPI3k-Akt経路を抑制的に制御する酵素で，このPTENの

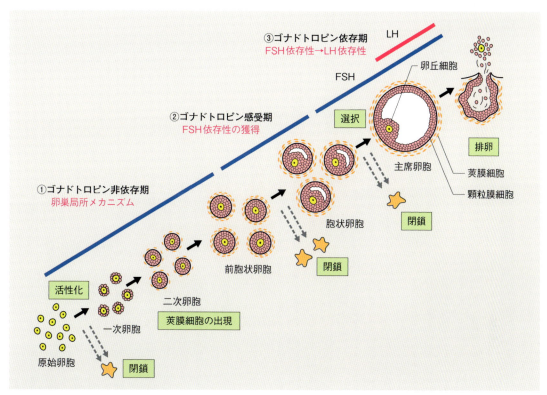

❶ ヒト卵胞の発育・選択・排卵
卵胞の発育ステージは，ゴナドトロピンへの反応性に応じて，① 原始卵胞〜一次卵胞〜二次卵胞がゴナドトロピンと無関係に発育するゴナドトロピン非依存期，② 前胞状卵胞が FSH 依存性を獲得するゴナドトロピン感受期，③ 胞状卵胞が FSH と LH に依存して発育・成熟するゴナドトロピン依存期，の 3 つの段階に分類される．
(折坂誠，2015[1])

抑制作用によって原始卵胞は長く休眠状態を保っている．一部の原始卵胞で PTEN の抑制効果が解除され，PI3K-Akt 経路が活性化すると，卵の核内に局在する転写因子 forkhead box O3（FOXO3）がリン酸化され，核外（細胞質）へ移行し分解される．この卵における FOXO3 の転写活性消失が，原始卵胞の活性化スイッチをオンにする可能性が推測されている[3]（❶）．

ちなみに，PTEN や FOXO3 のノックアウトマウスでは，原始卵胞が一斉に活性化し発育を始めるため，卵胞が早期に枯渇してしまう（❷）[2]．卵巣内で PTEN の抑制作用を解除し，PI3K-Akt 経路を活性化する外的刺激メカニズムはいまだ明らかでないが，kit ligand（KL）-kit receptor（KIT）系などの関与が推測されている[2,3]．

抗 Müller 管ホルモン（AMH）

AMH は，transforming growth factor-β（TGFβ）ファミリーに属する成長因子で，前胞状卵胞や小胞状卵胞（〜6 mm 径）の顆粒膜細胞で産生される．AMH のノックアウトマウスでは，原始卵胞が一斉に発育をスタートし，卵胞が早期に枯渇してしまうことから，AMH は原始卵胞の活性化を抑制する因子と推測されている（❷）[2]．一方で，どのようにして AMH の抑制作用が解除され，原始卵胞が活性化するのか，その卵巣内メカニズムはいまだ明らかでない．ちなみに，血中の AMH レベルは前胞状卵胞〜小胞状卵胞の卵胞数を反映しており，卵巣

❷ 卵胞発育や排卵に関連する遺伝子ノックアウトマウスの表現型

遺伝子/タンパクの名称	タンパクの細胞内機能	遺伝子ノックアウトマウスの表現型	ヒト卵巣で推測される遺伝子/タンパクの機能
Figla/FIGLα (factor in the germline alpha)	卵に特異的な転写因子	原始卵胞の形成障害と卵アポトーシス	原始卵胞の形成と生存
Pten/PTEN (phosphatase and tensin homolog)	PI3K-Aktシグナル伝達経路を抑制する酵素	原始卵胞の形成が一斉に活性化、卵胞が早期枯渇	原始卵胞の活性化を抑制
Foxo3/FOXO3 (forkhead box O3)	PI3K-Aktシグナル伝達経路を抑制する転写因子	原始卵胞が一斉に活性化、卵胞が早期枯渇	原始卵胞の活性化を抑制
Amh/AMH (anti-Müllerian hormone)	胎生期にMüller管を退縮させる成長因子	原始卵胞が活性化、卵胞が早期枯渇	原始卵胞の発育を抑制、胞状卵胞の発育・成熟を抑制
Kitl/KITL (Kit ligand)	Kit受容体に対するリガンド	卵の低形成、原始卵胞で発育停止	原始卵胞を活性化、莢膜細胞の形成
Foxl2/FOXL2 (forkhead L2)	顆粒膜細胞に特異的な転写因子	原始卵胞で発育停止、顆粒膜細胞がSertoli細胞様に、卵アポトーシス	原始卵胞の活性化、顆粒膜細胞の機能維持
Fshb/FSHβ (follicle stimulating hormone beta subunit)	FSHのβサブユニット	前胞状卵胞で発育停止	卵胞腔の形成、胞状卵胞の生存・発育・成熟
Fshr/FSHR (follicle stimulating hormone receptor)	FSHに対する特異的受容体	前胞状卵胞で発育停止	卵胞腔の形成、胞状卵胞の生存・発育・成熟
Ar/AR (androgen receptor)	アンドロゲンに対する特異的受容体	前胞状卵胞～胞状卵胞の発育不全、顆粒膜細胞アポトーシス、早発卵巣不全	前胞状卵胞の生存・発育
Igf1/IGF-1 (insulin-like gorwth factor 1)	インスリン様作用を有する成長因子	前胞状卵胞で発育停止	前胞状卵胞の発育、胞状卵胞状卵胞の発育
Acvr2/ACVR2 (activin receptor ⅡA)	成長因子アクチビンに対する受容体	初期胞状卵胞で発育停止	前胞状卵胞～初期胞状卵胞の発育
Gdf9/GDF9 (growth differentiation factor 9)	卵由来の成長因子(マウス・ラットで重要)	一次卵胞で発育停止、莢膜細胞が欠損	前胞状卵胞の生存・発育・発育、莢膜細胞の形成
Bmp15/BMP15 (bone morphogenetic protein 15)	卵由来の成長因子(ヒツジ・ヒトで重要)	排卵障害、受精障害(マウス)、一次卵胞で発育停止(ヒツジ)	前胞状卵胞の発育、排卵、受精
Gja4/connexin 37 (gap junction membrane channel protein alpha 4)	細胞間ギャップ結合の膜チャンネルを構成するタンパク	前胞状卵胞で発育停止	前胞状卵胞の発育
Cyp19a1/aromatase (cytochrome P450, family 19, subfamily a, polypeptide 1)	アンドロゲンをエストロゲンに転換する酵素	胞状卵胞が排卵できず出血性嚢胞に	胞状卵胞の成熟、排卵
Esr/ESR (estrogen receptor)	エストロゲンに対する特異的受容体	胞状卵胞が排卵できず出血性嚢胞に	胞状卵胞の成熟、排卵
Inha/INHα (inhibin alpha)	成長因子インヒビンのαサブユニット	卵巣で性索間質腫瘍を形成	下垂体でFSH分泌を抑制
Lhb/LHβ (luteinizing hormone beta subunit)	LHのβサブユニット	胞状卵胞が発育停止、排卵障害	胞状卵胞の発育・成熟、排卵
Lhr/LHR (luteinizing hormone receptor)	LHに対する特異的受容体	胞状卵胞で発育停止、排卵障害	胞状卵胞の発育・成熟、排卵
Pgr/PGR (progesterone receptor)	プロゲステロンに対する特異的受容体	排卵障害	排卵
Ptsg2/PTGS2/COX2 (prostaglandin synthase 2/cyclo-oxygenase 2)	プロスタグランジン合成酵素	卵丘細胞が膨潤しない、排卵障害	卵丘細胞の膨潤、排卵
Egfr/EGFR (epidermal growth factor receptor)	成長因子EGFに対する受容体	卵丘細胞が膨潤しない、排卵障害	卵丘細胞の膨潤、排卵
Erk1/2/ERK1/2 (extracellular signal-regulated kinase 1/2)	MAPKシグナル伝達経路のセカンドメッセンジャー	排卵障害	卵丘細胞の膨潤、排卵
Ptx3/PTX3 (pentraxin related 3)	急性の炎症反応性タンパク	卵丘細胞が膨潤しない、排卵障害、受精障害	卵丘細胞の膨潤、排卵、受精
Tnfaip6/TNFAIP6 (tumor necrosis factor alpha-induced protein 6)	炎症性サイトカインTNFαで誘導されるタンパク	卵丘細胞が膨潤しない、排卵障害	卵丘細胞の膨潤、排卵

予備能の評価に臨床応用されている.

forkhead box L2（FOXL2）

forkhead box L2（FOXL2）は，顆粒膜細胞に特異的な転写因子の一つで，原始卵胞周囲のpregranulosa cells（顆粒膜細胞の前駆細胞）から発現を始めている．FOXL2のノックアウトマウスでは，卵胞発育が原始卵胞〜一次卵胞で停止し，顆粒膜細胞はSertoli細胞様に形質転換することから，FOXL2が原始卵胞の活性化と顆粒膜細胞の機能維持に寄与する可能性が推測されている（❷）[2].

前胞状卵胞の FSH 依存性獲得（ゴナドトロピン感受期）

原始卵胞〜一次卵胞〜二次卵胞の発育プロセスは，ゴナドトロピンに依存せず，卵巣内の局所メカニズムで制御されている．前胞状卵胞から胞状卵胞の移行期に，卵胞がFSHへの依存性を獲得することで，発育制御機構が卵巣局所からFSHに切り替わる（❶）．FSH依存性の獲得は，卵胞のその後の運命（発育 vs. 閉鎖）を決定づけるきわめて重要なイベントである.

FSHはαサブユニットとβサブユニットのヘテロ二量体から成る糖タンパクホルモンで，とくにβサブユニットがFSHの生理機能を特徴づけている．二次卵胞〜前胞状卵胞になると，FSHに対する特異的な受容体（FSH受容体）が，顆粒膜細胞で発現し始める．FSHβサブユニットやFSH受容体のノックアウトマウスは，原始卵胞〜二次卵胞の発育が保たれるものの，前胞状卵胞で発育停止し，卵胞腔を形成できないことから，FSHは前胞状卵胞が胞状卵胞へ発育するために必須とされている（❷）[2].

FSH 依存性獲得のプロセス

前胞状卵胞がFSH依存性を獲得するプロセスで中心的な役割を担うのは，アンドロゲン，インスリン様成長因子（insulin-like growth factors：IGF）システム，アクチビン，卵由来の成長因子（growth differentiation factor 9〈GDF9〉や bone morphogenetic protein 15〈BMP15〉），および細胞間のギャップ結合タンパク（コネキシン）である[2].

卵胞がFSH依存性を獲得するうえで，真っ先に必要なステップの一つが，二次卵胞における莢膜細胞の出現である（❶）．卵胞周囲に莢膜細胞の層が出現すると，卵胞に血流が供給され，ゴナドトロピンへの感受性を獲得するようになる．卵巣の間質組織には莢膜細胞のもとになる莢膜前駆細胞（莢膜幹細胞）が存在し，この莢膜幹細胞に顆粒膜細胞由来のKL（kit ligand）やIGF-1，卵由来のGDF9が作用すると，莢膜細胞へ機能分化すると考えられている[1,4].

アンドロゲン

卵胞発育が前胞状卵胞に達すると，顆粒膜細胞にFSH受容体，莢膜細胞にLH受容体がそれぞれ発現し，いわゆる two-cell two-gonadotropin theory の原型が形成される（❸）[5]．莢膜細胞で産生・分泌されるアンドロゲンは，顆粒膜細胞のアンドロゲン受容体に結合することで，初期卵胞の発育を促進し，前胞状卵胞〜胞状卵胞におけるFSH受容体の発現を誘導する．アンドロゲン受容体のノックアウトマウスは，前胞状卵胞〜胞状卵胞の顆粒膜細胞でアポトーシスが誘導され，卵胞は発育停止し，やがて早発卵巣不全に陥る（❷）[2]．このように，アンドロゲンは前胞状卵胞の発育・生存とFSH依存性獲得に重要な役割を担っている[1,4].

IGF システム

IGFシステムは，リガンドのIGF-1・IGF-2，受容体のIGF-1R・IGF-2R，結合タンパクのIGF binding protein（IGFBPs）で構成される．IGF-1は，前胞状卵胞〜胞状卵胞の顆粒膜細胞において，FSH受容体やアロマターゼ（ア

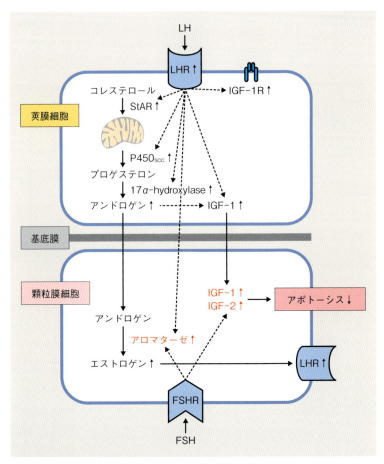

❸ 顆粒膜細胞と莢膜細胞のクロストーク
LH は，莢膜細胞からのパラクライン作用を介して，顆粒膜細胞におけるアロマターゼ発現，IGF システム活性化，LH 受容体発現，アポトーシス抑制に寄与し，卵胞の選択→成熟プロセスで重要な役割を担う．
(Hattori K, et al. 2018[5])

ンドロゲンをエストロゲンに転換する酵素）の発現を誘導する．IGF-1 のノックアウトマウスは前胞状卵胞で発育停止することから，前胞状卵胞が胞状卵胞へ発育するために IGF システムの活性化が重要とされる（❷）[2]．なおヒトでは，IGF-1 よりも IGF-2 のほうが機能的に重要と考えられている[6]．

アクチビン

TGFβ ファミリーの成長因子であるアクチビンは，下垂体における FSH 産生・分泌を促進する．アクチビンは，顆粒膜細胞において FSH 受容体やアロマターゼの発現を誘導する．

アクチビン受容体のノックアウトマウスでは，卵胞発育が初期の胞状卵胞で停止する（❷）[2]．

卵由来の成長因子（GDF9, BMP15）

卵由来の GDF9 と BMP15 は，ともに TGFβ ファミリーに属する成長因子である．

GDF9 は，莢膜細胞のアンドロゲン産生を促進し，そのアンドロゲンが顆粒膜細胞の増殖と FSH 受容体発現を誘導することで，前胞状卵胞の発育と FSH 依存性獲得を促す[7]．GDF9 のノックアウトマウスは，卵胞発育が一次卵胞で停止し，莢膜細胞も欠損する[2]（❷）．GDF9 はマウス・ラットといった多排卵動物で重要とさ

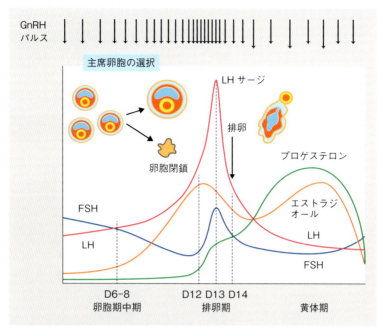

❹ 月経周期における視床下部-下垂体-卵巣系のホルモン動態
毎月10個前後の小胞状卵胞が，FSH依存性に発育をスタートするが，最終的に選択され排卵できるのは単一の主席卵胞のみである．
（折坂誠．2015[1]）

れるが，ヒツジやヒトなど単一排卵動物ではBMP15のほうがより重要かもしれない．

BMP15の突然変異を有するヒツジでは，GDF9のノックアウトマウスと同様に，卵胞発育が一次卵胞で停止する（❷）．ヒトでBMP15に変異が生じた場合，卵巣低形成や早発卵巣不全を発症することがある[2]．

このように，卵由来のGDF9やBMP15は，卵胞内の卵-顆粒膜細胞-莢膜細胞間のクロストークで中心的な役割を担い，前胞状卵胞から胞状卵胞への発育を主導している．

ギャップ結合タンパク（コネキシン）

コネキシンは，ギャップ結合を形成する膜貫通タンパク質で，隣接する細胞間のイオン・代謝物質・シグナル伝達分子のやりとりを担っている．コネキシン37のノックアウトマウスは前胞状卵胞で発育停止することから，卵-顆粒膜細胞-莢膜細胞間のクロストークが前胞状卵胞から胞状卵胞への発育に必須と推測されてい

る（❷）[2]．

胞状卵胞の発育・成熟と主席卵胞の選択（ゴナドトロピン依存期）
—FSH依存性発育からLH依存性成熟へ

胞状卵胞の発育・成熟

ヒトでは胞状卵胞が直径2〜5 mmに達すると，周期的なゴナドトロピン分泌による発育制御を受けるようになる（❹）[1]．毎月10個前後の小胞状卵胞が，FSH依存性に発育をスタートするが，最終的に選択され排卵できるのは単一の主席卵胞のみである（❶, ❹）[1]．ゴナドトロピンのサポートを受け，胞状卵胞が発育・成熟するに伴って，卵胞内の卵も発育・成熟し，受精能を獲得できるようになる．

FSHは顆粒膜細胞で特異的に発現するFSH受容体に結合し，cyclic adenosine monophosphate-protein kinase A（cAMP-PKA）経路やmitogen-activated protein kinase-extracellular signal-regulated kinase（MAPK-ERK）経路，PI3K-Akt 経路など，複数の細胞内シグナル伝達経路を活性化することで，顆粒膜細胞の増殖と機能分化を促進するとともに，顆粒膜細胞アポトーシスを抑制する[8]．

胞状卵胞が主席卵胞として選択され，その後の成熟→排卵プロセスへ進むためには，FSH が顆粒膜細胞で誘導する①アロマターゼの発現（＝エストロゲン産生能の亢進），②IGF システムの活性化，③LH 受容体の発現（＝LH 依存性の獲得），④アポトーシスを抑制，の4条件をすべて満たす必要がある（❸）[5]．

たとえば，アロマターゼやエストロゲン受容体のノックアウトマウスでは，胞状卵胞が排卵できず出血性嚢胞に終わることから，エストロゲンは胞状卵胞の成熟と排卵に重要とされている（❷）．実際にエストロゲンは，顆粒膜細胞の増殖や，FSH 受容体，LH 受容体，アロマターゼ，IGF-1 の発現を誘導し，アポトーシスを抑制する[2]．LHβ サブユニットや LH 受容体のノックアウトマウスは，胞状卵胞の発育が途中で停止し排卵できないことから，LH は胞状卵胞の発育・成熟や排卵に必須と考えられている（❷）[2]．

ヒトの胞状卵胞では，顆粒膜細胞における FSH 受容体の発現レベルは，2～5 mm 径の小胞状卵胞がピークであり，主席卵胞が選択される前後（7～9 mm 径）にその発現が著しく抑制される．一方で，卵胞選択を境に，顆粒膜細胞で LH 受容体の発現が強力に誘導される[9]．このように，胞状卵胞の発育は，小胞状卵胞から卵胞選択までの前半プロセスを FSH が，選択された主席卵胞が成熟し排卵に至る後半プロセスを LH が，それぞれ主導すると推測されている[5]（❶）．

■ 主席卵胞の選択メカニズム

主席卵胞の選択メカニズムは，これまで以下のように説明されてきた．すなわち，胞状卵胞の発育に伴い，顆粒膜細胞で産生されるインヒビンが，下垂体からの FSH 産生・分泌を抑制する（❹）[1]．その結果，FSH に対する感受性が最も高い卵胞（顆粒膜細胞で FSH 受容体が最も多く発現している卵胞）だけが生存でき，主席卵胞として発育し続ける．一方で，主席卵胞以外の，FSH 感受性が低い卵胞（FSH 受容体の発現量が低い卵胞）は，FSH のアポトーシス抑制効果を享受できないため，顆粒膜細胞でアポトーシスが誘導され，卵胞閉鎖に陥る[6]．

近年，卵胞選択のもう一つのメカニズムとして注目されているのが，胞状卵胞における LH 依存性の獲得である．具体的には，ヒトと同様な単一排卵動物であるウシ・ウマのデータをもとに，「顆粒膜細胞で真っ先に LH 受容体が発現し，LH 依存性をいち早く獲得できた卵胞が，主席卵胞として選択され生存・成熟できるのではないか」と仮説されている[1,5]．LH は，莢膜細胞からのパラクライン作用を介して，顆粒膜細胞におけるアロマターゼ発現，IGF システム活性化，LH 受容体発現，アポトーシス抑制に寄与し，卵胞の選択→成熟プロセスで重要な役割を担うと推測されている（❸）[5]．

卵胞の生存と閉鎖

女性は，約200万個の原始卵胞を卵巣にストックした状態で出生するが，生涯で排卵する卵子は約500個にすぎない．すなわち，実に99.9％以上の卵胞が，発育プロセスのどこかで閉鎖に陥る計算となる．卵胞が閉鎖し消滅する前段階となるのが，卵胞細胞のアポトーシスである．アポトーシスは，生体の恒常性を維持するためにプログラムされた，能動的かつ非炎症性の細胞死である．

出生時に約200万個あった原始卵胞は，思春期に約40万個まで減少する．この膨大な数の

原始卵胞の閉鎖は，卵のアポトーシスが主因と考えられている．原始卵胞はゴナドトロピン非依存性であり，原始卵胞の生存 vs. 閉鎖を制御する卵巣局所メカニズムの存在が推測されている．卵のアポトーシスについて，現時点でわかっているのは以下の3点である．

① 卵でアポトーシスを誘導する経路には，Fas/Fas リガンド系と，ミトコンドリアを介する系がある[10]．

② 卵特異的な転写因子である factor in the germline alpha（FIGLα）のノックアウトマウスにおいて，原始卵胞の形成障害と卵アポトーシスを認めることから，FIGLα は原始卵胞の形成と生存に必須である[2]（❷）．

③ 卵を取り囲む透明帯が，卵のアポトーシスを抑制し，卵保護に寄与している[10]．

FSH 感受性を獲得したばかりの前胞状卵胞においても，多くの卵胞が閉鎖に陥り，その主因は顆粒膜細胞のアポトーシスと考えられている[1,11]．前胞状卵胞のステージで，顆粒膜細胞アポトーシスが誘導され，卵胞閉鎖に陥るメカニズムはいまだ明らかでないが，FSH の関与は限定的と思われる．代わりに，前胞状卵胞では，卵由来の GDF9 が，PI3K-Akt 経路を活性化することで，顆粒膜細胞アポトーシスを抑制し，前胞状卵胞の生存と発育に寄与する可能性が推測されている[1,11]．

胞状卵胞において，FSH は PI3K-Akt 経路を活性化することで，顆粒膜細胞のアポトーシスを強力に抑制する[8]．一方で，FSH のサポートが失われると顆粒膜細胞は容易にアポトーシスに陥るが，その際に顆粒膜細胞内でどのようなアポトーシス誘導メカニズムが作動するかは明らかでない．LH が，卵胞内のアンドロゲン→エストロゲン産生や IGF システム活性化を誘導し，これらが FSH のアポトーシス抑制効果を増強する可能性も報告されている（❸）[5]．ただし過剰なアンドロゲンが，顆粒膜細胞のアポ

トーシスと胞状卵胞の閉鎖を誘導する事実も，忘れてはならない[4]．

排卵

成熟卵胞から分泌される大量のエストロゲンのフィードバック作用によって，LH サージが惹起される．LH サージが卵胞局所で誘導するイベントは，① 卵丘細胞の膨潤，② 卵の成熟，③ 排卵，④ 黄体形成の4つである．このうち，本項では ① 卵丘細胞の膨潤と ③ 排卵のメカニズムについて解説する．② 卵の成熟については「卵の成熟」の項を，④ 黄体形成の詳細については「黄体の形成と退行，妊娠黄体」の項を参照されたい．

卵丘細胞の膨潤

胞状卵胞の顆粒膜細胞は，卵胞壁を裏打ちする壁側顆粒膜細胞と，卵を取り囲む卵丘細胞に分化する．高濃度の LH が壁側顆粒膜細胞の LH 受容体に結合すると，epidermal growth factor（EGF）様因子（epiregulin，amphiregulin，betacellulin）の産生が誘導される．

これら EGF 様因子が卵丘細胞の EGF 受容体に結合すると，MAPK/ERK 経路が活性化し，hyaluronan synthase 2（HAS2）や prostaglandin-endoperoxide synthase 2（PTGS2；cyclooxygenase 2），pentraxin related 3（PTX3），tumor necrosis factor alpha-inducible protein 6（TNFAIP6）が発現誘導され，卵丘細胞にヒアルロン酸を主成分とする多量の細胞外マトリックスが貯留する[2,8,12]．この現象は卵丘細胞の膨潤（cumulus expansion）と称され，排卵に向けて卵と卵丘細胞の複合体（cumulus oocyte complex：COC）が卵胞壁から遊離するための重要なステップである．

EGF 受容体や PTSG2，PTX3，TNFAIP6 のノックアウトマウスでは，いずれも卵丘細胞の

膨潤が観察されず，排卵できない[2,8,12]（**②**）.

排卵のメカニズム

排卵は，成熟卵胞の卵胞壁が破裂し，成熟COCが卵胞外へ放出される現象で，LHサージが誘導する一種の炎症反応と考えられている[2,8,12]．ヒトでは，LHサージ開始から34〜36時間後，LHサージのピークから10〜12時間後に排卵するといわれている．

LHサージに伴い，顆粒膜細胞でプロスタグランジンやプロゲステロン，炎症性サイトカインが産生されると，卵胞局所でコラゲナーゼなどのタンパク分解酵素が活性化し，卵胞壁の融解・菲薄化を誘導する．このときLHサージは，莢膜細胞層の血管新生と透過性亢進も促進する．プロスタグランジンが卵巣平滑筋の収縮を促し，卵胞内圧を高める結果，卵胞壁は破裂しCOCが放出される[2,8,12]．LHβサブユニットやLH受容体，プロゲステロン受容体，EGF受容体，ERK，PTSG2，PTX3，TNFAIP6のノックアウトマウスは，いずれも排卵できないことから，これらの因子がすべて協働して初めて排卵できると考えられる[2,8,12]（**②**）.

卵胞発育不全〜排卵障害

ヒトの排卵周期は，視床下部-下垂体-卵巣系の精緻なネットワークで制御されており，これらのいずれかで機能不全が生じると，排卵障害による不妊症をきたす．排卵障害の原因は多岐にわたるが，その発症頻度から鑑別すべき主な疾患は，①視床下部性排卵障害，②多嚢胞性卵巣症候群（polycystic ovary syndrome：PCOS），③早発卵巣不全，④高プロラクチン血症，⑤甲状腺機能異常の5つである．

本項では，WHOの排卵障害のクラス分類（World Health Organization classification of anovulation）に準じ，①視床下部性排卵障害（WHO class 1），②多嚢胞性卵巣症候群（WHO

class 2），③早発卵巣不全（WHO class 3）について解説する[13].

WHO class 1（FSH低値，E_2低値）

視床下部-下垂体の機能不全に起因し，排卵障害の10〜15%を占める．第2度無月経を呈する．極端なダイエットや摂食障害，過度なスポーツ，精神的ストレスを契機に，視床下部のゴナドトロピン放出ホルモン（gonadotropin releasing hormone：GnRH）パルス分泌や下垂体のFSH・LH分泌が障害され，無排卵に陥る場合が多い．低FSH（<4 mIU/mL）・低LH（<2 mIU/mL）と低エストラジオール（E_2）（<20〜30 pg/mL）が特徴である[13].

WHO class 2（FSH正常，E_2正常）

視床下部-下垂体-卵巣系のバランスの乱れに起因し，排卵障害の70〜80%を占める．その多くがPCOSであり，第1度無月経を呈する．PCOSの表現型や内分泌異常は人種により異なるため，わが国では日本産科婦人科学会が提唱する独自の診断基準を用いている．具体的には，
①無月経，希発月経，無排卵周期症などの月経異常，
②超音波検査で両側卵巣に多数の小卵胞（多嚢胞卵巣〈polycystic ovary：PCO〉），
③血中男性ホルモン高値またはLH高値（≧7 mIU/mL）かつFSH正常，
の3つすべてを満たせばPCOSと診断する[13].

WHO class 3（FSH高値，E_2低値）

卵巣機能不全に起因し，排卵障害の5〜10%を占める．第2度無月経を呈する．40歳未満で続発性無月経が6か月以上続き，FSH高値（>40 mIU/mL），E_2低値（<20 pg/mL）の場合，早発卵巣不全と診断する．早発卵巣不全の原因として，卵巣手術・癌化学療法・放射線治療の既往や，いくつかの遺伝子異常があげられ

るが，実際はその70%が原因不明である[13].

まとめ

　種の保存という重責を担う女性は，毎周期の卵胞発育〜排卵を通じて，常に生殖の使命を課せられている．毎月繰り返される主席卵胞の選択と，卵胞閉鎖に伴う生殖細胞の大量ロスは，その時点で最良のゲノム情報を保有する卵を選択し，次世代につなごうとする，潜在的な生物学的意図に基づく現象かもしれない．

　現在，われわれがコントロールできるのは，ゴナドトロピン依存性の胞状卵胞の発育・成熟のみであり，原始卵胞の活性化や一次卵胞→二次卵胞→前胞状卵胞の発育プロセスはまったくもって制御不能である．初期発育プロセスの鍵を握るのは，卵巣局所における卵-顆粒膜細胞-莢膜細胞-間質細胞のクロストークにほかならず，この領域の地道な基礎研究の積み重ねが，いつの日か生殖医療に大きなブレークスルーを引き起こすことを期待してやまない．

（折坂　誠）

●文献
1) 折坂誠. 卵胞発育における卵子〜顆粒膜細胞〜莢膜細胞間のクロストーク. 日産婦誌 2015；67：2141-51.
2) Pangas SA, Rajkovic A. Follicular development：mouse, sheep, and human models. In：Plant TM, Zeleznik AJ, eds. Knobil and Neill's Physiology of Reproduction. 4th ed. London：Academic Press；2014. p.947-95.
3) Hsueh AJ, et al. Intraovarian control of early folliculogenesis. Endocr Rev 2015；36：1-24.
4) 森崇英. 卵胞発育におけるアンドロゲンの意義―FSH/アンドロゲン主軸論. 内分泌・免疫複合系による卵巣機能の調節. 京都：知人社；2014. p.41-51.
5) Hattori K, et al. Luteinizing hormone facilitates antral follicular maturation and survival via thecal paracrine signaling in cattle. Endocrinology 2018；159：2337-47.
6) Zeleznik AJ, Plant TM. Control of the menstrual cycle. In：Plant TM, Zeleznik AJ, eds. Knobil and Neill's Physiology of Reproduction. 4th ed. London：Academic Press；2014. p.1307-61.
7) Orisaka M, et al. Growth differentiation factor 9 promotes rat preantral follicle growth by up-regulating follicular androgen biosynthesis. Endocrinology 2009；150：2740-8.
8) Hunzicker-Dunn M, Mayo K. Gonadotropin signaling in the ovary. In：Plant TM, Zeleznik AJ, eds. Knobil and Neill's Physiology of Reproduction. 4th ed. London：Academic Press；2014. p.895-945.
9) Jeppesen JV, et al. LH-receptor gene expression in human granulosa and cumulus cells from antral and preovulatory follicles. J Clin Endocrinol Metab 2012；97：E1524-31.
10) 森崇英. 卵胞閉鎖―ゲノム伝達のための自己犠牲. 内分泌・免疫複合系による卵巣機能の調節. 京都：知人社；2014. p.53-69.
11) Orisaka M, et al. Growth differentiation factor 9 is antiapoptotic during follicular development from preantral to early antral stage. Mol Endocrinol 2006；20：2456-68.
12) Richards JS, et al. Ovulation. In：Plant TM, Zeleznik AJ, eds. Knobil and Neill's Physiology of Reproduction. 4th ed. London：Academic Press；2014. p.997-1021.
13) 折坂誠. C. 生殖・内分泌. 4. 不妊症. 1) 女性不妊症. (1) 排卵障害による不妊症. 産婦人科専門医の必修知識 2019. 日本産科婦人科学会；in press.

卵の成熟

卵子の発生

　生殖細胞は初期発生の早い時期に体細胞から分化する．前駆細胞である始原生殖細胞（primordial germ cell：PGC）が胎児の発育途上に生殖腺原基以外での組織内で発生して生殖隆起へと移動し，マウスでは胚以外の組織から分泌される BMP（bone morphogenetic protein）4の作用によって生殖細胞へと運命づけられる[1]．その他，さまざまな因子が解明され始めており，in vitro において生殖細胞を形成できる可能性がある．iPS 細胞による生殖細胞形成の研究も進められている．

　生殖隆起に到達した PGC は有糸分裂ののち卵祖細胞（oogonia）に分化する．さらに卵祖細胞は有糸分裂により約 700 万個に達し，一次卵母細胞（primary oocyte）に分化するが，一次卵母細胞は減数分裂を行う．減数分裂を開始することにより卵祖細胞から卵母細胞へと呼称が変わるともいえる．出生時ころまでに生き残った卵祖細胞はほぼすべて一次卵母細胞となる．

エピゲノム修飾

　ゲノムインプリンティングは，対立遺伝子が精子由来か卵子由来かにより，胚発生過程での遺伝子発現がどちらかに偏る現象であり，精子・卵子それぞれの形成過程で DNA メチル化によりエピゲノム修飾が行われ発現調節される[2]．精子ゲノムはメチル化が進み，卵子ゲノムはメチル化の程度が低いが，受精後，胚盤胞に発生する過程においてゲノム全体の脱メチル化が起こり，その後の個体発生の過程で組織特異的にメチル化を受ける[3]．

　始原生殖細胞では 2 個の X 染色体のうち 1 個がランダムに不活化される[4]．一方，卵母細胞では，減数分裂開始とともに不活化された X 染色体の再活性化が生じ，2 つの X 染色体は 2 個とも活性型となるため，卵母細胞ではすべての X 染色体上の遺伝子が 2 つの活性型として存在する[5]．X 染色体の不活化に必須の XIST 遺伝子は，有糸分裂細胞では発現し，卵母細胞では発現しない[6]．

母性 mRNA

　卵成熟過程における遺伝子発現は，卵母細胞自身の DNA からの転写ではなく，卵母細胞内に蓄えられた母性 mRNA の転写後調節によって制御されている．卵母細胞中の母性 mRNA の多くは脱アデニル化により不安定となり卵成熟中に分解される[7]．マウス卵成熟過程での転写後調節においては，内在性の small interfering RNA（si RNA）も重要な役割を果たしている[8]．

卵子の減数分裂

　真核細胞の有糸分裂に際しては，第 1 間期（G_1 期），DNA 合成期（S 期），第 2 間期（G_2 期），分裂期（M 期）とよばれる 4 つの状態を

繰り返す．M期はさらに，pro-，prometa-，meta-，ana-，telo-の各phaseに分けて記載される．

生殖細胞では減数分裂が行われる．

生殖隆起に到達した始原生殖細胞は数回の有糸分裂ののち卵祖細胞となり，第一減数分裂前期へと進行し一次卵母細胞となる．一次卵母細胞は第一減数分裂前期の細糸期（leptotene stage），合糸期（zygotene stage），太糸期（pachytene stage）を経て複糸期（diplotene stage）に入り，細胞周期ではG_2期に相当する段階で分裂を停止する．この停止期の卵子には卵核胞（germinal vesicle：GV）とよばれる核が存在する．排卵するまでの長期間，卵子はこの状態で止まるため，さまざまな影響を受け，高齢女性の妊娠率低下や児の染色体異常増加の一因とされている．

卵胞も原始卵胞の状態で停止しているが，なんらかの機序により卵胞が選択され，卵胞刺激ホルモン（follicle stimulating hormone：FSH）により卵胞が発育すると，その卵胞の中にある一次卵母細胞はLH（luteinizing hormone；黄体化ホルモン）サージにより第一減数分裂を再開する．卵核胞が崩壊（germinal vesicle breakdown：GVBD）し，相同染色体の赤道面に沿っての整列・分離へと続き，動原体が細胞の両極へと引き寄せられ，2つの娘細胞が形成される．ほぼすべての細胞質を受け継いだ卵子が二次卵母細胞とよばれ，他方は第一極体として放出される．そのままDNAの複製を行わずにただちに第二減数分裂に入るが，二次卵母細胞は第二減数分裂中期で再び停止し，排卵される．

排卵された二次卵母細胞は精子の到達を待つことになる．

透明帯を通過した精子は，先体赤道部で卵細胞膜と接着・融合し卵細胞質内に取り込まれる．この細胞融合過程においては卵子側のCD9[9]，精子側のIzumo[10]が重要な因子として機能していると考えられている．精子到達の情報がもたらされると，卵子は第二減数分裂を再開する．この段階を卵子の活性化（activation）とよぶ．雌性前核，雄性前核が形成され，両前核が卵子中央に移動・合体して第二減数分裂後期を経て第二極体を放出し，減数分裂を完了する[11]．精子が到達するタイミングを読めない卵子が雌雄前核形成を同時に始めて受精を完了させるために，第二減数分裂中期で停止しているのは合理的であろう．

その後，受精卵は透明帯の中で有糸分裂するが，全体としての大きさは変わらないので，細胞数が増えるためには分割していくことになる．これが，卵割（cleavage）とよばれるゆえんである．

卵胞発育

卵子は周囲組織に作用して自らの発育・成熟を制御している[12,13]．前項「卵胞の発育と閉鎖，排卵機構」で卵胞発育について記載されているが，卵子と関連する部分もあるので，一部は本項でもふれる．

原始卵胞は一次卵母細胞を1層の扁平な上皮細胞（卵胞細胞）が取り囲んだものである．思春期になると原始卵胞が複数個ずつまとまって成熟を開始する．一次卵母細胞（第一減数分裂前期の複糸期）は大きさを増し，卵胞細胞は扁平から立方へと変化し顆粒膜細胞を形成する（一次卵胞）．顆粒膜細胞が重層化したものを二次卵胞とよび，卵胞腔が存在しないものを前胞状卵胞，卵胞腔が形成されれば胞状卵胞とよぶ．前胞状卵胞の中の卵子には透明帯が形成される．胞状卵胞が発育すると顆粒膜細胞層は菲薄化し，卵胞腔が増大する（p.16 ❶参照）．卵子周囲の顆粒膜細胞は卵丘細胞となり，卵子との間にgap junctionを形成する．

原始卵胞から前胞状卵胞まではゴナドトロピ

ン非依存性に卵胞が発育する（p.101 ❶参照）．前胞状卵胞から胞状卵胞までの期間はゴナドトロピンの月経周期における変化の影響は受けず，基礎値のゴナドトロピンの作用に依存する感受性期とよばれる．胞状卵胞はゴナドトロピン依存性に発育する[14]．

一次卵胞から前胞状卵胞までの卵胞発育はゴナドトロピン非依存性であるが，卵胞局所でのさまざまな因子が関与しており，それらの相互作用により卵胞発育が調節されている．

GDF（growth differentiation factor）9 は TGF（transforming growth factor）-β やアクチビン，BMP などとともに TGF-β スーパーファミリーに属する成長因子であり，卵子で産生され，莢膜細胞の増殖・分化を促進する[15]．GDF9 は PI3K（phosphatidyl inositol 3-kinase）-Akt 経路を介して顆粒膜細胞のアポトーシス（apoptosis）と初期胞状卵胞の閉鎖を抑制する．さらに，顆粒膜細胞中の FSH 受容体発現を促進する[16]．ラット莢膜細胞のアンドロゲン産生や 17α-ヒドロキシラーゼ発現を促すが[17,18]，アンドロゲンは前胞状卵胞の発育を促進している可能性がある[19]．GDF9 はまたラット顆粒膜細胞の増殖や前胞状卵胞の発育を促進するが，前胞状卵胞から胞状卵胞への移行期にアポトーシスを抑制し，ゴナドトロピン依存性を獲得していくうえで重要な役割を担っている[20]．

BMP15 も卵子で産生される成長因子で卵胞発育を調整している[21,22]．

FOXO（forkhead box O）は DNA 結合ドメイン FOX（forkhead box）をもつ forkhead ファミリーのサブグループ O に属する転写因子である．哺乳類では FOXO 1，3，4，6 が存在する．転写因子は DNA の特定領域の転写を調節しているタンパク質であり，FOXO は細胞周期，アポトーシス，DNA 修復，代謝制御などに関連するさまざまな遺伝子の発現に関与して

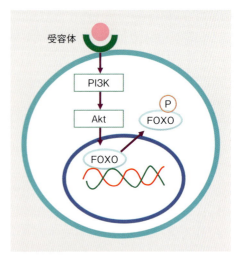

❶ 細胞質内情報伝達系と FOXO のリン酸化
外部からの刺激により細胞質内情報伝達系の PI3K-Akt シグナルの活性化が起きると，Akt により核内の FOXO がリン酸化される．リン酸化された FOXO は核外に移行するので転写活性は阻害される．本図は，細胞質内情報伝達系の一つの例として提示している．

いる．外部からの刺激により細胞質内情報伝達系の PI3K-Akt シグナルの活性化が起きると，Akt により核内の FOXO がリン酸化される．リン酸化された FOXO は核外に移行するので転写活性は阻害される（❶）．逆に，Akt が不活化されれば FOXO のリン酸化が阻害され，FOXO は核内で転写活性を維持する．

原始卵胞では PTEN（phosphatase with tensin homology deleted in chromosome 10）による PI3K-Akt 経路の抑制，それによる FOXO3 活性化により発育が停止している．PTEN による抑制が解除されると，Akt により核内の FOXO3 がリン酸化され核外に移行するので，原始卵胞は発育を開始する[23-26]．FOXO3 によって制御されるタンパク質としては p27（*Kip1*）やサイクリンなどの細胞周期制御因子が考えられている[27]．

多数ある原始卵胞のなかから性周期ごとに活性化する原始卵胞が選択される機序は不明であるが，卵母細胞が oGAGs（ovarian glycosaminoglycans）産生促進因子を分泌し，顆粒膜細胞での oGAGs 産生を促進すると，oGAGs が EGF（epidermal growth factor）を結合して血管増殖を誘導することが示されており，血管網発達の違いが卵胞発育・閉鎖に影響するとの考察もある[28]．YAP1（yes-associated protein 1）は SH2-domain containing protein tyrosine phosphatase 2（SHP2）と複合体を形成する[29]．非リン酸化型のときは核内転写因子 TEAD と共役して CCN 成長因子などを産生する．その結果，細胞増殖や血管新生などが起きる[30]．Hippo シグナルが活性化すると，リン酸化され核内に移動できず細胞質内にとどまり，ユビキチン化されて分解される．

卵子の成熟過程

概要

減数分裂を停止していた卵子が分裂を再開し，第一極体を放出するまでを卵子の成熟（maturation）とよぶ．成熟した卵胞内の卵子は卵胞から単離されるだけで卵核胞が崩壊する．これを核成熟（nuclear maturation）とよぶ．卵子の精子との受精能や，初期胚へと発育する能力は核成熟とは別に考えられており，これを細胞質成熟（cytoplasmic maturation）とよんでいる．

卵子の成熟は LH サージにより，あるいは卵胞から単離されることにより起きるので，卵母細胞の減数分裂再開を抑制しているシステムが想定され，これは卵成熟抑制因子（oocyte maturation inhibitor：OMI）とよばれている．このシステムは，卵丘細胞から gap junction を通じて卵子に補給されている，あるいは，卵子に直接作用している，と想定され，補給が止まることにより抑制が解除され減数分裂が再開すると考えられている[31]．

一方，卵子は単に抑制から解放されるだけでなく，卵丘細胞，顆粒膜細胞，莢膜細胞から産生される因子が卵成熟を促進しているというシステムも想定され，それを支持する知見が集積してきている．この因子は卵成熟促進因子（maturation promoting factor：MPF）とよばれている（歴史的には cAMP〈cyclic adenosine monophosphate〉に関連する因子をよんでいた）．さらに最近では，卵子が産生するさまざまな因子が卵丘細胞，顆粒膜細胞，莢膜細胞に作用し，卵胞の中で相互作用しているとの知見も集積している．

これらの因子は受容体を介して細胞質内の情報伝達系に信号を伝え，核に情報がもたらされれば遺伝子発現を制御することになる．

卵成熟促進因子（MPF）

カエルの卵成熟を促進する物質として発見された卵成熟促進因子[32] MPF は，はじめは maturation promoting factor として名づけられたが，その後，体細胞分裂も含めて細胞周期一般に関与する因子であることが見いだされ，分裂期促進因子（M-phase promoting factor）ともよばれるようになった．MPF は，cyclin B1 と Cdk1（cyclin-dependent kinase 1）との複合体と考えられている．サイクリン[33]は細胞周期の間期に増加し，分裂期の終了時に分解されるタンパクである．この活性の増加は主に cyclin B1 mRNA の細胞質ポリアデニル化に依存している[34]．

MPF は周期的に活性の増減を繰り返す（❷）．MPF 活性が高いときは染色体の凝縮，核膜崩壊，紡錘体の形成が起こり，細胞分裂期に相当する状態になる．MPF 活性が低下すると，染色体の分離と脱凝縮，核膜の再構築，細胞質分裂，DNA 複製，微小管中心体複製が起こり，間期に相当する状態になる．MPF の活性が変わらない限り，細胞は同じ状態にとどまること

3章 卵胞・卵の形成・成熟

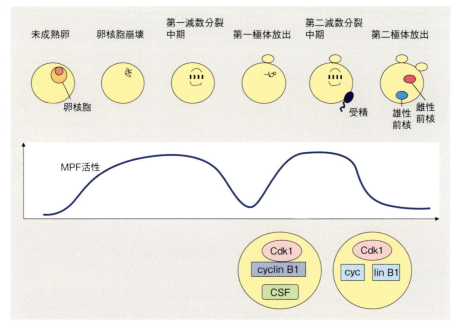

❷ 脊椎動物卵子の減数分裂周期とMPF活性の変化
上段：未成熟卵子が成熟して第一極体を放出し，第二減数分裂中期で停止し，受精により減数分裂を再開して第二極体を放出するまでの模式図．
中段：MPF（maturation or M-phase promoting factor）の消長を表した模式図．MPF活性が高いレベルで保持されている間，卵子は第二減数分裂中期で停止し，受精によりMPF活性が低下すると停止が解除され，細胞周期が再開する．
下段：MPFはcyclin B1とCdk1（cyclin-dependent kinase 1）との複合体とされている．受精後の細胞内カルシウム濃度の上昇によってcyclinがタンパク分解されることにより，MPF活性が低下することの模式図．MPFを安定化させているCSF（cytostatic factor）も受精後のカルシウム波により破壊される．

になる．

たとえば卵子では，LHサージ後のMPF活性の増加により第二減数分裂の紡錘体が形成され第二減数分裂中期に入るが，高レベルのMPF活性が保持されている間はそのままの状態で停止し続ける．受精するとMPF活性が低下し，細胞周期を進めることが可能になるのである．体細胞では核の状態によって細胞周期が制御されており，たとえばDNAの損傷が信号として伝わると細胞周期が停止し，損傷を修復する機構が働くが，受精卵では核の状態によらず細胞質のみでMPF活性が変化し，細胞周期が制御されている．

活性化状態のMPFを安定化させる因子として見いだされたのがCSF（cytostatic factor）である．CSFとしてc-mos癌遺伝子産物Mosが報告されている[35]．Mosはセリン-トレオニンキナーゼで，Mos mRNAの分解あるいはポリアデニル化が阻害されると卵母細胞の細胞周期の停止が起こらず，単為発生が誘導されることから，Mos mRNA翻訳の活性化はマウス卵成熟の後期に必須の機構であると考えられている[36]．

受精時には卵細胞内のカルシウム濃度が上昇するが，そのカルシウム上昇によってcalmodulin-dependent protein kinase II（CaMK II）が活性化し，CaMK IIはユビキチンリガーゼを活性化し，サイクリンにユビキチンが結合しプロテアソームによって分解され，MPFが不活性化される[37]．CSFは卵子の日常的な内因性カ

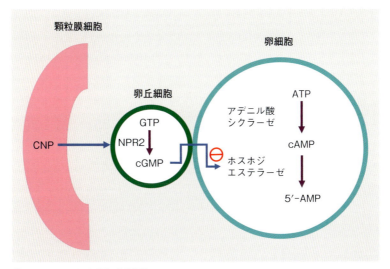

❸ cAMPと卵成熟抑制機構
顆粒膜細胞で産生されるnatriuretic peptide precursor type C（NPPC）の遺伝子産物 C-type natriuretic peptide（CNP）は，卵丘細胞のnatriuretic peptide receptor（NPR）2を通じてcGMPを産生する．cGMPは卵丘細胞からgap junctionを通じて卵子に送られ，卵子内のcGMPはホスホジエステラーゼ（PDE）を抑制して卵子内cAMP濃度を維持する．本図は，顆粒膜細胞・卵丘細胞・卵子間のコミュニケーションの一つの例として提示している．

ルシウム上昇からMPFを守っているが，受精時のカルシウム上昇の波は大きく，MPFと一緒に破壊されてしまうようである．

卵子の減数分裂を停止させる機構

cAMPと卵成熟抑制（❸）

cAMPはアデニル酸シクラーゼによってATP（adenosine triphosphate）から合成され，ホスホジエステラーゼ（PDE）により分解されて5′-AMPとなる．この合成と分解とのバランスにより細胞内濃度が調節される．cyclic guanosine monophosphate（cGMP）はグアニル酸シクラーゼによってGTPから合成され，PDEにより5′-GMPとなる．

プロテインキナーゼA（PKA）はcAMP依存的に活性化されるセリン-トレオニンキナーゼで，cAMPが結合すると触媒サブユニットが解離し，リン酸化活性が出現する．さまざまなタンパク質をリン酸化し，CRE結合タンパク（cAMP response element binding protein：CREB）などの転写因子をリン酸化することで遺伝子発現もコントロールしている[38]．

卵子内のcAMPが卵成熟を抑制しており，OMIは卵丘細胞を介して卵子内のcGMPとcAMPの量を調節することにより減数分裂を抑制する．卵子内のcAMPが高濃度だと，減数分裂を再開させるCdk1が不活化され，卵子は第一減数分裂前期で停止する．cAMP濃度の低下はPKAの活性低下に通じ，Cdc（cell division cycle）25とWee2の脱リン酸化によりCdk1/cyclin複合体を活性化させ，減数分裂が再開する[39]．

ヒトの卵子でも，GPR（G-protein coupled receptor）3-Gs proteinによるアデニル酸シクラーゼの作用によりcAMPを産生していることが報告されている[40]．また，ヒトでもPDE3AがcAMPの分解を促進し，卵子内のcAMP濃度が低下する[41]．顆粒膜細胞で産生さ

れる natriuretic peptide precursor type C（NPPC）の遺伝子産物 C-type natriuretic peptide（CNP）は，卵丘細胞の natriuretic peptide receptor（NPR）2 を通じて cGMP を産生する．cGMP は卵丘細胞から gap junction を通じて卵子に送られ，卵子内の cGMP は PDE3A を抑制して卵子内 cAMP 濃度を維持する[42]．LH サージによるヒト卵子の減数分裂再開に CNP が関与している[43]．

その他の機序

その他としたが，LH サージとその後の cAMP の変化からまったく無関係というわけではない．情報伝達系の経路によっては共通するものである．

哺乳類の卵母細胞の発育や維持に KIT-ligand（KL）の関与が示唆されている．KL は顆粒膜細胞や莢膜細胞で合成される成長因子で，卵母細胞の細胞膜に存在する KIT と結合して作用を発揮するが，KIT/KL は卵母細胞の発育開始ではなく卵母細胞の維持に関わっていると考えられている[44,45]．

FOXO3 は原始卵胞内の卵母細胞が発育開始しないように抑制している[23]．FOXO3 の抑制から解除されると卵母細胞は発育を開始する．PTEN は PI3K-Akt シグナルを抑制するので FOXO が活性を維持し，卵母細胞の発育は抑制される．PTEN を抑制すると卵母細胞が発育を開始する[25]．FOXO3 による制御は卵巣内に卵母細胞を保存しておく機序として機能する．哺乳類の生殖可能年齢は長いが，この期間の卵母細胞を確保していることになる．

減数分裂の再開—cAMP 補給に関わる gap junction の変化と卵成熟

卵子には LH 受容体も EGF 受容体も発現していない．排卵前の卵胞から採卵し卵丘細胞層を取り除いた denuded oocyte は，そのまま第

二減数分裂中期へと進む．卵子の減数分裂再開の少なくとも一部は抑制の解除による．

LH が顆粒膜細胞に高発現する LH 受容体に結合すると，顆粒膜細胞内で多量の cAMP が合成される．cAMP は PKA を活性化し，転写因子である CREB や Sp1 をリン酸化して，プロモーター領域に CRE サイトや Sp1 結合サイトを有する遺伝子群の発現を誘起する．この遺伝子群は EGF-like factor ファミリーに属する amphiregulin や epiregulin，β-cellulin をコードしている．これらの EGF-like factor は顆粒膜細胞・卵丘細胞の EGF 受容体に作用し，下流の ERK（extracellular signal-regulated kinase）1/2 を活性化し，種々の遺伝子群を発現させる[46-48]．

EGF-like factor の刺激を受けた卵丘細胞では ERK1/2 と PKC により gap junction を構成する Cx43（connexin）がリン酸化され，立体構造を変化させるため，gap junction における物質輸送が停止する．その結果，卵丘細胞からの cGMP の供給が遮断され[49]，cAMP 維持機構が断たれ，卵子内の cAMP が低下して減数分裂再開の一因となる[50]．

LH 刺激により顆粒膜細胞で発現し，卵丘細胞の Erb2/Erb3 受容体に作用する NRG（neuregulin）1 は，LH サージ後の第一減数分裂停止時間を一定時間確保することにより[51]，卵子の細胞質成熟の時間を確保しているようである．

卵子の核成熟を直接促すと考えられている因子

報告されている主な因子を紹介する．一部は細胞質や初期胚の成熟・発育にも関与が示されている．

エストロゲン

FSH 刺激により卵胞から産生されるエストラジオールは LH や EGF の受容体発現を誘導

し，卵成熟を促している．顆粒膜細胞と卵丘細胞で発現するエストロゲン受容体（ER）はERβである．E-ERβはLH受容体，EGF受容体，Rip140の発現上昇を介して顆粒膜細胞の排卵準備を完了させている[52,53]．エストロゲンは卵丘細胞におけるRip140の発現を上昇させる．Rip140ノックアウトマウスは不妊である[52]．Rip140ノックアウトマウスの顆粒膜細胞で発現が低下している遺伝子としてAregが見つかった．Areg遺伝子がコードするamphiregulinはcGMP産生を抑制することにより，卵成熟にさまざまなルートから関与しているようである[54]．

INSL3

INSL（insulin-like）3はLHサージにより莢膜細胞で産生され，卵子に特異的に発現するLGR8に結合し，Gi（inhibitory G protein）経路を介して卵子内のcAMPレベルを低下させ，卵子の核成熟を誘導する[55]．

BDNF

BDNF（brain-derived neurotrophic factor）はチロシンキナーゼB（Trk B）受容体に結合して活性を示す．LHサージにより顆粒膜細胞，卵丘細胞で産生され，受容体を発現している卵子に作用し，卵子の核成熟を促進する[56]．さらに，卵子内グルタチオン濃度を上昇させて卵子の細胞質成熟も促進する．受精卵でもTrkB受容体は発現しており，卵管，子宮で産生されたBDNFは初期胚の発育も促進している[57]．

GDNF

GDNF（glial cell-line derived neurotrophic factor）はGFRA1-Ret受容体に結合して活性を示す．LHサージにより顆粒膜細胞，卵丘細胞で産生され，受容体を発現している卵子に作用し，cyclin B1の産生を誘導して卵子の核成

熟を促進する．卵管，子宮でも産生されGFRA1-Ret受容体を発現している初期胚に作用して胚発育を促進する[58]．

Kit-ligand

Kit-ligandはstem cell factorともよばれ，c-kit受容体に結合し活性を示す．LHサージにより卵丘細胞で産生され，受容体を発現している卵子に作用してcyclin B1の産生を誘導し，卵子の核成熟を促進する[59]．

エンドセリン

エンドセリン-1はLHサージにより顆粒膜細胞，卵丘細胞で産生され，エンドセリン受容体（EDNR）Aを発現している卵丘細胞に作用し，MAPK/ERK経路経路を介して卵子の核成熟を促進する[60]．

レプチン

レプチンは受容体（Ob-R）に結合し活性を示す．レプチンは顆粒膜細胞，莢膜細胞，間質細胞で産生される．LHサージにより卵子のレプチン受容体Ob-Raの発現が増加する．レプチンはMEK1/2を活性化し，卵子の核成熟を促進する[61]．また，卵子の細胞質成熟も促す．卵管，子宮でも産生され，受容体を発現している初期胚に作用して胚発育を促進する[62]．

キスペプチン

キスペプチン（kisspeptin）は視床下部での作用が知られているが，顆粒膜細胞，莢膜細胞にも存在しており[63]，卵胞液中にも存在が確認され，血漿中のエストラジオール濃度との関連がみられている．卵成熟や排卵における意義に関する検討が待たれている[64]．

細胞質の成熟

減数分裂再開とともに，細胞質でもミトコン

ドリアや小胞体分布の再編成が起こり，卵子の受精能や胚発生能を獲得するが[65]，この過程を細胞質の成熟とよぶ．

細胞質成熟促進因子としてはBDNF[56]，レプチン[62]などが報告されている．

卵成熟開始前のGV期から第一減数分裂への移行において，Dazl（deleted in azoospermia-like）mRNAの細胞質ポリアデニル化がCPE（cytoplasmic polyadenylation element）結合タンパクB1によって活性化され，このシステムの異常が微小管拡散などの異常として発現する[66]．微小管，アクチンフィラメントなどの構造が第一減数分裂における細胞質の不均等分布に関与している．ヒト卵細胞質（細胞骨格）成熟にはPAD（peptidylarginine deiminase）6が関与し，変異をきたすと2細胞期での発育停止をきたす[67]．

おわりに

卵胞の発育は卵母細胞の発育にとって必須ではないと報告されたこともある[68]．生殖補助医療における体外での卵子培養において[69]，小さな卵胞から採卵した卵子でも成熟卵子が得られることもある．本来成熟しているべきときに採卵しても未熟卵子であれば，それを培養しても妊娠には結びつきにくい．まだまだ検討の余地が残されている領域である．

（綾部琢哉）

● 文献

1) Ohinata Y, et al. A signaling principle for the specification of the germ cell lineage in mice. Cell 2009 ; 137 : 571-86.
2) Wilkins JF. Genomic imprinting and methylation ; epigenetic canalization and conflict. Trends Genet 2005 ; 21 : 356-65.
3) Monk M, et al. Temporal and regional changes in DNA methylation in the embryonic, extraembryonic and germ cell lineages during mouse embryo development. Development 1987 ; 99 : 371-82.

4) Chuva de Sousa Lopes SM, et al. X chromosome activity in mouse XX primordial germ cells. PLoS Genet 2008 ; 4 : e30.
5) Ogata T, et al. Turner syndrome and female sex chromosome aberrations : deduction of the principal factors involved in the development of clinical features. Hum Genet 1995 ; 95 : 607-29.
6) Richler C, et al. X inactivation in mammalian testis is correlated with inactive X-specific transcription. Nat Genet 1992 ; 2 : 192-5.
7) Parker R, et al. The enzymes and control of eukaryotic mRNA turnover. Nat Struct Mol Biol 2004 ; 11 : 121-7.
8) Suh N, et al. MicroRNA function is globally suppressed in mouse oocytes and early embryos. Curr Biol 2010 ; 20 : 271-7.
9) Miyado K, et al. Requirement of CD9 on the egg plasma membrane for fertilization. Science 2000 ; 287 : 321-4.
10) Inoue N, et al. The immunoglobulin superfamily protein Izumo is required for sperm to fuse with eggs. Nature 2005 ; 434 : 234-8.
11) Terada Y, et al. Essential roles of the sperm centrosome in human fertilization : developing the therapy for fertilization failure due to sperm centrosomal dysfunction. Tohoku J Exp Med 2010 ; 220 : 247-58.
12) Eppig JJ, et al. The mammalian oocyte orchestrates the rate of ovarian follicular development. Proc Natl Acad Sci USA 2002 ; 99 : 2890-4.
13) Matzuk MM, et al. Intercellular communication in the mammalian ovary : oocytes carry the conversation. Science 2002 ; 296 : 2178-80.
14) McGee EA, et al. Initial and cyclic recruitment of ovarian follicles. Endocr Rev 2000 ; 21 : 200-14.
15) Dong J, et al. Growth differentiation factor 9 is required during early ovarian folliculogenesis. Nature 1996 ; 383 : 531-5.
16) Orisaka M, et al. Growth differentiation factor 9 is antiapoptotic during follicular development from preantral to early antral stage. Mol Endocrinol 2006 ; 20 : 2456-68.
17) Elvin JA, et al. Molecular characterization of the follicle defects in the growth differentiation factor 9-deficient ovary. Mol Endocrinol 1999 ; 13 : 1018-34.
18) Solovyeva EV, et al. Growth differentiation factor-9 stimulates rat theca-interstitial cell androgen biosynthesis. Biol Reprod 2000 ; 63 : 1214-8.
19) Orisaka M, et al. Growth differentiation factor 9 promotes rat preantral follicle growth by up-regulating follicular androgen biosynthesis. Endocrinology 2009 ; 150 : 2740-8.
20) Hayashi M, et al. Recombinant growth differentia-

tion factor-9 (GDF-9) enhances growth and differentiation of cultured early ovarian follicles. Endocrinology 1999 ; 140 : 1236-44.

21) Shimasaki S, et al. The bone morphogenetic protein system in mammalian reproduction. Endocr Rev 2004 ; 25 : 72-101.

22) Yan C, et al. Synergistic roles of bone morphogenetic protein 15 and growth differentiation factor 9 in ovarian function. Mol Endocrinol 2001 ; 15 : 854-66.

23) Castrillon DH, et al. Suppression of ovarian follicle activation in mice by the transcription factor Foxo3a. Science 2003 ; 301 : 215-8.

24) Reddy P, et al. Oocyte-specific deletion of Pten causes premature activation of the primordial follicle pool. Science 2008 ; 319 : 611-3.

25) Li J, et al. Activation of dormant ovarian follicles to generate mature eggs. Proc Natl Acad Sci USA 2010 ; 107 : 10280-4.

26) Hsueh AJ, et al. Intraovarian control of early folliculogenesis. Endocr Rev 2015 ; 36 : 1-24.

27) Nakayama K, et al. Mice lacking p27 (Kip1) display increased body size, multiple organ hyperplasia, retinal dysplasia, and pituitary tumors. Cell 1996 ; 85 : 707-20.

28) Nakayama T, et al. Effect of oocytectomy on glycosaminoglycan composition during cumulus expansion of porcine cumulus-oocyte complexes cultured in vitro. Biol Reprod 1996 ; 55 : 1299-304.

29) Tsutsumi R, et al. YAP and TAZ, Hippo signaling targets, act as a rheostat for nuclear SHP2 function. Dev Cell 2013 ; 26 : 658-65.

30) Kawamura K, et al. Hippo signaling disruption and Akt stimulation of ovarian follicles for infertility treatment. Proc Natl Acad Sci USA 2013 ; 110 : 17474-9.

31) Gershon E, et al. Gap junctions in the ovary : expression, localization and function. Mol Cell Endocrinol 2008 ; 282 : 18-25.

32) Masui Y, et al. Cytoplasmic control of nuclear behavior during meiotic maturation of frog oocytes. J Exp Zool 1971 ; 177 : 129-45.

33) Evans T, et al. Cyclin : a protein specified by maternal mRNA in sea urchin eggs that is destroyed at each cleavage division. Cell 1983 ; 33 : 389-96.

34) Tay J, et al. The control of cyclin B1 mRNA translation during mouse oocyte maturation. Dev Biol 2000 ; 221 : 1-9.

35) Sagata N, et al. The c-mos proto-oncogene product is a cytostatic factor responsible for meiotic arrest in vertebrate eggs. Nature 1989 ; 342 : 512-8.

36) O'Keefe SJ, et al. Microinjection of antisense c-mos oligonucleotides prevents meiosis II in the matur-

ing mouse egg. Proc Natl Acad Sci USA 1989 ; 86 : 7038-42.

37) Lorca T, et al. Calmodulin-dependent protein kinase II mediates inactivation of MPF and CSF upon fertilization of Xenopus eggs. Nature 1993 ; 366 : 270-3.

38) Richards JS. New signaling pathways for hormones and cyclic adenosine 3′,5′-monophosphate action in endocrine cells. Mol Endocrinol 2001 ; 15 : 209-18.

39) Pirino G, et al. Protein kinase A regulates resumption of meiosis by phosphorylation of Cdc25B in mammalian oocytes. Cell Cycle 2009 ; 8 : 665-70.

40) DiLuigi A, et al. Meiotic arrest in human oocytes is maintained by a Gs signaling pathway. Biol Reprod 2008 ; 78 : 667-72.

41) Nogueira D, et al. Meiotic arrest in vitro by phosphodiesterase 3-inhibitor enhances maturation capacity of humanoocytes and allows subsequent embryonic development. Biol Reprod 2006 ; 74 : 177-84.

42) Zhang M, et al. Granulosa cell ligand NPPC and its receptor NPR2 maintain meiotic arrest in mouse oocytes. Science 2010 ; 330 : 366-9.

43) Kawamura K, et al. Pre-ovulatory LH/hCG surge decreases C-type natriuretic peptide secretion by ovarian granulosa cells to promote meiotic resumption of pre-ovulatory oocytes. Hum Reprod 2011 ; 26 : 3094-101.

44) Skinner MK. Regulation of primordial follicle assembly and development. Hum Reprod Update 2005 ; 11 : 461-71.

45) Moniruzzaman M, et al. KIT-KIT ligand in the growth of porcine oocytes in primordial follicles. J Reprod Dev 2007 ; 53 : 1273-81.

46) Park JY, et al. EGF-like growth factors as mediators of LH action in the ovulatory follicle. Science 2004 ; 303 : 682-4.

47) Shimada M, et al. Paracrine and autocrine regulation of epidermal growth factor-like factors in cumulus oocyte complexes and granulosa cells : key roles for prostaglandin synthase 2 and progesterone receptor. Mol Endocrinol 2006 ; 20 : 1352-65.

48) Fan HY, et al. MAPK3/1 (ERK1/2) in ovarian granulosa cells are essential for female fertility. Science 2009 ; 324 : 938-41.

49) Norris RP, et al. Epidermal growth factor receptor kinase activity is required for gap junction closure and for part of the decrease in ovarian follicle cGMP in response to LH. Reproduction 2010 ; 140 : 655-62.

50) Thomas RE, et al. Bovine cumulus cell-oocyte gap junctional communication during in vitro maturation in response to manipulation of cell-specific

cyclic adenosine 3′,5′-monophosophate levels. Biol Reprod 2004 ; 70 : 548-56.

51) Kawashima I, et al. Targeted disruption of Nrg1 in granulosa cells alters the temporal progression of oocyte maturation. Mol Endocrinol 2014 ; 28 : 706-21.

52) White R, et al. The nuclear receptor co-repressor nrip1 (RIP140) is essential for female fertility. Nat Med 2000 ; 6 : 1368-74.

53) Nautiyal J, et al. The nuclear receptor cofactor receptor-interacting protein 140 is a positive regulator of amphiregulin expression and cumulus cell-oocyte complex expansion in the mouse ovary. Endocrinology 2010 ; 151 : 2923-32.

54) Vaccari S, et al. Cyclic GMP signaling is involved in the luteinizing hormone-dependent meiotic maturation of mouse oocytes. Biol Reprod 2009 ; 81 : 595-604.

55) Kawamura K, et al. Paracrine regulation of mammalian oocyte maturation and male germ cell survival. Proc Natl Acad Sci USA 2004 ; 101 : 7323-8.

56) Kawamura K, et al. Ovarian brain-derived neurotrophic factor (BDNF) promotes the development of oocytes into preimplantation embryos. Proc Natl Acad Sci USA 2005 ; 102 : 9206-11.

57) Kawamura K, et al. Regulation of preimplantation embryo development by brain-derived neurotrophic factor. Dev Biol 2007 ; 311 : 147-58.

58) Kawamura K, et al. Completion of Meiosis I of preovulatory oocytes and facilitation of preimplantation embryo development by glial cell line-derived neurotrophic factor. Dev Biol 2008 ; 315 : 189-202.

59) Ye Y, et al. Kit ligand promotes first polar body extrusion of mouse preovulatory oocytes. Reprod Biol Endocrinol 2009 ; 7 : 26.

60) Kawamura K, et al. Paracrine regulation of the resumption of oocyte meiosis by endothelin-1. Dev

Biol 2009 ; 327 : 62-70.

61) Ye Y, et al. Leptin and ObRa/MEK signalling in mouse oocyte maturation and preimplantation embryo development. Reprod Biomed Online 2009 ; 19 : 181-90.

62) Kawamura K, et al. Leptin promotes the development of mouse preimplantation embryos in vitro. Endocrinology 2002 ; 143 : 1922-31.

63) Cejudo Roman A, et al. Analysis of the expression of neurokinin B, kisspeptin, and their cognate receptors NK3R and KISS1R in the human female genital tract. Fertil Steril 2012 ; 97 : 1213-9.

64) Taniguchi Y, et al. Intra-follicular kisspeptin levels are related to oocyte maturation and gonadal hormones in patients who are undergoing assisted reproductive technology. Reprod Med Biol 2017 ; 16 : 380-5.

65) Ajduk A, et al. Cytoplasmic maturation of mammalian oocytes : development of a mechanism responsible for sperm-induced Ca2+ oscillations. Reprod Bioll 2008 ; 8 : 3-22.

66) Chen J, et al. Genome-wide analysis of translation reveals a critical role for deleted in azoospermia-like (Dazl) at the oocyte-to-zygote transition. Genes Dev 2011 ; 25 : 755-66.

67) Esposito G, et al. Peptidylarginine deiminase(PAD) 6 is essential for oocyte cytoskeletal sheet formation and female fertility. Mol Cell Endocrinol 2007 ; 273 : 25-31.

68) Eppig JJ, et al. Development in vitro of mouse oocytes from primordial follicles. Biol Reprod 1996 ; 54 : 197-207.

69) Shirasawa H, et al. In vitro maturation of human immature oocytes for fertility preservation and research material. Reprod Med Biol 2017 ; 16 : 258-67.

黄体の形成と退行，妊娠黄体

はじめに

　黄体は，成熟した卵胞が排卵した後に形成される一過性の内分泌器官である．形態学的にも機能的にも卵胞とは大きく異なる実質器官となる．黄体は，プロゲステロンを分泌し妊娠の成立・維持には不可欠である．黄体からのプロゲステロン産生は，すでに黄体化ホルモン（luteinizing hormone：LH）サージの直後から始まっており，この時期のプロゲステロンは排卵（卵胞破裂）に不可欠である．さらに，LHサージから卵胞破裂に至るまでの短期間には，顆粒膜細胞では黄体化に伴い多くの遺伝子の発現が変化する．また，LHサージにより，同時に血管新生も始まり，排卵後2〜3日で血管網の構築とともに黄体が形成される．黄体が形成された後は，妊娠の成立のためプロゲステロン産生の維持が必要であり，LHによる黄体刺激と黄体血流による調節が主体となる．

　妊娠が成立したときは，黄体機能がすみやかに延長されるメカニズムが働く．妊娠7週までは黄体からのプロゲステロンが妊娠の維持に必要である．一方，妊娠が成立しないときは，プロゲステロンがいたずらに分泌され続けると次の排卵が起こらないので，すみやかにプロゲステロン産生がなくなるしくみ（黄体退縮機構）が働く．

　本項では，①黄体形成のメカニズム（黄体期初期），②黄体機能の維持機構（黄体期中期），③黄体退縮機構（黄体期後期），④妊娠による黄体機能延長のメカニズム（妊娠初期）に分けて解説する．

黄体形成のメカニズム（黄体期初期）

　黄体形成の主役は，機能的黄体化（functional luteinization）と迅速な血管網の構築である．LHサージから排卵（卵胞破裂）に至るまでの時期は，機能的黄体化とよばれ，顆粒膜細胞や内莢膜細胞が黄体細胞へ分化するのであるが，この短期間の間に劇的な遺伝子発現変化，機能変化が起こる．大きな機能変化の一つは，LHサージによる性ステロイドホルモン合成の急激な変化（エストロゲン産生からプロゲステロン産生へのシフト）とそれに引き続いて起こる卵胞破裂である．黄体からのプロゲステロン産生は，すでにLHサージの直後から始まっており，この時期のプロゲステロンは排卵に不可欠である．また，LHサージにより，同時に血管新生も始まり，排卵後2〜3日で血管網の構築とともに黄体が形成される．

機能的黄体化

　LHサージから卵胞破裂に至るまでの期間は，細胞形態や組織構築はまだ黄体化していないが，機能的にはすでにエストロゲン産生からプロゲステロン産生にシフトしているので機能的黄体化とよばれる．ラット，マウスでは12時間，ヒトでは約36〜38時間であり，この短期間の間に起こる劇的な遺伝子発現変化と機能変化について述べる（❶）．

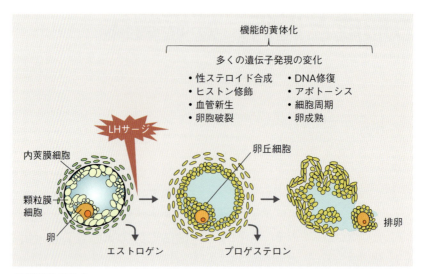

❶ 機能的黄体化
LHサージから卵胞破裂に至るまでの期間は，細胞形態や組織構築はまだ黄体化していないが，機能的にはすでにエストロゲン産生からプロゲステロン産生にシフトしているので機能的黄体化とよばれる．

機能的黄体化に伴う遺伝子発現変化

LHサージから卵胞破裂に至るまでの顆粒膜細胞では，多くの遺伝子の発現が変化する[1]．マウスを用いてLHサージ前とLHサージ4時間後，12時間後（排卵時）の顆粒膜細胞の遺伝子発現をマイクロアレイによる網羅的な解析により比較した．性ステロイドホルモン合成，ヒストン修飾，血管新生や排卵に関与する遺伝子は4時間で増加し，細胞周期・増殖や卵成熟の関連遺伝子は4時間で低下した．DNA修復に関与する遺伝子は12時間で増加し，アポトーシス誘導遺伝子は12時間で低下した．このように，LHサージから排卵までの短時間の間に，顆粒膜細胞では多くの遺伝子群の転写が活性化あるいは不活性化することによって，さまざまな機能的変化が起こり黄体化が遂行されている（❶）．

機能的黄体化に伴う顆粒膜細胞の機能変化

排卵時のLHサージにより，卵胞内では大きく分けて①卵-卵丘細胞複合体の膨化，②卵胞破裂，③性ステロイド合成の変化の3つの機能変化が起こる[2]（❷）．LHサージによりcAMP-PKAを介してepidermal growth factor (EGF)-like factorであるアンフィレギュリン（amphiregulin），エピレギュリン（epiregulin）が2時間という短時間で発現する．これがEGF受容体を介して古典的MAPKinaseカスケードであるERK-1とERK-2（ERK 1/2）の活性化を誘導し，その後次の3つの経路を介しそれぞれの機能変化を引き起こす．

① ヒアルロン酸の合成などを介して，卵-卵丘細胞複合体の膨化と卵の成熟に働く．

② プロゲステロンレセプターの発現がLHサージ後数時間で誘導され，これが転写因子として働き，種々のタンパク分解酵素の発現を増加させ卵胞破裂を誘発する．実際にプロゲステロンレセプターのノックアウトマウスでは卵胞破裂が起こらない[3]．

③ 転写因子C/EBPβを介してプロゲステロン合成に関与する遺伝子の発現を調節する[4]．プロゲステロンレセプターはリガンド依存性の転写因子なので，そのリガンドであるプロゲステロンの産生も非常に早期に確立さ

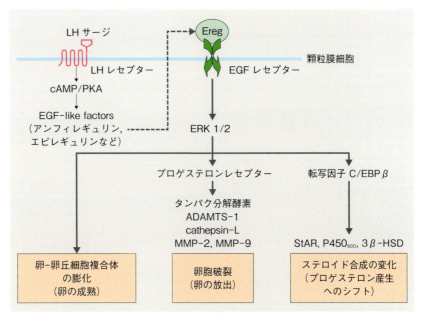

❷ LH サージにより卵胞内で惹起される 3 つのメジャー・イベント
（杉野法広．2013[2]）より改変）

機能的黄体化に伴う性ステロイドホルモン合成経路の変化

❸に，性ステロイドホルモン合成の LH サージによる変化を示す[2]．LH サージ前では内莢膜細胞において LH の刺激で steroidogenic acute regulatory protein（StAR），P450$_{scc}$（コレステロール側鎖切断酵素），3β-ヒドロキシステロイドデヒドロゲナーゼ（3β-HSD）を介して産生されたプロゲステロンが 17α-ヒドロキシラーゼによってアンドロステンジオン（androstendione）となり，これが顆粒膜細胞に移行して，卵胞刺激ホルモン（follicle stimulating hormone：FSH）の作用でアロマターゼ（aromatase）によりエストラジオール（estradiol）が産生される．このステロイド産生機構は two cell two gonadotropin theory として知られている．

LH サージにより黄体化すると，黄体化内莢膜細胞では，17α-ヒドロキシラーゼの発現が急激に低下してアンドロステンジオンが産生されなくなり，プロゲステロン産生が主体となる．さらに，黄体化顆粒膜細胞では，アロマターゼ発現が急激に低下し，その代わりに StAR，P450$_{scc}$，3β-HSD のプロゲステロン産生酵素の発現が急激に増加する．これらの遺伝子発現は LH サージから排卵までの短時間でプロゲステロンを主に産生するように急激に変化する．このようなエストロゲンからプロゲステロン産生へのすみやかなシフトがプロゲステロンレセプターを介した排卵やそれに引き続く黄体化に重要である．

近年，この顆粒膜細胞の機能的黄体化に伴う StAR，P450$_{scc}$ の増加とアロマターゼの低下には，エピジェネティクス制御が関与することが明らかにされた[5,6]．遺伝子発現調節には，転写因子だけでなくプロモーター領域である DNA 側の変化も重要であることが明らかとなっている．すなわち，プロモーター領域のヒストン修飾や DNA メチル化といったエピジェネティックな調節がクロマチン構造を変化させること

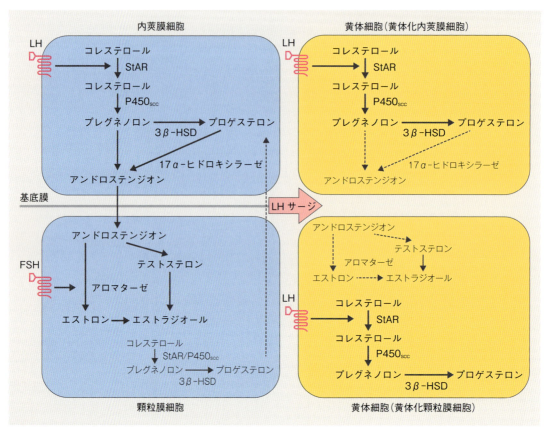

❸ LHサージによる性ステロイドホルモン合成の変化
LHサージによって急激にエストロゲン産生からプロゲステロン産生にシフトする．
（杉野法広，2013[2])より改変）

で，転写因子のDNAへの結合を制御し，転写調節を行っている．StAR，P450_scc 遺伝子については，LHサージにより，プロモーター領域において転写が活性化されるように種々のヒストン修飾の変化が起こる．これによりクロマチン構造は緩み，転写因子であるC/EBPβの結合が増加し，転写が活性化される．一方，アロマターゼ遺伝子については，LHサージによりプロモーター領域において，転写が抑制されるように種々のヒストン修飾の変化が起こる．この変化によりクロマチン構造は凝集するとともに転写因子であるCREBの結合が低下し，転写が不活性化される．

疾患との関連

黄体化非破裂卵胞（luteinized unruptured follicle：LUF）は，LHサージによって顆粒膜細胞が黄体化しプロゲステロン産生が起こるが，卵胞が破裂せず排卵が得られない疾患である．原因は不明であるが，機能的な異常として，LHサージから卵胞破裂までの機構のどこかに異常があれば引き起こされることが想定される．LUFでは血管新生も不完全であり，血中プロゲステロン濃度も低い．

血管網の構築

黄体のプロゲステロン産生は血中からのコレステロールが供給源となるため，LHサージ後には急速に血管新生が進む．黄体における活発

なプロゲステロン合成のため，基質であるコレステロールや黄体刺激物質は黄体細胞に供給され，また合成されたプロゲステロンは血中に運搬される必要があるため，黄体には高度に発達した血管網が構築される．

黄体の血管新生は，卵胞の内莢膜細胞層の血管内皮細胞がLHサージ後に基底膜の融解に伴って，無血管領域である顆粒膜細胞層へ侵入・増殖することから始まり，黄体期初期の間に完成する．血管新生は，血管内皮細胞の増殖に関わる血管内皮増殖因子（vascular endothelial growth factor：VEGF）と血管安定化に関与するアンジオポイエチン（angiopoietin）との共同作用によって調節されている[7,8]．血管の安定化にはアンジオポイエチン-1がアンジオポイエチン-2に比べ優位になり，血管支持細胞である壁細胞が血管内皮細胞の周囲に接着する．脱安定化にはアンジオポイエチン-2が優位になる．血管新生には，アンジオポイエチン-2優位による壁細胞の離脱・遊離（脱安定化）の状況のもとにVEGFによる血管内皮細胞の増殖が必要である．VEGFはLHサージにより顆粒膜細胞が黄体化することにより産生され，LHサージから6時間の間に6倍にも産生が増加する．黄体期の初期には，アンジオポイエチン-2が優位な状況下であり，VEGFの作用により血管新生が急激に進む．

黄体形成におけるVEGFによる血管新生の重要性は，次のことから明らかにされている．過排卵ラットに可溶性VEGF受容体（sVEGFR）を投与してVEGFの作用をブロックすると，黄体の形成が著明に抑制される[9]．さらに，サルを用いた実験でも，VEGFの作用をブロックする中和抗体やsVEGFRを黄体期初期の間に投与すると，黄体の血管新生が阻害され黄体の発育や機能は抑制される[10,11]．

黄体機能の維持機構（黄体期中期）

黄体が形成された後のプロゲステロン産生調節の中心的役割は，LHによるプロゲステロン産生経路の活性化のほかに，黄体の血流がプロゲステロン産生に重要である．

LHによるプロゲステロン産生経路の活性化

LHは黄体機能維持には最も中心的役割をもつことはいうまでもない．実際に，ヒトにおいて黄体期にゴナドトロピン放出ホルモン（gonadotropin releasing hormone：GnRH）アンタゴニストを投与すると，数時間以内に血中LH値の低下とともに血中プロゲステロン値が著明に低下する．また，GnRHアンタゴニストの投与によりステロイド産生経路の酵素やタンパクであるStAR，$P450_{scc}$，3β-HSDの発現が低下するが，これはLHの同時投与により回復する．

LH刺激によりコレステロール輸送タンパクであるStARが増加し，細胞内に取り込まれたコレステロールをミトコンドリア外膜から内膜へ移動させる．そして，ミトコンドリア内膜にある$P450_{scc}$によりプロゲステロンの合成が始まり，まずコレステロールからプレグネノロン（pregnenolone）が生成される．プレグネノロンはその後，小胞体において3β-HSDによりプロゲステロンとなる．StARがプロゲステロン合成における最も重要な律速段階であるが，$P450_{scc}$と3β-HSDもLHにより発現は増加する．

さらに，黄体期中期では，効率よくLHの作用を受けるしくみが働いている．LH受容体の発現は，黄体期の中期に最も高い発現を示す．また，LHは律動性に分泌されているが，卵胞期と黄体期では分泌パターンが異なる．黄体期では卵胞期に比べ，律動性分泌の振幅が大きく

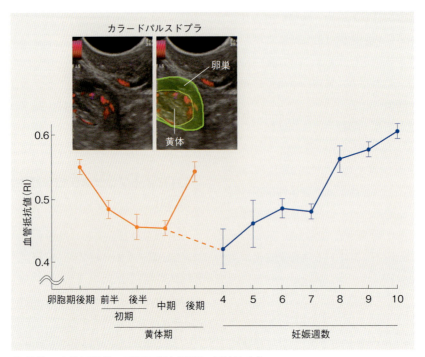

❹ 黄体の血管抵抗値の月経周期と妊娠における変化
黄体の周囲に豊富な血流がみられる（カラーパルスドプラ）．この血流の血管抵抗値は黄体期中期に向かって低下する（血流が良くなる）が，後期には増加する（血流が悪くなる）．妊娠黄体では妊娠7週まで血管抵抗値が低く（血流が良く）維持される．プロゲステロン産生が黄体から胎盤に移行する妊娠8週以降は，血管抵抗値が高くなる（血流が悪くなる）．

なり，持続時間も長くなる（頻度は減少する）ことにより，黄体細胞が受ける LH 刺激は増加する．

血流による黄体機能調節

黄体における発達した血管網の構築は，黄体への血液供給だけでなく，合成されたプロゲステロンを循環血液に送ることにおいても重要である．

月経周期と妊娠における黄体血流の変化

安定した血流には，血管新生に加えて血管の質的な変化，すなわち血管の成熟や安定化が必要である．とくに，黄体内の血管は，癌組織にみられるような漏出性の高い脆弱な血管ではなく，成熟した血管いわば機能的血管である必要がある．黄体期初期の間に血管新生が完成した後，中期では血管支持細胞である壁細胞が増加し，さらにアンジオポイエチン-1優位の状況下で，血管内皮細胞と壁細胞の相互作用により血管の安定化が起こる[7,8]．

次に，黄体血流と黄体機能との関係について述べる．黄体血流は経腟超音波カラーパルスドプラを用いて，黄体の血管抵抗を測定することにより評価することができる[12]（❹）．血管抵抗値（resistance index：RI）が高値であれば血流が悪く，抵抗値が低ければ血流は良好と推定する．黄体血流は黄体期初期の前半から後半にかけて増加し，黄体期中期は初期後半と同じレベルを維持し，後期には血流が減少する．また，妊娠黄体では黄体期中期と同じ良好な血流レベルが妊娠7週まで維持される．このような血流の変化は黄体における血管網の構築過程をよく反映している．さらに，黄体の血管抵抗値と血

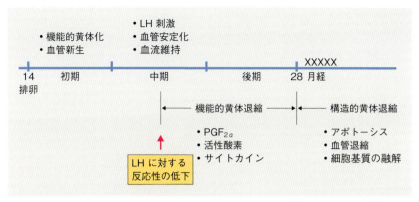

❺ 月経周期における黄体機能調節と黄体退縮

中プロゲステロン値の間には有意の負の相関がみられる．

疾患との関連

黄体内血管抵抗値の基準値を receiver operating characteristic curve（ROC）曲線から求めたところ，感度が84.3％，特異度が85.6％と高い精度で基準値を0.51に設定することができた．黄体内血管抵抗値が0.51以上の黄体血流の低下があり黄体期中期の血中プロゲステロン値が 10 ng/mL 未満を呈する黄体機能不全の症例に対し，血流改善作用があるビタミン E や一酸化窒素誘導剤である L-アルギニンを排卵後から投与すると，黄体血流の改善とともに，血中プロゲステロン値も改善する[13]．すなわち，黄体血流の低下が黄体機能不全の原因になっていることを示しており，黄体血流が黄体機能の調節に重要な役割を果たしている．

黄体退縮機構（黄体期後期）

妊娠が成立しなかったときに，周期的に排卵を起こさせる機構は，種を維持していくために哺乳動物が長い進化の過程で獲得した生殖戦略の一つである．ヒトを含む多くの哺乳動物において，次の排卵周期を迎える原点は黄体退縮にある．

黄体退縮は，プロゲステロン分泌のみが低下する機能的黄体退縮（functional luteolysis）と，それに引き続く黄体組織の形態的な消失が起こる構造的黄体退縮（structural luteolysis）という2つの連続した過程から成る．ヒトでは妊娠が成立しなければ，黄体機能は約2週間という短期間で終わる．この機能的黄体退縮によってすみやかにプロゲステロン分泌が低下し，次の性周期の卵胞発育が得られるのである．黄体が形成されてから白体となり卵巣から消失するまでに約6～8週間かかるので，構造的黄体退縮は約4～6週間かけて主にアポトーシスという細胞死によって起こる．この両者の退縮機構について概説する（❺）．

機能的黄体退縮

機能的黄体退縮のトリガー

ヒトの機能的黄体退縮のトリガーはいまだ解明されていない．一般的には，「LH に対する反応性の低下」が退縮の開始といわれている．これは，黄体期中期から一定量のヒト絨毛性ゴナドトロピン（human chorionic gonadotropin：hCG）を連日投与しても黄体機能は延長しないが，hCG を指数関数的に増加させて連日投与すると黄体は退縮することなく機能が妊娠黄体のように延長するというサルにおける実験結果から導かれている[14]．それでは，「LH に対する反

応性の低下」とは，実際にはどのようなことを意味しているのか．これまで明確な答えは提示されていないので考えてみたい．

ヒトとサルにおいて月経周期の黄体期における遺伝子発現の変化をみると，LH受容体は黄体期後期までその発現が著しく低下することなく維持されている[15]．また，ステロイド産生酵素やタンパクでは，StARやP450$_{scc}$発現も黄体期後期まで維持される[15]．興味深いのは，黄体内のプロスタグランジン（prostaglandin）F$_{2\alpha}$（PGF$_{2\alpha}$）濃度は黄体期を通して変化はみられないが，PGF$_{2\alpha}$の受容体発現はすでに黄体期中期の後半から増加し後期のレベルとほぼ同じ高いレベルとなっていることである[15]．PGF$_{2\alpha}$は黄体退縮を引き起こす代表的な物質であり，ほかの動物種（ラットやウシなど）では，黄体退縮のトリガーとして知られている．ヒトやサルでもPGF$_{2\alpha}$を黄体期に投与すると血中プロゲステロン値は低下するので，機能的黄体退縮に重要な役割を果たしていると考えられる．

マイクロアレイ解析による網羅的遺伝子発現解析によると，LHによって増加する遺伝子（StAR，P450$_{scc}$，3β-HSD）は，PGF$_{2\alpha}$によって低下する遺伝子であることがサルにおいて確認されている[16]．つまり，「LHに対する反応性の低下」とは，LHによるプロゲステロン産生促進作用に対し，PGF$_{2\alpha}$受容体を介したPGF$_{2\alpha}$のプロゲステロン産生抑制作用が優位になることを意味しているのかもしれない．すなわち，LHやLH受容体が維持されていても，PGF$_{2\alpha}$受容体発現の増加によるPGF$_{2\alpha}$の黄体機能抑制作用が優位となり，プロゲステロン産生が低下することが機能的黄体退縮の始まりではないかと推察される．さらに，興味深いことに，GnRHアンタゴニストによってLH作用をブロックしてもPGF$_{2\alpha}$の受容体は増加しないが，LHの大量投与によってPGF$_{2\alpha}$受容体の発現は抑制される[16]．黄体期中期からhCGを指数関数

的に増加させて連日投与すると，黄体は退縮することなく妊娠黄体のように機能が延長する事実は，hCGの大量投与によりPGF$_{2\alpha}$受容体発現が抑制された結果と考えられる．つまり，hCGの出現による妊娠維持機構は，hCGの指数関数的増加によるPGF$_{2\alpha}$受容体発現の抑制，すなわち機能的黄体退縮開始の阻止と考えられる．以上のことを考えれば，ヒトの黄体退縮のトリガーは，絨毛からの適切なhCG分泌の欠如としてとらえることができるかもしれない．

▓ 機能的黄体退縮の促進因子

黄体細胞のプロゲステロン分泌を抑制し機能的黄体退縮を促進する多くの因子がわかっている（**❺**）．

PGF$_{2\alpha}$

PGF$_{2\alpha}$は，プロゲステロン合成酵素やタンパク（StAR，P450$_{scc}$，3β-HSD）の発現を低下させることでプロゲステロン産生を抑制し，機能的黄体退縮を促進させる．なお，PGF$_{2\alpha}$の産生部位については，げっ歯類やウシでは子宮であるが，ヒトでは子宮摘出をしても黄体期間には影響しないことから黄体自体であると考えられている．

PGF$_{2\alpha}$のプロゲステロン産生抑制作用としては，転写不活性化因子であるDAX-1がStAR遺伝子プロモーターの近位領域に結合して転写を抑制する機序，活性酸素の産生を増加させステロイド産生酵素やタンパクの機能を抑制する機序などが知られている．最近の興味深い報告として，PGF$_{2\alpha}$刺激により，転写不活性化因子であるYY1がStAR遺伝子プロモーターの遠位領域に結合し，それがヒストン脱アセチル化酵素（histone deacetylase-1：HDAC-1）をリクルートし，ヒストンのアセチル化の低下というヒストン修飾が起こり，転写を抑制させるという新規のメカニズムが報告されている[17]．

活性酸素

退縮期の黄体では活性酸素が増加しており，活性酸素は黄体細胞のプロゲステロン分泌を抑制する[18]．この活性酸素の増加には，活性酸素の消去酵素である銅・亜鉛スーパーオキシドジスムターゼ（Cu,Zn-superoxide dismutase：Cu,Zn-SOD）の低下，活性化マクロファージからの活性酸素，$PGF_{2\alpha}$の作用によって細胞内で産生される活性酸素，血流の低下によって発生する活性酸素などが関与する．興味深いのは，この退縮期にみられる活性酸素の増加は，黄体の機能を抑制するが，アポトーシスなどの細胞死を引き起こさないということである．すみやかにプロゲステロン分泌を低下させるには，細胞死を引き起こすよりも，細胞機能を優先して抑制しようという合理的な現象と考えられる．とくに，プロゲステロン産生と密接に関係するのは，細胞質内の Cu,Zn-SOD とそこで産生される活性酸素である．

近年，活性酸素がプロゲステロン合成酵素やタンパクを抑制するだけでなく，生理活性物質として働き，細胞の機能調節をしていることがわかってきた．たとえば，Cu,Zn-SOD 低下により増加した細胞質内の活性酸素が転写因子である NF-κB の活性化を介し，シクロオキシゲナーゼ-2（cyclooxygenase-2）の発現を促進し，$PGF_{2\alpha}$産生を増加させるという黄体退縮促進機構が見いだされている[19]．

サイトカイン

黄体期後期の黄体ではマクロファージが増加し腫瘍壊死因子-α（tumor necrosis factor α：TNFα）やインターロイキン 1β（interleukin 1β：IL-1β）などのサイトカインが増加する．TNFα や IL-1β は培養黄体細胞でプロゲステロン分泌を抑制することから，これらは黄体退縮に関与すると報告されている．

■ 疾患との関連

黄体血流の低下などの明らかな原因がみられず，血中プロゲステロン値が 10 ng/mL 未満を呈する黄体機能不全のなかには，抗酸化剤であるビタミン C やメラトニンの投与で血中プロゲステロン値が改善する症例が存在する．すなわち，活性酸素による酸化ストレスが黄体機能不全に関与することが示されている[20]．

構造的黄体退縮

構造的黄体退縮では，アポトーシスという細胞死による黄体細胞と血管の消失とともにマトリックスメタロプロテアーゼ（matrix metalloproteinase）という酵素による細胞外基質の融解が起こり，黄体が卵巣から消失する[21]．

ヒトにおける黄体細胞のアポトーシスには，アポトーシス抑制因子である Bcl-2 の低下とアポトーシス誘導因子である Bax の増加により，カスパーゼ（caspase）-3 が誘導されることが一つのメカニズムである．その他，アポトーシス誘導因子である Fas-Fas リガンド系やアポトーシス抑制因子のサーバイビン（survivin）を介した機序も報告されている．一方で，黄体細胞の細胞死にはアポトーシス以外の死である autophagocytosis も関与することも報告されている．

血管の退縮は，アンジオポイエチン-2 優位により壁細胞が血管内皮細胞から遊離（脱安定化）するとともに，VEGF 作用の欠如（とくに VEGF 受容体の低下による）により血管内皮細胞が細胞死に陥ることによる．

マトリックスメタロプロテアーゼの発現は，サイトカインや活性酸素の作用により転写因子である NF-κB の活性化よって増加する．

妊娠による黄体機能延長のメカニズム（妊娠初期）

ヒトの黄体は妊娠の有無にかかわらず 2 週間

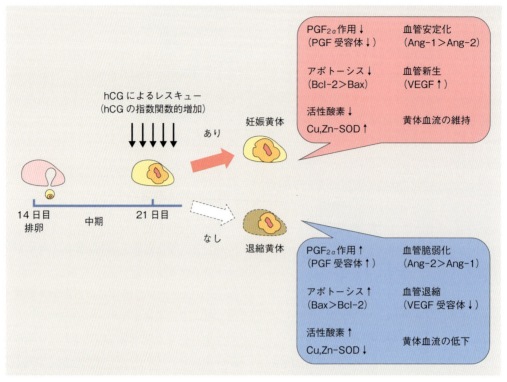

❻ 退縮黄体と妊娠黄体
ヒト黄体は，妊娠が成立すればhCGの指数関数的増加によりさまざまな黄体退縮機構（PGF$_{2\alpha}$作用，アポトーシス，酸化ストレス，血流低下）が阻止され，黄体の機能と寿命が延長する．

機能が維持される（functional lifespanという）．ヒトの妊娠成立に伴う黄体機能の延長には，まずfunctional lifespanが延長される必要がある．これは絨毛からのhCG分泌によるが，とくに，血中hCG濃度が指数関数的に増加することでfunctional lifespanが延長される[14]．この機序については機能的黄体退縮のトリガーのところで説明した．なお，hCGの作用を受けるLH受容体については，妊娠初期の黄体では月経周期の黄体期と比較すると，mRNA発現は同等のレベルであると報告されている．ここでは，妊娠に伴う黄体機能や寿命の延長の機構を知るために，黄体機能調節に関わる因子を月経黄体と妊娠黄体で比較する（❻）．

血管と血流

妊娠黄体では黄体期中期の黄体に比べ血管数は有意に増加するので，妊娠黄体では血管新生が再開すると考えられる[7]．黄体内VEGF発現の月経周期に伴う変化をみると，黄体期初期から後期までは一定した発現を示すが，退縮期にある黄体では発現が低下する[8]．一方，妊娠黄体では，中期の黄体のVEGF発現に比べ有意に高値を示す．すなわち，妊娠に伴い分泌されるhCGがVEGF産生を増加させ，血管新生を亢進させている．さらに，黄体の血流は月経周期のなかでは黄体期中期が最も豊富であるが，妊娠黄体では黄体期中期レベルの血流が維持される[12]．すなわち，妊娠黄体では，血管新生とともに豊富な血流が維持され，黄体の発育や機能維持に働いている．

活性酸素

妊娠黄体では，月経周期の黄体に比べ，活性

酸素の消去酵素であるCu,Zn-SODは高値を示し，逆に活性酸素レベルは低くプロゲステロン産生には好都合な状況である[18]．hCGはCu,Zn-SODの発現を増加させる作用があるため，妊娠黄体でみられた変化はhCGによるものと考えられる．動物実験においても，機能的黄体退縮をきたす偽妊娠ラットに，胎盤を培養して得られた胎盤由来黄体刺激物質を投与すると，黄体内のCu,Zn-SODの増加とともに黄体機能の延長が確認されている[18]．

アポトーシス

妊娠黄体では，アポトーシスを起こした細胞はほとんどみられない[21]．アポトーシス抑制タンパクであるBcl-2発現は，中期や後期に比べ退縮期では有意に低いが，妊娠黄体では中期に比べても非常に高い発現を示す．逆に，アポトーシス誘導タンパクであるBaxは，後期から退縮期に高い発現を示すが，妊娠黄体では著しく低い．hCGはBcl-2の増加とBaxの低下を誘導する．すなわち，妊娠成立によりhCGが黄体細胞のアポトーシスを抑制することによって黄体の寿命の延長に関与している．

ヒト黄体は，妊娠が成立しなければ，絨毛からの適切なhCG分泌の欠如により退縮へ向かう．一方，妊娠が成立すれば，血中hCG濃度の指数関数的増加によるhCGの作用により，退縮へ向かうさまざまな機構がブロックされ，寿命と機能が延長するのである．

まとめ

繁殖という命題は，子孫を残すという意味で，われわれ人類を含め生物にとっては絶対的なものであるが，同時にそれはきわめて神秘的なものでもある．子孫をいかに多く残すかということが種を超えた共通のテーマであり，数少ない妊娠をいかに有効に生かすか，そうでなければ，いかに頻回に妊娠の機会を得るかということが繁殖のための生殖戦略である．

黄体は，この生殖戦略を着実に遂行している内分泌器官といえる．黄体が形成された後，妊娠が成立しなければ，次周期の卵胞発育をいち早く得るため，プロゲステロン分泌がすみやかになくなるメカニズムが働く．一方，妊娠が成立したときは，黄体機能や寿命がすみやかに延長されプロゲステロン分泌が維持されるような機構が誘導される．この黄体の形成・維持，退縮には，さまざまな合理的なメカニズム，すなわち生殖戦略が働いており，生殖現象の神秘を垣間見ることができる．

（杉野法広）

●文献

1) Shirafuta Y, et al. Genome-wide gene expression analysis in mouse granulosa cells undergoing luteinization during ovulation. SSR 2018—Society for the Study of Reproduction 51st Annual Meeting. Abstracts. 2018. p.128-9.

2) 杉野法広. 黄体化の分子メカニズム. 日産婦誌2013；65：117-27.

3) Lydon JP, et al. Mice lacking progesterone receptor exhibit pleiotropic reproductive abnormalities. Genes Dev 1995；9：2266-78.

4) Fan HY, et al. CCAAT/enhancer-binding proteins (C/EBP)-alpha and-beta are essential for ovulation, luteinization, and the expression of key target genes. Mol Endocrinol 2011；25：253-68.

5) Lee L, et al. Changes in histone modification and DNA methylation of the StAR and Cyp19a1 promoter regions in granulosa cells undergoing luteinization during ovulation in female rats. Endocrinology 2013；154：458-70.

6) Okada M, et al. Epigenetic changes of the Cyp11a1 promoter region in granulosa cells undergoing luteinization during ovulation in female rats. Endocrinology 2016；157：3344-54.

7) Sugino N, et al. Angiogenesis in the human corpus luteum：changes in expression of angiopoietins in the corpus luteum throughout the menstrual cycle and in early pregnancy. J Clin Endocrinol Metab 2005；90：6141-8.

8) Sugino N, et al. Angiogenesis in the human corpus luteum. Reprod Med Biol 2008；7：91-103.

9) Ferrara N, et al. Vascular endothelial growth factor is essential for corpus luteum angiogenesis. Nat Med 1998 ; 4 : 336-40.

10) Fraser HM, et al. Suppression of luteal angiogenesis in the primate after neutralization of vascular endothelial growth factor. Endocrinology 2000 ; 141 : 995-1000.

11) Hazzard TM, et al. Injection of soluble vascular endothelial growth factor receptor 1 into the pre-ovulatory follicle disrupts ovulation and subsequent luteal function in rhesus monkey. Biol Reprod 2002 ; 67 : 1305-12.

12) Tamura H, et al. Changes in blood flow impedance of the human corpus luteum throughout the luteal phase and during early pregnancy. Fertil Steril 2008 ; 90 : 2334-9.

13) Takasaki A, et al. Luteal blood flow and luteal function. J Ovarian Res 2009 ; 2 : 1.

14) Zeleznik AJ. In vivo responses of the primate corpus luteum to luteinizing hormone and chorionic gonadotropin. Proc Natl Acad Sci USA 1998 ; 95 : 11002-7.

15) Bogan RL, et al. Systemic determination of differential gene expression in the primate corpus luteum during the luteal phase of the menstrual cycle. Mol Endocrinol 2008 ; 22 : 1260-73.

16) Priyanka S, et al. Genome-wide gene expression analysis reveals a dynamic interplay between luteotropic and luteolytic factors in the regulation of corpus luteum function in the bonnet monkey. Endocrinology 2009 ; 150 : 1473-84.

17) Liu Q, et al. Prostaglandin F2α suppresses rat steroidogenic acute regulatory protein expression via induction of Yin Yang 1 protein and recruitment of histone deacethylase 1 protein. Endocrinology 2007 ; 148 : 5209-19.

18) Sugino N. Reactive oxygen species in ovarian physiology. Reprod Med Biol 2005 ; 4 : 31-44.

19) Taniguchi K, et al. Prostaglandin F2α (PGF2α) stimulates PTGS2 expression and PGF2α synthesis through NFKB activation via reactive oxygen species in the corpus luteum of pseudopregnant rats. Reproduction 2010 ; 140 : 885-92.

20) Taketani T, et al. Protective role of melatonin in progesterone production by human luteal cells. J Pineal Res 2011 ; 51 : 207-13.

21) Sugino N, Okuda K. Species-related differences in the mechanism of apoptosis during structural luteolysis. J Reprod Dev 2007 ; 53 : 977-86.

4章

子宮内膜の変化

子宮内膜の形態と機能

はじめに

子宮内膜（endometrium）は，尿生殖堤（urogenital ridge）由来の子宮内腔を被覆する粘膜組織である．ヒト子宮内膜は，主に上皮と間質から構成され，初経から閉経まで周期性にその構造および機能が変化する一方，胚の生着（着床）に始まる妊娠および胎児・胎盤の維持・発育を可能にする免疫防御の場として機能する．子宮内膜の増殖・分化を含む機能と形態の変化は卵巣から分泌される性ステロイドホルモン依存性に起こる．他の性ステロイドホルモン依存性組織である乳腺や前立腺と同様，子宮内膜においてもさまざまな異常・疾患が生じる．

本項では，着床や月経を担うヒト子宮内膜の形態とその変化ならびにそれらを制御する生理メカニズムを主に論じる．さらに，子宮内膜の機能異常についても概説する．

子宮と子宮内膜の発生

胎児期の子宮内膜

子宮，卵管，腟（上半分）で構成される雌性生殖器官は尿生殖堤由来である．妊娠6週において，尿生殖堤の体腔上皮（coelomic epithelium）の前側面が縦方向に陥入することで，一対の中胚葉（mesoderm）由来の中腎傍管（paramesonephric ducts；Müller管〈Müllerian ducts〉）が形成される（**❶a〜c**）[1,2]．

妊娠10週までに，この Müller 管の2つの遠位端はそれぞれ卵管になる一方，2つに分かれていた近位端（尾側端）は癒合して子宮原基（primordial uterus）と腟の上半分を形づくる（**❶c，d**）[2,3]．癒合後に残存する子宮原基と腟の隔壁は最終的に消失することで，2つに分かれていた子宮腔も腟腔も1つになる（**❶d**）[3]．原基の内腔は，初期には1層の単純な立方上皮で覆われている．その後，偽重層化した円柱上皮となる．その上皮の下には密な間葉組織があり，内膜間質とその周囲の筋層を生成する．子宮原基内腔の表層上皮から腺管上皮が出芽して間質内に陥入することにより，腺管構造が形成される[4]．妊娠22週までには，子宮は成人と同様の構造になる．妊娠32週までには，胎盤から産生される性ステロイドホルモンの影響下で，腺管の分泌能，グリコーゲン集積，および内膜間質浮腫が顕著となる．

出生後は，胎盤由来のエストロゲンとプロゲステロンの急激な低下（消退）に反応して子宮内膜は退行し，小口径の腺管と血管に乏しい間質を有する萎縮組織となる．出生直後から生後1週間にかけて新生児の女児にしばしば月経様性器出血が認められる．これは母体・胎盤由来の性ステロイドホルモンの低下による子宮内膜の退縮に伴う消退出血とされている．

上記の胎生期における子宮内膜の発生・発育は，主に Wnt（wingless-type MMTV integration site）遺伝子群（WNT4，WNT5，WNT7）および転写因子であるホメオボックス（HOX）遺伝子群の産物によって制御されることが知ら

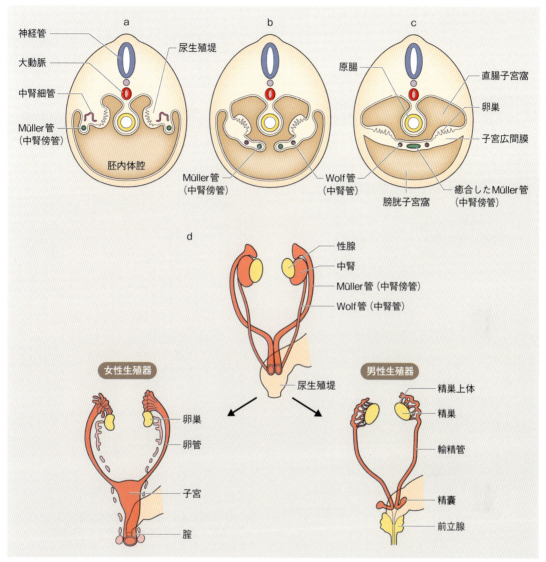

❶ 子宮の発生
a〜c：尿生殖堤の横断面．aからcの順で発生が進む．尿生殖堤の体腔上皮の陥入によって形成された一対の中腎傍管（paramesonephric ducts；Müller管〈Müllerian ducts〉）が中央に向かって移動し，尾側端で癒合して子宮原基と腟の上半分を形づくる．一方，頭側の2つのMüller管は卵管になる．d：冠状面からみた女性・男性生殖器の発生．女性生殖器の発生においては，Wolf管は退縮する一方，癒合したMüller管を2つに分けていた隔壁が最終的に消失することで，子宮腔と腟腔が1つになる．
（a〜c：Cobb LP, et al. 2015[2]；d：Délot E, Vilain E. 2018[3]）．

れている[5]．

思春期・初経期における子宮内膜

出生後に退縮した子宮内膜は，その後数年間は萎縮状態にとどまる[6]．しかし，思春期の発来（ゴナドトロピン放出ホルモンの再活発化）に伴い，卵巣からのエストロゲン分泌が開始・増加すると（gonadarche），乳房発育（thelarche），恥毛の発育（pubarche），身長の発育スパートが起こる．卵巣由来のエストロゲンは子宮内膜にも作用して，子宮内膜は萎縮状態から脱して増殖を開始する．ついには排卵・

黄体形成とそれに引き続く子宮内膜の分泌期変化が起こり初経（menarche）となる．しかし，思春期では性周期を司る視床下部-下垂体-卵巣系のシステムが未成熟であることも多いため，無排卵のままエストロゲンの持続曝露による破綻出血として初経を迎えることも少なくない．

成熟子宮内膜の形態とその変化

月経周期（性周期）と子宮内膜

　初経開始後，数か月〜数年間は無排卵周期が続くことが多いが，排卵周期が確立すると，その周期のなかで子宮内膜はダイナミックな構造と機能の変化を呈する．月経周期の平均期間は28日余だが，25〜38日の範囲内でかつ各周期の変動が6日以内であれば月経整順と定義される．このような変動があるものの，子宮内膜の変化の観点から，月経周期を28日として「増殖期（proliferative phase，5〜14日）」「分泌期（secretory phase，15〜28日）」「月経期（menstruation，1〜4日）」の3つの期間に分けることが一般的である（ただし，この日数の区切りは諸家により多少異なる）．

　増殖期では，発育卵胞由来のエストロゲンの血中濃度の増加に反応して，子宮内膜は増殖・増大する（❷a，c）．排卵後，黄体由来のプロゲステロンの血中濃度は増加し（❷b），分泌期ではプロゲステロン優位のホルモン状態のもとで，子宮内膜は分化して着床環境を整える．

子宮内膜の組織構造

　子宮内膜は構造と機能の観点から，管腔面から内膜の上方を占める機能層（functionalis）とその下方の基底層（basalis）という2つの組織層に分けられる（❸）．機能層は，さらに管腔上皮とその下方にある間質を含む緻密層（com-

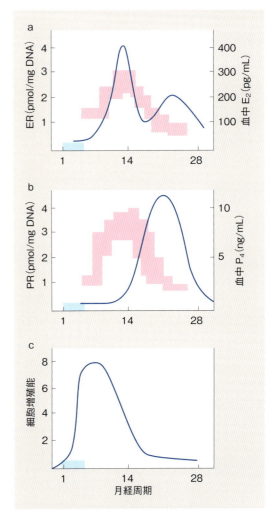

❷ 月経周期におけるエストロゲン受容体（ER）とプロゲステロン受容体（PR）の発現変化

子宮内膜におけるER・PR濃度（a，bの ▬ ），血中エストラジオール（E$_2$），プロゲステロン（P$_4$）濃度（a，bの――），およびチミジン取り込み能によって評価した子宮内膜の増殖能（cの――）．a〜cの ▬ は月経を示す．
（Lessey B, Young S. 2018[5]）

pact zone）と密に存在する迂曲した腺管とその周辺の間質を含む海綿層（spongy zone）の2つに分けられる（❸）．一方，基底層は，海綿層と子宮筋層の間に位置して，腺管の底部や内膜組織を支持する血管構造がみられる．

　月経時に機能層は剝脱するが基底層は残存することから，基底層から機能層が再生すると考えられている．月経周期を通じて基底層はほと

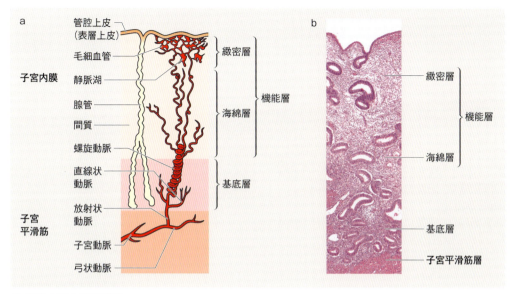

❸ 子宮内膜の組織構造
a：分泌期内膜組織の層構造．b：分泌期後期（27日目）のHE染色組織像．
(a：Lessey B, Young S. 2018[5])

んど変化しないが，機能層は増殖期に再生・増生し，排卵を経て分泌期になると，さらに基底層とは異なる顕著な組織変化が起こる[5]．増殖期では，機能層上部にある腺上皮細胞の多くは活発に増殖する一方，基底層の腺管の増殖能は比較的低いままだが分泌期早期～中期にかけて高くなる[5]．

月経周期の各時期における子宮内膜の形態

　増殖期と分泌期は，さらにおのおの早期，中期，後期に細分化される．月経後に再上皮化と間質および腺管の増生が特徴的である．その結果，排卵までに内膜は約1mmから3～4mmの厚さになる．これらの変化は主にエストロゲンによって調節されている．

増殖期早期（5～7日目）

　増殖期早期では，子宮内膜の厚さは2mm以下である．基底層にある増殖能の高い細胞と子宮下部および子宮角にある腺上皮細胞が月経5日目までに管腔上皮を再生復元させる．腺管上皮と間質の両者において，細胞分裂は顕著である．注目すべきは，この反復する創部修復は瘢痕化をきたさない点である．間質と腺上皮の前駆細胞を生み出す内膜幹細胞がこの組織再生・修復に貢献していると考えられている（後述）．増殖期早期の腺管は，狭小，直線状および管状であり，基底層側に円形の核を有する背丈の低い円柱上皮に囲まれている．細胞分裂像は腺管と間質の両者にみられる．

増殖期中期（8～10日目）

　増殖期中期になると，内膜腺管はより長くまた迂曲がみられるようになる．偽重層化が起こり，分裂像もより顕著になる（❹）．

増殖期後期（11～14日目）

　腺管の管腔は拡大し，腺管は著明な迂曲を呈するようになる．腺管細胞は背丈が高く円柱状になる．分裂像も顕著になり，偽重層化がさらに進み，排卵前後でピークに達する．腺管は表

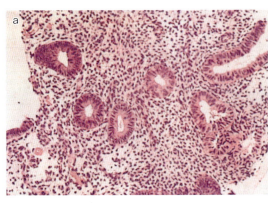
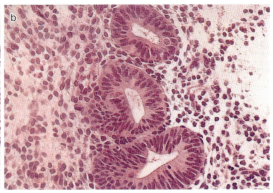

❹ 増殖期中期内膜
内膜腺管は迂曲し，腺管においては腺上皮細胞の偽重層化がみられる．間質に細胞分裂像がみられる（a：×200，b：×400）．
（安田勝彦，神崎秀陽．子宮内膜の組織学と生理的変化．新女性医学大系 1．性器の発生・形態・機能．東京：中山書店；2001）

層上皮付近では比較的粗に分布する一方，基底層に近くなるとより密に存在し迂曲が著しくなる．このような腺管の増生に加えて，間質も細胞外マトリックスが豊富になり浮腫状を呈しながら細胞分裂像は排卵前後で最も顕著にみられる．腺管と間質の両者の増生は機能層に限局して起こる[7]．

分泌期早期（15〜18日目）

分泌期は排卵とともに開始するが，管腔と腺管の上皮はすでに増殖期からさまざまな生理活性物質を分泌している．子宮内膜の上皮と間質における核分裂像は排卵後の最初の3日間まではみられるが，それ以降はほとんどみられない．この時期，腺管上皮細胞と間質細胞の核は凝縮したクロマチン構造（ヘテロクロマチン）を呈するようになる．腺管上皮細胞の基底部にグリコーゲン豊富な空胞が出現し（核下空胞），これにより核は腺管上皮細胞の中央部分に位置する（❺）．分泌期の内膜組織標本の腺管腔内にエオシン好性（好酸性）の集簇物を認め，これは腺管の分泌能を反映する．

電子顕微鏡レベルでは，内膜上皮細胞には，豊富な小胞体と発達したクリステ（cristae）を

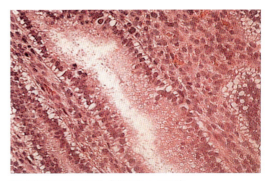

❺ 分泌期早期内膜（排卵後3日目）
迂曲した内膜腺管がみられ，ほぼすべての腺上皮の基底膜と核の間に核下空胞がみられる（×400）．
（安田勝彦，神崎秀陽．子宮内膜の組織学と生理的変化．新女性医学大系 1．性器の発生・形態・機能．東京：中山書店；2001）

有する巨大なミトコンドリアが認められる．間質においては，細線維性コラーゲンを含む網状の好銀性の線維ネットワークが形成される．また間質浮腫により子宮内膜が肥厚する．

分泌期中期（19〜25日目）

この時期の特徴は，螺旋動脈の発達である．螺旋動脈はコイル状になるとともに背丈も高くなる．腺管はさらに拡大するとともに迂曲する（❻）．排卵後6日目で分泌能がピークになり，

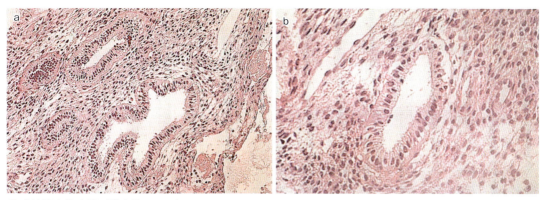

❻ 分泌期中期内膜（排卵後8日目）
腺管の拡大・迂曲ととも間質には顕著な浮腫が認められ，血管新生や血管拡張充血もみられる．螺旋動脈の肥厚がみられる（a：×200，b：×400）．
（安田勝彦，神崎秀陽．子宮内膜の組織学と生理的変化．新女性医学大系 1．性器の発生・形態・機能．東京：中山書店；2001）

それを反映して腺上皮の細胞質内の空胞は消失する（❻）．血管周囲の間質細胞の細胞質は好酸性となり，細胞周囲の細胞外マトリックスの増加がみられる．この間質細胞の変化は前脱落膜化（predecidualization あるいは偽脱落膜化〈pseudodecidualization〉）とよばれ，妊娠時に起こる脱落膜化とは区別されている．

前脱落膜化は，表層上皮の近傍の緻密層間質で起こる．げっ歯類などの一般的は実験動物と異なり，このようにヒトにおいては，脱落膜化の開始には受精胚からのシグナルを必要としない．

■ 分泌期後期～前月経期（26～28日目）

分泌期後期になると脱落膜化はさらに進み全層に拡大していく（❼）．また腺管は迂曲が顕著になり，その結果，鋸の歯のような形態をとる（❼）．前月経期すなわち月経直前では，特徴的な組織像は細胞外マトリックス分解酵素（マトリックスメタロプロテアーゼ）による間質の崩壊（degradation あるいは crumbling），大型顆粒リンパ球（large granular lymphocytes：LGL）の間質への浸潤と増加（❼），および内膜腺管の"secretory exhaustion"とよばれる分泌枯渇である．間質に浸潤した大型顆粒リンパ球の核で起こるアポトーシス関連の変化は，リンパ球の浸潤や間質の崩壊より前に起こる月経の前兆として考えられている[8]．腺管上皮においては，核小体チャンネルや巨大ミトコンドリアは消失し，分泌空胞によって細胞の中央部分に偏位していた核は，分泌空胞の消失により再び基底層側に位置するようになる（❼）．

このような細胞外マトリックスの分解と腺管の分泌能の消失などの結果，内膜は月経に先立って退縮する．

■ 月経期（1～4日目）

プロゲステロンの消退によって起こる月経は，妊娠の不成立を示す生体徴候であり，分泌期後期に生じた脱落膜化内膜を剝脱させる[9]．月経の持続期間は通常4～6日間である．月経期では，前月経期から起こり始めた変化がさらに増強・拡大し，白血球の浸潤・集積に加えて，間質の崩壊ならびに分泌枯渇を呈する腺管の虚脱・崩落に伴い出血が生じる（❽）．

哺乳動物において，妊娠が不成立の場合，黄体が退縮することで循環血中のプロゲステロンとエストロゲン濃度が低下するが，ヒトと旧世

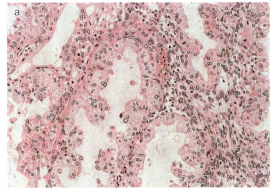
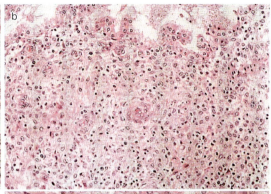
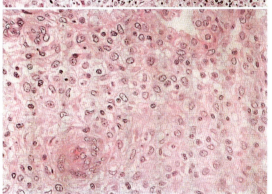

❼ 分泌期後期〜月経前内膜（排卵後 12 〜 13 日目）
鋸歯状の腺管（a：×200），螺旋動脈周囲から発生し進展・増加する脱落膜化細胞，および顆粒リンパ球の増加を認める（b 上：×200，b 下：×400）．
（安田勝彦，神崎秀陽．子宮内膜の組織学と生理的変化．新女性医学大系 1．性器の発生・形態・機能．東京：中山書店；2001）

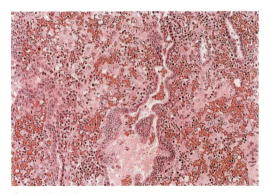

❽ 月経期内膜
出血を伴う間質の崩壊と腺管の崩落に加えて，好中球の浸潤を認める（×200）．
（安田勝彦，神崎秀陽．子宮内膜の組織学と生理的変化．新女性医学大系 1．性器の発生・形態・機能．東京：中山書店；2001）

界サルのみに月経が起こる．さらに月経が起こるこれらの種においても，卵管，腟，乳房は子宮内膜と同様にステロイド応答性を有するが，性ステロイドホルモンの低下が起きても子宮内膜のような組織剝脱は起こらない．月経による組織剝脱に続いて機能層が再生される．この再生過程は組織修復に類似しているにもかかわらず，通常癒着は起きない．

着床期周辺の子宮内膜の構造変化

分泌期中期に子宮内膜は胚を受容する能力を獲得し，胚が到来すれば着床を通じて妊娠が成立しうる．着床に関連した特徴的な構造変化の一つに，内膜表層上皮には pinopode（ピノポードあるいはウテロドーム）という突起物の一過性の出現があげられる[13,14]（p.204 ❶参照）．この変化は受精卵が着床する分泌期中期ごろにほぼ一致して起きることから，着床において重要な現象と考えられている[13]．しかし一方，ピノポードの出現と着床は直接関連しないという報告もあり[15]，ピノポードの意義についてはいまだ不明な点が多い．

ピノポードの生物学的意義については今後解明されることを期待するとして，重要な点は，

子宮内膜組織変化と子宮内膜日付診

子宮内膜の増殖期から月経に至る各月経周期における子宮内膜組織の変化の主な特徴を❾にまとめた[10]。

Noyesらによって報告されたこのような特徴的な分泌期内膜の形態変化[11]に基づいて、子宮内膜の成熟度判定や黄体機能の間接的評価をする子宮内膜日付診が、不妊診療において長い間行われてきた。しかし近年、子宮内膜日付診の診断的意義や有用性を否定する報告が多くみられるようになり[12]、最近は不妊症ルーチン検査として行うことは少なくなっている。それに代わり、より正確に着床能や妊孕能を評価するための生化学的な着床マーカーの探索と臨床応用に向けた研究がさかんに行われている[12]。

月経周期の20~24日目、あるいは排卵後の6~10日目の期間だけが、胚を受容できると考えられていることである。この限定された期間をwindow of implantation(WOI; implantation window)とよぶ[12]。換言すれば、分泌期内膜であってもWOIより前あるいは後の時期には着床は起きない。ピノポードのような構造的変化だけでなく、WOIあるいは着床期周辺に、インテグリンなどの接着分子も含めてさまざまな生理活性物質がさまざまなパターンで発現・産生・分泌される。これらのなかから着床能や妊孕能を反映するマーカー(着床マーカー)を探索する研究がさかんに行われている[12]。

脱落膜化

脱落膜(decidua)は、着床・妊娠の成立に伴い形態的・機能的に変化し、妊娠の終結により剝脱する子宮内膜組織の一部と定義される。内膜組織が脱落膜に変化することを広義には脱落膜化(decidualization)というが、狭義には、内膜の構成細胞である間質細胞の形態的・機能的変化、すなわち間質細胞が大型で敷石状の配列を示す形態を呈し、さまざまな生理活性物質の産生能を有する細胞に分化するとき、これらを脱落膜細胞(decidual cell)あるいは脱落膜化細胞(decidualized cell)という[16]。なお、分泌期中期ごろより螺旋動脈周辺の間質細胞に脱落膜化細胞が出現し増加することで、脱落膜化部分が拡大していく(前脱落膜化)❼。

脱落膜化の主な生理学的意義は、さまざまな生理活性物質の産生や細胞間相互作用を通じて、着床とそれに続く絨毛の発育・侵入および胎盤の形成・維持ならびに機能発現を制御することにある[16]。

子宮内膜における免疫担当細胞の動態

子宮内膜を構成する主な細胞は、腺上皮細胞と間質細胞であるが、それ以外にも血管内皮細胞、血管平滑筋細胞、血球系細胞・免疫担当細胞などがある。とくに、さまざまな免疫担当細胞のなかで子宮内膜に特徴的な細胞は、大型顆粒リンパ球(LGL)であり、子宮natural killer細胞(uterine NK cell:uNK細胞)ともよばれる。末梢血NK細胞に比べてNK活性も弱く、表面抗原パターンもCD56^{bright}、CD16$^-$、CD3$^-$と異なる[17,18]。分泌中期ごろから増加し、子宮内膜の免疫担当細胞の約70%を占める。

プロゲステロン依存性脱落膜化に伴って間質細胞から産生されたIL-15などのケモカインやサイトカインが、uNK細胞の流入・集積を促進すると報告されている[16]。このように脱落膜化に伴って増加するuNK細胞は、胎児アロ抗

4章 子宮内膜の変化

❾ 各月経周期における子宮内膜組織変化の主な特徴

月経周期(日)	5~14	15~16	17	18	19~22	23	24~25	26~28	1~4
排卵後日数	—	1~2	3	4	5~8	9	10~11	12~14	—
月経周期時期	増殖期	分泌早期			分泌中期			分泌後期~前月経期	月経期
特徴		•細胞分裂増加 •核下空胞出現	•淡核下空胞著明	•核下空胞減少	•間質浮腫	•螺旋動脈周辺の局所的脱落膜化(前脱落膜化)	•脱落膜化拡大	•脱落膜化拡大	•間質崩壊
機能層の組織学的所見（間質）	•間質粗鬆化 •細胞分裂増加	•間質粗鬆化 •細胞分裂	•間質粗鬆化 •細胞分裂減少		•間質浮腫	•螺旋動脈周辺の局所的脱落膜化(前脱落膜化) •間質浮腫著明	•脱落膜化拡大 •間質浮腫著明	•脱落膜化拡大(間質全体) •顆粒リンパ球増加	•間質崩壊 •出血
機能層の組織学的所見（腺管）	•直線〜コイル状腺管 •細胞分裂増加	•細胞分裂 •核下空胞出現	•核下空胞著明	•腺管拡大 •核下空胞減少	•腺管拡大化 •管腔分泌増加	•腺管拡大化・不整化	•腺管鋸歯状化	•腺管鋸歯状化著明 •分泌枯渇	•腺管崩壊 •腺上皮再生

(Bentley R, et al. 2009[10])

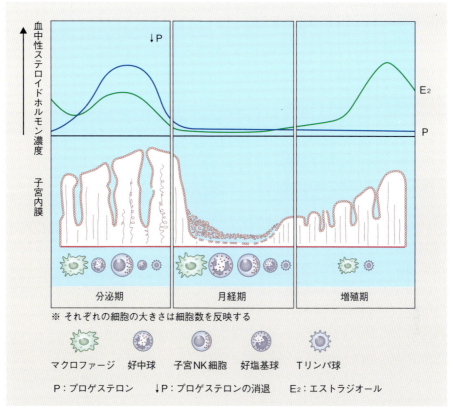

❿ 月経周期における血中性ステロイドホルモン濃度と免疫担当細胞の子宮内膜への流入・集積の変化
（Maybin JA, Critchley HO. 2015[18]）

原の認識と免疫寛容および子宮内膜の血管（とくに螺旋動脈）のリモデリングに重要な役割を果たすと考えられている[17,18]．分泌期後期から月経前期にかけてさらに uNK 細胞が増加するが（❼b），月経時においては好中球を中心に白血球が流入・集積してくる（❽）．

免疫担当細胞の月経周期における動態の概略を❿に示す[18]．

子宮内膜の形態と機能の調節メカニズム

子宮内膜の形態と機能の変化は，一次的にはエストロゲンとプロゲステロンという2つの性ステロイドホルモンによって調節されている．これらのホルモン（リガンド）は，リガンド依存性転写因子であるそれぞれの細胞内ステロイド受容体を通じて作用する[19]．このようなゲノミック作用に加えて，細胞膜上にもあるステロイド受容体を通じて作用が発揮されるノンゲノミック作用もある[19]．

なお，個々の性ステロイドホルモンへの反応性は，ホルモン（リガンド）量だけでなく，転写共役因子（coactivator, corepressor）の種類，ステロイド受容体の代謝調節，成長因子やサイトカインシグナルによるステロイド受容体機能の影響などに規定される．

ここでは，子宮内膜におけるエストロゲン受容体とプロゲステロン受容体の発現レベルの月経周期性変化について述べる．

子宮内膜における性ステロイドホルモン作用

エストロゲンとその受容体

エストロゲン（エストラジオール）は，エストロゲン受容体（estrogen receptor：ER），とくにERαを介して子宮内膜の細胞増殖と組織増大を引き起こす．ERの発現レベルは，増殖期に増加し排卵周辺でピークに達した後，プロゲステロンの上昇に反応して低下する（❷a）．免疫組織化学では，増殖期の腺上皮，間質，および子宮平滑筋の核内にERの発現が認められ，そのなかで腺上皮が最も高い[20,21]．分泌期になると，ERの発現は基底層の腺管と血管平滑筋に限局する．

なお，ERのもう一つの主要なアイソフォームERβについては，間質や腺管にも発現は認められるものの，子宮内膜の血管に最も強く発現している[22]．

プロゲステロンとその受容体

プロゲステロンは，エストロゲンの増殖促進作用に拮抗して，腺上皮と間質の分化をプロゲステロン受容体（progesterone receptor：PR）を介して促進する．腺上皮，間質の両者において，PRの発現は排卵周辺でピークになり，その後低下する（❷b）．エストロゲンによってPR発現が増加する一方，分泌期に増加するプロゲステロンによってPRの発現は抑制される[23]．排卵後4日目までに腺上皮でのPRの発現は劇的に減少して検出がほとんどできない状態のまま分泌期を終える．これと対照的に間質のPRは，排卵後に低下はするものの，分泌期においても中等度〜強度の発現レベルを維持する[21,24]．

プロゲステロン受容体のアイソフォーム

ERと同様にPRにも多くのアイソフォームが存在するが，そのなかで完全長のPR-BとN末端が一部欠失したPR-Aが主なアイソフォームである．一般にPR-Bは強力なプロゲステロン依存性転写因子として働く一方，PR-AはPR-BやERを含む他のステロイド受容体に抑制的に作用する[19]．

プロゲステロン標的細胞は，この2つのアイソフォームの発現比率により，プロゲステロンに対する反応性や振る舞いが異なると考えられている[19]．たとえば，間質ではPR-Aが優位に存在する一方，分泌期の腺上皮においてはPR-BがPR-Aよりも豊富に存在する[25]．間質のPR-Aは月経前周期にわたって一定の発現をみることから，プロゲステロン依存性の脱落膜化に重要である一方，腺上皮のPR-Bは分泌期中期の着床の時期には発現が劇的に減弱する．このPR減弱が起きずに発現が維持されると，子宮内膜の着床能が損なわれることが示されている[26]．

プロゲステロンの作用メカニズム

プロゲステロンの作用メカニズムには，核内受容体PRを介するゲノム作用（genomic action）に加えて，膜型PRやPRがシグナル伝達分子（チロシンキナーゼSRCなど）と会合して作用を発揮する非ゲノム作用（non-genomic action）があることも知られており，子宮内膜においても両者のメカニズムが関与している[23]．

子宮内膜におけるパラクライン作用と細胞間クロストーク

子宮内膜の形態と機能の変化は，一次的にはエストロゲンとプロゲステロンを中心とする性ステロイドホルモンによって調節されている．しかし，性ステロイドホルモン作用によって二次的・三次的に発現・産生調節されるさまざまな生理活性物質が，細胞間相互作用を通じて，時に性ステロイドホルモンと協調しながら，最終的に子宮内膜の機能と形態を制御する．たとえば，エストロゲンは間質を介して腺上皮の増殖を促す．一方，プロゲステロンの存在下では，

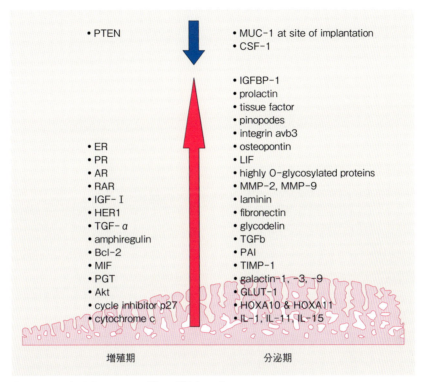

⓫ 増殖期・分泌期において発現が増強・減弱する因子
⬆：増強，⬇：減弱．
(Strowitzki T, et al. 2006[27])

　腺上皮が産生した生理活性物質が，近傍の間質や腺上皮自体にパラクライン・オートクラインに作用する．このように，性ステロイドホルモンの子宮内膜の増殖や分化に対する効果の多くは，それらのホルモン依存性に誘導される生理活性物質を介在する間接的なものと考えられている．

　増殖期と分泌期において子宮内膜で発現を増強あるいは減弱する生理活性物質は，成長因子，サイトカイン/ケモカイン，細胞外マトリックス，プロスタグランジン，脂質とそれらの受容体，およびタンパク質分解酵素などきわめて多岐にわたる．その一例を⓫に示す[27]．

　エストロゲンによる内膜増殖作用が細胞間相互作用とパラクライン作用を介して発揮される一つの例として，エストロゲン依存性に管腔上皮細胞から産生されるWNT7Aが間質細胞のWNT受容体であるfrizzled（FZL）を介してβカテニンシグナル経路を活性して間質細胞の増殖が起こることが報告されている[5]．一方，プロゲステロンの存在下では，FZLをブロックするDKK-1が誘導されるため，エストロゲンの増殖作用が抑制され，内膜は分化に向かう[5]．

脱落膜化メカニズム[16,28]

　ヒト子宮内膜の脱落膜化の誘導には胚からのシグナルも関与はしているが，プロゲステロンおよびPRを介したシグナルが脱落膜化の誘導に最も重要である．PRはエストロゲンの標的遺伝子であるので，子宮内膜がプロゲステロンに反応するためには，エストロゲンにプライミング（priming）されてPRの発現が誘導される必要がある．プライミングされれば，プロゲステロン単独で脱落膜化させることができる[16]．

プロゲステロンを介した分子メカニズムについては，ゲノミック経路が主に関わっているが，プロゲステロンの曝露から数日して脱落膜化が起こることから，二次的・三次的に発現あるいは抑制されるさまざまな転写因子やサイトカインや成長因子を含む生理活性物質などが，脱落膜化を誘導・修飾する[16,28]．

ヒト内膜の脱落膜化の分子メカニズムの研究は，*in vitro* 脱落膜化モデルを用いて行われてきた．このモデルでは，ヒト子宮内膜組織から分離した間質細胞をエストロゲンとプロゲステロンの存在下で培養することにより，脱落膜化に特徴的な形態変化と insulin-like growth factor-binding protein 1（IGFBP-1）やプロラクチン（prolactin：PRL）といった脱落膜化マーカーの発現を誘導できる[16,28]．ただし，性ステロイドホルモンのみを用いた培養では，生理的な環境下に近いとはいえ，脱落膜化を誘導するのに2週間程度を要する．一方，プロゲステロンにcAMPを添加することにより脱落膜化を数日間で誘導することが可能であり[29]，このcAMPを用いた系が多用される．この事実をふまえて，cAMPとPRのシグナルのクロストークの重要性が示されている[28,29]．

PRとcAMPシグナルのクロストーク

PRには主にPR-AとPR-Bの2つのアイソフォームが存在するが，内膜間質細胞ではPR-Aがドミナントに存在し，*in vivo* および *in vitro* の脱落膜化に関与する[28]．とくに重要な点として，PR-Aが，scaffold として signal transducer and activator of transcription 5（STAT5），CCAAT enhancer-binding protein-b（C/EBP-b），forkhead box O1（FOXO1），あるいは co-activator と会合して，脱落膜化関連遺伝子群の調節領域に作用し活性化させることにより，脱落膜化を促進する[28]．さらに，これらSTAT5，C/EBP-b，FOXO1 および co-activa-

tor はcAMPシグナルの下流に存在して，cAMPシグナルにより活性化することが報告されている[28]．このようなPRとcAMPシグナルのクロストークが脱落膜化の中心的な分子メカニズムとされている[28]．

なお，cAMPを増加させる液性因子としては，黄体化ホルモン（luteinizing hormone：LH），ヒト絨毛性ゴナドトロピン（human chorionic gonadotropin：hCG），リラキシン，プロスタグランジンがある[28]．これらの生理活性物質は，*in vitro* 脱落膜化を促進・誘導することが知られており，同様に *in vivo* でも脱落膜化促進因子として振る舞うことが示唆されている．たとえば，妊娠中に脱落膜化がより顕著になる理由として，高濃度のhCGへの曝露がその一因とされている[28]．

チロシンキナーゼSRC活性

細胞内シグナル伝達において，チロシンリン酸化，脱リン酸化は重要な役割を果たす．われわれは，サイトカインやケモカインなどさまざまな液性因子の受容体の多くと細胞内で共役するチロシンキナーゼSRC[30]に注目し，脱落膜におけるSRCの役割を調べたところ，脱落膜化でSRCのキナーゼ活性が上昇し，その下流にあるSTAT5を活性化させること，またSRCの活性抑制およびノックアウトすることで，*in vitro* および *in vivo* それぞれで脱落膜化が抑制されることを見いだした[28]．PRとSRCが会合して脱落膜化シグナルを伝える可能性も示唆されている[16]．

脱落膜化を担う細胞内シグナル伝達経路を⑫にまとめる[28]．これ以外にも，多くの転写因子，液性因子，細胞内シグナル分子が脱落膜化に関与する[16]．SRCなど脱落膜化シグナル伝達経路に幅広く関与する因子を標的にした治療薬が開発されれば，脱落膜化を含めた子宮内膜の増

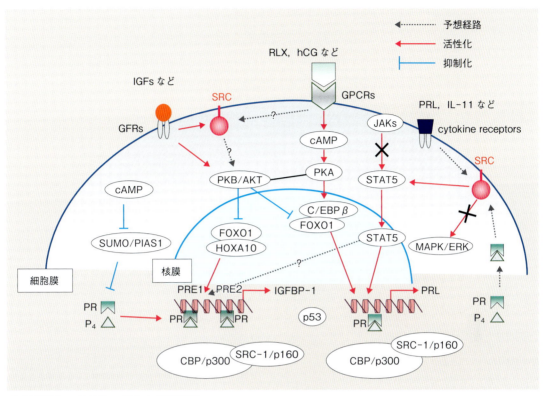

⓬ 脱落膜化におけるシグナル伝達機構

CBP：CREB-binding protein, C/EBPβ：CCAAT enhancer-binding protein β, FOXO1：forkhead box O1, GFRs：growth factor receptors, GPCRs：G protein-coupled receptors, hCG：human chorionic gonadotropin, HOXA10：homeo box A10, IGFBP-1：insulin-like growth factor binding protein 1, IGFs：insulin-like growth factors, IL-11：interleukin 11, JAKs：janus kinases, MAPK/ERK：mitogen-activated protein kinase/extracellular signal-regulated kinase, P_4：progesterone, PKA：protein kinase A, PKB/AKT：protein kinase B, PR：progesterone receptor, PRE：progesterone responsive element, PRL：prolactin, RLX：relaxin, SRC：v-src sarcoma (Schmidt-Ruppin A-2) viral oncogene homolog (SRC) kinase, SRC-1：steroid receptor coactivator 1, STAT5：signal transducer and activator of transcription 5, SUMO/PIAS1：small ubiquitin-like modifier/protein inhibitor of activated STAT 1.

(Maruyama T, Yoshimura Y. 2008[28])

殖・分化を制御することが可能となり，妊孕能の制御や子宮内膜由来疾患の治療につながることが期待される．

月経の細胞・分子メカニズム[18,31]

　分泌期の着床に始まる妊娠が成立しなかった場合，黄体の退縮によりプロゲステロンの血中濃度の急激な低下（消退）が起こる．このプロゲステロンの消退によりさまざま経路が作動して最終的に月経が起きる（⓭）．

　その主要なメカニズムとしては，プロゲステロンの消退により多くのサイトカイン/ケモカインの発現調節を担う転写因子NF-$κβ$が活性化することで，IL-1やIL-8/CXCL8などのさまざまなサイトカインやケモカインが産生・放出され，白血球やリンパ球の走化性が亢進することにより，これらの細胞が子宮内膜の間質に流入し集簇する（⓭）．このように活性化された免疫担当細胞に加えて，サイトカイン/ケモカインに刺激された間質細胞から，さまざまなタンパク質分解酵素（とくに基質分解酵素〈matrix metalloproteinase：MMP〉）が産生・放出され，組織の支持体である細胞外マトリックスが分解されることにより内膜組織は崩壊す

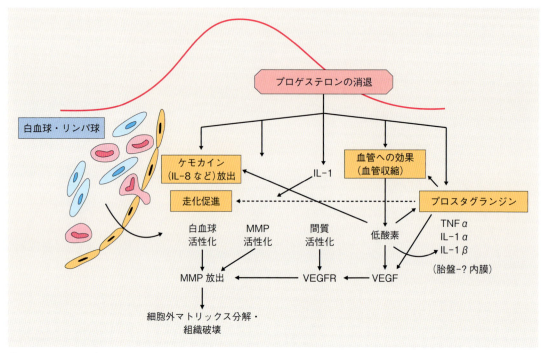

⓭ 月経のメカニズム
プロゲステロン消退によりさまざまな経路が活性化することで，細胞外マトリックスの分解，血管収縮による低酸素と細胞壊死，出血による物理的組織伸展などにより組織崩壊が起こり月経となる．IL-8：interleukin 8/CXCL8，IL-1：interleukin 1，MMP：matrix metalloproteinase，TNFα：tumor necrosis factor-α，VEGF：vascular endothelial growth factor，VEGFR：VEGF receptor.
(Jabbour HN, et al. 2006[31])

る．一方，プロゲステロンの消退により，プロスタグランジンが産生されることなどを通じて，螺旋動脈などの内膜機能層の栄養血管が収縮することで，内膜組織（機能層）は虚血により低酸素状態になる．低酸素状態は，局所的な細胞・組織のネクローシスやアポトーシスなどの細胞死を惹起させるとともに，血管内皮増殖因子の産生を通じて，MMPを産生・放出させる．

このように，虚血，低酸素，炎症に類似したさまざまなイベントが複合的に生じることにより，子宮内膜の機能層の崩壊と出血，すなわち月経が起こる．

子宮内膜幹細胞

子宮内膜は，エストロゲンとプロゲステロンの制御のもと，増殖，分化，組織剥脱という再生と破壊の月経周期性変化を延々と繰り返す[28]．このユニークな組織特性から，周期的・生理的な組織破壊（月経）に対して，強力な再生能・組織構築能で対応する能動的な組織幹細胞システムの存在が強く示唆される[32,33]．

組織幹細胞の役割

組織幹細胞は，分化が終了して完成された成体のさまざまな組織や臓器に存在する未分化な細胞で，その組織・臓器の新生や損傷を修復する役割を担っている[34]．組織幹細胞は，通常，静止状態あるいは緩徐に自己複製（self-renewal）を行っている．しかし必要に応じて，非対称性分裂により組織前駆細胞を産生し，さらに前駆細胞はtransit amplifying（TA）細胞

とよばれる次の段階の細胞群を生み出す．この TA細胞は，活発に増殖しながら最終的に分化が起こり，各組織・臓器を構成するさまざまな最終分化細胞となっていく[34]．したがって，組織幹細胞とは，複数の系統の細胞に分化する「多分化能」と幹細胞自身を反復して複製する「自己複製能」を有する細胞と定義される．さらに，組織幹細胞が所属する自己の組織をつくる能力（自己組織構築能）を有する[34]．

ヒト子宮内膜は，毎月起こる月経周期性変化により剥脱する機能層と，月経周期性変化には影響されずに存在し続けるとされる基底層に分けられる．基底層から機能層が新生すると考えられており，幹細胞は基底層に存在すると推測されていた[32,33]．その他にも子宮内膜に組織幹細胞が存在することを支持する多くの知見がある[33]．たとえば，

① ヒト子宮内膜細胞の中には，*in vitro* において増殖能力が高くかつ異なるコロニー（細胞集落）を形成する2つの細胞集団（おそらく幹細胞とTA細胞）が存在する，
② 細胞分裂に伴うエピジェネティックなエラーの頻度から，内膜腺管における幹細胞システムの存在が強く示唆される，
③ 内膜を外科的にほぼ完全に除去しても内膜は再生する，
④ 内膜から骨，軟骨，あるいは平滑筋などさまざまな組織がつくられる（多分化能），
⑤ ヒト内膜腺管はそれぞれがモノクローナルである，
⑥ 骨髄移植患者において，子宮内膜の一部はドナーの骨髄由来であった，

などである[33]．

▍内膜幹細胞の同定・分離

以上の事実をふまえて研究が進展し，内膜幹細胞の表面マーカーとして，CD146, CD140b/ platelet-derived growth factor receptor-β

(PDGFRB)，W5C5/SUSD2, EpCAM, SSEA-1 などが報告され[35]，前方視的に幹細胞を同定・分離して解析することが可能になった．

一方，表面マーカーによらない選別方法として，ABCG2トランスポーターなどによるDNA染色色素の排泄能を指標にしたside population法（SP法）があり[36,37]，このSP法も内膜幹細胞の同定・分離に用いられている[32,38]．とくに子宮内膜からSP法で分離された内膜SP細胞は，*in vitro* の多分化能のみならず，免疫不全マウスへの同細胞の移植実験において内膜組織を構築する能力を有しており[39-41]，内膜幹細胞の最有力候補であると考えられている．

また内膜SP細胞は，基底層と機能層の両者の血管内皮に存在しており[40]，機能層も内膜再生に寄与する可能性が示唆されている．すなわち，月経時に完全に剥脱せずに一部残存した機能層および残存内膜に再び生着した剥脱機能層に含まれる幹細胞が，子宮腔に向かう垂直軸方向だけでなく平面軸方向にも機能層を再生することが示唆されている[32]．

これまでの知見に基づいて，ヒト子宮内膜における幹細胞/前駆細胞の存在場所を❶に示す[35]．

子宮内膜の異常と疾患

これまでは正常子宮内膜の機能と形態の変化について述べてきたが，他の性ステロイドホルモン依存性組織である乳腺や前立腺と同様，子宮内膜においてもさまざまな異常・疾患が生じる．

▍炎症，腫瘍

まず，炎症や腫瘍はあらゆる臓器・組織で発生し，子宮内膜も例外ではない．炎症に関する最近のトピックとしては，慢性（潜在性）子宮内膜炎が着床不全や不育症の原因になる可能性

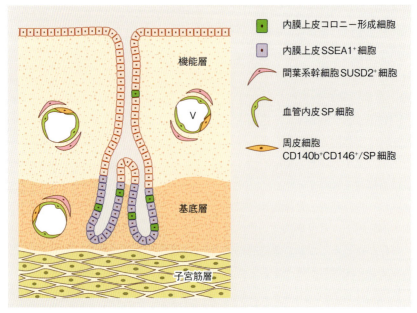

❹ ヒト子宮内膜で同定された幹細胞/前駆細胞の局在
V：血管.
（Gurung S, et al. 2015[35]）

が示唆されている[42]．
　子宮体部の腫瘍は①上皮性腫瘍，②間葉性腫瘍，③上皮性・間葉性混合腫瘍，④その他の腫瘍に大別される．①上皮性腫瘍の代表例としては，子宮内膜ポリープ，子宮内膜増殖症，子宮内膜癌があげられる．内膜由来の②間葉性腫瘍としては，内膜間質腫や内膜間質肉腫などがある．また他の臓器ではみられない内膜由来の特異な腫瘍性病変として，異所性に子宮内膜様組織が存在する子宮内膜症と子宮腺筋症がある．
　さまざまな臓器・組織の腫瘍の分野において，幹細胞の概念の広がりを受けて，ジェネティック・エピジェネティックな変化が生じた組織幹細胞が腫瘍幹細胞となり，腫瘍起源細胞として腫瘍性病変を形成するメカニズムが提唱されている[43]．この流れのなかで，子宮内膜症や子宮内膜癌などの内膜由来腫瘍性病変にも幹細胞仮説が提唱され，その仮説を裏づけるデータも報告されている[44,45]．

器質性疾患ほか

　粘膜下筋腫や子宮内膜ポリープなどの器質性疾患が子宮腔内に存在することにより内膜機能に異常をきたして，不正性器出血，着床不全，反復流産などが生じる．この器質性疾患には，子宮手術などによる侵襲で，子宮腔内に癒着が生じ過少月経や子宮性無月経となるAsherman症候群も含まれる．
　他方，明らかな器質性疾患がないにもかかわらず，不正性器出血（機能性出血），反復着床不全，反復流産を呈する場合も多い．とくに，このタイプの子宮内膜の異常に起因する（と思われる）反復着床不全や反復流産については，その異常の実体を明らかにするために，さまざまな分子生物学的生化学的アプローチによる研究がなされている[12]．

おわりに

　子宮内膜は，エストロゲンとプロゲステロンというわずか2つの性ステロイドホルモンによって一次的には制御される．しかし，それらの下流のさまざまなシグナル経路の活性化あるいは抑制とクロストーク，それにより産生・放出・抑制される多数の生理活性物質の作用とクロストーク，および腺上皮－間質相互作用に代表される子宮内膜のさまざまな細胞間でのクロストークなど，これらの分子細胞メカニズムの総和の結果として，子宮内膜の形態および機能のダイナミックな月経周期性変化がもたらされる．この子宮内膜の時空間的ダイナミズムは，第三者である受精卵・胎児の存在によりさらに変化するが，本項では，着床に始まる妊娠時の子宮内膜の変化の詳細についてはふれなかった．

　妊娠時の子宮内膜の変化を論ずる以前に，近年，非妊娠子宮内膜の研究と臨床に，子宮内膜の幹細胞という新しい"役者"が，概念だけでなく実体を伴って参入してきた．子宮内膜細胞を幹細胞と非幹細胞に分けたうえで，それぞれにおけるシグナル経路，クロストーク，および細胞間相互作用などが解明されれば，さらに子宮内膜に関する理解は深まる．一方，研究対象となる内膜細胞が2つ以上になることから，研究量・研究範囲は，これまでの2倍あるいはそれ以上に膨らむことになる．このように，ますます複雑化する子宮内膜の時空間的ダイナミズムを理解するには，もはやビッグデータ解析の戦略や手法を用いることなしには不可能かもしれない．

　幹細胞の観点から，子宮内膜の機能と形態の変化を担う生理メカニズムが明らかになれば，幹細胞異常を原因とする子宮内膜由来疾患の病因・病態メカニズムの解明につながっていくとともに，幹細胞を標的にした創薬や幹細胞を用いた子宮内膜の再生医療などの新しい治療法の開発が実現化する，と期待される．

（丸山哲夫）

●文献

1) O'Rahilly R. Biology of the uterus. In：Wynn R, Jollie W, editors. Prenatal Human Development. New York：Plenum Medical Book；1989. p.35-56.

2) Cobb LP, et al. Adenocarcinoma of Mullerian origin：review of pathogenesis, molecular biology, and emerging treatment paradigms. Gynecol Oncol Res Pract 2015；2：1.

3) Délot E, Vilain E. Disorders of sex development. In：Yen & Jaffe's Reproductive Endocrinology：Physiology, Pathophysiology, and Clinical Management. 8th ed. Elsevier；2018. p.345-93. e345.

4) Gray CA, et al. Developmental biology of uterine glands. Biol Reprod 2001；65：1311-23.

5) Lessey B, Young S. Structure, function, and evaluation of the female reproductive tract. In：Yen & Jaffe's Reproductive Endocrinology：Physiology, Pathophysiology, and Clinical Management. 8th ed. Elsevier；2018. p.206-47. e213.

6) Sanfilippo J, Jamieson M. Puberty, menarche and the endometrium In：Aplin J, et al, eds. The Endometrium：Molecular, Cellular, and Clinical Perspectives. 2nd ed. London：Informa Healthcare；2008. p.19-24.

7) Slayden OD, Keator CS. Role of progesterone in nonhuman primate implantation. Semin Reprod Med 2007；25：418-30.

8) Salamonsen LA, Lathbury LJ. Endometrial leukocytes and menstruation. Hum Reprod Update 2000；6：16-27.

9) Evans J, Salamonsen LA. Inflammation, leukocytes and menstruation. Rev Endocr Metab Disord 2012；13：277-88.

10) Bentley R, et al. The normal endometrium. In：Robboy S, et al, editors. Robboy's Pathology of the Female Reproductive Tract. Edinburgh：Churchill Livingstone/Elsevier；2009. p.297-323.

11) Noyes RW, et al. Dating the endometrial biopsy. Fertil Steril 1950；1：3-25.

12) Craciunas L, et al. Conventional and modern markers of endometrial receptivity：a systematic review and meta-analysis. Hum Reprod Update 2019 Jan 9.

13) Nikas G. Endometrial receptivity：changes in cell-surface morphology. Semin Reprod Med 2000；18：229-35.

14) Quinn C, et al. The presence of pinopodes in the human endometrium does not delineate the

implantation window. Fertil Steril 2007；87：1015-21.

15）Quinn CE, Casper RF. Pinopodes：a questionable role in endometrial receptivity. Hum Reprod Update 2009；15：229-36.

16）Gellersen B, Brosens JJ. Cyclic decidualization of the human endometrium in reproductive health and failure. Endocr Rev 2014；35：851-905.

17）Moffett A, Colucci F. Uterine NK cells：active regulators at the maternal-fetal interface. J Clin Invest 2014；124：1872-9.

18）Maybin JA, Critchley HO. Menstrual physiology：implications for endometrial pathology and beyond. Hum Reprod Update 2015；21：748-61.

19）丸山哲夫. 【黄体ホルモン up to date】黄体ホルモンの分子機構. 産婦の実際 2017；66：551-8.

20）Press MF, et al. Estrogen receptor localization in the female genital tract. Am J Pathol 1986；123：280-92.

21）Lessey BA, et al. Immunohistochemical analysis of human uterine estrogen and progesterone receptors throughout the menstrual cycle. J Clin Endocrinol Metab 1988；67：334-40.

22）Hapangama DK, et al. Estrogen receptor beta：the guardian of the endometrium. Hum Reprod Update 2015；21：174-93.

23）Gellersen B, et al. Non-genomic progesterone actions in female reproduction. Hum Reprod Update 2009；15：119-38.

24）Press MF, et al. Progesterone receptor distribution in the human endometrium：analysis using monoclonal antibodies to the human progesterone receptor. Am J Pathol 1988；131：112-24.

25）Mote PA, et al. Heterogeneity of progesterone receptors A and B expression in human endometrial glands and stroma. Hum Reprod 2000；15 Suppl 3：48-56.

26）Lessey BA, et al. Endometrial progesterone receptors and markers of uterine receptivity in the window of implantation. Fertil Steril 1996；65：477-83.

27）Strowitzki T, et al. The human endometrium as a fertility-determining factor. Hum Reprod Update 2006；12：617-30.

28）Maruyama T, Yoshimura Y. Molecular and cellular mechanisms for differentiation and regeneration of the uterine endometrium. Endocr J 2008；55：795-810.

29）Gellersen B, Brosens J. Cyclic AMP and progesterone receptor cross-talk in human endometrium：a decidualizing affair. J Endocrinol 2003；178：357-72.

30）Thomas SM, Brugge JS. Cellular functions regu-

lated by Src family kinases. Annu Rev Cell Dev Biol 1997；13：513-609.

31）Jabbour HN, et al. Endocrine regulation of menstruation. Endocr Rev 2006；27：17-46.

32）Maruyama T, et al. Human uterine stem/progenitor cells：their possible role in uterine physiology and pathology. Reproduction 2010；140：11-22.

33）Gargett CE, et al. Endometrial stem/progenitor cells：the first 10 years. Hum Reprod Update 2016；22：137-63.

34）Rizvi AZ, Wong MH. Epithelial stem cells and their niche：there's no place like home. Stem Cells 2005；23：150-65.

35）Gurung S, et al. Stem cells in endometrial physiology. Semin Reprod Med 2015；33：326-32.

36）Goodell MA, et al. Isolation and functional properties of murine hematopoietic stem cells that are replicating in vivo. J Exp Med 1996；183：1797-806.

37）Challen GA, Little MH. A side order of stem cells：the SP phenotype. Stem Cells 2006；24：3-12.

38）Masuda H, et al. Endometrial side population cells：potential adult stem/progenitor cells in endometrium. Biol Reprod 2015；93：84.

39）Masuda H, et al. Noninvasive and real-time assessment of reconstructed functional human endometrium in NOD/SCID/gamma c（null）immunodeficient mice. Proc Natl Acad Sci USA 2007；104：1925-30.

40）Masuda H, et al. Stem cell-like properties of the endometrial side population：implication in endometrial regeneration. PLoS One 2010；5：e10387.

41）Miyazaki K, et al. Stem cell-like differentiation potentials of endometrial side population cells as revealed by a newly developed in vivo endometrial stem cell assay. PLoS One 2012；7：e50749.

42）Kitaya K, et al. Endometritis：new time, new concepts. Fertil Steril 2018；110：344-50.

43）Najafi M, et al. Cancer stem cells（CSCs）in cancer progression and therapy. J Cell Physiol 2018 Nov 11.

44）Maruyama T, Yoshimura Y. Stem cell theory for the pathogenesis of endometriosis. Front Biosci（Elite Ed）2012；4：2754-63.

45）Kyo S, Kato K. Endometrial cancer stem cell as a potential therapeutic target. Semin Reprod Med 2015；33：341-9.

●参考文献
• 安田勝彦, 神崎秀陽. 子宮内膜の組織学と生理的変化. 藤井信吾編. 新女性医学大系 1. 性器の発生・形態・機能. 東京：中山書店；2001.

子宮頸管，腟の周期的変化

はじめに

腟ならびに子宮頸管は，排卵期以外には女性の内性器を外的因子の上行性侵入から防御し，排卵の時期には効率的に質の良い精子を子宮内へ誘導する機能を有しており，これらは，卵巣由来の性ステロイドホルモンにより緻密に調整されている．腟粘膜上皮や子宮頸管粘液は卵巣のホルモン状態をよく反映しており，内分泌診療においてこれらの評価は非常に重要である．腟や子宮頸管の機能が正しく作用しないことが原因不明不妊に関与するともいわれており（**❶**）[1]，生殖補助医療に進む前に適切に評価しておく必要がある．

腟の生理

腟は外陰と子宮頸管を結ぶ管状臓器であり，腟上 2/3 は Müller 管に，腟下 1/3 は尿生殖洞に由来し，重層扁平上皮である粘膜層，粘膜固有層，平滑筋層，外膜から構成されている．腟の重層扁平上皮は豊富なグリコーゲンを保有しており，このグリコーゲンは腟内常在菌である Döderlein 桿菌に代表される *Lactobacillus* 属により分解され乳酸を生じ，腟内は pH 3.8〜4.5 程度の酸性環境に保たれることでほかの雑菌の繁殖を抑制している．

腟に腺組織は存在しないが，子宮頸管腺由来の粘液，腟粘膜固有層からの滲出液，Bartholin 腺からの分泌液，外陰の皮脂腺・汗腺に由来する分泌液によって潤滑性が向上し性行為を容易としている．

粘膜上皮細胞の形態的周期的変化

腟粘膜上皮は，子宮内膜ほどの明らかな形態変化ではないものの，卵巣由来の性ステロイドホルモンに反応して周期的変化を示す．すなわち，卵胞期初期には好塩基性の傍基底細胞や中層細胞が主体で白血球浸潤が目立ち，エストロゲンレベルが上昇し，排卵期が近づくと好酸性で濃縮核を有する表層細胞が優勢となり，粘液が増加する．黄体期になると，プロゲストーゲンの作用により再び中層細胞が増加する．小児や閉経後女性ではエストロゲンレベルが低いため，腟粘膜の重層扁平上皮は思春期・性成熟期に比して菲薄で傍基底細胞が主体である．

近年行われることは少ないが，かつては腟粘膜細胞診によるホルモン状態の推測が行われていた．成熟度指数（maturation index：MI）は，傍基底細胞（P），中層細胞（I），表層細胞（S）の順に各細胞の数を百分率で表記するもので，排卵期では 0/40/60，月経時は 0/70/30，初経発来前後では 30/50/20，閉経後では 0/100/0 のように，ホルモン状態の把握が可能である．

腟内 pH の周期的変化

エストロゲンは，腟粘膜上皮の増殖のみでなく，上皮細胞におけるグリコーゲンの含有量を増加させる作用があるため，腟内 pH もホルモン依存性の変化を示す．

出生後 1 か月程度は，母体・胎盤由来のエス

❶ 妊孕性に影響しうる腟，子宮頸管の異常

腟	腟内 pH の上昇：腟内正常細菌叢の乱れ
	精漿による腟内アルカリ化作用の欠如：精液量の不足，精嚢液の分泌不全
	精液の液化不全：前立腺液の異常分泌
	性行為時の殺精作用のある潤滑剤の使用
子宮頸部	手術既往：円錐切除や内膜掻爬
	感染症
	Müller 管発生異常
子宮頸管粘液	エストロゲン，プロゲステロン分泌の異常
	炎症：急性・慢性子宮頸管炎
	外因化学物質：クエン酸クロミフェン，ニコチン，プロプラノロール
	微量元素異常：銅，鉄，セレンの過剰
	男性因子：精子無力症，形態異常精子
	免疫因子：女性血清または精液中の抗精子抗体の存在

（Nakano FY, et al. 2015[1]）

トロゲンにより腟内には豊富な *Lactobacillus* 属が存在し，腟内 pH は 5 前後に保たれる．その後，思春期発来まではエストロゲンレベルの低下に伴い腟粘膜上皮のグリコーゲン含有量は低下し，腟内 pH は 7 程度にまで上昇し，表皮ブドウ球菌や連鎖球菌，大腸菌などの繁殖を容認する状況となる．生殖可能年齢に近づき排卵機能の成熟とともにエストロゲンレベルが上昇すると，*Lactobacillus* 属が再び増加し腟内 pH は 5 未満に保たれるようになり，腟内細菌の 90％を *Lactobacillus* 属が占め，それ以外の腟内常在菌，すなわち *Corynebacterium*，連鎖球菌，ブドウ球菌，*Bacteroides* などは 10％程度を占めるにすぎない環境となる．閉経後は，小児期と同様，低エストロゲン状態により腟内 pH は 7 前後に上昇し，萎縮性腟炎，細菌性腟炎をきたしやすい状態となる．

月経周期の間にも，腟内 pH は変化を示す．排卵期に向けて腟内 pH はより低下していき，月経周期 2 日目で 6.6±0.3 のところ，14 日目には 4.2±0.2 へと変化する[2]．この腟内環境は，理想的な生存環境が pH 7.0〜8.5 で，pH 6.0 未満で顕著に運動性が低下する精子にとって過酷ではあるが，性行為ならびに性的興奮によってもたらされる腟上皮からの滲出液は，潤滑性の向上のみでなく，腟内 pH を数秒以内に 7.0 程度まで上昇させる作用があり[3]，射精によって腟内にもたらされるアルカリ性の精液とともに，精子を保護し生殖の機会を得ることに寄与する．このような射精後の腟内 pH 上昇は，2 時間以内には解消される．

腟の周期的変化の異常

粘膜上皮の器質的異常

先天的な形態異常，低形成によるもののほかに，外傷や手術に伴う粘膜の瘢痕化は，性行為の妨げになるだけでなく，腟粘膜上皮からの滲出液の減少の原因となりうる．

腟内正常細菌叢の異常

Lactobacillus 属の減少と，その他種々の嫌気性・好気性菌が増加した状態を示す細菌性腟症においては，上行性感染により非妊婦では子宮内膜炎や卵管炎，骨盤腹膜炎の危険が，妊婦では絨毛膜羊膜炎から早産，切迫早産との関与が報告されている[4]．

不妊症との関与について，明確な機序は不明ながら，原因不明不妊症例で細菌性腟症の合併や，細菌性腟症例において頸管由来の炎症性サイトカイン（TNF-α や IFN-γ）の上昇も報告されており[5]，不妊診療の初期スクリーニングとして腟内細菌叢の確認は必要と考える．

子宮頸管の生理

子宮頸管は，内腔は単層の円柱上皮で覆われ，厚みのある平滑筋層から成る間質で裏打ちされており，重層扁平上皮に覆われ腟壁に接続する子宮腟部とともに，子宮頸部を構成する．子宮頸管は，非妊娠時は数 mm の狭い管腔で，

❷ 頸管粘液の分類と特徴

		頸管粘液のタイプ					
		G−	G+	L	S	P	F
特徴	粘稠性	high	very high	medium	fluid	fluid	medium
	精子の子宮内侵入に対する作用	侵入防御	侵入防御	異常精子の捕獲	頸管上部 crypt への誘導	頸管 crypt 内精子の子宮内侵入の促進，粘液溶解	不明
	産生部位	頸管下部 1/3	頸管下部 1/3	頸管全域	頸管上部 1/2	頸管上部 1/5	頸管全域
	産生刺激	低プロゲステロン	プロゲステロン，IL-1	エストロゲン	エストロゲン，ノルアドレナリン	高エストロゲンとその低下，ノルアドレナリン	とくになし
	性周期における産生時期	卵胞期	黄体期	卵胞期後期	卵胞期末期〜E_2 peak	排卵期の前後	周期全般

（Odeblad E. 1994[6]）をもとに作成）

妊娠中は胎児の下降を制御している．分娩開始に伴い軟化，展退，開大により，腟腔とともに軟産道を形成する．子宮頸管上皮は，月経周期のなかで卵巣由来の性ステロイドホルモンレベルに応じて分泌液を調整することで，精子の通過ならびに上行感染予防の役割を担う．

子宮頸部の周期的変化

月経周期を通して，子宮内膜ほどではないが，子宮頸部も形態的変化を遂げる．排卵期にエストロゲンレベルの上昇に伴い，子宮頸部は軽度に腫大し軟化するとともに外子宮口は軽度に開大する．同時に子宮頸管からの弱アルカリ性（pH 7.0〜8.5）の分泌液は量を増して腟内に漏出し，酸性環境に射精された精子を保護する．排卵期のさらさらとした牽糸性の高い水様の頸管粘液は，精子が子宮頸管を上行し子宮体部内腔へ侵入することを容易にする．排卵後には，プロゲステロンレベルの増加に伴い，子宮頸部は硬度を回復し，頸管は狭小化，頸管粘液は粘稠度の高いものへと変化し，頸管内の粘液栓となって精子や細菌が子宮内腔へ侵入することを防ぐ．

かつては，頸管粘液の量，質感，牽糸性，ス

ライドガラス上で乾燥させた後のシダ状結晶形成の有無，細胞数から頸管粘液スコアを評価し，排卵時期の推測に用いていたが，経腟超音波と尿中黄体化ホルモン（luteinizing hormone：LH）定性検査が普及している現在，実施することはまれとなった．

子宮頸管粘液の周期的変化

子宮頸管腺は，導管と終末部から構成される真の分泌腺とは異なり，子宮頸管内面を覆う単層の円柱上皮が陥没してできた無数の小さな管状の凹み（crypt）によって構成されている．このcryptで産生される頸管粘液には成分の異なる複数種類のタイプが報告されており，これらは子宮頸管の高さによって分泌細胞の局在が異なり，また卵巣由来の性ステロイドホルモンレベルによって産生量の多寡が変化する（❷，❸）[6]．

頸管粘液のGタイプは頸管下部から産生され，排卵期以外の頸管粘液の大部分を占めるもので，水分含有が少なく粘液栓として精子や細菌の侵入防御として機能している．排卵期には，頸管腺に占める割合は3%にまで減少する．プロゲステロン反応性のG+タイプと，卵胞期

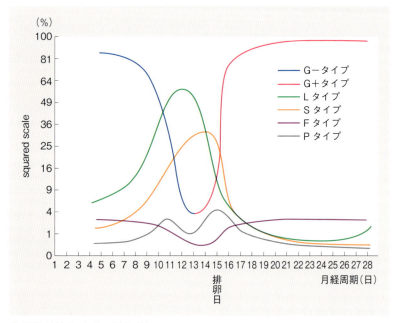

❸ 頸管粘液タイプの分泌パターン
(Odeblad E. 1994[6]をもとに作成)

に産生されるG−タイプがある.

　LタイプとSタイプは，エストロゲン刺激によって産生され，排卵期では，それぞれが頸管粘液の72〜75%と20〜25%を占める．構成成分の98%が水であり，粘液中のムチンはミセルを形成する．とくにSタイプはタンパク含有が少なく，ミセルの間隙は広く直線状であり精子は容易に頸管内を上行し，すみやかにcryptへ誘導される．Lタイプはミセルの間隙が狭く袋小路状の構造を形成しており，形態異常精子あるいは非前進運動精子の捕獲，排除に寄与するとされている．

子宮頸部の周期的変化の異常

頸管欠損

　Müller管の発生異常に伴う頸管の欠損では，機能性子宮内膜を有する場合には月経血の排出路を確保するために頸管の形成が必要だが，高度に機能調整された頸管腺の完全なる再生を期待することは難しい．

外傷

　分娩損傷，あるいは円錐切除や子宮内掻爬に伴う頸管腺の減少・損傷により，頸管粘液の減少や頸管の狭窄・閉鎖をきたす危険があり，注意が必要である．手術による不妊リスクの上昇を明らかにした報告はないが，妊娠中期での流産・死産率の上昇が報告されている[7]．

炎症

　急性の頸管炎では粘稠度の低い滲出液が増加するが，白血球浸潤が顕著となり，精子の生存性は低下する．慢性的な頸管炎は，頸管腺細胞におけるホルモンへの反応性低下から，頸管粘液の変調をきたす可能性がある．

化学物質

　クエン酸クロミフェンでは，末梢での抗エストロゲン作用により頸管粘液スコアの悪化を認めた報告があるが，実際に排卵誘発患者での有意な障害は報告されていない[8,9]．また，ニコチ

ンとその代謝物は頸管粘液中に移行することが知られており，禁煙後もある程度持続するとされているが[10]，現時点で喫煙による頸管粘液および精子への影響は明らかとはなっていない．

おわりに

　腟および頸管の周期的変化を正確に評価することは，卵巣機能を推測するうえで非常に有用であり，古くからさまざまな研究がなされてきた領域である．ほかの生化学的・形態学的検査の進歩ならびに生殖補助医療の普及が著しい現在においても，基本的な診療として，注意深い観察が肝要であると考える．

（多賀谷　光，平田修司）

●文献

1) Nakano FY, et al. Insights into the role of cervical mucus and vaginal pH in unexplained infertility. MedicalExpress 2015；2：1-8.
2) Wagner G, et al. Vaginal physiology during menstruation. Ann Intern Med 1982；96：921-3.
3) Fox CA, et al. Continuous measurement by radiotelemetry of vaginal pH during human coitus. J Reprod Fertil 1973；33：69-75.
4) Gibbs RS. Chorioamnionitis and bacterial vaginosis. Am J Obstet Gynecol 1993；169：460-2.
5) Salah RM, et al. Bacterial vaginosis and infertility：cause or association? Eur J Gynecol Reprod Biol 2013；167：59-63.
6) Odeblad E. The discovery of different types of cervical mucus and the Billings Ovulation Method. Bull Nat Fam Plan Counc Vic 1994；21：1-34.
7) Kyrgiou M, et al. Fertility and early pregnancy outcomes after treatment for cervical intraepithelial neoplasia：systematic review and meta-analysis. BMJ 2014；349：6192.
8) Massai MR, et al. Clomiphene citrate affects cervical mucus and endometrial morphology independently of the changes in plasma hormonal levels induced by multiple follicular recruitment. Fertil Steril 1993；59：1179-86.
9) Annapurna V, et al. Effect of two anti-estrogens, clomiphene citrate and tamoxifen, on cervical mucus and sperm-cervical mucus interaction. Int J Fertil Womens Med 1997；42：215-8.
10) McCann MF, et al. Nicotine and cotinine in the cervical mucus of smokers, passive smokers, and non-smokers. Cancer Epidemiol Biomarkers Prev 1992；1：125-9.

5章

配偶子の機能と分子機構

5章　配偶子の機能と分子機構

精子形成と分化，受精能獲得

はじめに

　男性生殖器系は，左右一対の精巣（testis），それに続く精路および付属生殖腺（accessory sex glands）から構成される．精巣は精子形成の場であり，円形の生殖幹細胞から分化・変態した精子は，一連の精路系を輸送される過程でさらに成熟し，付属生殖腺からの外分泌液が加えられた後，射精に至る．

　生殖幹細胞から受精能をもった成熟精子が形成される過程には内分泌系による制御が深く関係していることが知られているが，近年の研究はさらに遺伝要因による制御，エピジェネティクスによる制御，免疫による制御など，多岐にわたる制御機構が関わっていることが明らかになってきた．加えて，外傷，感染，温熱，血流障害，通過障害，放射線，加齢変化，化学物質曝露などのさまざまな環境要因がこれらの制御機構に影響を及ぼし，精子の形成あるいは受精能獲得の障害が生じることが明らかになりつつある．

　本項では，男性生殖器系によって行われる精子形成から精子の受精能の獲得までを概説する．

精子形成と精路

　精子形成は，精巣の曲精細管内において幹細胞である精子幹細胞（spermatogonial stem cell：SSC）が分化・成熟し，精子に至る過程である．その後，精子は，精巣を離れて，精巣輸

出管（ductuli efferentes），精巣上体管（epididymal duct），精管（vas deferens），射精管（ejaculatory duct），尿道で構成される精路へと輸送され，体外へと向かう（❶）．

精巣

　一対の精巣は脂肪組織のない陰嚢によって包まれ，体温よりも2℃前後低い34〜35℃程度で維持されている．陰嚢内部には中隔があり，それぞれに左右の精巣が収まっている．

　精巣は白膜という被膜で覆われており，後方の一部がやや肥厚し，精巣縦隔を形成している．さらに精巣縦隔からは中隔（精巣中隔）が放射状に展開し，それがヒトにおいては精巣内をおよそ250の小葉に分けている．各小葉には蛇行した全長30〜80 cmになる曲精細管が1〜4本ほど含まれるため，1精巣は600本程度の曲精細管から構成されることになる．曲精細管内には精上皮が存在し，精巣内での精子形成の場となっている．各曲精細管は疎性結合組織によって取り囲まれており，この部分を間質という．間質にはLeydig細胞，マクロファージ，線維芽細胞など，間質細胞と総称される多数の細胞が存在している．精上皮と精巣間質は，基底膜によって区分されている[1]（❷）．

精上皮

　精上皮（seminiferous epithelium）はSertoli細胞とさまざまな分化・成熟段階の精子形成細胞から成る．精上皮は精子形成細胞（spermatogenic cell）の分化・成熟段階によってステージ

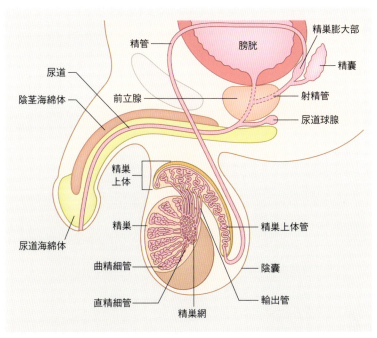

❶ 男性生殖器系の概略図
男性生殖器系は精巣，精路（精巣輸出管〜尿道），および付属生殖腺（精囊，前立腺，尿道球腺）から構成される．

分類される．ヒトでは6，マウスでは12，ラットでは14のステージに分類される．ヒトのステージ分類を❸に示す[2]．精上皮に含まれる精子形成細胞は，精祖細胞（spermatogonia），精母細胞（spermatocytes），精子細胞（spermatids）および精子に大別される．

　Sertoli細胞は，精子形成細胞を機能構造学的に支持し栄養する役割を有し，精子形成過程で精子細胞から除去された細胞質（残渣体〈residual body〉）の貪食，アンドロゲン結合タンパク質（androgen binding protein：ABP）の合成・分泌，卵胞刺激ホルモン（follicle stimulating hormone：FSH）の分泌を抑制するインヒビンの合成・分泌，インヒビンと拮抗作用をもつアクチビンの合成・分泌，精巣からの精子の輸送を促進する内腔液の分泌，精巣トランスフェリンやプラスミノゲン活性化因子などの合成・分泌などを行うと同時に，血液精巣関門（blood-testis barrier：BTB）を形成する．ヒトでは精祖細胞から精子まで分化成熟するのにおよそ64日を要し，1日あたり数千万の精子が産生される．

血液精巣関門（BTB）

　精上皮はその構造的・機能的な特性から，基底膜側の基底区画（basal compartment）と管腔側の傍腔区画（apical compartment）に区分けされる．基底区画と傍腔区画は隣接するSertoli細胞どうしが形成する密着帯を中心とした結合によって区別されている．すなわち，細胞間の密着帯，ギャップ結合，デスモソーム，および精巣内細胞間接着装置であるbasal ectoplasmic specializationによってBTBが形成される．

　このBTBによって，関門外の影響が，傍腔区画には直接及ばないようになっている．傍腔区画においては思春期以降に新たなタンパク質を表現した半数体の精子細胞が形成されること

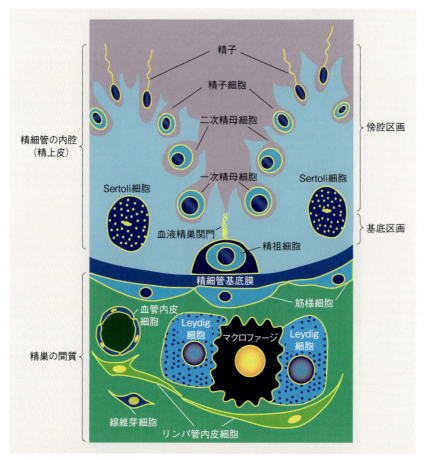

❷ 精巣の組織像（模式図）
精巣組織は精細管と間質組織から構成される．精細管内には精子形成細胞とSertoli細胞が，間質組織にはLeydig細胞，マクロファージ，線維芽細胞，血管内皮細胞などが存在している．

になり，免疫寛容が誘導されていないことで非自己として認識されることから，自己免疫反応の標的となりうる．したがって，これら半数体細胞がBTBによって免疫担当細胞から生理的に隔絶されることは，精子の分化・成熟過程において重要となる．

精子形成細胞

精祖細胞

すべての精子形成細胞は幹細胞であるSSCから生じる．SSCに関してはヒトよりもげっ歯類において詳細な解析が進んでいる．げっ歯類におけるSSCの実体は，精祖細胞のなかの精祖細胞 A_{single} であるとされている．A_{single} においてその一部が分化し，A_{paired} と $A_{aligned}$ が形成される．これらのうち一部は精祖細胞 A_1 から A_4 を経た後，精祖細胞Bへと分化する（differentiated spermatogonia）．一方で，A_1 精祖細胞に分化をしなかったものについては A_{single}，A_{paired}，または $A_{aligned}$ の形で維持される（undifferentiated spermatogonia）．A_{single} は自己複製（self-renewal）の能力をもち，A_{paired} と $A_{aligned}$ は，A_{single} に再分化することが可能であることが明らかになっている．A_{single} は全精子形成細胞の0.02〜0.03％程度の細胞数とされているが，移植実験において，抽出した精祖細胞

精子形成と分化，受精能獲得

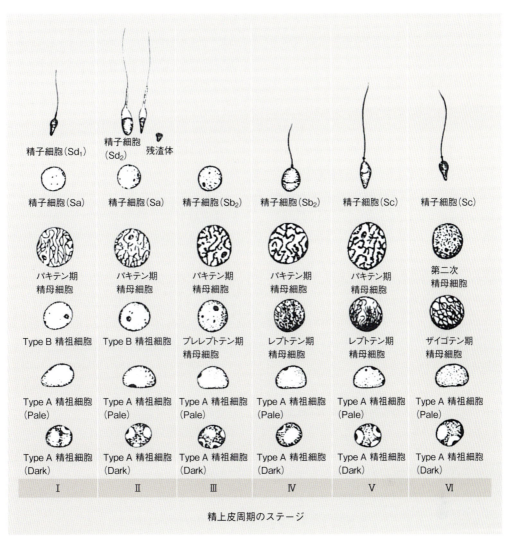

❸ 精上皮周期（ヒト）
ヒトの精上皮周期は6つのステージから構成される．精祖細胞はA型精祖細胞という幹細胞として分裂を続けると同時に，その一部が精母細胞の前駆細胞であるB型精母細胞へと分化する．精母細胞は減数分裂を経て半数体である精子細胞になる．

A_{single} のうち，SSC として機能するのは 10％程度であることが示されている[3]．

undifferentiated spermatogonia が self-renewal と differentiation のいずれの運命を選択するか，その決定における機序の詳細は明らかになっていない．この機序の破綻は精子形成障害に直結するため，きわめて精妙な調整がなされているものと考えられる．

これまでに，SSC の self-renewal に関わる遺伝子が多数報告されてきた．*PLZF* は転写因子をコードする遺伝子で，self-renewal に関わる遺伝子として最初に同定されたものである．その後，*Etv5*，*Bcl6b*，*Oct4*，*Oct6*，*Taf4b*，*Foxo1*，そして *Id4* などの遺伝子が，SSC の self-renewal に関わる遺伝子として同定されている．とくに *Id4* は精祖細胞 A_{single} のみに発現していることから，SSC 特異的マーカーであると考えられている．これらの転写因子はおのお

163

の異なる分子機序によってその発現が制御されており，これらはSSCの自己複製と精祖細胞Bへの分化を選択するネットワークを形成していることが示唆されている．

ヒト精巣においては，A$_{single}$，A$_{paired}$，A$_{aligned}$に相当する精祖細胞としてA$_{dark}$，A$_{pale}$が存在する．A$_{dark}$は楕円形の核をもち，PAS染色で染色される．A$_{pale}$は楕円形もしくは円形の核をもち，PAS染色では染まらない．これらは精細管の基底膜に沿って存在し，その一部は自己複製を繰り返すことによって精巣内の幹細胞を維持しており，残りは細胞分裂を経て精祖細胞Bへ分化する．ヒトにおけるSSCは，まだ研究途上の段階であり，同定されていない．

■ 精母細胞

精祖細胞Bが有糸分裂をすることによって一次精母細胞が形成される．精祖細胞Bより形成されたプレレプトテン期精母細胞はBTBを通過し，これ以降の精子形成は精上皮の傍腔区画において進行することになる．プレレプトテン期精母細胞は第一次減数分裂に入り，レプトテン期，ザイゴテン期，パキテン期，ディプロテン期精母細胞，ディアキネシス期精母細胞を経て，二次精母細胞が形成される．二次精母細胞は続いて第二次減数分裂に入り，半数体の精子細胞の形成に至る．

■ 精子細胞

減数分裂によって形成された半数体の精子細胞は分裂することなく，ステージの進行に伴い，Golgi期（Golgi phase），頭帽期（cap phase），先体期（acrosome phase），成熟期（maturation phase）を経て精子へと成熟する．精子細胞は成熟段階によって，Sa，Sb1，Sb2，Sc，Sd1，Sd2に区別される（❸）．この成熟過程において，ゲノムDNAのパッケージングや精子尾部の形成などが行われる．成熟精子細胞

はやがて精子となって曲精細管の管腔へと放たれる．

① Golgi期：前先体顆粒が形成される．これは粗面小胞体で形成された加水分解酵素がGolgi体で修飾されたものである．これらは癒合して先体胞という構造物を形成する．先体胞は核膜に接しており，精子細胞の前極を形成する．また，この時期に，中心小体の一部が核周辺から離れ鞭毛の軸糸の構成に関与する．

② 頭帽期：先体胞が大きさを増す．大きさを増した先体胞は先体帽とよばれる．先体帽は核を部分的に取り囲むようになる．さらにこの時期に精子細胞は伸長を開始する．核の濃縮が始まると同時に，鞭毛の発育が開始される．

③ 先体期：精子細胞がさらに著しく変態する．核の濃縮が進むに伴い，核の形は扁平状を呈するようになる．染色体は高度に濃縮され，核の中に折りたたまれるようになる．染色体の凝集に伴い，精子核内DNAに結合しているヒストンに高アセチル化が生じ，プロタミンへの置換が生じる．これによって遺伝子の転写はほぼ停止する．この間，精子尾部の中部の軸糸の周りに，ミトコンドリア鞘が形成される．続いて軸糸の周りに9本の外緻密線維が形成される．最終的に外緻密線維は線維鞘という電子密度の高いリング状の構造物に取り囲まれるようになる．

④ 成熟期：精子細胞の細胞質の大部分（残渣体）が除去される．これに伴い，精子が曲精細管の管腔内に放出される．残渣体はSertoli細胞によってただちに貪食される．Sertoli細胞による残渣体の貪食は，インヒビン，ABP，IL-6などSertoli細胞自身の分泌機能に影響を及ぼす．電子顕微鏡での観察によると，この時点ではまだ精子細胞の余分な細胞質は完全には除去されておらず，これらは精巣上体管での精子成熟の過程で除去される．

このようにして精子形成細胞は最終的に，鞭毛を有する全長約65μmほどの精子になる．精子は核を含む頭部と，頸部，中部，主部，終末部を含む尾部から構成される．頭部は長さ約5μmであり，核の前方の一部を覆う先体をもつ．頸部は頭部と尾部をつないでいる部位であり，中部は中心に軸糸，その周辺には外緻密線維とミトコンドリア鞘を有する．主部は中部の続きで，中心の軸糸を外緻密線維が取り囲み，さらにそれを線維鞘が取り囲んでいる．終末部は細胞膜に囲まれた軸糸から成る．

直精細管，精巣網

曲精細管はそのまま直精細管（tubuli recti）というまっすぐな管とつながっている．直精細管は1精巣あたりおよそ1,200本が存在し，1本あたりの全長は1mm以下と短い．直精細管を通して，精上皮で形成された精子を精巣網（rete testis）に送る．直精細管の曲精細管側は，精上皮よりも丈の高いSertoli細胞が並んでおり，曲精細管内圧の調整をするバルブとしての役割を担い，死滅した精細胞の貪食の役割を果たしていると考えられる．直精細管の上皮は丈を低くしながら立方上皮細胞が並ぶ精巣網へと連続する．精巣網は，精巣縦隔の中にある空間であり，すべての直精細管が合流して精子が集まる場である．

精巣輸出管

精巣輸出管は，精巣網から白膜を貫いて精巣を離れ，精巣上体管へとつながっている全長12～20cmの蛇行した管で，10～20本が存在する．精巣輸出管の内腔は線毛を有する円柱上皮細胞と線毛をもたない立方上皮細胞から成る．立方上皮細胞はリソソームを多数含み，エンドサイトーシスを示す陥入が確認されていることから，Sertoli細胞が分泌したフルクトースを主とする内腔液を再吸収しているものと考えられ

ている．また円柱上皮細胞の線毛は，精子を精巣上体に輸送するのに働くと考えられている．

精巣上体管

精巣上体管は，精巣輸出管に続く管で，精巣上体内を折りたたまれるように走行し，全長はおよそ5mにも及ぶ．精巣上体管は基底細胞，主細胞，明細胞によって構成されており，これらの細胞間にはハロー細胞（リンパ球の一種）が少数存在している．基底細胞は低い丈をしており，錐体状～多面体状をしている．基底細胞は幹細胞として働いており，分化して主細胞となるほかに自身の細胞を再生している．主細胞は高い丈をもち，細胞膜から精巣上体管内腔に突出する多数の不動毛がある．主細胞は粗面小胞体，滑面小胞体，大きなGolgi体，後期エンドソームなど多数の細胞小器官を有している．一方，精巣上体管を取り囲む間質には，血管，リンパ管，マクロファージ，リンパ球などが多数存在する．

精巣上体管の構造は，頭部，体部，尾部に区別される．頭部は精巣輸出管の集合体によって形成される．管は蛇行しながら体部へと移行し，徐々に蛇行の形態を失いつつ尾部へと移行する．精巣上体尾部は成熟した精子の貯蔵場所となっている．精子は曲精細管のSertoli細胞からの分泌液とともに精巣輸出管を経て精巣上体管へと移行し，精巣上体管はその平滑筋層の収縮によって精子を精管へと送り込む．余分な液体は主細胞によって再吸収され，後期エンドソームによって処理される．精子は精巣において形態的にはほぼ成熟を迎えるが，精巣上体管内でさらに成熟し，その微細構造が完成する．産生されたばかりの未成熟な精子である精子細胞からの残渣体除去のほとんどは精巣内で起こるが，残りの残渣体は精巣上体管を輸送される過程において主細胞により完全に除去される．この残渣体の除去が十分に行われていない精子

は，受精能獲得後における透明体の通過が難しくなる[4]．

　精子の精巣上体管の通過にはおよそ10日間を要するとされている．精巣上体を通過する過程において，精巣上体管の内腔から分泌されるさまざまな因子によって，これらの精子は機能的な成熟を迎える．一方で，この時点では，精巣上体の主細胞から分泌される受精能獲得阻止因子が精子表面の細胞膜を覆っており，受精能獲得ができない状態にある．受精能獲得阻止因子の主なものとして，精巣上体の主細胞から分泌されているグリセロホスホコリンがあげられる．

　またBTBと同様に，精巣上体には血液精巣上体関門（blood-epididymis barrier：BEB）が存在する．BEBは精巣上体管の上皮細胞どうしが密着帯で連結することによって構成されており，管腔液の漏出を阻止する障壁を形成するとともに，精子を管腔側に隔離して血液由来の因子から生理的に保護している．さらに，上皮細胞が特定のトランスポーターを発現しており，選択的な物質輸送系をもつことから，BEBは精巣上体の機能制御と密接な関係があると考えられている[5]．

精管

　精管は，精巣上体尾部から輸送される精子を射精管に送り込むための管である．全長は40〜50 cmほどあり，膀胱の背側へと向かう．精管を構成する平滑筋層は非常に発達しており，内縦筋層，中輪筋層，外縦筋層の3層から構成される．終末部は膨大部を形成しており，射精精子の貯留場とされる．精管膨大部は前立腺付近で精嚢（seminal glands）と合流する．精管の内腔は多列円柱上皮で覆われており，不動毛を有すると同時に基底膜によって周囲から隔てられている．精管は男性を不妊にするための精管切除術の対象となる．

射精管

　精管膨大部は，膀胱の背側において，精嚢と合流して射精管となり前立腺内を走行する．射精管は全長1〜2 cmで尿道前立腺部に背側から合流する．ここで左右の精巣で別々につくられた精子が1本の尿道で合流することになる．

付属生殖腺

　付属生殖腺は一対の精嚢，無対の前立腺（prostate），一対の尿道球腺（Cowper腺）（bulbourethral gland〈Cowper gland〉）から成り，テストステロンおよびその活性型であるデヒドロテストステロンへの依存性が高い．これらの付属生殖腺からの分泌液は精漿とよばれており，ここに精管膨大部の精子が加わったものを精液という．精液は外尿道口より射精時に放出される．ヒトの場合1回の射精で5 mL前後の精液が放出されるが，精子そのものの容積は精液全体の1%程度にしかすぎない．1 mLの精液にはおよそ数千万個の精子が含まれており，そのうちの一つの精子のみが一つの卵に侵入できる．

精嚢

　膀胱頸部と前立腺の間に一対存在する．精嚢はフルクトースに富んだ粘稠な黄白色の液体を分泌する．このフルクトースは精子の栄養源として重要である．精液の70%ほどが精嚢からの分泌液で構成されている．

前立腺

　膀胱の下に位置しており，内部を尿道と射精管が貫通している．精液の一部となる前立腺液を分泌する．前立腺液は漿液性の白色の液体であり，脂質，タンパク分解酵素，酸性ホスファターゼ，フィブリノリシン，クエン酸などを含む．前立腺液は精液の20%ほどを占めており，精子が運動能を獲得するのに重要となる．

尿道球腺

尿道球腺（Cowper腺）は陰茎根の尿道隔膜部に起始する．尿道球腺が分泌する液体は潤滑性の分泌液である．性的興奮が起こると，尿道球腺からは射精に先立ち透明な分泌液が出され，亀頭の表面を滑らかにする役割をもつと考えられている．この分泌液の量は少なく，精液の数％ほどを占めるにすぎないとされている．

精液として放出された精子のおよそ30％程度が奇形精子である．世界保健機関（WHO）によると，正常値とされる精液の下限基準値は，精液量1.5mL以上，精子濃度1,500万/mL以上，総精子数3,900万以上，運動率40％以上，正常形態率4％以上（奇形率96％未満），総運動精子数（総精子数×運動率）1,560万以上となっている[6]．

射精精子

精巣上体における精子の細胞膜は，精巣上体管上皮細胞から分泌される受精能獲得阻止因子によって保護されている．ヒトの場合，通常1回の射精において，数千万から数億個の精子（射精精子〈ejaculated spermatozoa〉）が女性の腟内に放出されるが，これらの精子は女性の腟から卵管膨大部に移行する際に，精子の細胞膜から受精能獲得阻止因子が除去されることによって受精能を獲得する．受精能獲得阻止因子の除去に伴い，精子頭部からのコレステロールの流出，細胞内Ca^{2+}の増加やHCO_3^-の流入などの過程を経て，プロテインチロシンキナーゼの活性化によるチロシンリン酸化が生じることによって，受精能を獲得するものと考えられている（capacitation）．

この段階の精子は超活性化（hyperactivation）とよばれる状態になっており，特徴的な頭部や尾部のふり幅，動きを有し，活発な運動

能をもつようになる．このように受精能を獲得する一方，精子は，子宮から卵管へ移行する際にどんどん死滅し，その数を著しく減少させ，卵管膨大部にはごく少数の精子しか到達できない．この現象が正常で健全な精子の選別を可能にしているとされる．

卵の表面は卵丘細胞層に覆われており，それらはヒアルロン酸によって密に結合している．卵に到達した受精能獲得後の精子の頭部からはヒアルロニダーゼが分泌され，卵丘細胞層を一部分解する．これによって精子は卵丘を通過し，透明帯に達する．

透明帯はZP1，ZP2，ZP3と3種類の糖タンパクから構成されており，精子頭部がZP3に結合し，透明帯にある受容体が活性化されることによって，一連の先体反応（acrosome reaction）が開始される．透明帯は融解し，超活性化された精子は透明帯を通過して卵細胞膜に向かう．そのために，超活性化と先体反応によって卵の透明帯を通過した精子は透明帯と卵細胞膜の間の隙間（囲卵腔内）に達する．

次に，囲卵腔内において，精子頭部は卵細胞膜に対して水平に位置し，精子は超活性化に伴う運動を止める．その後，精子は，自らの推進力で卵細胞膜内に侵入するのではなく，卵細胞膜表面にある微絨毛の働きによって細胞膜を通過して卵原形質膜内に取り込まれ，卵の活性化を経て，雄性前核を形成する．

精子形成，成熟，受精能獲得の制御とその異常

精子形成，成熟，受精能の獲得はきわめて複雑な過程である．古典的には男性生殖器系は内分泌系による制御を受けているとされているが，さらに遺伝子による制御（エピジェネティクス的な制御を含む）や免疫による制御が同時に行われていることがわかっている．これらが破綻すると，正常な精子形成や成熟，受精能獲

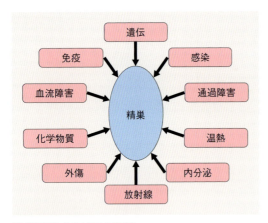

❹ 精子形成のリスク因子
精子形成は遺伝子，内分泌，免疫に加え，さまざまな物理的，化学的因子の影響を受ける．

得が障害されることになる．さらに，これらの障害と関連する要因として，外傷，感染，温熱，血流障害，通過障害，放射線，加齢変化，化学物質曝露などがあげられる．そのため，精子の形成，成熟，受精能獲得の障害には多因子が関わっているものと考えられる[1]（❹）．

遺伝子による制御

マウスモデルを用いた精子形成，成熟，受精能獲得関連遺伝子の解析

遺伝子による精子形成，成熟，受精能獲得のための制御機構はいまだそのすべてが明らかになっていないが，

① 減数分裂前の精子形成細胞の増殖・分化に関わる遺伝子（*Etv5*，*Bax*，*Pi3k*，*Nanos2*，*Ddx4*，*Dazl*）

② 減数分裂そのものに関わる遺伝子（*Spo11*，*Mei1*，*Atm*，*Dmc1*，*H2afx*，*Trip13*，*Mlh1*，*Mlh3*，*Pms2*，*Msh4*，*Msh5*，*Exo1*，*Cdk2*，*Ccna1*，*Fkbp6*，*Psmc3ip*，*Dnmt3l*，*Siah1*，*Prdm9*，*Rec8*，*Sycp1*，*Sycp2*，*Sycp3*，*Syce1*，*Syce2*，*Smc1b*，*Eif4g3*）

③ 半数体精子細胞の成熟，精巣上体管において精子の成熟，受精能獲得や受精そのものに関わる遺伝子（*Spem1*，*Gopc*，*Prm1*，*Prm2*，*Tnp1*，*Tnp2*，*Tssk6*，*Cadm1*，*Pvrl2*，*Csnk2a2*，*Rara*，*Pafah1b1*，*Meig1*，*Tekt2*，*Adcy10*，*Gapds*，*Pgk2*，*Agfg1*，*Pick1*，*Vdac3*，*Catsper1*，*Catsper2*，*Catsper3*，*Catsper4*，*Capza3*，*Dnahc1*，*Izumo1*，*Akap4*，*Pcsk4*，*Kcnu1*，*Clgn*，*Adam2*，*Adam3*）

が見つかっており，これら各遺伝子のノックアウトマウスには精子形成障害，受精障害が認められる[7-10]．したがって，これら遺伝子群は，精子形成細胞の減数分裂前，減数分裂，減数分裂後にわたって増殖と分化の各過程を制御しているものと考えられる．

ヒト男性不妊症を呈する遺伝要因

臨床的に男性不妊症を呈する遺伝要因としては性染色体異常によるもの（47,XXYのKlinefelter症候群），常染色体異常によるもの（相互転座，欠失，重複，逆位など），単一遺伝子によるもの（CFTR，KAL1），ゲノム病によるもの（AZF〈azoospermia factor〉領域欠失など）があげられる．Y染色体長腕遠位部には，欠失により精子形成障害が頻発する領域が含まれており，このような正常な精子形成に重要とされる領域をAZFという．無・乏精子症患者の遺伝子欠失を調査した研究によると，無・乏精子症患者ではAZFのうち3領域に微小な欠失の集中がみられることが明らかになった．これらの領域はAZFa，AZFb，AZFcと分類されている．

① AZFa：*DDX3Y*（RNAヘリカーゼ）や*USP9Y*（ユビキチン複合体タンパク）などの遺伝子が含まれていることが認められている．AZFa領域を欠失した患者の精上皮はSertoli cell only syndromeを示す．

② AZFb：*RSFM*，*RBMY*などが含まれている．これらは精祖細胞に関係する遺伝子とされている．AZFb領域の全欠失患者の精上皮

は maturation arrest（精子形成細胞の分化障害）を引き起こす.

③ AZFc：*BPY2*, *DAZ*, *CDY2* 遺伝子などが含まれる. AZFc を欠損した患者の精上皮はさまざまな表現型を示すことが報告されている.

エピジェネティクスによる制御

DNA メチル化による制御

近年，エピジェネティクスによる遺伝子発現制御が正常な精子形成に関わっていることが明らかになってきた. たとえばマウスを用いた解析では，インプリンティング遺伝子である *H19* のメチル化は，精祖細胞の分化の時点で確立され，そのメチル化パターンが精母細胞以降に受け継がれることが明らかになっている[11]. 加えて，最近のヒトにおける研究では，加齢や化学物質曝露といった要因が成熟精子 DNA におけるメチル化異常と関係しており，このようなメチル化異常を示す精子はそうでない精子と比べて，体外受精において妊娠率が減少していることが見いだされている[12,13]. エピジェネティクスによる遺伝子発現調整と正常な精子形成の関係が解析されると同時に，それらの技術を応用した新しい男性不妊症の診断技術の開発が試みられている.

small RNA による制御

近年，一連の small RNA もまた正常な精子形成に関与していることが明らかになりつつある. small RNA は生殖細胞においてタンパク質との複合体を形成（生殖顆粒）し，精子形成過程において，さまざまな遺伝子の転写産物の分解もしくは翻訳抑制を行うと考えられている.

パキテン期精母細胞から精子細胞の形成については，small RNA として piwi interacting RNA（piRNA），microRNA（miRNA），small interfering RNA（siRNA）が関わっているこ

とが知られている[14]. small RNA 結合タンパク質についても，正常な精子形成に関するいくつかの報告がなされている.

small RNA 結合タンパク質の一つに MILI があげられる. このタンパク質は，前精原細胞から前期精子細胞まで発現が継続する. 別の small RNA 結合タンパク質である MIWI2 は，前精原細胞においてとくに特異的に発現する. さらに前精原細胞には，MILI と MIWI2 と結合する piRNA が存在する（これらを前パキテン期 piRNA と総称する）. 前パキテン期 piRNA の塩基配列はトランスポゾンと一致し，その作用がトランスポゾンの転写産物の分解と，その発現制御領域の *de novo* メチル化に必要であることが明らかにされている.

MILI もしくは MIWI2 を欠失したマウスではトランスポゾンの発現制御領域の *de novo* メチル化に異常が生じ，このようなマウスでは，精子形成がパキテン期までに停止するなど顕著な精子形成障害を生じる. したがって，前パキテン期 piRNA による作用は，正常な精子形成に必須といえる.

実験動物のみならず，現在ヒト精巣などにおいても microRNA や piRNA の解析は進められてきており，今後の発展が望まれる.

内分泌系による制御

精子形成は視床下部-下垂体前葉-精巣系に属するさまざまなホルモンによる制御を受けている. 視床下部からはゴナドトロピン放出ホルモン（gonadotropin releasing hormone：GnRH）が分泌され，下垂体-門脈系を経て下垂体前葉に至る. これを受けて下垂体前葉から分泌される黄体化ホルモン（luteinizing hormone：LH）は Leydig 細胞に存在する LH 受容体と結合し，アデニル酸シクラーゼを通じて cAMP が形成される. cAMP はプロテインキナーゼやコレステロールエステラーゼを順次活

性化させたのち，細胞内の脂肪滴からコレステロールを切り離す．このような遊離コレステロールを原料として，ミトコンドリアや滑面小胞体を通してテストステロンが合成され，血液中に放出される．

精上皮における精子形成の開始や維持には高濃度のテストステロンが必要である．GnRHの刺激を受けて下垂体前葉から分泌されるFSHはSertoli細胞を刺激し，これによりABPを合成・分泌する．ABPによって，テストステロン濃度は精細管周囲において局所的に高濃度に維持され，このような環境下において精子形成が進行することになる．

LHとFSHはその産生量をネガティブフィードバックによって調整されている．すなわち，LH産生はテストステロンとその活性型であるデヒドロテストステロンの血中濃度上昇によって抑制される．FSHの産生はSertoli細胞によって産生されるインヒビンによって抑制される．一方で，インヒビンのβサブユニットのホモダイマーであるアクチビンは，Sertoli細胞とLeydig細胞によって産生されており，FSHの分泌を促進させる作用がある．また，下垂体前葉ホルモンであるプロラクチン（prolactin：PRL）にはGnRH分泌抑制作用があることが知られている．

これらのホルモンの分泌異常は男性不妊症に関わっているため，男性不妊症の診療ではFSH，LH，PRL，テストステロン値を測定し，男性不妊の診断や治療効果を評価する一助とする．病態としては低ゴナドトロピン性精巣機能不全，アンドロゲン不応症，高PRL血症，先天性副腎過形成などがある．

免疫による制御

精巣間質には多数のマクロファージと少数のリンパ球が存在していることが明らかになっている．精巣マクロファージは間質全体に分布し

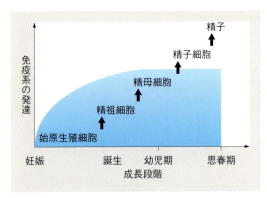

❺ 精子形成と免疫系の発達
ヒトの免疫系は幼少期までに成熟する．免疫系成熟後に精巣内に新たに出現する半数体の精子細胞の抗原は免疫寛容が誘導されておらず，自己免疫の標的となりうる．

ており，とくに直精細管，精巣網周囲に多く局在している．

新生児期～幼児期にかけて免疫系に曝露された自己抗原に対しては免疫寛容が成立するが，その後の思春期以降になって，新しい抗原を表現する半数体の精子細胞が形成される（❺）．これら減数分裂により出現する新しい抗原は，個体の免疫系から非自己として認識され，自己免疫の標的抗原となりうる[1]．このため，精巣には半数体精子細胞を自身の免疫系から保護する役割が備わっている．マウスにおいて，精巣間質のマクロファージは，精上皮における精子細胞の出現時期に一致してその数が急増することが観察されており，BTBとともに，精巣内免疫抑制環境の維持になんらかの寄与をしているものと考えられる．また，精巣マクロファージはLeydig細胞の数や機能を細胞間相互作用または傍分泌作用によって制御していることも知られている[1]．

この半数体細胞を守るための免疫制御機構が破綻した場合，自己免疫性炎症が発症し，精子形成障害が惹起されることとなる．そのきっかけや要因として，精管切断術，精巣感染，停留精巣，精巣静脈瘤，精巣捻転，精巣外傷などさまざまな場合が考えられるが，臨床的にはこれ

らの原因と免疫制御の破綻による精子形成障害との因果関係を証明するのは困難なことが多い．

まとめ

近年，わが国を含む先進諸国において，精液中の精子の数，濃度，質の低下が徐々に進行していると指摘されている．その原因はいまだ明らかになっていないが，さまざまな環境因子が男性不妊症に関わっていると推察されている．一方，生殖補助医療や顕微授精の技術の向上により，男性不妊症であっても挙児に期待がもてる時代になってきた．さらに，多くの研究者によって，精子形成，成熟，受精能獲得に関する基礎医学的なさまざまな知見の蓄積が進んできている．

男性不妊症は一般に難治性であり，自然妊娠に至るケースはきわめて少ないとされているが，基礎医学と臨床医学とのさらなる連携強化がやがて男性不妊症のより正確な診断と治療につながっていくことを願ってやまない．

（宮宗秀伸，伊藤正裕）

●文献

1) Itoh M. Testicular Autoimmunity：A Cause of Male Infertility. Japan：Springer；2017.
2) Clermont Y. Kinetics of spermatogenesis in mammals：seminiferous epithelium cycle and spermatogonial renewal. Physiol Rev 1972；52：198-236.
3) Kanatsu-Shinohara M, Shinohara T. Spermatogonial stem cell self-renewal and development. Annu Rev Cell Dev Biol 2013；29：163-87.

4) 年森清隆，伊藤千鶴．強拡大顕微鏡による形態良好精子の選別—精子形態と受精卵の妊孕性　ヒト精子の超微形態と妊孕性．J Mamm Ova Res 2018；25：232-9.
5) 川畑遊星，吉永一也．血液-精巣上体関門の構造と機能．形態・機能 2017；16：62-7.
6) Cooper TG, et al. World Health Organization reference values for human semen characteristics. Hum Reprod Update 2010；16：231-45.
7) Borg CL, et al. Phenotyping male infertility in the mouse：how to get the most out of a 'non-performer'. Hum Reprod Update 2010；16：205-24.
8) Miyamoto T, et al. Human male infertility and its genetic causes. Reprod Med Biol 2017；16：81-8.
9) Jamsai D, O'Bryan MK. Mouse models in male fertility research. Asian J Androl 2011；13：139-51.
10) 井上直和，岡部勝．精子側から見た受精現象—capacitation・hyperactivation と膜融合を中心に　精子・卵子膜融合と IZUMO1．J Mamm Ova Res 2010；27：183-90.
11) Okabe M, et al. Male infertility and the genetics of spermatogenesis. Am J Hum Genet 1998；62：1274-81.
12) Kobayashi N, et al. Factors associated with aberrant imprint methylation and oligozoospermia. Sci Rep 2017；7：42336.
13) 河合智子，秦健一郎．発達期環境に起因する疾患素因の形成—DOHaD の視点から—生殖と発生異常にかかわるエピゲノム変化と環境の影響．日衛誌 2016；71：195-9.
14) 秋山耕陽．哺乳類の精子形成を制御する分子機構．動物遺伝育種研究 2011；39：75-94.

●参考文献

• 石川博通，押尾茂．男性不妊症—基礎と臨床．東京：新興医学出版社；1993.
• 岩本晃明，松田公志．男性不妊症の臨床．東京：メジカルビュー社；2007.
• 柴原浩章編．実践 臨床生殖免疫学．東京：中外医学社；2018.
• ガートナーLP，ハイアット JL．石村和敬，井上貴央 監訳．最新カラー組織学．東京：西村書店；2003.

5章 配偶子の機能と分子機構

受精の分子機構

受精のメカニズムと生殖補助医療

　受精は，精子と卵の融合によって「生命の萌芽」としての受精卵がつくられる過程である．受精では減数分裂を経て形成された配偶子（精子と卵）が多段階の過程を経て出会い，さらに多段階の過程を通して細胞融合する（❶）．その後，2個以上の精子が卵に融合することを拒絶する多精拒否のメカニズムが発動される（❶）．卵は卵丘細胞（cumulus cell）とよばれる体細胞によって囲まれ，その細胞から栄養分を供給されて成長する．

　受精には多くの重要な過程があるが，その一つは先体反応（acrosomal reaction）である．また，子宮内に侵入する前の精子は受精能をもっておらず，さまざまな過程を経て受精能を獲得する．その精子の受精能獲得の過程はすべて含めてキャパシテーション（capacitation）とよばれる．さらに，精子が卵と細胞融合した後で，卵の減数分裂の再開が起こる．この際に，精子由来の卵活性化因子（精子ファクター）によって細胞質内のカルシウム濃度が繰り返し上昇する（カルシウムオシレーション，Ca^{2+} oscillation）（❷）．これらの過程を経て起こる受精の分子機構を解明することは，生殖補助医療（assisted reproductive technologies：ART）の進歩と密接につながっている．

　ART は，不妊症に対する治療法として広く用いられている医療技術の総称であり，ARTで出生した新生児の数は年々増加し，世界的に

その総数は 2012 年には 500 万人を突破した．ART は，現在のように晩婚化による晩産化が進んだ状況や，無精子症，異形精子形成によって受精率がきわめて低い精子しかつくられない場合には最も有効な手段である．一方，不妊症の原因としては，女性側に原因がある症例，男性側に原因がある症例，両方に原因がある症例があり，かつての加齢による卵の質の低下を不妊症の主な原因とする見方は変わってきた．

　受精研究は，顕微鏡による配偶子の観察に始まり，体外受精のための培地の開発へと進み，さらに遺伝子改変マウスの作製による分子メカニズムの研究へと展開してきた．一方，精子運動能の研究は微小管の研究からチューブリンの発見，さらに，繊毛（シリア〈cilia〉）による左右軸決定の研究へと発展してきた．本項では，受精研究の歴史から受精を制御する中心的な因子群について最新の知見を紹介する．

受精研究の歴史

ART の進歩

　受精研究の歴史は ART の歴史でもある．不妊症には，配偶子形成異常，内分泌異常症，性腺機能低下症，卵管障害，悪性腫瘍，尿路感染，それ以外の原因不明の症例が含まれる．不妊症の原因としては男性側に原因がある症例も半数近くになると考えられるものの，女性の高齢出産は卵の質の低下による受精異常に直結するため，最も考慮しなければならない不妊原因の一

172

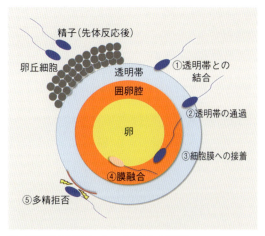

❶ 多段階の過程によって起こる受精
卵は透明帯に囲まれており（①），精子は透明帯を通過（②）した後に囲卵腔に入り（③），卵細胞膜と融合できる（④）．1個の精子が融合すると多精拒否の機構が働き（⑤），精子は透明帯に結合できなくなる．

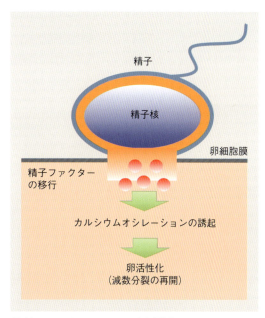

❷ 精子ファクターによる卵活性化
精子と卵の融合を介して精子ファクターが卵の細胞質に入り，第二減数分裂中期に停止していた細胞周期を再開させる．

つである．

不妊症を引き起こす原因は多岐にわたることから，それぞれの原因に対応した治療方法が開発されてきた．受精可能な精子と卵が得られる場合は体外受精，異常な形態を示す精子や運動しない精子がつくられる症例では精子頭部を卵内に注入する細胞質内精子注入（intracytoplasmic sperm injection：ICSI）が行われる．体外受精は，正式には体外受精・胚移植（*in vitro* fertilization-embryo transfer：IVF-ET）という方法により，精子と卵を体外受精させた後，胚を子宮内に戻すといった治療法である．

体外受精の歴史は，柳町らによるハムスターを用いた体外受精の成功からICSI法の開発に始まり[1]，その後1978年にEdwardsとSteptoeが世界最初のIVF-ETを行い，妊娠および分娩の成功につながった[2]．

先体反応の発見

精子の頭部には先体（acrosome）とよばれる袋状の構造体が存在する．先体反応は，卵表面に到達，または卵ゼリー溶液に接した精子の先体が形態変化し，先体突起が形成される現象であり，1952年にDanらがウニ精子で発見した．それまでの受精研究が卵表面の変化に注目していたのに対し，先体反応の発見によって受精における精子の役割の重要性が示された．また，Danらが精子の先体反応を発見できたのは，その当時めずらしかった位相差顕微鏡を使用して構造変化をとらえたことと，先体反応時に先体突起のできる動物の精子を使用したためである．

ウニやヒトデの精子での先体反応では，アクチンフィラメントの重合によって精子頭部に先体突起が形成されるが，同じ海産動物のホヤは先体突起が形成されず，技術が進歩した現在でも先体反応を正確に観察するのは難しい．現在では，先体反応はGolgi体を起源とする小胞がカルシウム依存的に開口分泌（エキソサイトーシス〈exocytosis〉）を起こすことで，先体の内容物が細胞外へ放出されると考えられている．

精子の先体反応を調べる際に問題となるの

が，先体反応を起こした精子の割合やその程度の評価方法である．ほとんどの動物の精子は，先体突起が形成されないため，先体反応の有無を目視することができない．マウス精子の解析では，先体反応の検出に最もよく使用されているのはピーナッツ由来のレクチン（peanut agglutinin：PNA）であり，これを蛍光標識して用いる．PNAが結合するターゲットが先体の外膜に存在するため，精子を培養する培地に添加すると，先体反応前では"蛍光なし"，先体反応開始時では"蛍光あり"，先体反応終了時には"蛍光なし"といった変化をみることができる．また近年では，先体の内容物としてオワンクラゲ由来の緑色蛍光タンパク質（green fluorescent protein：GFP）を発現している遺伝子改変マウスがつくられ，先体内のGFPの有無で先体反応の割合を評価できるようになった．

近年の技術開発によって先体反応が多段階であることもわかってきた．先体反応の初期ではGFPの喪失や先体に存在するタンパク質（sperm fertilization 56：sp56）の検出，先体反応の中期ではPNAの結合やsp56の消失，先体反応の後期ではPNAの消失といった変化が報告されている．しかしながら，受精が成立する時点で，どの段階まで先体反応が進むことが必要であるのかは不明である．

受精培地の開発

初期胚培養のための培地はWhittenとBrinsterによって開発され[3,4]，この培地を参考にして1972年に豊田，横山，星によりマウス体外受精培地（TYH）が開発された[5]．体外受精培地の開発により，これまで体内で起こり観察が困難であった受精を顕微鏡下で観察することが可能になった．

1978年EdwardsとSteptoeによる体外受精児が初めて得られたときには，Ham's F10とよばれる通常用いられる細胞培養液が用いられ

た[2]．その後，1985年にQuinnらにより初期胚培養液がつくられ，1998年にはGardnerらにより胚盤胞培養液がつくられた[6]．

卵活性化とカルシウムオシレーション

受精卵において普遍的に細胞内カルシウムイオン濃度が劇的に増加する（❷）．これが卵活性化の引き金となる．第二減数分裂中期で停止していた卵と精子の融合直後に，精子細胞質ファクター（精子ファクター）が卵に移行し，イノシトール三リン酸（IP3）受容体を介した小胞体からの連続したカルシウムイオンの遊離を誘起する（カルシウムオシレーション）．精子ファクターはIP3産生酵素であるホスホリパーゼCゼータ（PLCζ）と考えられているものの，遺伝子欠損マウスが低いながらも生殖能をもっていることから，ほかにも精子ファクターが存在する可能性がある．

受精の制御機序

受精に関わるとされる因子が報告されているが，それらの多くの遺伝子欠損マウスは生殖能が正常である．ここでは遺伝子欠損マウスの表現型を考慮しつつ，網羅的に受精制御因子について記載した（❸）．最重要と考えられる因子について以下に述べる．

精子由来の受精制御因子

受精能獲得を正しく起こした精子が，卵と出会い受精するためには，越えなくてはいけないハードルがあり，それは主に①先体反応，②卵丘細胞の通過，③透明帯の通過である．受精制御因子として知られるものの多くは精子側に存在する．そこで，精子由来の受精制御因子について説明する．

受精の分子機構

❸ 受精を制御する因子群

遺伝子名	タンパク質の機能	発現	遺伝子欠損マウスの表現型	報告者，報告年
Ace, testis-specific	アンジオテンシン変換酵素	精子	精子の卵管への侵入不全，透明帯への結合不全	Kondoh, et al. 2005
Ace3, testis-specific	アンジオテンシン変換酵素	精子	受精障害はない	Inoue, et al. 2010
Acrin1, MN7	先体内タンパク質	精子	不明	Sexena, et al. 1999
Acrin2, MC41	先体内タンパク質	精子	不明	Sexena, et al. 1999
Adam1	膜タンパク質	精子	精子の卵管への侵入不全，透明帯への結合障害	Cho, et al. 1998
Adam2	膜タンパク質	精子	精子の卵管・透明帯への結合障害	Kim, et al. 2006
Adam3	膜タンパク質	精子	精子の卵管・透明帯への結合障害	Nishimura, et al. 2001
Basigin, MC31, CE9, CD147	膜タンパク質	精子	不明	Sexena, Toshimori. 2004
E-cadherin	膜タンパク質	卵，精子	膜接着の障害はあるが融合は正常	Takezawa, et al. 2012
N-cadherin	膜タンパク質	卵，精子	不明	Marin-Briggiler, et al. 2010
Calmegin	分子シャペロン	精子	精子の卵管への侵入不全，透明帯への結合不全	Ikawa, et al. 1997；Yamagata, et al. 2002
Calreticulin3	分子シャペロン	精子	精子の卵管への侵入不全，透明帯への結合不全	Ikawa, et al. 2011
β-catenin	細胞質・核タンパク質	精子	膜接着の障害はあるが融合は正常	Takezawa, et al. 2012
Cd81	膜タンパク質，テトラスパニン	卵	精子融合の障害	Rubinstein, et al. 2006；Tanigawa, et al. 2008
Cd9	膜タンパク質，テトラスパニン	卵	精子融合の欠失	Miyado, et al. 2000；Le Naour, et al. 2000
Cd98	膜タンパク質	卵	不明	Takahashi, et al. 2001
Crisp1	分泌タンパク質	精子	正常な受精だが in vitro では受精できない	Da Ros, et al. 2008
Crisp2	分泌タンパク質	精子	不明	Busso, et al. 2007
Equatorin, MN9	膜アンカー型タンパク質	精子	不明	Yamatoya, et al. 2009；Toshimori, et al. 1998
GCS1	膜融合	精子細胞	動物・植物での配偶子融合の欠失	Mori, et al. 2006
Igsf8	膜タンパク質，IgSF	卵	受精障害はない	Inoue, et al. 2012
Integrin α3	膜タンパク質	卵	正常な膜接着・融合	He, et al. 2003
Integrin α6	膜タンパク質	卵	正常な膜接着・融合	Miller, et al. 2000
Integrin α9	膜タンパク質	卵	受精能の低下	Vjugina, et al. 2009
Integrin αV	膜タンパク質	卵	不明	He, et al. 2003
Integrin β1	膜タンパク質	卵	正常な膜接着・融合	Miller, et al. 2000
Integrin β3	膜タンパク質	卵	不明	He, et al. 2003
Izumo1	膜タンパク質，IgSF	精子	卵融合の欠失	Inoue, et al. 2005
Izumo2	膜タンパク質，IgSF	精子	不明	Grayson, Civetta. 2012
Izumo3	膜タンパク質，IgSF	精子	不明	Grayson, Civetta. 2012
Izumo4	膜タンパク質，IgSF	精子	不明	Grayson, Civetta. 2012
Juno	膜融合	卵	精子融合の欠失	Bianchi, et al. 2014
Pdilt	プロテインジスルフィドイソメラーゼ	精子	精子の卵管への侵入不全，透明帯への結合不全	Tokuhiro, et al. 2012
Pmis2	不明	精子	精子の卵管への侵入不全	Yamaguchi, et al. 2012
Spesp1	エカトリアルセグメントタンパク質	精子	精子の形態的異常	Fujihara, et al. 2010
Tex101	GPIアンカー型タンパク質	精子	精子の卵管・透明帯への結合障害	Fujihara, et al. 2014
Tmem190	膜タンパク質	精子	受精障害はない	Nishimura, et al. 2011
Tpst2	チロシン硫酸化酵素	精子	精子の卵管への侵入不全，透明帯への結合不全	Marcello, et al. 2011
Tssk6	セリンキナーゼ	精子	精子の形態的異常	Spiridonov, et al. 2005；Sonik, et al 2009

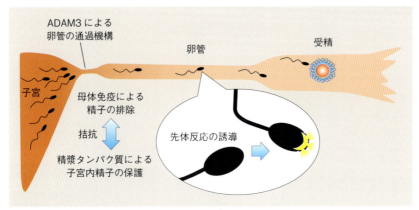

❹ 精子の旅（sperm journey）とサバイバルレース
培養条件下で起こる受精と，女性生殖器官内で起こる受精とは厳密には異なる．女性生殖器官内で，精子はさまざまな障壁を経て卵に到達する．

先体反応，先体反応不全および先体形成不全

先体反応は卵の透明帯上で起こると考えられてきたが，2011年にHirohashiらが詳細な観察を行い，透明帯への結合前に先体反応が起こることを示した[7]．また一度透明帯を通過した精子（先体反応が誘起された精子）でも，再度，未受精卵と融合できることも示された[8]．これらの報告によって，今まで信じられてきた先体反応と透明帯通過の関連は否定された．現在では，精子が先体反応を誘起するタイミングは，精子が卵管峡部の上部を通過する時期であることがわかっている[9]（❹）．一般的には，卵管峡部は精子の貯蔵場所であるが，その部位に存在する精子の約半数は先体反応を誘起していること，卵が待つ膨大部ではほとんどすべての精子が先体反応を誘起していることが明らかになった．卵管峡部という組織において，どのようなしくみで先体反応が誘起されるのかは不明である．

遺伝子欠損マウスのなかには先体反応を誘起できない精子をつくるものも多く存在する．そのなかでも，先体反応の不全が原因で不妊とされているのが精子特異的ホスホリパーゼCδ4の欠損マウスであり，先体反応に伴う細胞内カルシウム上昇に必須であることがわかっている．しかし，それ以外の遺伝子欠損マウスでは，先体反応不全を示しても生殖能は維持される．たとえば，精子表面に存在するβ-1,4-GalTaseを欠損したマウスでは，透明帯への結合能および先体反応に問題のある精子であることがわかったが，雄マウスの不妊にはならなかった．また精子特異的タンパク質分解酵素 Prss21 を欠損した精子でも先体反応に障害がみられたが，欠損雄マウスは不妊にならなかった．さらに，先体反応を自発的に起こしてしまう精子をもつ Cd46 欠損マウスも不妊にはならなかった．一方で，先体の形成不全を起こす場合には雄性不妊になる．

先体反応には，小胞内の酵素を放出する以外に重要な役割がある．それは卵との膜融合のための融合因子の再局在化である．卵との膜融合に必須とされる精子IZUMO1[10]は，先体反応前には先体胞の内部に局在しており卵と直接相互作用することはできないが，先体反応後には精子頭部のエカトリアルセグメント（赤道部）に局在を変化させ，卵の細胞膜と直接相互作用が可能になる．このように，先体反応には膜融合因子の局在を精子細胞膜上で変化させる働きもある．

卵丘細胞外マトリックスの通過

卵丘細胞は卵母細胞を取り囲む体細胞であり，卵胞の成熟に伴い多層化し，細胞間のギャップ結合が消失することで卵の減数分裂が再開する．成熟した受精可能な卵は，ばらばらになった卵丘細胞とその細胞間を埋めるヒアルロン酸を主成分とした細胞外マトリックスに取り囲まれている．すなわち，精子はこの卵丘細胞外マトリックスを通過しないと卵と受精できない．

精子にはヒアルロン酸分解酵素も備わっているため，これらの酵素を利用して卵丘細胞層を通過すると考えられてきたが，HYAL5やSPAM21といった酵素を欠損させた精子においても卵丘細胞層の通過は正常に起こる．一方で，透明帯通過のために必要と考えられてきたACROSINやPRSS21といったタンパク質分解酵素が卵丘細胞層を通過するのに重要である可能性が示されている．これらの結果から，卵丘細胞外マトリックスの通過には，精子はヒアルロン酸分解酵素だけではなくタンパク質分解酵素も利用していると考えられる．

透明帯の通過

透明帯とは，卵と卵丘細胞との間を埋める細胞外マトリックスの一種で，ZP1，ZP2，ZP3を代表とする糖タンパク質から構成されている．長らく，透明帯の構成タンパク質であるZP3が先体反応を誘起すると考えられてきたが現在は否定されている．また先体に含まれるタンパク質分解酵素も透明帯通過のために必要であると考えられてきたが，精子がもつタンパク質分解酵素 Acrosin と Prss21 を二重欠損したマウスにおいても，精子のタンパク質分解酵素活性はほとんど欠失しているにもかかわらず雄性不妊にはならなかった．

一方で，精子がもつ pH 依存性カルシウムチャネル CatSper は精子鞭毛に存在し，受精能獲得時に特徴的な超活性化運動に必須な因子である[11]．このCatSperを欠損した精子では鞭毛の超活性化が起こらないため不妊になるが，さらに，この超活性化鞭毛運動の不全によって精子は卵の透明帯を通過できないことも報告されている．超活性化運動を示す精子は，振動幅の大きい非対称な鞭毛波形を示し，直進性がない動きをするが，粘性の高い培地または透明帯のようなマトリックスを通過する場合には，効率よく推進できる鞭毛運動のパターンである．

その他の受精制御因子

体外受精において，卵と精子は受精可能な状況であっても，体内受精では受精が成立せずに不妊になるという場合もある．その多くは配偶子をとりまく環境ともいえる生殖器官や分泌因子または母体免疫に異常を示す．ここでは，それらに関する知見を紹介する．

精液の役割

精液に含まれるタンパク質は，交尾時に初めて精子と接触し，主に雌生殖器内で働くと考えられる．精液の研究は射出精子を用いる必要があるため，マウスではその機能解析は進んでいない．精液に精子の受精能を抑制する働きがあることは，精子の受精能獲得という現象が明らかになった1950年代から知られている．1957年に Chang によって報告されたこの精液による受精能抑制作用とは，すでに受精能獲得した精子の受精率を精液成分は再び減少させてしまうものであり，この作用はウシやウサギだけでなく，ヒトの精液にも同じ効果がある[12]．

マウス精嚢タンパク質SVS2はヒト精嚢タンパク質SEMGIと相同なタンパク質であることがわかっている．このSVS2を調べたところ，精子の受精能獲得や先体反応を抑制すること，体外受精の効率を低下させることがわかった[13]．Svs2欠損マウスを作製したところ，精巣

上体精子を用いた体外受精では正常であるが，交尾によっては産仔が得られない不妊の雄マウスになることがわかった[14]．その後の解析から，精液からSVS2を欠損させた場合，子宮内において精子が死滅するため不妊になることが明らかとなった．その詳細は明らかとなっていないが，子宮内には殺精子因子が存在すること，SVS2は子宮内のその因子から精子を保護していると考えられる（❹）．一方，精液中の精子受精能抑制因子はいまだ不明なままである．

母体免疫による受精の制御

女性生殖器は外部に開かれた構造をしているため，常に感染のリスクが生じる臓器である．一方，非自己細胞でありながら精子や胚を免疫寛容する必要があり，その免疫システムは非常に複雑で多くの関心を集めている．

腟内に共生する乳酸菌がその他の雑菌の繁殖を抑制していることは非常に有名だが，その他にも性周期依存的に好中球やnatural killer（NK）細胞，マクロファージなどの免疫細胞が腟や子宮に集まる．胚が子宮に着床した後に形成される脱落膜の免疫細胞の割合は，末梢血とは違って70%がNK細胞である．このNK細胞は子宮NK細胞とよばれ，細胞障害活性が低いこと，着床期に増加し，妊娠中期・後期に減少することから，妊娠初期局所において胚を拒絶することなく外敵から守り，妊娠維持のために積極的に働いていると考えられている．

一方で，精子に対する免疫寛容システムは明らかになっていない．免疫システムの異常の結果，不妊症原因の一つである女性における抗精子抗体があげられることから，通常では精子に対する免疫寛容システムが存在していると考えられてきた．しかし，精液中のタンパク質を欠損したマウスでは，子宮内で多くの精子が死滅していることが判明した[14]．この結果から，子宮内で精子に対して免疫寛容は働かないこと，

子宮内で女性の免疫から精子を守っているのは精液であると考えられる（❹）．

卵管への侵入

子宮内を生存し通過した精子は，卵の待つ狭い卵管へと侵入を始める．この卵管への侵入は，単に生存して高い運動性を有している精子ならすべて侵入できる，というわけではない（❹）．卵と精子の融合因子として考えられてきたFertilinを構成するとされるADAM1BとADAM2を欠損したマウスの精子は，卵との膜融合に異常は示さないが，子宮から卵管への侵入ができないことが明らかになった．このような卵管への侵入不全を示す遺伝子欠損マウスは現在14種類も報告されており，その多くは精巣特異的ADAMs，小胞体の分子シャペロン，GPI-アンカー型タンパク質である．

卵管へ侵入できない精子の多くには不思議な共通点が存在する．まず精巣特異的に発現するADAM3が精子細胞膜上から欠失していること，次に卵丘細胞を除去した卵透明帯への結合能が低下していることである．ADAM3はほかのAMADsと同様にメタロプロテアーゼの一種であるが，卵管へ侵入する際のしくみは明らかになっていない．

多精拒否の制御機序

受精には，1個の精子が卵と融合した後，2個目以降の精子が卵と融合できないようにするメカニズムが存在する．このメカニズムは多精拒否とよばれ，多くの生物で働く普遍的な現象である．たとえばウニでは，受精膜とよばれる卵表層の形態変化が起こり，多精拒否を実体顕微鏡下で容易に観察することができる．一方，ヒトの卵では，そのようなダイナミックな表層の形態変化は観察されないものの，精子が融合後に卵の細胞膜下に存在する表層顆粒が放出さ

れ，透明帯を構成するタンパク質の構造変化が起こることが知られている．一方，最近の研究から，表層顆粒の放出に伴って亜鉛が大量に放出され，精子の運動性を低下させることで透明帯通過の効率を下げることが報告された[15]．

多精拒否のメカニズムは体内だけでなく，培養条件下でも観察することができるが，その分子メカニズムの全容解明には至っていない．

精子と卵の膜融合の制御機序

ADAMファミリーとインテグリンによる融合モデルの提唱と否定

膜融合に関わるとされる因子は，この過程の阻害抗体を手がかりとして複数報告されている．ただし，これらのほとんどの遺伝子欠損マウスは，精子の融合能力に異常を示さなかった．そのなかで最もインパクトがあった因子がADAMファミリーに属するFertilinと細胞接着因子であるインテグリンである．

Fertilinは，Fertilin α（ADAM1b）とFertilin β（ADAM2）から成るヘテロ二量体の膜貫通型タンパク質である．ADAM1bのアミノ酸配列中にはウイルスの融合ペプチドに類似する疎水性の配列が存在し，ADAM2上のRGD様のインテグリン接着配列は，卵上のインテグリン（$αvβ3$および$α6β1$）と結合し，配偶子接着を競合的に阻害することから，Fertilinがインテグリンと結合し，融合因子として働くという概念が提唱された．

ところが，*Adam2*遺伝子欠損マウスは雄性不妊になるものの，配偶子融合は正常に起こり，「精子と透明帯の結合」および「子宮から卵管への侵入」に障害があった．一方，*Adam1b*欠損雄マウスは生殖能をもっていた．同様に，インテグリンの配偶子融合への関与も遺伝子欠損マウスの解析から否定された．しかし，「精子

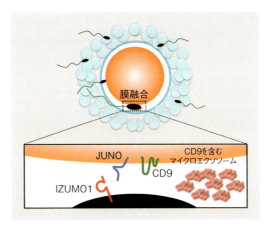

❺ 精子と卵の膜融合
精子と卵の膜融合には精子側因子IZUMO1とその受容体で卵細胞膜に存在するJUNO，さらにIZUMO1/JUNOのシステムとは独立に，CD9を含むマイクロエクソソームが卵から分泌され融合を制御する．

と透明帯の結合」と「子宮から卵管への侵入」というまったく異なる2つの現象が同様のメカニズムによって制御されるのは驚きである．

精子側因子としてのIZUMO1

日本の研究グループにより，融合のステップを特異的に阻害する抗体（Okabe Black Friday 13：OBF13）が報告されていた．IZUMO1は，細胞外に免疫グロブリン（IG）様ドメインを1つもった，免疫グロブリンスーパーファミリーⅠ型の膜貫通型糖タンパク質である[10]（❺）．さらに，IZUMO1～4のファミリー分子が存在する．

*Izumo1*欠損マウスは雄性不妊で，*Izumo1*欠損精子は，卵と融合する能力を完全に欠失していた．このことから，長年謎として残されていた，精子側の膜融合因子が世界で初めて同定された．これまで電子顕微鏡などの観察から，哺乳類の受精の膜融合は，精子頭部のエクアトリアルセグメントとよばれる場所から融合が開始すると考えられている．実際に，融合において重要な働きをするIZUMO1は，融合の準備を終えた先体反応後の精子においてエクアトリアルセ

グメントを含めた頭部全体に局在するようにな
る．さらに，IZUMO1の局在変化に関与する因
子として，TSSK6（testis-specific serine
kinase 6）が発見された．

IZUMO1のIG様ドメインよりも上流に存在
するIZUMOドメイン内には，そのファミリー
内で保存された8つのシステイン配列が存在
し，IZUMOドメインはIZUMO1の二量体化に
必要である．さらに，融合を阻害するIZUMO1
に対する複数の抗体のエピトープ解析から，種
間でよく保存されかつIZUMO1に特異的な配
列である，N末端の融合コア領域の存在がわ
かった．この領域は，卵細胞膜に直接結合する
だけでなく，精子-卵の膜融合をほぼ完全に阻
害する．CD9欠損卵を用いてもこの領域のペプ
チドは卵と結合することから，IZUMO1は，
CD9に直接結合する分子ではなく，これらの間
にはさらに複雑な分子マシナリーが存在すると
考えられ，実際にIZUMO1の受容体として卵
細胞膜上のJUNOが発見された[16]．また，
IZUMO1によく似たIG様ドメインを1つだけ
もつI型の膜タンパク質，Spaca6欠損精子が
融合不全になることが報告された．

卵側因子としてのCD9と
マイクロエクソソーム

CD9（Cluster of Differentiation 9）は膜4回
貫通型タンパク質で，大きさの異なる2つの細
胞外領域をもっている（**5**）．CD9と同様の構
造をもった膜タンパク質はテトラスパニン
（tetraspanin）とよばれるタンパク質ファミ
リーを形成する．Cd9欠損雌マウスは重篤な不
妊症状を発症し，Cd9欠損卵は精子と受精する
ことができず，多数の精子が透明帯と卵細胞膜
の間のスペースにたまった状態になった．ま
た，透明帯を人為的に除去したCd9欠損卵に精
子を加えると，精子は卵細胞膜に結合するが，
融合はきわめてまれにしか起こらなかった．以

上のことから，CD9は精子との融合に必須な卵
側因子であることがわかった[17]．

さらに，CD9の局在を詳細に調べたところ，
CD9は卵の細胞膜に存在すると考えられてい
たが，細胞膜に限定されず，むしろ細胞膜と透
明帯とよばれる卵を取り囲む細胞外マトリック
スの隙間（囲卵腔〈perivitelline space〉）に約
半分の量のCD9が存在することが明らかに
なった．囲卵腔に存在するCD9を含む成分を
回収し，透明帯を除去したCd9欠損卵と混合し
た後に精子と体外受精を行ったところ，Cd9欠
損卵の受精障害を完全に回復させることができ
た．透過型電子顕微鏡による観察から，CD9を
含む構造体が囲卵腔に存在することがわかっ
た．その構造は2重脂質層をもたないものの，
直径が約10 nmの微細な構造体の集合体であ
ることがわかった[18]．

CD9を含む膜構造体はエクソソーム（エキソ
ソーム〈exosome〉）とよばれ，マイクロRNA
（microRNA）を細胞間で運搬することが報告さ
れているものの，エクソソームには脂質二重膜
が存在する．そこで，卵でのCD9を含む膜構造
体はエクソソームと構成成分が共通であるもの
の，まったく別の構造体であることがわかり，
エクソソームよりも微細な構造体ということで
マイクロエクソソーム（microexosome）と命
名された[19]（**5**）．

また従来の研究では，CD9は卵の細胞膜上に
存在する微絨毛（microvilli）の構成成分で，
Cd9欠損卵では微絨毛が短くて形態が異常で
あることから，CD9は微絨毛の形成および機能
に関わっていると予想された．しかし，マイク
ロエクソソームとの共培養によってCd9欠損
卵と精子との融合が可能になったことは，微絨
毛は必須ではなく，マイクロエクソソームが必
須であることを示している．さらに，微絨毛は
排卵直後の卵からマイクロエクソソームが細胞
膜上で形成され，放出されるまでの過程で形成

される副産物と考えられる.

不妊症診断と治療

不妊症検査の一つとして精子機能診断が行われる. 一方, 運動に関連するパラメータは多岐であるため, 自動解析（computer assisted sperm analysis：CASA）を用いて統合的な運動解析を行う. 運動以外の授精能を評価するためには, 配偶子相互作用に関わる検査法が必要である. とくにICSIの際に精子を選別する作業を行う胚培養士にとっては形態良好な精子を鑑別することが必須である. 今後, 一定の基準に基づいた検査法を情報提供する検査センターが必要になる.

受精卵および胚の発育状況については, 画像解析技術の進歩によって経時的にタイムラプスイメージングができるようになってきた. このシステムを導入する施設も増えてきており, 学術的だけでなく臨床的にも胚の質を詳細に診断できるようになってきた. 診療前の検査としては, 精子DNAの断片化やエピジェネティクスな修飾の正常度を調べることも重要である.

まとめ

われわれは卵がなければこの世に生まれてくることができない. 卵は有限な細胞であり, 外因性および内因性の因子による攻撃の危険に常にさらされている. そのため, 人工的に卵をつくる試みが行われており, 皮膚からiPS細胞をつくり, そこから卵がつくられるのも現実になりつつある. 一方, 精子と卵はわれわれがまだ知らない能力をもっている. 不妊は人類に突きつけられた難問の一つであり, この問題を解決するためには, 精子と卵がもっている未知の能力を知る必要がある.

（河野菜摘子, 齊藤英和, 宮戸健二）

文献

1) Yanagimachi R, Chang MC. Fertilization of hamster eggs in vitro. Nature 1963；200：281-2.
2) Steptoe PC, Edwards RG. Birth after the reimplantation of a human embryo. Lancet 1978；2：366.
3) Whitten WK. Culture of tubal mouse ova. Nature 1956；177：96.
4) Biggers JD, et al. Development of mouse embryos in organ cultures of fallopian tubes on a chemically defined medium. Nature 1962；194：747-9.
5) 豊田裕ほか. マウス卵子の体外受精に関する研究ii. 精巣上体精子による受精成績. 家畜繁殖研究会誌 1972；16：147-51.
6) Gardner DK, et al. Culture and transfer of human blastocysts increases implantation rates and reduces the need for multiple embryo transfers. Fertil Steril 1998；69：84-8.
7) Jin M, et al. Most fertilizing mouse spermatozoa begin their acrosome reaction before contact with the zona pellucida during in vitro fertilization. Proc Natl Acad Sci USA 2011；108：4892-6.
8) Inoue N, et al. Acrosome-reacted mouse spermatozoa recovered from the perivitelline space can fertilize other eggs. Proc Natl Acad Sci USA 2011；108：20008-11.
9) La Spina FA, et al. Mouse sperm begin to undergo acrosomal exocytosis in the upper isthmus of the oviduct. Dev Biol 2016；411：172-82.
10) Inoue N, et al. The immunoglobulin superfamily protein izumo is required for sperm to fuse with eggs. Nature 2005；434：234-8.
11) Lishko PV, et al. Progesterone activates the principal Ca^{2+} channel of human sperm. Nature 2011；471：387-91.
12) Chang MC. A detrimental effect of seminal plasma on the fertilizing capacity of sperm. Nature 1957；179：258-9.
13) Kawano N, Yoshida M. Semen-coagulating protein, svs2, in mouse seminal plasma controls sperm fertility. Biol Reprod 2007；76：353-61.
14) Kawano N, et al. Seminal vesicle protein svs2 is required for sperm survival in the uterus. Proc Natl Acad Sci USA 2014；111：4145-50.
15) Tokuhiro K, Dean J. Glycan-independent gamete recognition triggers egg zinc sparks and zp2 cleavage to prevent polyspermy. Dev Cell 2018；46：627-40.
16) Bianchi E, et al. Juno is the egg izumo receptor and is essential for mammalian fertilization. Nature 2014；508：483-7.
17) Miyado K, et al. Requirement of cd9 on the egg plasma membrane for fertilization. Science 2000；287：321-4.
18) Miyado K, et al. The fusing ability of sperm is

bestowed by cd9-containing vesicles released from eggs in mice. Proc Natl Acad Sci USA 2008; 105：12921-26.

19) Miyado K, et al. Exosomes versus microexosomes：shared components but distinct functions. J Plant Res 2017；130：479-83.

●**参考文献**

• 宮戸健二ほか．哺乳類における受精の分子メカニズム．澤田均編．動植物の受精学．京都：化学同人；2014. p.239-61.

胚発生の分子機構

はじめに

哺乳類では卵管膨大部で受精が起こり，受精卵（胚）は分割を繰り返しながら卵管内を移動し，ヒトの場合，受精後3〜4日目には12〜16細胞期胚（桑実胚）となり子宮腔内に到達する．受精後4〜5日目に胚は胚盤胞へと発生し，6〜8日目に子宮内膜内へと着床する．着床までの胚発生には，受精，核のリプログラミング（ヒストン修飾の変化とDNA脱メチル化），胚性ゲノム活性化（zygotic genome activation：ZGA），コンパクション，胚盤胞腔の形成，内細胞塊と栄養外胚葉への分化といった発生学および生殖医学においてきわめて重要な事象が含まれる（❶）[1]．

本項では動物モデル，とくにマウスで得られた知見を中心に，着床前期胚発生における分子機構について概説する．

着床前期胚発生における遺伝子発現動態

初期胚発生：受精卵〜8細胞期胚（ZGAと分化全能性獲得）

排卵された成熟卵は細胞質内に多くのmRNAやタンパク質（母性因子〈maternal factor〉）を蓄積している．受精直後にあらかじめ卵に蓄えられた母性因子が積極的に分解され，ZGAにより胚由来の遺伝子産物へと入れ替わる過程はmaternal to zygotic transition（MZT）とよばれ，その後の正常な胚発生において重要なプロセスであると考えられている[2]．

タンパク質やオルガネラを含む細胞質の一部が自身のリソソームで分解される経路はオートファジーとよばれ，ユビキチン-プロテアソーム系とともにこの過程のタンパク質分解に協調的に働いている．これまでにオートファジーに関わる遺伝子は30種類以上見つかっており，その一つであるAtg5をノックアウトしたマウスにおいてオートファジー機能の欠損した卵は4細胞期から8細胞期にかけて発生停止することが知られている[3]．すなわち，受精後の胚発生においてオートファジーによる卵性タンパク質の分解が不可欠であり，分解産物として得られるアミノ酸は胚性タンパク質合成の原料や胚発生のエネルギー源として重要であると考えられている．

受精直後の雌雄両前核は母性因子によって当初は転写が抑制された状態に制御されているが，初期胚発生に伴い母性因子は徐々に減少し，胚自身のゲノムからの活発な遺伝子発現が惹起される．これを胚性ゲノム活性化（ZGA）とよび，マウスでは1細胞期後期から2細胞期[4]に起こるのに対し，ヒトでは4〜8細胞期[5,6]にみられる（❷）[1]．ZGAの初期から特異的に発現している遺伝子のなかには，転写増幅やエピゲノム制御を介した転写制御により，その後の着床周辺期胚発生に関わるものが報告されている．これらZGA遺伝子のなかには発生に関与するのみならず，分化全能性の獲得，多分化能維持，ゲノムの安定性に寄与する遺伝子がいく

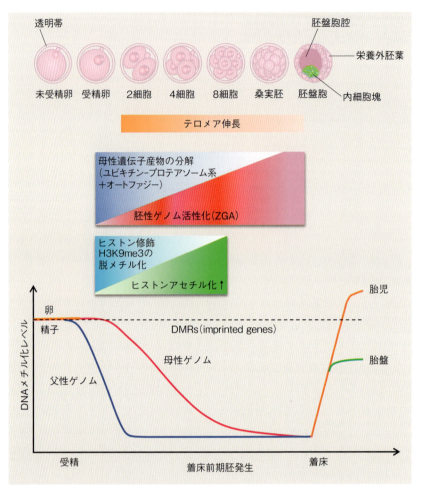

❶ マウスにおける着床前期胚の分子発生機構
（小川誠司ほか．2017[1]）：原図に透明帯，胚盤胞腔，栄養外胚葉，内細胞塊の名称を加えた）

❷ 哺乳類における胚性ゲノム活性化（ZGA），コンパクション開始時期

動物種	胚性ゲノム活性化時期	コンパクション時期
マウス	2細胞期	8細胞期
ハムスター	2細胞期	8細胞期
ウサギ	4細胞期	8細胞期～桑実胚期
ブタ	4細胞期	胚盤胞形成直前
ヒツジ	～16細胞期	16細胞期
ウシ	8～16細胞期	32細胞期
ヒト	4～8細胞期	16細胞期後期

（小川誠司ほか．2017[1]）

つか報告されており（Ronin[7]，Hmgpi[8]，Chd1[9]，Oct4[10]など），着床前期胚発生における巧妙な遺伝子発現制御は効率的なリプログラミング機構を含んでいると考えられる．たとえば，マウスにおいて2細胞期特異的に発現する遺伝子 Zscan4 は，胚盤胞から樹立される胚性幹細胞（embryonic stem cell：ES細胞）においてテロメア伸長によるゲノムの安定性に寄与することが報告されている[11]．

人工多能性幹細胞（induced pluripotent stem cell：iPS細胞）の樹立過程では外来遺伝子（Oct4，Sox2，Klf4，Myc）を同時に強制発現

させ[12]，一般に12〜14日間という長い時間を
かけて樹立する．一方，初期胚発生では卵が受
精してわずか4日間で分化全能性のある割球を
発生させるため，着床前期胚発生における巧妙
な遺伝子発現制御はより効率的なリプログラミ
ング機構を含んでいると考えられる．

iPS細胞樹立に重要な外来遺伝子（Oct4,
Sox2, Klf4, Myc）について初期胚における発
現動態を検討すると，卵に存在するのはOct4
とSox2のみで受精後にいったん発現が低下す
る[13]．その後ZGAによりKlf4，遅れてMyc,
Sox2, Oct4の発現が増加し，内細胞塊が形成
される．すなわち卵性遺伝子産物によりZGA
が起こるとOct4の発現につながる遺伝子発現
カスケードの存在とともに，iPS細胞樹立過程
においても同様の経時的な遺伝子発現制御をす
ることでより効率的なリプログラミングが可能
となることが示唆される．

しかし，ZGA始動の制御機構はいまだ解明
されていない[14]．マウス卵性Sox2タンパクは
2細胞期に細胞質から核に移行し，過剰発現さ
せた胚は8細胞期までに分割停止に至る[15]．ま
た，転写因子Tif1αやHippo経路の制御因子
Yap1もマウス卵で高発現しており，そのタン
パクは受精後に細胞質から核に移行する．Tif1α
の発現はマウス胚が2細胞期を超えるのに必須
であり[16]，Yap1の卵性発現を欠失させれば，
約3,000のZGA遺伝子の発現が抑制され，胚の
分割停止に至ることが報告されている[17]．残念
ながら，これらの表現型が惹起された分子機構
についてはいずれも説明されてはいないが，2
細胞期胚のゲノムにおいて局所的にクロマチン
構造が緩んで開いているDNAseI高感受性領
域には，転写因子Nfyaの結合モチーフが高頻
度に認められることが報告された．実際に
Nfyaをノックダウンした胚では2細胞期に活
性化される遺伝子の15%で有意な発現低下を
認めたため，NfyaはZGAに重要な役割を果た

すと考えられている[18]．

コンパクション〜胚盤胞期胚（内細胞塊と栄養外胚葉への分化）

8細胞期までは胚の割球は遺伝子的に同一で
あり，等しい分化能をもっていることが知られ
ている[19]．その後，各割球は相互に接着し，光
学顕微鏡下で細胞境界は不明瞭となる．この現
象をコンパクションとよぶ．コンパクションは
マウス（8細胞期）をはじめウサギ（8細胞期か
ら桑実胚期）[20]，ヒト（16細胞期後期）[21]などの
動物種で確認されている（❷）．

コンパクションではtight junctionとgap
junctionが形成される．カルシウムイオンは
tight junctionの形成に関与することが知られ
ており，培養液中のカルシウムイオンを低下さ
せるとコンパクション直後の胚はコンパクショ
ン前の状態に戻る．この細胞間結合が形成され
る時期から細胞の代謝は活発化し，タンパク合
成が増加する．マウスにおいて，細胞分裂時の
紡錘体微小管形成に必須とされるEg5はMZT
に伴い胚性に翻訳され，コンパクションにも関
わっていると報告されているように[22]，ZGA
がヒトにおいてもコンパクションの形成に関与
している可能性がある．

コンパクションにより細胞間結合が形成され
た後，胚は内部に胚盤胞腔とよばれる液体が貯
留した中腔を形成し，胚盤胞に発生する．胚盤
胞期では胞胚の外壁（栄養外胚葉）と胞胚の内
部に位置する内細胞塊に分化する．栄養外胚葉
は着床後に胎盤へ分化する一方，内細胞塊は将
来胎児として成長する．

栄養外胚葉または内細胞塊への分化は細胞が
胚の内側にあるか外側にあるかで誘導されるこ
とが知られている．マウスを用いた研究から，
内側の細胞ではangiomotinタンパクが細胞間
接着装置であるE-cadherinと複合体を形成す
ることでHippo経路が活性化され，栄養膜分化

に必要な*Cdx2*の発現を司る*Tead4*が抑制されることが明らかとなっている．一方，外側の細胞では細胞間接着のない部位において angiomotin が切り離されることによって Hippo 経路が抑制され，*Tead4* が発現している．これによって内側の細胞では *Oct4* が，外側の細胞では *Cdx2* が発現し，それぞれが内細胞塊，栄養外胚葉へと分化する．*Tead4* 変異マウス胚ではすべての細胞が内細胞塊へ発生することが報告されており，細胞の極性と Hippo シグナル，*Tead4* という経路が，初期の分化に重要な役割を果たすことが示されている[23]．

このようにして分化した内細胞塊からは FGF（fibroblast growth factor）4 が産生され，内細胞塊に接触している極栄養外胚葉に作用して未分化な栄養外胚葉の増殖を促し，外側の細胞は一次栄養膜巨細胞へと分化する．さらに増殖した極栄養外胚葉は *Cdx2* を介して BMP（bone morphogenetic protein）4 を産生し，BMP4 が内細胞塊の増殖を促進するというパラクラインニッチが成立している[24]．

初期胚における核のリプログラミング（DNA 脱メチル化とヒストン修飾）

DNA の塩基配列に伴わず安定的に維持・伝達される遺伝子変化をエピジェネティクスとよび，特定の細胞がもつエピジェネティクスの状態をエピゲノム（epigenome）とよぶ．哺乳類の初期胚では，精子または卵由来の因子が作用することによって，広範にわたるゲノムの DNA 脱メチル化やヒストンの化学修飾（メチル化やアセチル化），クロマチン構造に変化が起きる．これにより正常な発生に必要な転写制御を誘起し，精子および卵由来のゲノムは未分化状態へリプログラミングされる．

精子由来の雄性ゲノムは受精後すみやかに脱メチル化されるが，卵由来の雌性ゲノムは遅れて受動的に脱メチル化される．両者とも着床後

すみやかに再メチル化されるが，胚体組織と胚体外組織ではメチル化の程度は異なる．精子由来の雄性ゲノムは受精後 DNA 複製を伴わない能動的脱メチル化を受けるのに対して，卵由来の雌性ゲノムはこの脱メチル化から保護され[25]，しばらくの間メチル化状態が維持される．この雌雄ゲノムの不均等性は，epigenetic asymmetry とよばれ，正常な発生に必須であると考えられている．

epigenetic asymmetry の詳細な機構は明らかとなっていないが，*Pgc7/Stella* 遺伝子欠損の受精卵において，雄性ゲノムだけではなく雌性ゲノムにおいても能動的脱メチル化が生じることから，*Pgc7/Stella* は雌性ゲノムを受精後の能動的脱メチル化から保護する機能を有することが知られている[26]．メチル化可変領域（differentially methylated region：DMR）は初期胚発生において脱メチル化を受けずにメチル化状態が維持されることで知られる．DMR 領域のメチル化状態は対立遺伝子に特異的な発現制御を行い，父方と母方由来のいずれか一方のみが発現するインプリント遺伝子の発現制御を担っているとされる．DMR は始原生殖細胞でのみ脱メチル化されることが明らかとなっており，初期胚で生じる DMR の DNA メチル化維持は，以後の正常な胚発生に重要である（❶）[1]．

一方，ヒストン修飾はクロマチン構造を弛緩または凝縮させることで遺伝子の発現制御に大きく関与している．一般にコアヒストンがアセチル化されると，クロマチンは転写活性化された状態となり，遺伝子発現が促進されるが，初期胚においてもヒストン修飾はさまざまな働きをすることが知られている．たとえば，精子形成の間，精子のクロマチンタンパクであるプロタミンは，受精後すぐに母方由来の高アセチル化ヒストンに置き換えられ，さらに雌雄両前核の融合と卵割による胚性ゲノムの新たな構築に伴って，母方の卵母細胞に特異的なヒストン構

成から体細胞型のヒストン構成へと移行する．

ヒストン修飾におけるメチル化は，主にリシンやアルギニンのようなアミノ酸残基にメチル基が付加される．なかでもリシンのメチル化にはSETドメインをもつリシンメチル基転移酵素（lysine methyltransferases：KMT）が関与し，ヒストンH3K4（ヒストンH3のN末端から4番目のリシン），K9，K27，K36などのコアヒストン中のリシン残基をメチル化することで転写制御が行われる．H3K4，K36のメチル化はクロマチン構造を弛緩させ，H3K9，K27は凝縮させることが知られている．初期胚においては，H3K9me3（9番目リシン領域のtrimethylation），K27me3は雌性前核でのみみられ，脱メチル化されることでZGAが誘起される一因となっている（❶）[1]．H3K9me3については，体細胞核移植胚においてKdm4dを強制発現させH3K9の脱メチル化を促すことで効率的にZGAが引き起こされ，胚盤胞発生率および核移植ES細胞樹立率が有意に改善すると報告されている[27]．このようなクロマチン構造の変化が，ZGAとそれによる遺伝子発現の調整に重要な役割を果たしていると考えられている．

初期胚発生過程がリプログラミングによる分化全能性獲得に重要な役割を果たしていることは，近年さかんに研究されている体細胞核移植法によっても明らかとなってきている．哺乳類の卵には体細胞核を，分化全能性をもつ受精卵の状態にまで初期化する能力がある．しかしこういった体細胞クローン胚の発生効率は低く，ヒトにおいては4細胞期で発生停止し，発生停止胚ではZGAが起こっていなかった[28]．最近の報告によると，改善した体細胞核移植法（ヒストン脱アセチル化剤などを添加培養）を用いてクローン胚を作出し網羅的遺伝子発現解析を行ったところ，8細胞期では正常発生胚に近似した遺伝子発現パターンを示したことから，ク

ローン胚の分化全能性獲得においても正常なZGAが必要であると考えられている[29]．

着床前期胚発生の分子機構を解明することの臨床的重要性

近年，生殖補助医療は進歩を続けており，日本では年間5万人を超える子どもたちが体外受精を通じて誕生している（2015年日本産科婦人科学会統計）．これは全出生数の5.07％を占める．

最近では，タイムラプスインキュベーターとsingle step mediumが開発され，ヒト胚を培養器に入れたまま胚盤胞期までより詳細に観察することが可能となった．胚へのストレス負荷が減るため胚盤胞到達率を増加させるとともに，タイムラプス観察は良好胚の選択にも有用であり，着床率も向上させると報告されている[30]．分割期胚の観察から，以下の指標を認めた場合は胚盤胞到達率および着床率が低下すると考えられている[26]．

①1個の割球から3個以上の割球への異常分割（direct cleavage）：とくに2細胞期から3細胞期への分割時間が短い（たとえば5時間以下）場合

②4細胞期に多核が認められた場合（一方で，2細胞期における多核は着床率との相関を認めない）

③割球融合（reverse cleavage）が観察された場合

しかし，これらの指標はいずれも妊娠予後やeuploidy（染色体正倍数性）とは有意な相関が認められていない．また，着床前期後期のタイムラプス観察からはいまだ明らかに有用な形態学的指標は見いだされておらず，今後のさらなる検討が必要である．良好胚を非侵襲的に選別するためには，このような形態学的マーカーだけでは限界があり，新たな分子マーカーの発見が待たれる．

一方，体外受精は自然妊娠と比べ，エピジェネティクス異常を生じる割合が高いと報告されている[31]．また，患者高齢化による染色体異数性胚の増加も生殖補助医療の大きな障害となっている．着床前期胚の発生過程には，新たな個体の発生に必要な分化全能性の獲得，すなわちエピジェネティクス制御を介した核のリプログラミングなど，多くの重要な事象が含まれており，着床前期胚発生の分子機構を明らかにすることは，体外培養環境の最適化や良好胚を非侵襲的に選別するための分子マーカーの発見につながる．さらには，iPS細胞樹立過程やクローン胚において体細胞核が初期化され若返るメカニズム，リプログラミング機構の解明につながるため，今後の再生医療の発展にも重要である．

（浜谷敏生）

● 文献

1) 小川誠司ほか．ヒト胚の初期発生．日本卵子学会編．生殖補助医療（ART）―胚培養の理論と実際．東京：近代出版；2017．p.141.

2) Schier AF. The maternal-zygotic transition：death and birth of RNAs. Science 2007；316：406-7.

3) Tsukamoto S, et al. Autophagy is essential for pre-implantation development of mouse embryos. Science 2008；321：117-20.

4) Hamatani T, et al. Dynamics of global gene expression changes during mouse preimplantation development. Dev Cell 2004；6：117-31.

5) Braude P, et al. Human gene expression first occurs between the four- and eight-cell stages of preimplantation development. Nature 1988；332：459-61.

6) Niakan KK, et al. Human pre-implantation embryo development. Development 2012；139：829-41.

7) Dejosez M, et al. Ronin is essential for embryogenesis and the pluripotency of mouse embryonic stem cells. Cell 2008；133：1162-74.

8) Yamada M, et al. Involvement of a novel preimplantation-specific gene encoding the high mobility group box protein Hmgpi in early embryonic development. Hum Mol Genet 2010；19：480-93.

9) Suzuki S, et al. CHD1 acts via the Hmgpi pathway to regulate mouse early embryogenesis. Development 2015；142：2375-84.

10) Nichols J, et al. Formation of pluripotent stem cells

in the mammalian embryo depends on the POU transcription factor Oct4. Cell 1998；95：379-91.

11) Zalzman M, et al. Zscan4 regulates telomere elongation and genomic stability in ES cells. Nature 2010；464：858-63.

12) Takahashi K, et al. Induction of pluripotent stem cells from mouse embryonic and adult fibroblast cultures by defined factors. Cell 2006；126：663-76.

13) Hamatani T, et al. What can we learn from gene expression profiling of mouse oocytes? Reproduction 2008；135：581-92.

14) Jukam D, et al. Zygotic genome activation in vertebrates. Dev Cell 2017；42：316-32.

15) Pan H, et al. Sox2 modulates reprogramming of gene expression in two-cell mouse embryos. Biol Reprod 2011；85：409-16.

16) Torres-Padilla ME, et al. Role of TIF1alpha as a modulator of embryonic transcription in the mouse zygote. J Cell Biol 2006；174：329-38.

17) Abbassi L, et al. Multiple mechanisms cooperate to constitutively exclude the transcriptional co-activator YAP from the nucleus during murine oogenesis. Biol Reprod 2016；94：102.

18) Lu F, et al. Establishing chromatin regulatory landscape during mouse preimplantation development. Cell 2016；165：1375-88.

19) De Paepe C, et al. Totipotency and lineage segregation in the human embryo. Mol Hum Reprod 2014；20：599-618.

20) Sultana F, et al. Continuous observation of rabbit preimplantation embryos in vitro by using a culture device connected to a microscope. J Am Assoc Lab Anim Sci 2009；48：52-6.

21) Iwata K, et al. Analysis of compaction initiation in human embryos by using time-lapse cinematography. J Assist Reprod Genet 2014；31：421-6.

22) Castillo A, et al. The kinesin related motor protein, Eg5, is essential for maintenance of pre-implantation embryogenesis. Biochem Biophys Res Commun 2007；357：694-9.

23) Nishioka N, et al. The Hippo signaling pathway components Lats and Yap pattern Tead4 activity to distinguish mouse trophectoderm from inner cell mass. Dev Cell 2009；16：398-410.

24) Murohashi M, et al. An FGF4-FRS2alpha-Cdx2 axis in trophoblast stem cells induces Bmp4 to regulate proper growth of early mouse embryos. Stem Cells 2010；28：113-21.

25) Li L, et al. The maternal to zygotic transition in mammals. Mol Aspects Med 2013；34：919-38.

26) Nakamura T, et al. PGC7/Stella protects against DNA demethylation in early embryogenesis. Nat Cell Biol 2007；9：64-71.

27) Matoba S, et al. Loss of H3K27me3 Imprinting in Somatic Cell Nuclear Transfer Embryos Disrupts Post-Implantation Development. Cell Stem Cell 2018 ; S1934-5909 (18) 30290-X.

28) Noggle S, et al. Human oocytes reprogram somatic cells to a pluripotent state. Nature 2011 ; 478 : 70-5.

29) Yamada M, et al. Human oocytes reprogram adult somatic nuclei of a type 1 diabetic to diploid pluripotent stem cells. Nature 2014 ; 510 : 533-6.

30) Zaninovic N, et al. Assessment of embryo morphology and developmental dynamics by time-lapse microscopy : is there a relation to implantation and ploidy? Fertil Steril 2017 ; 108 : 722-9.

31) Hiura H, et al. Characterization of DNA methylation errors in patients with imprinting disorders conceived by assisted reproduction technologies. Hum Reprod 2012 ; 27 : 2541-8.

5章　配偶子の機能と分子機構

受精卵の移送と卵管内環境

はじめに

　卵管は卵巣と子宮をつなぐ管状の器官である．ヒトの卵管は16世紀のイタリアの解剖学者 Gabriele Falloppio（1523〜1562）によって初めて正確な解剖学的記述がなされ，彼にちなんで Fallopius 管（Fallopian tube）ともよばれる．卵管の機能について初めて正しい考察を行ったのは Reinier De Graaf（1641〜1673）である．De Graaf は卵管の解剖やウサギを用いた実験，そしてヒトの子宮外妊娠の報告例をふまえ，卵は Fallopius 管を通って子宮へ移動すると主張した．その後の顕微鏡などのツールや技術の発展，そしてヒトの卵管と類似した機能や構造をもつマウスなどの哺乳類を用いた研究から，卵管が卵巣と子宮をつなぐ以上の多様な機能をもつことが明らかにされてきた．

　本項では，まず卵管の構造を概説し，卵管が卵を輸送するしくみ，さらには卵管内環境が受精や初期の胚発生において果たす役割を紹介する．

卵管の構造

　卵管（oviduct, Fallopian tube）は解剖学的な特徴に基づき，卵巣側から漏斗（infundibulum），膨大部（ampulla），峡部（isthmus）に区分される．膨大部と峡部の境界，峡部と子宮の境界はそれぞれ膨大部峡部接合部（ampullary-isthmic junction：AIJ），子宮卵管接合部（utero-tubal junction：UTJ）とよばれる．漏斗は卵巣の近傍に位置し，卵巣側に開口している．漏斗の卵巣側の末端部は卵管采とよばれ，種によってその構造は大きく異なる．膨大部は卵管のほかの部位と比べて径が大きく変化し，受精の場となる部位である．峡部では卵管の径は小さくなり，子宮卵管接合部で卵管と子宮が接続される（❶a）[1]．

　卵管の最外層は漿膜に覆われており，その内側に筋層，間質層と上皮層が存在する．上皮層は単層柱状上皮であり，その基底部に間質層が存在する．間質層と上皮層は内腔側に突出したヒダ構造を形成し，このヒダ構造は卵巣−子宮軸に沿って漏斗からまっすぐ伸びる（❶a）．ヒダの数は卵巣に近い部位ほど多く，また卵管の外表面から卵管内腔の最も内側の上皮までの距離も漏斗部などヒダ構造が発達した領域では大きい（上皮細胞層が占める領域が厚い；❶c1，e2）．

　卵管の上皮層は多繊毛[*1]細胞と卵管内液の構成成分を産生する分泌細胞から主に構成される（❷a1）．多繊毛細胞はそのアピカル面（頂端面）全体に運動性の繊毛を多数もち（マウスの場合は平均約150本），すべての繊毛は卵巣−子宮軸に沿った運動を示す．多繊毛細胞の繊毛運動の向きは，繊毛の基部に存在する基底小体（basal body）と basal foot との位置関係から特

[*1] 繊毛（cilium）は線毛と記載されることもあるが，本項では繊毛に統一して記載する．

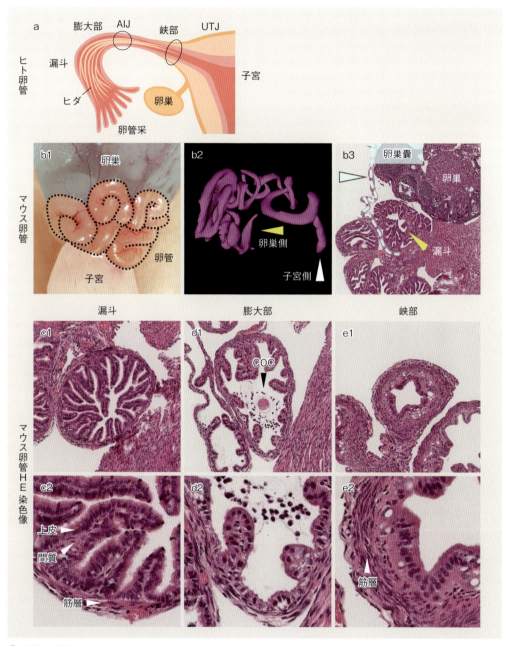

● 卵管の構造

ヒトの卵管の模式図（a）とマウスの卵管（b1〜e2）．b1：マウスの卵管は複雑に折り畳まれた構造をもつ（点線で囲んだ部位）．b2：マウス卵管の立体構造を再構成した図．矢尻は卵管の子宮側と卵巣側の末端を示している．b3〜e2：HE染色したマウス卵管の輪切り断面図．b3ではマウスの卵巣は卵巣嚢（水色の破線と矢尻）で覆われており，漏斗は卵巣嚢内に位置する（黄色矢尻）．漏斗（c1, c2），膨大部（d1, d2）と峡部（e1, e2）の断面図（c2, d2, e2はそれぞれc1, d1, e1の一部を拡大した図）では，漏斗や膨大部と比べて峡部では筋層が厚い（c2, e2）．膨大部の断面にはCOC（卵-卵丘細胞複合体）がみられる（d1 矢尻）．

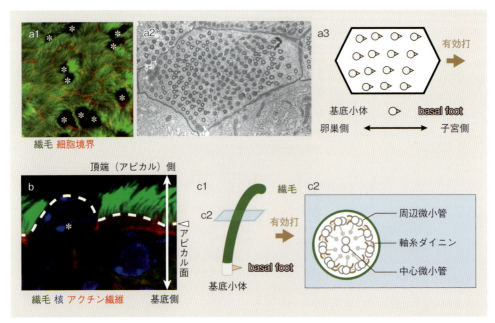

❷ マウス卵管上皮の多繊毛細胞
a1～a3：卵管上皮を内腔側から見下ろした図（以下すべての図の右側が子宮側）．a1：多繊毛細胞はアピカル面に多数の繊毛を形成する（緑）．＊は分泌細胞をラベルしている．a2, a3：多繊毛細胞の繊毛の根元に存在する基底小体と basal foot の電子顕微鏡像（a2）とその模式図（a3）．basal foot は基底小体の子宮側に位置する．b：多繊毛細胞と分泌細胞（＊でラベル）の断面．アピカル面を点線でなぞっている．分泌細胞のアピカル面はドーム状であるのに対し，多繊毛細胞は平坦である．分泌細胞の核（青）はアピカル面近傍に位置する．c1, c2：繊毛の構造．c2 は繊毛の断面図．基底小体に対する basal foot の位置（c1）や繊毛内部の微小管構造（9+2 構造）の向き（c2）と有効打の方向は一致する．

定され，卵管では通常基底小体の子宮側に basal foot が存在する（❷a2, a3）．マウスの卵管の多繊毛細胞は，細胞全体の頂端-基底部の高さが 20 μm 程度であり，そのうち繊毛が 5 μm ほどを占める．多繊毛細胞の繊毛の根元に相当するアピカル面は平坦であり，細胞核は比較的基底部に近いところに存在する．一方，分泌細胞のアピカル面はドーム状であり，細胞核はアピカル面近くに存在している（❷b）．多繊毛細胞と分泌細胞の比率は部位によって異なり，マウスでは卵管采から膨大部までは 80％，峡部では 10％程度が多繊毛細胞である[2]．

ヒト卵管の筋層は平滑筋から構成され，外側から外縦層，中輪層と内縦層の 3 層構造をもつ．それぞれの筋層を構成する筋繊維は，卵巣-子宮軸に対して外縦層と内縦層では平行，内輪層では垂直に走る．また，筋層は漏斗や膨大部では薄く，峡部では厚くなっており，内縦層は峡部にのみ存在する（❶c2, d2, e2）．

上記の特徴はヒトやマウスで共通しているが，卵管の巨視的な構造は動物種によって大きく異なる．ヒトの卵管は長さ 10 cm ほどの直線的な管であるが（❶a），マウスの卵管は長さ約 1.8 cm ほどで，約 11 か所の彎曲部位があり，直径 2～3 mm 程度の空間に折り畳まれた構造をしている（❶b1, b2）．また，マウスの漏斗は卵巣を覆う卵巣嚢の中に位置し（❶b3），卵巣嚢内に放出される卵-卵丘細胞複合体（cumulus-oocyte complex：COC）は腹腔内に出ることなく卵管内へと取り込まれる（マウスでは一度に両側の卵巣から合計 8～20 個の COC が放出される）．なお，マウス卵巣嚢は発

生学的には，卵管と同じMüller管に由来すると考えられている．一方，ヒトには卵巣嚢が存在せず，COCは腹腔内に放出される（ヒトでは通常1対の卵巣の片方から1個のCOCが放出される）．ヒトの卵管采は指のような突起構造をもち，この突起構造が卵巣表面を覆い，卵巣から腹腔内に放出されたCOCを捕捉する．一方，マウスの卵管采は靴下の上部を折り返したような構造をもつことが知られている[1]．

卵の輸送

卵巣から子宮までの卵の輸送

卵巣から子宮への卵の輸送は，まず卵巣からCOCが放出されることから始まる．COC中の卵母細胞は細胞外基質から構成される透明帯に取り囲まれており，透明帯の外側にはヒアルロン酸に富む細胞外基質とその中に埋まった多数の卵丘細胞が存在する（❶d1）．卵巣から放出されたCOCは，卵巣近傍に位置する卵管采によって卵管内に取り込まれ，子宮方向に輸送され，受精が起こるまで膨大部に停留する．膨大部で受精が起こると，精子由来のヒアルロニダーゼによって卵と卵丘細胞が分離する．その後，受精卵は卵割を繰り返し，胚発生を進めつつ子宮まで輸送される．

繊毛運動による卵の輸送

卵巣から子宮への卵の輸送には，卵管上皮を構成する多繊毛細胞の繊毛運動が重要な役割を果たす．繊毛運動は周囲の液を強く打つ有効打と，ゆっくりとしなるように起き上がる回復打から成り，有効打と回復打が交互に繰り返される．卵管の繊毛は有効打を子宮方向，回復打を卵巣方向に打ち，このような極性をもった繊毛の運動によって卵が子宮方向へと運搬される[3]．

運動性の繊毛は軸糸を骨格とした細胞突起で

あり，軸糸の中心部には2本の微小管（中心微小管）が存在し，その周りをA小管とB小管から成る9本の微小管（周辺微小管）が取り囲む（❷c2）．周辺微小管にはモーター分子である2種類の軸糸ダイニンが結合しており，ATPを加水分解して生じたエネルギーにより，周辺微小管間の滑り運動を引き起こす．この際，軸糸の片側でのみダイニンが滑り運動を起こすことにより，方向性をもった繊毛の屈曲が生じる．

原発性線毛機能不全症候群（primary ciliary dyskinesia：PCD）は繊毛の構造や機能に異常を生じる常染色体劣性の遺伝性疾患であり，その原因遺伝子には軸糸のダイニンをコードする遺伝子も含まれる．PCDの患者は繊毛運動の欠如・低下，さらには繊毛の形成不全や1細胞あたりの繊毛数の減少といった異常を示し，不妊である例が報告されている．しかし，一部のPCDの患者は妊娠可能であり，これは不完全ではあるものの残存する繊毛運動や繊毛運動以外のメカニズムにより卵が輸送されるためではないかと議論されている[4]．

COCの卵管采での捕捉と卵管内への取り込みには，繊毛運動，そして繊毛とCOC間の接着が寄与する．培養条件下でハムスター卵管の卵管采近傍にCOCを配置すると，卵管采に接触したCOCが卵管壁に沿って移動し，卵管内に取り込まれる．COCの推進力は卵管采の多繊毛細胞の繊毛運動によって生み出される．培地の粘度を大きくすると，繊毛運動の周波数が低くなり，COCの取り込み効率が減少する．さらに，培地の温度を上昇させると，繊毛運動が亢進し，COCの取り込み効率は上昇する．一方，繊毛運動だけではCOCの卵管内への取り込みには十分でなく，繊毛とCOCとの接着が必要である．ヒアルロニダーゼ処理により細胞外基質を除去したCOCは漏斗に接着できず，卵管内に取り込まれないことが示されている．また，卵管采をレクチンの一種であるWGA （wheat germ agglutinin）や poly-L-lysin で処理し，繊毛と COC 間の接着力を増強すると，COC の卵管への取り込みが阻害される．このことから，COC と卵管上皮との接着力は厳密に制御されていると考えられている[5]．

卵管内での COC の輸送には繊毛運動と卵管筋層の収縮が寄与することが示唆されている．卵管筋層は連続的な収縮と，短く高頻度の周期的な収縮（蠕動運動）を示す．連続的な収縮は子宮卵管接合部や膨大部峡部接合部での通路の開閉としての役割があると考えられており，膨大部峡部接合部での胚の停留は，プロゲステロン濃度が最大になる黄体期の中期に峡部の筋層が弛緩し，卵管内腔の粘液が消失することにより終わる[6]．

筋層の周期的な収縮が卵の輸送にどのような影響を及ぼすかは議論が分かれている．たとえば卵巣–子宮軸に沿って切開したマウス卵管漏斗部の上皮に COC を置くと子宮方向に動く．また，アルブミンとポリスチレンビーズから成る模造卵をウサギの卵管内にとりこませると，模造卵は膨大部に到達し，そこで卵巣側と子宮側の双方向性の動きを示すが，イソプロテレノールの投与で筋層の蠕動運動を阻害すると子宮側にのみ動く．このとき子宮側への卵の動きの速度はイソプロテレノール非投与群と比べて有意な差はなく，またイソプロテレノール処理が繊毛運動に影響を与えないことが示されている．これらの実験結果は，子宮方向への卵の輸送は繊毛運動に依存することを示唆している[3]．一方で，マウス卵管をニカルジピンで処理すると，筋収縮が阻害され，膨大部での COC の動きが停止するとの報告もある．ニカルジピン処理群の繊毛運動は正常であり，この報告では筋収縮が卵管内での COC の輸送に主要な役割を果たすと主張している[7]．

なお，繊毛運動の周波数は排卵期に高くなることがヒトやマウスなどで報告されているが，その意義については議論が分かれている．少なくともマウスの卵管では，どの性周期においても繊毛運動依存的に COC を輸送する能力があることが示唆されている[3]．また，ヒトの卵管の漏斗や膨大部では，性周期に応じて多繊毛細胞と分泌細胞の割合が変わることが報告されている．しかし，この変化が COC の輸送に与える影響は明らかにされていない[8]．

卵管の極性の発達機構

管状の器官においては，その機能に平面内細胞極性（planar cell polarity：PCP）が重要であると考えられている．PCP とは，上皮の頂端–基底軸（apical-basal axis）に垂直に，すなわち上皮シート面に平行に発達する上皮細胞の極性である．卵管の多繊毛細胞が示す卵巣–子宮軸に平行にそろった繊毛運動は PCP の一例であり，上皮シート面でそれぞれの細胞の極性の方向が一致している現象は気管や脳室などのほかの上皮細胞においてもみられる．

PCP を制御する因子群は PCP 因子とよばれ，ショウジョウバエを用いた遺伝学的スクリーニングによっていくつかの因子群が同定されている（❸a）．PCP 因子は進化的に保存された分子であり，哺乳類の脳室上衣細胞や気管上皮細胞，皮膚の表皮細胞において PCP 因子群が欠失したことによって細胞の極性が乱れることが知られている[9]．

卵管上皮の繊毛運動の方向は PCP 因子の一つである 7 回膜貫通型の非典型的カドヘリン分子 Celsr1（Cadherin EGF LAG seven-pass G-type receptor 1）によって決定される（❸a）．*Celsr1* の変異体では繊毛の長さや密度には異常がないものの，basal foot や繊毛運動の方向は個々の多繊毛細胞内そして組織全体でそろわなくなる（❸c, d）．マウスの卵管漏斗部を切り出し，卵巣–子宮軸に沿って切開した状態で，繊毛による輸送を可視化するために直径 15 μm

受精卵の移送と卵管内環境

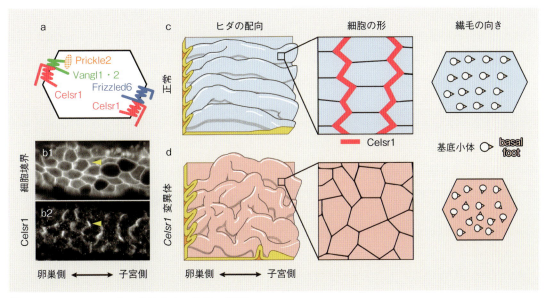

❸ PCP 因子によるマウス卵管上皮の極性の制御
a〜b2：マウス卵管上皮細胞での PCP 因子の局在．Celsr1 は卵巣側と子宮側（b1，b2 の矢尻），Frizzled6 は子宮側，Vangl1・2 と Prickle2 は卵巣側の細胞境界に局在する．c, d：正常なマウスの卵管（c）と PCP 因子である Celsr1 を欠失したマウスの卵管（d）の卵管壁を内腔側から見た模式図．正常な卵管ではヒダの配向，細胞の長軸の向き，繊毛運動の方向が卵巣-子宮軸と一致する（c）．Celsr1 を欠失するとヒダの配向は乱れ，細胞の形の異方性がなくなり，細胞内での繊毛の向きが一致しなくなる（d）．

ほどのビーズを上皮の上に置くと，正常な卵管では子宮方向にビーズが動く．一方，Celsr1 変異体で同様の実験を行うと，ビーズは子宮方向に動かず，局所的に渦を巻くような動きもみられる．Celsr1 変異体マウスは不妊であるが，子宮や卵管の狭窄や断裂がみられ，さらにヒダの配向の異常も伴うことから，繊毛運動の異常と不妊との因果関係を議論することは難しい（❸c, d）．

卵管のヒダ構造が COC の輸送にどのような役割を果たすかは明らかにされていないが，ヒダ構造が存在することにより COC と卵管内腔面との間に隙間が生まれ，COC が子宮方向へ動く際に生じうる子宮側の陽圧が緩和される可能性が議論されている．正常な卵管上皮細胞は卵巣-子宮方向に伸長した形態をもつが，Celsr1 変異体ではこのような上皮細胞の形態の異方性が失われる．力学的シミュレーションなどによる解析から，PCP 因子によって卵巣-子宮軸方向に伸長する上皮細胞の形態が，細胞の力学的特徴に異方性を与えることで卵巣-子宮軸に沿ったヒダの配向に寄与することが示唆されている（❸c, d）[2,10]．

多繊毛細胞における繊毛の形成は，細胞質で形成された基底小体や微小管，アクチンなどの複合体が上皮細胞のアピカル面に結合することにより始まる．繊毛形成の初期では，基底小体はアピカル面において不規則に凝集しており，basal foot の方向もそろっていない．その後，繊毛形成が進むにつれ，基底小体はアピカル面全体に広がり，規則的に配列し，basal foot の方向もそろうようになる．

卵管における方向性をもった繊毛運動は生後に発達し，生後2日目のマウスの漏斗部では多繊毛細胞の割合は10%に満たないが，11週齢では約80%まで上昇する．また，繊毛の動きも生後2日目では細胞間で方向性は一致しないことが多いが，繊毛が発達するにつれて卵巣-子

195

宮軸方向の動きが支配的になる．

Celsr1 は繊毛形成に先立って卵巣–子宮軸に垂直な細胞膜上に偏って局在することが報告されており，この偏った局在により，卵巣–子宮方向の繊毛運動が獲得されると考えられている（**❸b1**，**b2**）．気管上皮や脳室上衣細胞において，PCP 因子を欠失したマウスの多繊毛細胞では，アピカル面直下の微小管のネットワーク構造が異常になることが報告されている．さらに，マウス気管上皮の多繊毛細胞では basal foot が細胞のアピカル面直下にある微小管のネットワークに結合することが，方向性をもった繊毛運動の獲得に必要であることが示唆されている．これらのことから，PCP 因子は微小管を介して繊毛運動の方向を制御する可能性が考えられるが，そのメカニズムの詳細やそもそも PCP 因子の偏った局在がどのように形成されるかは明らかにされていない[9]．卵管では Celsr1 のほかに Vangl1，Vangl2，や Frizzled6 といった PCP 因子も発現し，それぞれ卵巣–子宮軸に垂直な細胞膜上に偏って局在することが報告されている（**❸a**）[11]．

卵管の機能（卵管内環境と受精・初期発生）

卵管は受精や初期発生の場となる

卵管内環境が受精や初期の胚発生に重要な影響を及ぼすことが示唆されている[12]．たとえば，ラットやウサギを用いた実験で，精液中の精子をそのまま卵に媒精しても受精せず，哺乳類の受精能の獲得には雌性生殖器内の環境が必要であることが示されている．受精能を獲得した精子は膨大部で卵と出会い，その後ヒトでは 4 日，マウスでは 3 日ほどかけて受精卵が峡部を通過し，胚発生を進行させながら子宮へと移行する．やがて，胚盤胞まで発生が進んだ胚が子宮に着床する．体外受精（*in vitro* fertiliza-tion：IVF）により培養下で発生させた胚と卵管内から採取した胚とでは，ゲノム DNA のメチル化状態などが異なり，また体外受精では周産期死亡率，早産や低出生体重児の頻度が自然妊娠と比較して高い．これは，体外受精に伴う人為的な操作や，卵管内の環境（液の組成やガス含有量など）を試験管内では完全には再現できていないことに起因すると考えられている．

精子に対する卵管の機能

雌性生殖器内に入った精子は，そのごく一部のみが子宮卵管接合部を通過し卵管内へと到達する．子宮卵管接合部は精子を選択的に通過させる機能をもつことが示唆されており，たとえば病原菌は通常子宮卵管接合部を通過できない．このようなフィルター機能には卵管上皮のヒダ構造と適度な速度の液流が寄与することが示唆されている[13]．また，細胞膜上に存在するプロテアーゼの一種である ADAM（a disintegrin and metalloproteinase）3 を欠損したマウスの精子は，運動能や形態が正常であるにもかかわらず，子宮卵管接合部を通過できない．このことは，子宮卵管接合部の通過には精子の運動だけでは十分でないことを意味する．しかし，子宮卵管接合部において ADAM3 がどのように機能するかは明らかにされていない[7]．

子宮卵管接合部を通過した精子は峡部へと到達する．ヒトやマウスを含め，さまざまな種では峡部において精子の頭部と卵管上皮とが結合することが報告されている．峡部上皮への精子の結合には卵管上皮細胞表面に存在する糖鎖が寄与する．また，卵管上皮の糖鎖に結合する精子上のタンパク質としてウシでは BSP1（Binder of Sperm1）などが知られている．このような精子と卵管の上皮の直接的な相互作用が精子の生存の維持に寄与すること，また卵管と精子間の結合は排卵が近づくにつれ弱まることが示唆されている．これらのことから，峡部

は排卵が起こるまで精子を貯蔵する役割をもつと考えられており，ヒトでは排卵6日前の性交が妊娠につながりうることが報告されている．また，峡部への精子の結合が，膨大部へ移行する精子の数を制限し，多精受精を抑制する可能性も指摘されている．卵管上皮から精子が解離するメカニズムはいまだに明らかにされていない部分が多いが，精子が受精能を獲得する過程で生じる，精子の運動パターンの変化（hyper-activation）や精子膜上のタンパク質の変化が寄与することが示唆されている[7]．

卵管内腔には卵管内液が存在し，精子は繊毛運動や筋収縮によって生み出される子宮方向への液流に逆らって膨大部まで遡上する．精子を卵巣方向に向けて移動させることに寄与しうる因子として液流（rheotaxis），そして化学物質の濃度勾配（chemotaxis）や温度勾配（thermo-taxis）があげられる．

rheotaxis は液流に逆らう精子の走性である[12]．精子の rheotaxis はある範囲の流速において生じ，上限以上の流速では精子は液流と同じ向きに動き，下限以下では液流の影響を受けない．精子の rheotaxis は流体力学的な作用による受動的なプロセスだとする説もあれば，精子が機械的な刺激を感知し移動方向を決定する能動的なプロセスとする説もある．この rheot-axis によって子宮卵管接合部や峡部から膨大部まで長距離に及ぶ精子の移動が達成されるのではないかと議論されている．

chemotaxis は細胞外環境に存在する誘引因子，あるいは忌避因子の濃度勾配に対する方向性をもった細胞の走性である．ヒトでは COC から分泌されるプロゲステロンや排卵に由来するケモカインが精子の誘引因子として機能しうることが示されている．しかし，このような物質の濃度勾配は筋収縮や繊毛運動によって撹乱されうるため，卵近傍でのみ精子の運動に影響を及ぼすものではないかと考えられている．

また，ヒトを含むさまざまな動物の精子は，温度が高いほうへ向かって移動することが示されている（thermotaxis）．ウサギやブタでは峡部と膨大部との間に1〜2℃程度の温度差が排卵期にあることから，精子が卵管内の温度差を感知して卵巣方向に移動する説が提唱されている．一方で，精子は温度勾配を感知して能動的に移動するわけではなく，温度の上昇に応じて精子の運動量が亢進するため，精子が温度の高い領域に向かって変位するとの主張や，正常な受精とは逆に卵管采から導入した精子が膨大部で卵と受精する実験事実から卵管内での精子の移動に thermotaxis は寄与しないとする主張もある．

受精卵に対する卵管の機能

卵管内で受精が行われる動物種において，卵管は初期発生の場となる．卵管の内腔には上皮分泌細胞からの分泌物と血漿に由来する成分から成る卵管内液が存在する．卵管内液の組成は多くの研究から明らかにされており，胚の発生に必要な成分だけでなく，種々のダメージから胚を守る因子の存在が報告されている．卵管内液中のピルビン酸，乳酸，グルコースなどは栄養源として胚に利用される．また，卵管上皮細胞から分泌される epidermal growth factor（EGF）などの成長因子は，卵割や胚発生を促進することが示唆されている．さらに卵管内液に存在するカタラーゼ，スーパーオキシドジスムターゼ（superoxide dismutases：SODs）やグルタチオンペルオキシダーゼ（glutathione peroxidases：GPXs）といった酵素は活性酸素（reactive oxygen species：ROS）を分解し，胚の酸化ストレスを抑制すると考えられている[14]．

卵管内環境が正常発生に重要であることは，胚を生体外で培養した多くの実験から示唆されている．たとえば，ヒトの胚を O_2 濃度2%，

5％や20％の条件下で培養すると，生理的な条件（8％）に最も近い5％に比べ，2％や20％では細胞死の頻度が高くなる．さらにマウスの胚の培養条件が，DNAのメチル化といったエピジェネティックな修飾に影響を及ぼすことが報告されている．

細胞の遺伝子発現パターンは，ゲノムDNAのメチル化やゲノムDNAを結合するヒストンの化学修飾などのエピジェネティックな要因によって変化し，これらの修飾は細胞分裂後も引き継がれる．受精後，卵管内で胚発生が進む間にこれらの修飾は一度失われ，細胞が分化するにつれ，それぞれの細胞種に特異的なDNAのメチル化やヒストン修飾のパターンが獲得される．DNAのメチル化レベルはマウスでは2細胞期から胚盤胞期まで，ヒトでは受精から2細胞期までの間に大きく減少することが知られている[12]．この過程におけるエピジェネティックな制御の異常は，その後の発生や成体における異常につながると考えられる．

興味深いことに，妊娠初期の母体の栄養状態が子どもの成人後における疾患のリスクを高めることが知られている[15]．1944～1945年の冬にドイツ軍占領下のオランダで妊娠時に飢餓を経験した母体から生まれた子どもは，統合失調症や肥満などの代謝疾患の頻度が高いことが報告された．さらに妊娠初期の時期に飢餓にさらされたグループは，IGF-2（insulin-like growth factor 2）遺伝子座のメチル化に異常がみられ，このようなメチル化の異常は妊娠後期に飢餓にさらされたグループでは検出されなかった．また，マウスにおいて，通常よりもタンパク質の量が少ない食事（low protein diet：LPD）を母体に与え，その母体から生まれた子どもにどのような影響がでるか調べた報告もある[16]．交配後からその3.5日後まで，すなわち胚が卵管内に存在する時期のみLPDを与えた母体から生まれた子どもは，対照群と比較して体重が重い

状態が生後1年間続いた．LPDを与えた母体では血清中のインスリンや，ロイシン，イソロイシン，バリンといったアミノ酸が減少し，グルコースの量が上昇すること，またその母体内の胚のエピジェネティックな修飾が変化することが明らかにされている．

近年ではIVFを含む生殖補助医療（assisted reproductive technology：ART）とエピジェネティックな修飾の異常に起因する疾患との関連についての報告も増えてきている[12]．ARTでは体外で受精させた卵を，4～8細胞期あるいは胚盤胞まで培養し，その後子宮内に移植する．ARTで生まれた子どもはBeckwith-Wiedemann症候群などの疾患のリスクが自然妊娠の場合と比較して3～4倍ほど高いことが報告されている．ARTにより受精した胚の組織では*KCNQ1*（あるいは*KvLQT1*）遺伝子座のメチル化が減少すること，そして*KCNQ1*遺伝子座のメチル化状態はBeckwith-Wiedemann症候群の発症と相関があることが知られている．これらのことは，卵管内において胚が曝される環境が，初期発生だけでなく，出生後の個体の形質にも大きな影響を与えうることを示している．したがって，人工条件下においてごく初期の胚発生を正常に進めるためには，受精卵や胚が置かれる卵管内の環境についてより詳細に理解することが必要かもしれない．

おわりに

卵管は生殖において重要な器官であるが，その機能を支える原理には未解明な点が多く残されている．とくにヒトの卵管の機能に関しては，マウスなどの哺乳類を用いて得られた研究成果から類推されている部分も多い．近年では卵管の上皮細胞を生体外で培養し，卵管上皮組織の細胞の構成や三次元構造を再構築する実験系が確立しつつあり[17,18]，この系を用いた解析

から，ヒト卵管の正常生理やその異常について
より深い理解が得られると期待される．

また，ART に伴うエピジェネティックな異常に起因する疾患の報告例は，ART に改善の余地があること，そして卵管の異常やその治療が子に与える影響を評価するためには，胚発生時や出生時だけでなく成人後の長期にわたって追跡調査する必要があることを示唆している．卵管の正常生理のより詳細な理解が，生殖医療技術の発展につながると期待される．

（宇佐美文子，新田昌輝，藤森俊彦）

●文献

1）Stewart CA, Behringer RR. Mouse Development 2012；55：247-62. Available from：http://link.springer.com/10.1007/978-3-642-30406-4

2）Shi D, et al. Celsr1 is required for the generation of polarity at multiple levels of the mouse oviduct. Development 2014；141：4558-68. Available from：http://dev.biologists.org/cgi/doi/10.1242/dev.115659

3）Shi D, et al. Analysis of ciliary beat frequency and ovum transport ability in the mouse oviduct. Genes Cells 2011；16：282-90.

4）Halbert SA, et al. Function and structure of cilia in the fallopian tube of an infertile woman with Kartagener's syndrome. Hum Reprod 1997；12：55-8.

5）Talbot P, et al. Cell adhesion and fertilization：steps in oocyte transport, sperm-zona pellucida interactions, and sperm-egg fusion1. Biol Reprod 2003；68：1-9. Available from：https://academic.oup.com/biolreprod/article-lookup/doi/10.1095/biolreprod.102.007856

6）Jansen RPS. Fallopian tube isthmic mucus and ovum transport. Science 2018；201（4353）：349-51. Available from：American Association for the Advancement of Science Stable URL：https://www.jstor.org/stable/1746871 digitize, preserve and extend access to Science Fallo.

7）Coy P, et al. Roles of the oviduct in mammalian fertilization. Reproduction 2012；144：649-60.

8）Maillo V, et al. Oviductal response to gametes and early embryos in mammals. Reproduction 2016；152：R127-41.

9）Butler MT, Wallingford JB. Planar cell polarity in development and disease. Nat Rev Mol Cell Biol 2017；18：375-88. Available from：http://dx.doi.org/10.1038/nrm.2017.11

10）Koyama H, et al. Mechanical regulation of three-dimensional epithelial fold pattern formation in the mouse oviduct. Biophys J 2016；111：650-65. Available from：http://dx.doi.org/10.1016/j.bpj.2016.06.032

11）Shi D, et al. Dynamics of planar cell polarity protein Vangl2 in the mouse oviduct epithelium. Mech Dev 2016；141：78-89. Available from：http://dx.doi.org/10.1016/j.mod.2016.05.002

12）Li S, Winuthayanon W. Oviduct：roles in fertilization and early embryo development. J Endocrinol 2017；232：R1-26.

13）Suarez SS. Mammalian sperm interactions with the female reproductive tract. Cell Tissue Res 2016；363：185-94.

14）Ménézo Y, et al. The oviduct：a neglected organ due for re-assessment in IVF. Reprod Biomed Online 2015；30：233-40. Available from：http://dx.doi.org/10.1016/j.rbmo.2014.11.011

15）Lumey LH, et al. Prenatal famine and adult health. Annu Rev Public Heal 2011；32：237-62.

16）Watkins AJ, et al. Maternal periconceptional and gestational low protein diet affects mouse offspring growth, cardiovascular and adipose phenotype at 1 year of age. PLoS One 2011；6（12）.

17）Kessler M, et al. The Notch and Wnt pathways regulate stemness and differentiation in human fallopian tube organoids. Nat Commun 2015；6：1-11. Available from：http://dx.doi.org/10.1038/ncomms9989

18）Ferraz MAMM, et al. Designing 3-dimensional in vitro oviduct culture systems to study mammalian fertilization and embryo production. Ann Biomed Eng 2017；45：1731-44.

6章

着床

着床の形態学

着床と着床の成立

受精卵が子宮内腔に到達したのち，子宮内膜と接着し進入する過程を"着床（embryo implantation）"とよぶ．着床は哺乳類に特有の現象で，ヒトでは受精卵は受精後約7日目に十分に分化した内細胞塊および栄養外胚葉を有する胚盤胞となり，浮遊状態を解消して透明帯から脱出（zona hatching）し着床を開始する．胚盤胞の発育に従って，胚盤胞径が増大し，透明帯が徐々に伸展・菲薄化し，胚自身の収縮・拡張による物理的な力と子宮内膜から分泌されるプラスミンなどの融解酵素の作用によって，胚は透明帯から脱出する．

胚は，将来胎児となる内細胞塊（inner cell mass）と，将来胎盤となる栄養膜（trophoblast）から成るが，内細胞塊側の栄養膜表面と子宮内膜管腔上皮が向き合う形となる．子宮内膜は胚盤胞を包むようにくぼみが生じ，接着面が広くなる．ハッチングした胚盤胞は子宮内膜管腔上皮と接着し，栄養膜細胞が子宮内膜内に進入する．この過程で，子宮内膜管腔上皮と栄養膜細胞は相互に作用し，種々の接着因子が発現する．子宮内膜が産生するムチン類，細胞外マトリックス，サイトカインなどはこの段階で重要とされる．さらに栄養膜細胞は子宮内膜へ浸潤するとともに分化して胎盤が形成される．

限定的に着床期を定義する場合には，胚盤胞と子宮内膜管腔上皮の接着開始から，栄養膜細胞の子宮内膜血管への浸潤開始までの過程をさすことが多く，胚盤胞と子宮内膜との位置関係から，着床の過程は ① 胚対位（blastocyst apposition），② 胚接着（blastocyst attachment），③ 胚浸潤（blastocyst invasion）と表現される．

着床の成立には胚発育と性ステロイドホルモンによる子宮内膜の分化，という両者の同調が基本となる．子宮内膜が着床を許可する時期，すなわち implantation window が存在するという概念が提唱され[1]，ヒトにおいても体外受精，胚移植の登場によりこの概念があてはまることが実証された．ヒトでは排卵後7±2日が，この implantation window に該当するといわれている．

体外受精の際の胚発育の評価法としては，一般に分割期胚に対して Veeck 分類，胚盤胞に対して Gardner 分類が用いられることが多い[2,3]．一方で子宮内膜分化の指標として子宮内膜日付診が行われてきたが[4]，ヒトの胚移植の過程での胚受容能の評価法としては十分な指標にはなっていない．

胚対位の時期には，性ステロイドホルモンによる子宮内膜の分化という子宮の胚受容能のいわば第1段階を完了させ胚接着が可能になる．子宮内膜間質においては，前脱落膜化という性ステロイドホルモン依存性の変化が認められる．胚接着の過程では，性ステロイドホルモンの作用と胚盤胞由来のシグナルが同調し，子宮内膜組織には胚盤胞を取り囲む子宮内膜間質の血管透過性亢進と脱落膜化がもたらされる[5]．この過程を可能にするのが子宮内膜の胚受容能

のいわば第2段階である．脱落膜化とは，子宮内膜間質細胞が肥大化し細胞が密集した状態になる妊娠特有の形態変化のことである．脱落膜化は胚盤胞周囲でより顕著であり，サイトカインなどの胚由来因子の影響を受けていると考えられている．胚浸潤の過程では，子宮内膜間質細胞による栄養膜細胞の活性化という，いわゆる子宮内膜の胚受容能のいわば第3段階を経て，胎盤形成の基盤となる血管新生が起こる．

反復胚移植不成功（着床障害）は，胚と子宮の両者の異常によって起こる．子宮側の原因については，子宮筋腫，子宮内膜ポリープ，子宮腺筋症，子宮内腔癒着，先天性子宮形態異常，慢性子宮内膜炎などがあげられる．それぞれの病態が着床のどの過程の異常として起こっているかについては不明のままであり，子宮性不妊の原因となっている各疾患の着床の各過程に与える影響の解明は今後の生殖医学の大きな課題であるといえる．

以下に，着床の過程における子宮内膜組織の形態変化について述べる．

性ステロイドホルモンによる子宮内膜の分化

ヒト月経周期の増殖期には，卵巣からのエストラジオール（17β-estradiol：E_2）の作用により，子宮腺上皮，管腔上皮，間質では細胞増殖が促進される．腺上皮は偽重層化し丈が高く円柱状となり，腺の形態が迂曲して螺旋状に発達する．排卵に近づくにつれて子宮内膜が肥厚する．子宮内膜は生理的に周期的な血管新生と血管破綻が起こる組織であり，弓状動脈から生じる末端細動脈においてさかんに血管新生が起こっている．増殖期初期には細動脈はまっすぐであるが，排卵期には細動脈は螺旋状となり発達する．

ヒト子宮内膜では，排卵後E_2に加えてプロゲステロン（progesterone：P_4）が卵巣から分泌

されると，腺上皮はさらに迂曲し腺腔は著明に拡大する．分泌期の子宮内膜は，腺上皮細胞が大きく高さも増し，核は丸く細胞質の中央付近にほぼ1列に配列する．基底膜側にはグリコーゲンが蓄積し，核下空胞とよばれる．P_4の作用が優勢になる分泌期中期，すなわち着床期には，子宮内膜管腔上皮の細胞増殖が抑制され，腺上皮は活発な分泌を行うようになる．この分泌物のなかには胚盤胞が着床するために必要な物質が含まれていると考えられている．

間質細胞は肥大して円形状に変化しその細胞周囲は浮腫状となり，前脱落膜化（pre-decidualization）とよばれる変化をきたす[6]．子宮内膜の螺旋動脈はねじれがさらに著しくなる．げっ歯類を用いた研究では，排卵直後はE_2依存性に子宮内膜管腔と腺上皮の細胞分裂が顕著になり，着床直前になると上皮の細胞分裂は停止し，代わってP_4依存性に間質細胞の細胞増殖が活発化することが示されている[7]．

ピノポードの形成

排卵後黄体から分泌されるP_4は子宮内膜に分泌相の変化を誘導する．分泌期の子宮内膜は増殖期よりも肥厚し，血管透過性が亢進する．内膜腺は発達し，入り組んだ形態となる．これらの変化は排卵後7日目にピークとなる．排卵後7〜9日目の着床時期に一致して，ピノポード（pinopode）とよばれる電子顕微鏡上観察される数μm径の微小突起が子宮内膜管腔上皮細胞に出現する[8-10]（❶）．ピノポードの形成はP_4依存的であり，E_2で抑制される．ピノポードは走査型電子顕微鏡によって最も明確に観察され，子宮内膜管腔上皮細胞の表面の大部分を覆う[11-13]．

ヒトのピノポードは細胞表面の全体から伸び膨らんだ形態をとり，ミトコンドリアやGolgi体などのオルガネラを含み大きな液胞を含まないのが特徴である．黄体期のピノポードの形態

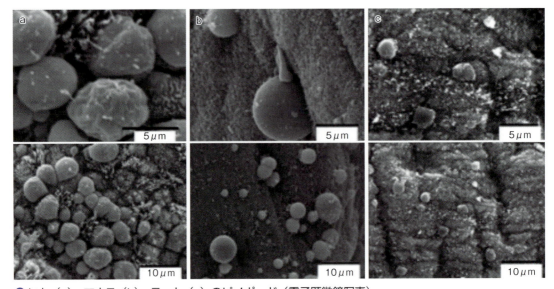

❶ヒト（a），マウス（b），ラット（c）のピノポード（電子顕微鏡写真）
胚着床は，ヒトLH＋7，マウス妊娠4.5日目，ラット妊娠5日目．子宮内膜上皮細胞にピノポードが広がっているのが観察される．
（Quinn CE, Casper RF. Pinopodes：a questionable role in endometrial receptivity. Hum Reprod Update 2009；15（2）：229-36. doi：10.1093/humupd/dmn052）

変化としては，発達段階では短い微小絨毛を有し子宮内腔に軽度膨らみ，成熟段階では微小絨毛を消失し子宮内腔に大きく膨らみ，退縮段階では膨らみが弱まり表面に短い微小絨毛を有ししわをもった膨らみとなる[12]．

ピノポードの機能はまだ十分解明されていない．げっ歯類では子宮内腔液のピノサイトーシス（飲作用）が報告されている[10]．ピノポードという言葉はギリシャ語の"pino podi"から派生したもので，"足を飲む"という意味である．ピノサイトーシスにより子宮内分泌物を細胞が吸収することにより子宮内腔を狭小化させ，子宮内膜と胚盤胞の接着に有利な物理的条件をつくるとされている．げっ歯類のピノポード内の液胞はこのピノサイトーシス機能に関与していると考えられている．一方で，ヒトにおいてはピノサイトーシスが観察されないため，ピノポードには別の機能があるのではないかと考えられている．ヒトにおいては，白血病阻害因子（leukemia inhibitory factor：LIF）を含む分泌小胞の子宮内腔への放出という機能があるのではないかと考えられている．

胚接着と脱落膜化

胚接着においては，インテグリンやトロフィニンなどの接着因子が主要な役割を担っていると考えられている．インテグリンはα・βサブユニットから構成される分子のヘテロダイマーで機能する．着床期のヒト子宮内膜では，インテグリンαvβ3とα4β1が発現していることが知られており[14]，フィブロネクチンやオステオポンチンによりインテグリンが活性化する．胚接着の際に，子宮内膜上皮および胚のシグナルが相互活性化されると考えられている．子宮内膜上皮の刺激はその直下の間質に伝わり，子宮内膜間質の分化である脱落膜化（decidualization）が開始する．

胚盤胞を取り囲む間質細胞が肥大し，間質細胞の密在する組織すなわち脱落膜（decidua）が

形成される．この変化を脱落膜化とよぶ．子宮内膜間質は，胚からのシグナルに応答することによって細胞増殖と細胞肥大化をきたし，細胞が密集した状態になる．この変化は子宮管腔上皮直下の間質において最も顕著である．

　脱落膜化は，間質細胞が分泌型脱落膜細胞に分化する一連の形態的かつ機能的変化である．非ヒト霊長類においては，脱落膜化は妊娠周期においてのみ，またはヒト絨毛性ゴナドトロピン（human chorionic gonadotropin：hCG）処置後に観察される．脱落膜細胞からはインスリン様成長因子結合タンパク1（insulin-like growth factor binding protein：IGFBP-1）とプロラクチンが分泌される[15,16]．脱落膜化により，間質細胞はアクチンフィラメントを含む突起を伴って大きく丸くなる．細胞内小器官の作用によって生合成が活性化する．ヒヒを用いた研究では，胚および胚性因子に応答して子宮内膜間質細胞が脱落膜化とその周囲の血管新生を起こすことが示されている[17]．

胚浸潤

　子宮内膜管腔上皮は胚浸潤に対する最初のバリアと考えられる．胚盤胞はこのバリアを取り除いて子宮内に侵入できる．げっ歯類においては，子宮内膜管腔上皮のアポトーシスがほとんど認められないことから，栄養膜細胞による子宮内膜管腔上皮のエントーシスなど，アポトーシス以外の機序が推測されている[18,19]．子宮内膜間質内においては，細胞外マトリックスが次の胚浸潤のバリアとなる．栄養膜細胞は各種の細胞外マトリックス分解酵素（MMP）を産生し，局所的に細胞外マトリックスを壊して細胞間の隙間をつくり，浸潤すると同時に子宮内膜組織の再構築を促していると考えられている．

　この時期の栄養膜細胞は，子宮内膜細胞内に浸潤していく多核の合胞体栄養膜細胞（syncy-tiotrophoblast）と，合胞体栄養膜細胞に囲まれた栄養膜芽層の内部および内細胞塊を取り囲む細胞性栄養膜細胞（cytotrophoblast）に分化する．合胞体栄養膜細胞は最終的に子宮内膜間質内に浸潤し，胞胚全体が子宮内膜内に取り込まれる．胚は接着後5～6日目ごろまでに子宮内膜に埋没するだけでなく，そこに定着する．そして初期胎盤形成を開始する．

初期胎盤形成

　初期胎盤形成は，脱落膜形成と並行して栄養外胚葉（trophectoderm）から絨毛膜（chorion）が形成される過程といえる．発生第2週に相当し，胚接着後約7日目である．

　栄養外胚葉を構成する扁平な単層の栄養膜細胞は，立方形の細胞性栄養膜細胞と，融合多核化した合胞体栄養膜細胞の2層に分化する．この2層を合わせて栄養膜細胞層という．内細胞塊は内外2層の胚葉から成る二層性胚盤（bila-minargerm disc）になる．細胞性栄養膜細胞から胚側に扁平な中皮細胞が分離し，Heuser膜が現れ，これが胚の内胚葉細胞に接続して原始卵黄嚢（primitive yolk sac）を形成する．次に胚の内胚葉はHeuser膜を裏打ちするように扁平上皮層として広がり，最終的には嚢状の閉鎖膜である二次卵黄嚢となる．

　細胞性栄養膜細胞からは絶えず線維芽細胞様細胞が遊走し胚外中胚葉（extra-embryonic mesoderm）を構成し，粘稠な分泌基質が蓄積して胚外体腔（extra-embryonic cavity）を生ずる．これが急速に大きくなり原始卵黄嚢とHeuser膜に囲まれた原始胚外体腔を隔離・消退させ，絨毛膜腔（chorionic cavity）となる．この絨毛膜腔が拡大して超音波でみられる胎嚢（gestational sac）となるが，13週ごろまでに退縮して羊膜腔に置き換わる[20]．

　絨毛（villi）は栄養膜から分化する．細胞性

栄養膜細胞が増殖して，合胞体栄養膜細胞の中に発芽するかのように突出し一次幹絨毛（primary stem villi）となる．これが活発な増殖を続け，合胞体栄養膜細胞層を貫通しながら子宮内膜側に向かって毛状に成長発達し，絨毛間腔に浮かぶ浮遊絨毛（floating villi）と，子宮内膜緻密層に付着する付着絨毛（anchoring villi）を形成する．浮遊絨毛は単核の細胞性栄養膜細胞，多核の合胞体栄養膜細胞層，絨毛間質から構成されているのに対し，付着絨毛は細胞性栄養膜細胞で構成され，一次幹絨毛と脱落膜表面とを柱状に連結する cell column を形成する．cell column は浸潤している栄養膜の供給源となっている[21]．

付着絨毛と脱落膜との接点には，絨毛外栄養膜細胞（extravillous trophoblast）と称される細胞性栄養膜細胞が介在し，脱落膜表面に沿って貝殻状に広がる cytotrophoblastic shell と脱落膜中に侵入する部分に区別される．ヒト胎盤では，サルとは異なり完全な cytotrophoblastic shell は形成されず，妊娠初期の短期間だけ存在する[22]．cell column は栄養膜侵入のための要として残る．絨毛外栄養膜細胞を構成する細胞性栄養膜細胞の分化度は，cytotrophoblastic shell の細胞性栄養膜細胞，侵入中間部にある細胞性栄養膜細胞，浸潤先端部にある細胞性栄養膜細胞（placental bed giant cell）の順に高いとされる．

絨毛外栄養膜細胞は血管の内に直接入ること，子宮螺旋動脈にも侵入することが知られている．絨毛外栄養膜細胞は，子宮螺旋動脈への浸潤に先立って，妊娠5週ごろまでに子宮の深部に移動し，子宮筋層に到達する．絨毛外栄養膜細胞は子宮間質・筋層内の動静脈に到達し，血管を再構築する[21]．絨毛外栄養膜細胞は最終的に子宮筋層の内側 1/3 の動脈部分に到達するとされる．母体血液を絨毛管腔にゆっくりと流入させるためには，動脈血管壁の大規模な置換

が必要と考えられている．

（廣田　泰）

● 文献

1) Psychoyos A. Hormonal control of uterine receptivity for nidation. J Reprod Fertil Suppl 1976；17-28.
2) Veeck LL. Preembryo grading and degree of cytoplasmic fragmentation. In：Veeck LL, editor. Book Preembryo Grading and Degree of Cytoplasmic Fragmentation. New York：Parthenon Publishing；1999. p.46-51.
3) Gardner DK. Blastocyst score affects implantation and pregnancy outcome：towards a single blastocyst transfer. Fertil Steril 2000；73：1155-8.
4) Noyes RW. Dating the endometrial biopsy. Fertil Steril 1950；1：3-25.
5) Plaisier M. Decidualisation and angiogenesis. Best Pract Res Clin Obstet Gynaecol 2011；25：259-71.
6) 廣田泰. 子宮内膜の周期変化. 武谷雄二編. プリンシプル産科婦人科学1. 東京：メジカルビュー社；2014. p.900.
7) Haraguchi H. MicroRNA-200a locally attenuates progesterone signaling in the cervix, preventing embryo implantation. Mol Endocrinol 2014；28：1108-17.
8) Nilsson O. Influence of estradiol on the ultrastructure of mouse uterine surface epithelium. Exp Cell Res 1958；14：434-5.
9) Johannisson E, Nilsson L. Scanning electron microscopic study of the human endometrium. Fertil Steril 1972；23：613-25.
10) Enders AC, Nelson DM. Pinocytotic activity of the uterus of the rat. Am J Anat 1973；138：277-99.
11) Psychoyos A, Mandon P. Scanning electron microscopy of the surface of the rat uterine epithelium during delayed implantation. J Reprod Fertil 1971；26：137-8.
12) Nikas G. Endometrial receptivity：changes in cell-surface morphology. Semin Reprod Med 2000；18：229-35.
13) Quinn CE. Pinopodes are present in Lif null and Hoxa10 null mice. Fertil Steril 2007；88：1021-8.
14) Simon C. Embryonic regulation of integrins beta 3, alpha 4, and alpha 1 in human endometrial epithelial cells in vitro. J Clin Endocrinol Metab 1997；82：2607-16.
15) Enders AC. Implantation in the macaque：expansion of the implantation site during the first week of implantation. Placenta 2007；28：794-802.
16) Rosario GX. Morphological events in the primate endometrium in the presence of a preimplantation embryo, detected by the serum preimplantation

factor bioassay. Hum Reprod 2005 ; 20 : 61-71.

17) Jones CJ, Fazleabas AT. Ultrastructure of epithelial plaque formation and stromal cell transformation by post-ovulatory chorionic gonadotrophin treatment in the baboon (Papio anubis). Hum Reprod 2001 ; 16 : 2680-90.

18) Li Y. Entosis allows timely elimination of the luminal epithelial barrier for embryo implantation. Cell Rep 2015 ; 11 : 358-65.

19) Matsumoto L. HIF2alpha in the uterine stroma permits embryo invasion and luminal epithelium

detachment. J Clin Invest 2018 ; 128 : 3186-97.

20) 森崇英. 初期胎盤形成. 森崇英編. 図説 ART マニュアル. 大阪：永井書店；2002. p.509.

21) Kaufmann P. Endovascular trophoblast invasion： implications for the pathogenesis of intrauterine growth retardation and preeclampsia. Biol Reprod 2003 ; 69 : 1-7.

22) Burton GJ. Oxygen and placental development； parallels and differences with tumour biology. Placenta 2017 ; 56 : 14-8.

着床の分子機構

はじめに

卵子は排卵後に卵管膨大部で精子と出会うことで受精が成立する．その後，接合子から桑実胚へと発育し，透明帯に包まれた状態で卵管を通過すると，細胞塊の中に液体が満たされ，胚盤胞が形成される．透明帯の内側をとりまく栄養外胚葉（trophectoderm：TE）は栄養膜細胞（trophoblast）へ分化し，内細胞塊（inner cell mass：ICM）は胎芽となり，子宮腔に到達して72時間以内に胚は透明帯から孵化する．

着床の成立には，着床可能な状態まで発育した胚盤胞と子宮内膜が胚盤胞を受容できる状態，すなわち，性ステロイドホルモンにより同期かつ成熟した子宮内膜が存在することが必要である．

着床機構

胚盤胞は正常月経周期では20から24日目（day LH＋7から day LH＋11）に着床し，この子宮内膜が胚を受け入れる限られた期間をimplantation window という[1]．胚の受容能をもつ子宮内膜の特徴は，脈管が増え，浮腫を起こし，子宮内膜腺が形成され，分泌能が亢進するなどの組織学的な変化を認める[2]．

着床には，①胚の接合（apposition），②胚の接着（adhesion），③栄養膜細胞の侵入（invasion）の3つの過程があり（❶）[3]，胚と子宮内膜の間で巧妙に調節されている．

胚が子宮内膜に接着した後は，上皮細胞層を破壊して間質へと侵入するため上皮細胞は細胞死に至る．関与する分子としては，胚におけるFas リガンド，子宮内膜における Fas 受容体の結合，また接着因子であるトロフィニンが知られている．上皮細胞は増殖後にプロゲステロンにより分泌期へと分化誘導されるが，その時期に極性を失い，接着因子のカドヘリン発現が減弱することにより，上皮細胞が走化性をもつようになると考えられている．これまでに，上皮細胞のカドヘリンは，ヒストン脱アセチル化阻害薬添加により上皮細胞に特徴的な E-カドヘリンから間質細胞に特徴的な N-カドヘリンへと発現が変化し，形質が転換したことが確認されている[4]．

その後，栄養膜細胞は脱落膜に侵入し，その一部は絨毛外栄養膜細胞の中の中間型絨毛栄養膜細胞に分化し，脱落膜内や螺旋動脈壁に浸潤し絨毛構造を構築しながらすみやかな機能的・形態的分化を遂げ，やがては胎盤を形成する．

栄養膜細胞の浸潤は細胞増殖能の低下，接着因子の発現の変化やタンパク分解酵素の誘導と密接な関連がある．その過程で，栄養膜細胞はurokinase-type plasminogen activator（uPA），matrix metalloproteinase（MMP）-2，MMP-9 を活性化し，主にIV型コラーゲンで構成される子宮内膜の基底膜を破壊して浸潤する．また，インテグリン，カドヘリンならびに免疫グロブリンスーパーファミリーなど，上皮系から血管内皮系への種々の接着因子の switching が起こる．栄養膜細胞は胎児由来の組織と母体由

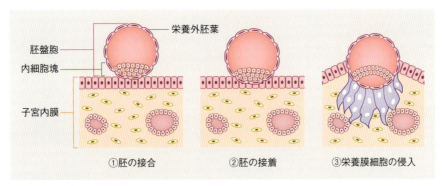

❶ 着床の過程
着床の過程には，①胚の接合，②胚の接着，③栄養膜細胞の侵入の過程がある．着床は胚と子宮内膜の間で精妙に調節されており，着床成立後より栄養膜細胞は脱落膜に侵入し，絨毛構造を構築しながら速やかな機能的・形態的分化を遂げ，やがては胎盤を形成する．
（河野康志，楢原久司．2010[3]）

来の脱落膜との接点として，妊娠の維持に重要な役割を果たす（❷）[5]．

これらの総合的な制御機構には，子宮内膜や栄養膜細胞で発現する成長因子やサイトカインの発現が重要な役割をもつと考えられている[1]．また，これら一連の変化は妊娠成立の過程における生物学的指標としてとらえられるが，この根底にある分子生物学的機序の多くはいまだ解明されているわけではない．

着床の関連分子

着床における分子生物学的な機序の解明をめざして，これまでに着床成立における重要な過程を担うと推測されるさまざまな分子が研究されてきた．ここでは，基礎的・臨床的な観点から，着床関連物質としての分子の機能や役割を示す．

性ステロイドホルモン

胚と子宮内膜の同期を促す因子のなかでも，性ステロイドホルモンは最も重要な物質として知られている．排卵前にエストラジオール-17βの分泌が増加し，子宮内膜上皮細胞の増殖と分化を起こす．排卵後に黄体により産生・分泌されるプロゲステロンは子宮内膜間質細胞の増殖と脱落膜細胞への分化を誘導する．

これらの性ステロイドホルモンは子宮内膜からの他のペプチドホルモン，成長因子やサイトカイン分泌に影響を与える．プロゲステロンは子宮内膜から産生される物質の調節，着床部位の血流の変化，胚発育のための免疫状態の安定に関与しており，またプロゲステロンの作用により発現するさまざまな遺伝子も確認されている[6]．卵巣においては，プロゲステロンの産生源である黄体は胚盤胞のTE細胞から産生されるヒト絨毛性ゴナドトロピン（human chorionic gonadotropin：hCG）の刺激を受け，プロゲステロン産生が増加する．

妊娠が成立し胎囊を形成したのちに，妊娠7週までにプロゲステロン受容体のアンタゴニスト製剤を投与すると流産を高率に誘導できる．同様に，外科的にプロゲステロン産生源である黄体を取り除くと流産する．これらの結果から，黄体から分泌されるプロゲステロンは，胎囊を形成し妊娠7～9週ごろにその産生を胎盤に引き継ぐまで妊娠維持に重要であると考えられる．また，プロゲステロン受容体欠損マウスは雌のみに生殖器官の機能異常がみられ，排卵障害や子宮内膜の脱落膜化も障害され不妊とな

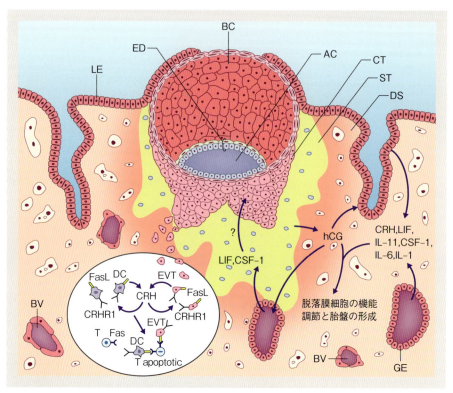

❷ 胚盤胞の着床における胚-子宮内膜間の物質の相互作用
EVTよりCRHが産生され，脱落膜細胞はCRHR1を介してFasLを合成し，母体T細胞（Fas receptor陽性細胞）のアポトーシスを促進する．子宮内膜から産生されるCRH, LIF, IL-6, IL-1, IL-11とCSF-1は脱落膜細胞を調節し，胎盤の発育に作用する．STから分泌されるhCGは上皮細胞に対して働く以外に，性ステロイドホルモンとともに間質細胞から脱落膜細胞への変化を促進する．
AC：amniotic cavity, BC：blastocyst cavity, BV：blood vessel, CRH：corticotropin-releasing hormone, CRHR1：CRH receptor type 1, CSF：colony-stimulating factor, CT：cytotrophoblast, DC：decidual cell, DS：decidualized stroma, ED：embryonic disk, EVT：extravillous trophoblast, Fas：Fas receptor, FasL：Fas ligand, GE：glandular epithelium, hCG：human chorionic gonadotropin, IL：interleukin, LE：luminal epithelium, LIF：leukemia inhibitory factor, ST：syncytiotrophoblast, T：T lymphocyte.
（Makrigiannakis A, et al. 2006[5]）

ることも報告されている[7]．

エストロゲンについては，マウスやラットなどのげっ歯類はエストロゲンの非存在下では胚盤胞で発生が停止し，休眠胚となり着床遅延が起こる[8]．エストラジオールが作用すると発生が再開し，着床が可能となるが，ヒトにおいては明らかではない．エストロゲン受容体（estrogen receptor：ER）欠損マウスを用いた検討では，ERα欠損マウスのみが不妊となりERβ欠損マウスの妊孕性は保存されている．

アンドロゲンは男性において，性分化のため唯一必要とされるホルモンであり，着床への意義は明らかになっていない．

免疫関連物質

妊娠時の免疫学的特徴は母体による胎児抗原の認識と応答である．胎児と母体の接点となる胚と子宮内膜間の分子の相互作用には免疫学的物質の関与が知られている．すなわち，免疫細胞，脱落膜細胞と栄養膜細胞間はサイトカイン

を介した相互機能調節により制御され，免疫-内分泌ネットワークを形成し，母児間免疫応答を調節している．妊娠維持に向けての母体免疫機構の制御，すなわち免疫寛容状態への移行において，栄養膜細胞は重要な役割を担っている．

栄養膜細胞は，major histocompatibility complex（MHC）class II分子を発現しないが，子宮に浸潤する際には，HLA-GとMHC class I b分子を発現する[9]．これには，免疫グロブリン様転写体（immunoglobulin-like transcript：ILT）の産生，マクロファージやナチュラルキラー（natural killer：NK）細胞に発現するHLA-Gのレセプター発現増加の関与が考えられている．

脱落膜中のすべての細胞において，少なくとも10〜15％はリンパ球であり，妊娠初期には栄養膜細胞は子宮内膜に豊富に存在する母体側のリンパ球と接するため，HLA-Gの発現は栄養膜細胞の浸潤にとって重要な役割を担うことがわかってきた．また，脱落膜中のNK細胞のほとんどはCD56陽性細胞であり，末梢血NK細胞と比較すると，脱落膜中のNK細胞は細胞障害活性が低い．

ヒトの栄養膜細胞はケモカイン産生などにより，非妊娠時とは違った母体の免疫細胞を集簇・分布させる役割を担っている．栄養膜細胞に対する細胞障害性は選択的に阻害されていると考えられるが，この免疫抑制を起こす機序は明確ではない．おそらく，栄養膜細胞層はアロ認識におけるリンパ球の反応を阻害するサイトカイン，すなわちインターロイキン（interleukin：IL）10（IL-10）の影響を受けることや，プロゲステロンもまた同様の働きをするといったことも考えられている[2]．

マウスを用いた検討では，栄養膜細胞は酵素であるindoleamine 2,3-dioxygenesisを発現することにより，すみやかにT細胞の活性化に必要なトリプトファンを代謝し，胎児抗原刺激に

より惹起されたT細胞の増殖を抑制することで妊娠を維持することが知られている[10]．ヒトの合胞体栄養膜細胞層においても，妊娠中にindoleamine 2,3-dioxygenesisを発現し，母体血中のトリプトファン濃度を低下させることが知られている．

着床においての免疫寛容の機序にはこれらのことがわかってきたが，解明すべき課題も多い．

血管新生因子

血管内皮増殖因子（vascular endothelial growth factor：VEGF）に代表される血管新生因子は，子宮内膜においてその機能や発現調節が研究されてきた．エストロゲンは子宮内膜間質細胞のVEGF発現を増加させ，プロゲステロンはエストロゲンにより誘導されたVEGF発現を抑制する．プロゲステロン受容体アンタゴニストであるRU486を同時に加えると，プロゲステロンによる抑制が解除される．プロゲステロンはER発現を抑制的に調節することから，プロゲステロンによるVEGFの抑制的な調節はER発現低下による可能性も示唆されている．

ヒトで黄体中期に子宮内腔液を採取し生理活性物質（❸）を調べたところ，原因不明不妊症例でVEGFが低下していた．VEGF受容体（VEGF receptor：VEGFR）であるVEGFR1とVEGFR2は血管内皮細胞に発現しているが，マウスを用いた研究では両者が胚盤胞に発現することが確認されている．培養液にVEGFを添加すると胚盤胞のICMにおける細胞数や孵化した細胞数が増加していた．これらのことから，着床期の子宮内膜におけるVEGF発現は胚の発生に関与する可能性が示唆されている[11]．

一方で，栄養膜細胞の子宮への適切な深さの侵入は妊娠結果に影響する．過度な侵入は脱落膜の発育不全や胎盤の子宮への異常な接着につながる．栄養膜細胞の不十分な侵入（浸潤）は

❸ ヒト子宮腔内洗浄液中の生理活性物質の濃度

	検出率（%）	濃度範囲（pg/mL）
ケモカイン		
CCL2	100	66〜882
CCL3	17	5〜36
CCL4	100	0.7〜63
CCL5	100	6〜1092
CCL7	100	0.3〜29
CCL11	100	1.4〜25
CCL22	100	1.13〜486
CXCL1-3	100	31.3〜5410
CXCL8	100	5〜2503
CXCL10	100	44〜2346
CX3CL1	100	4〜71
成長因子		
EGF	0	ND
FGF2	100	2.6〜93
VEGFA	100	2〜593
PDGFAA	100	15〜651
PDGFAB/BB	42	3〜195
TGFA	75	1.3〜10
レセプター		
IL-1RA	100	1.2〜387
sIL-2RA	75	0.8〜18
sCD40L	92	1.46〜96
サイトカイン		
IL-1 A	100	14〜332
IL-1B	0	ND
IL-2	0	ND
IL-3	0	ND
IL-4	0	ND
IL-5	0	ND
IL-6	83	1.44〜216
IL-7	100	0.88〜15
IL-9	0	ND
IL-10	33	1.1〜6.8
IL-12 (p40)	75	0.86〜9.5
IL-12 (p70)	0	ND
IL-15	100	0.38〜6.5
IL-13	0	ND
IL-17	0	ND
TNFA	0	ND
TNFB	8	0.46〜0.55
IFNA2	100	1.0〜7.9
IFNG	0	ND
GMCSF	83	1.09〜22
GCSF	100	2.33〜1116
FLT3L	75	1.5〜7.5

ND：no detectable
（Hannan NJ, et al. 2011[11]）

妊娠高血圧症候群の病態生理と関係がある．妊娠高血圧症候群の原因はわかっていない部分が多いが，栄養膜細胞層の間質部への浅い侵入や限定した血管内への侵入が特徴的病変と考えられており，子宮の血管に侵入する栄養膜細胞層から脈管細胞に類似した細胞への転換が阻害される[12]．したがって，子宮の細動脈は小口径のままで，高い血管抵抗を起こし血流の増加を必要とする胎児に対して十分に対応できない．胎盤灌流の減少や，妊娠高血圧症候群の臨床的特徴につながる知見を見いだすことは，依然として重要な課題である．

成長因子

■ 白血病阻止因子（LIF）

白血病阻止因子（leukemia inhibitory factor：LIF）は着床に重要な分子であることが知られている．LIFは着床前に子宮内膜腺組織においてプロゲステロン，エストロゲンに反応し産生される．月経周期においてLIFは分泌期の初期と比較して中期に有意に高く発現する．また，LIFはマウスのみならずヒトにおいても着床に重要な分子であることが示されている[13]．原因不明不妊女性や流産では分泌期中期のLIFは低下しており，子宮内膜のLIF発現低下は妊孕性の低下と強い相関を示す．LIFは分泌期の早期から発現するため，子宮内膜の受容能を調べる際に有用とされる．

LIF受容体は特異的なα鎖とシグナル伝達に関与するβ鎖（gp130）により構成され，ヘテロダイマーを形成し，gp130を介する細胞内情報伝達が妊孕性に重要であることがわかってきた．マウスではLIF受容体とgp130 mRNA発現は着床前の胚で確認されているが，ヒトでは明らかにされていない．LIF受容体とgp130 mRNAは脱落膜でも認められる．また，不妊症例ではgp130発現低下もみられる．霊長類の研究では抗LIF抗体を投与すると妊娠率が低下

し，マウスでは LIF 受容体アンタゴニスト投与により胚盤胞の着床が阻害された．また，LIF 受容体アンタゴニストはヒトの栄養膜細胞における LIF の作用を阻害することが確認されている[14]．

上皮成長因子（EGF）

上皮成長因子（epidermal growth factor：EGF）はヒトの子宮内膜間質細胞や胚盤胞に強く発現している．*in vitro* では，EGF を培養液に添加すると胚盤胞への分化・成熟や孵化が促進される．また，*in vivo* では EGF 発現を減少させると，胚の生存率低下や着床が遅延する[15]．

ヘパリン結合性 EGF 様因子（heparin-binding EGF-like growth factor：HB-EGF）

HB-EGF は子宮内膜上皮細胞や間質細胞から分泌され，着床過程での胚盤胞の成熟に寄与する．ヒトでは着床前の内膜上皮に強く発現している．

HB-EGF による子宮内膜と胚盤胞の応答は，ホルモン操作（エストロゲンの低下）によって着床期が遅延したマウスの研究からも見いだされている．エストロゲン低下による着床遅延期間において子宮内腔に胚盤胞が存在したにもかかわらず，内膜の HB-EGF 遺伝子は増加せず，エストロゲンを再投与したのちに胚盤胞は着床し，その着床部位で HB-EGF 遺伝子の発現が確認された．着床期周辺の胚は EGF 受容体やヘパラン硫酸プロテオグリカンを発現し，ヘパリン結合性因子の高親和性受容体と協調的に作用して細胞内情報伝達を制御し，微小環境に応じた細胞動態を調節すると考えられている．

培養液中に HB-EGF を加えると，胚の増殖と成熟を促進することが確認され，体外培養におけるヒト胚でも同様の効果を認めていることからも，これらの知見は，おそらくヒトの着床においてもあてはまるものと考えられる．

肝細胞増殖因子（HGF）

成長因子は着床後の初期胎盤発育における上皮細胞と間葉系細胞間の相互作用にも寄与する．

肝細胞増殖因子（hepatocyte growth factor：HGF）遺伝子変異したマウスでは，栄養膜細胞の分化が完全には起こらない．同様に，HGF 受容体（c-met）が欠損したマウスでは，異常な胎盤形態となり，不完全な胎盤形成により死に至る．ヒトでは，絨毛の間質にある間葉系細胞が HGF を産生しており，栄養膜細胞層は c-met を発現することで，HGF は栄養膜細胞の浸潤を促進すると考えられる．

トランスフォーミング増殖因子（TGF）-β

トランスフォーミング増殖因子（transforming growth factor：TGF）-β は，子宮内膜上皮・間質，脱落膜や栄養膜細胞に発現しており，栄養膜細胞における VEGF の産生や胚盤胞の細胞外マトリックスへの接着を促進する．

子宮内膜において，TGF-β1 と TGF-β3 は内膜上皮に，TGF-β2 は間質に発現し，TGF-β3 のみが分泌期後期に腺上皮細胞に強く発現する．また，MMP やプラスミノーゲンアクチベーターの産生を抑制して栄養膜細胞の過度な浸潤を抑制している．

サイトカイン

インターロイキン 1（IL-1）

IL-1 は子宮内膜上皮と間質細胞の両方で月経周期を通じて発現している．IL-1 受容体はヒト子宮内膜上皮に発現しており，月経周期の黄体期にその発現量は最大となる．IL-1 受容体アンタゴニストの発現により implantation window の期間が短縮する．このことから，IL-1 の着床期での作用には特別な機序が存在することが示唆される．

着床における IL-1 の役割はマウスを用いた研究からも証明されている．IL-1 のノックアウ

トマウスでは妊孕性は保たれるが，IL-1受容体アンタゴニストを腹腔内へ投与すると胚盤胞の着床が妨げられる．これは，子宮内膜上皮でのインテグリン発現の減少によることが示されている．このような現象はヒトでも認められ，実際に子宮内膜上皮にIL-1を添加すると，インテグリンβ3の発現が増加し，胚盤胞の着床が増える[16]．

■ インターロイキン6（IL-6）

子宮内膜におけるIL-6の発現は，分泌期中期から後期にかけて認められ，その後発現は減少する．

IL-6タンパクは分泌期には子宮内膜間質細胞よりも子宮内膜上皮細胞や腺細胞で確認される．IL-6受容体は胚盤胞，栄養膜細胞や子宮内膜で確認されている．implantation windowでのIL-6の発現ならびに胚盤胞や子宮内膜での受容体の発現は，IL-6の着床期周辺でのパラクライン・オートクライン的な作用が示唆される．反復流産症例で分泌期でのIL-6発現が減少しているという結果からも，妊娠初期におけるIL-6の役割が支持される．

■ インターロイキン11（IL-11）

IL-11はLIFやIL-6と同様にgp130サイトカインに属する．マウスでは脱落膜化の時期にIL-11の発現量は最大となり，IL-11受容体が欠損すると妊孕性は消失する．

IL-11は，ヒト子宮内膜間質細胞ではプロゲステロンにより誘導され，脱落膜化を促進する．ヒト培養子宮内膜上皮・脱落膜細胞では，エストロゲンに誘導されたIL-11は栄養膜細胞の侵入を調節する．反復流産症例で子宮内膜におけるIL-11の発現が減少していることも示されている．

■ コロニー刺激因子1（CSF-1）

コロニー刺激因子1（colony-stimulating factor 1：CSF-1）の増加はマウスでは胚の分化を促し，胚盤胞におけるTEの細胞数を増加させる．ヒトでは着床期や妊娠早期の胞胚と子宮内膜においてCSF-1産生の増加が認められる．これらの組織にCSF-1受容体が存在することを考慮すると，CSF-1は脱落膜機能や胎盤発育に関与しているのかもしれない．また，CSF-1の低値は原因不明の反復流産と関連があるとする結果も示されている．

▮ 脂質メディエーター

着床にはプロスタグランジン（prostaglandins：PGs）の生合成を必要とすることが証明されてきた．シクロオキシゲナーゼ（cyclooxygenase：COX）はアラキドン酸をPGH_2へ変換させる律速段階の酵素であり，2つのアイソフォーム（COX-1とCOX-2）が存在する．

子宮内膜において，COX-1の産生はプロゲステロンやエストロゲンに反応して減少し，とくに着床時期の黄体期中期に急激に減少することが知られている．対照的にCOX-2の発現は，性ステロイドホルモンに影響されず，着床部位での発現に制限され，着床可能な胚盤胞の存在に依存している．IL-1はヒト胚を培養した培養液中に存在しており，培養した子宮内膜間質細胞でCOX-2遺伝子の発現を誘導する[17]．

COX-2の活性により産生されたPGE_2はcAMPを増加させ，子宮内膜間質細胞の脱落膜化を促進する．COX-1欠損マウスは生殖能に異常はみられないが，COX-2欠損マウスに正常胚を移植しても着床せず，COX-2欠損マウスは排卵から着床までさまざまな異常があることが明らかになった．

COX-2活性化により合成されたPGI_2は，核受容体であるperoxisome proliferator-activated receptor（PPARγ）のリガンドでもあ

る．PPARγ受容体が欠損した胎児マウスは胎嚢形成時期の中期あたりに胎盤形成不全により死に至るため，これらの相互作用は細胞間の重要な応答であると推測される．

妊娠初期でのヒト脱落膜中のPGs濃度は，合成の減少により月経周期のどの時期の内膜中の濃度よりも低い．経静脈的，羊水中または経腟的に外因性にPGsを投与すると，多くの動物種において，あらゆる妊娠時期の胎児組織に対して流産を誘導する．これらの結果は，妊娠維持には胎盤形成に必要な量を超えるPGs合成は子宮内で持続的に抑制される機序が考えられる．さらに，この抑制を妨げることが初期流産の発症に関係しているかもしれない．また，子宮内膜のPGs産生は異所性妊娠でも減少するため，着床部位における局所メディエーターというよりは，むしろ妊娠自体の影響によるものと考えられる．

細胞外マトリックス

栄養膜細胞の子宮内膜への侵入は，栄養膜細胞層固有の幹細胞の接着因子受容体の発現を抑制し，腺管細胞の接着因子受容体発現を増加させる．また，母体血管に並列する栄養膜細胞層の接着因子受容体も侵入する際の細胞機能を向上させる．侵入した栄養膜細胞層はタンパク分解酵素の産生を亢進する．*in vitro*においては，それらはMMP-9の産生と活性を亢進し，栄養膜細胞層の侵入を助ける．

組織メタロプロテアーゼ阻害物質（tissue inhibitor of matrix metalloproteinase：TIMP）-3はMMPを介した侵入を抑制している．MMPとTIMP-3は，脱落膜においても栄養膜細胞の侵入に同様な働きをする．栄養膜細胞の侵入に必要な別のタンパク分解酵素としてはカテプシンB・Lがあげられる[2]．

子宮内膜の胚受容能を評価する因子として，ムチンがあげられる．ムチンは糖度が高いた

め，子宮内膜上皮細胞の表面にオリゴサッカライド受容体の発現を増加させる．

反復する着床不全症例では，血中と組織中でムチン1（MUC1）の低下がみられ[18]，反復流産症例よりも低値をとる．これらのことも，子宮内膜の胚受容能に関与することがうかがえる．

その他

ホメオボックス転写因子の一つであるHOXA10は子宮内膜において子宮内膜間質細胞の増殖と上皮細胞の形態的変化を引き起こす役割をもつ[19]．HOXA10はプロゲステロンに応答する因子であることが知られており，HOXA10欠損マウスでは着床障害となる．また，HOXA10欠損マウスはプロゲステロンに対する反応性の低下と着床期に子宮内膜間質（細胞）が増殖せず着床障害をきたすことから，着床に重要な因子であると考えられている．

HOXA10により調節を受ける分子には，プロゲステロン受容体のコシャペロンであるFkbp52があり，着床期の子宮内膜間質細胞に強く発現しており，またFkbp52欠損マウスは不妊になることが確認されている[20]．

HOXA10は着床期に強く発現するが，その後は発現が減弱する．それに伴って，MMPやTIMPの発現がみられることから，HOXA10発現の減弱も胎盤形成に重要な役割を担う可能性も示唆されている[21]．

おわりに

着床の機序についてはここに述べたような多くの因子が報告されている．しかし，それぞれの分子における生理学的意義や正確な機序については，すべてが明らかにはされているとはいいがたい．近年は網羅的解析手法の導入により，各分子間の相互作用が明らかにされつつある．着床不全の病態改善につなげるためにも，

着床の分子機構の解明については今後の研究成果が期待される.

（河野康志，楢原久司）

●文献

1) Psychoyos A. Hormonal control of ovoimplantation. Vitam Horm 1973 ; 31 : 201-56.

2) Norwitz ER, et al. Implantation and the survival of early pregnancy. N Engl J Med 2001 ; 345 : 1400-8.

3) 河野康志，楢原久司. 着床のメカニズム. 鈴木秋悦編. カラーアトラス 不妊診療のための卵子学. 東京：医歯薬出版；2010. p.85-8.

4) Uchida H, et al. Studies using an in vitro model show evidence of involvement of epithelial-mesenchymal transition of human endometrial epithelial cells in human embryo implantation. J Biol Chem 2012 ; 287 : 4441-50.

5) Makrigiannakis A, et al. Hormonal and cytokine regulation of early implantation. Trends Endocrinol Metab 2006 ; 17 : 178-85.

6) Giudice LC. Application of functional genomics to primate endometrium : insights into biological processes. Reprod Biol Endocrinol 2006 ; 4（Suppl 1）: S4.

7) Lydon JP, et al. Mice lacking progesterone receptor exhibit pleiotropic reproductive abnormalities. Genes Dev 1995 ; 9 : 2266-78.

8) Paria BC, et al. Blastocyst's state of activity determines the"window"of implantation in the receptive mouse uterus. Proc Natl Acad Sci USA 1993 ; 90 : 10159-62.

9) Kovats S, et al. A class I antigen, HLA-G, expressed in human trophoblasts. Science 1990 ; 248 : 220-3.

10) Munn DH, et al. Prevention of allogeneic fetal rejection by tryptophan catabolism. Science 1998 ; 281 : 1191-3.

11) Hannan NJ, et al. Analysis of fertility-related soluble mediators in human uterine fluid identifies VEGF as a key regulator of embryo implantation. Endocrinology 2011 ; 152 : 4948-56.

12) Zhou Y, et al. Preeclampsia is associated with failure of human cytotrophoblasts to mimic a vascular adhesion phenotype : one cause of defective endovascular invasion in this syndrome? J Clin Invest 1997 ; 99 : 2152-64.

13) Kondera-Anasz Z, et al. Leukemia inhibitory factor : an important regulator of endometrial function. Am J Reprod Immunol 2004 ; 52 : 97-105.

14) Lalitkumar S, et al. Polyethylene glycated leukemia inhibitory factor antagonist inhibits human blastocyst implantation and triggers apoptosis by downregulating embryonic AKT. Fertil Steril 2013 ; 100 : 1160-9.

15) Dadi TD, et al. Decreased growth factor expression through RNA interference inhibits development of mouse preimplantation embryos. Comp Med 2009 ; 59 : 331-8.

16) Achache H, et al. Endometrial receptivity markers, the journey to successful embryo implantation. Hum Reprod Update 2006 ; 12 : 731-46.

17) Kawano Y, et al. Synergistic effect of interleukin-1alpha and ceramide analogue on production of prostaglandin E2 and F2alpha by endometrial stromal cells. Am J Reprod Immunol 2001 ; 46 : 393-8.

18) Bastu E, et al. Role of Mucin 1 and Glycodelin A in recurrent implantation failure. Fertil Steril 2015 ; 103 : 1059-64.

19) Bagot CN, et al. Maternal Hoxa10 is required for pinopod formation in the development of mouse uterine receptivity to embryo implantation. Dev Dyn 2001 ; 222 : 538-44.

20) Daikoku T, et al. Proteomic analysis identifies immunophilin FK506 binding protein 4（FKBP52）as a downstream target of Hoxa10 in the periimplantation mouse uterus. Mol Endocrinol 2005 ; 19 : 683-97.

21) Godbole G, et al. Decrease in expression of HOXA10 in the decidua after embryo implantation promotes trophoblast invasion. Endocrinology 2017 ; 158 : 2618-33.

着床の免疫機構

胚−母体間の胚着床誘導機構と免疫系の役割

哺乳類が子宮内で胎児を保持するためには子宮内膜への胚着床，さらに胎盤形成が必要で，胚−母体間の相互応答や母体組織の再構築が不可欠である．子宮内膜への胚接着は着床期のみに可能であり，子宮内膜分化制御は卵巣から分泌される性ステロイドホルモンが重要である．性ステロイドホルモンにさらに胚からの因子も加わって，子宮内膜は胚着床に適した状態へと変化する．これらの胚着床の準備が整った子宮内膜でヒト胚はハッチングし，その後，内細胞塊が子宮面に向かい合い（胚対位），子宮内膜側の受け入れ準備ができた後に胚は子宮内膜に接着する．

子宮内膜に接着した後の胚は活性化し，栄養膜細胞はその浸潤性を増すと考えられ，子宮内膜間質内へと埋没するように侵入する．排卵後7.5日目にはヒト胚はすでに子宮内膜上皮下に埋没し，子宮側の栄養膜細胞は肥大し活性化される．排卵後12日目になると，栄養膜細胞の層内に lacunar space が誘導されて，母体の血流との交通が開始される．栄養膜細胞から大量に産生される黄体化ホルモン（luteinizing hormone：LH）と受容体を共用するヒト絨毛性ゴナドトロピン（human chorionic gonadotropin：hCG）が母体血流を介して黄体に至り，プロゲステロン産生を刺激して胚の着床を維持する．このようにして血流を介した胚−母体間の相互応答が開始される．

このような内分泌系を介した胚−母体間の胚着床誘導機構に加え，免疫系も重要な役割を果たしている．ヒトの免疫系では，非自己の細菌やウイルスが侵入してきた場合にはすみやかに排除し，一方で自己の細胞や抗原に対しては免疫寛容が成立している．また，母親の免疫系は父親由来の抗原をもつ胎児に対して免疫寛容を成立させており胎児を受け入れる．その機序の一つとして，胎児が発現する父親由来の抗原を特異的に認識する制御性 T 細胞（regulatory T cell：Treg 細胞）が母体内で増殖し，胎児に対する免疫応答を抑制することがあげられている[1]．

一方で，子宮で産生される leukemia inhibitory factor（LIF）はマウスの胚着床に必須の液性因子として報告されており，胚の着床には IL-1 などのその他のサイトカインも関与するとされている[2]．さらに妊娠マウスから得た脾臓細胞が子宮内膜の分化を誘導して胚着床を促進すること，また脾臓細胞の効果は非妊娠マウスに比べ妊娠マウス由来の脾臓細胞で強いこと，免疫細胞の機能変化は胚が卵管に存在する段階から生じていることが報告され，免疫細胞が胚着床に対して積極的に貢献していることが示唆されている．

妊娠女性から採取された末梢血単核球（リンパ球＋単球，peripheral blood mononuclear cells〈PBMC〉）は胚浸潤促進作用をもつことが示された[3,4]．そこで筆者らは，❶に示したように妊娠時に免疫細胞は着床前胚からのシグナルを受け，末梢循環系を介して子宮内に至り，

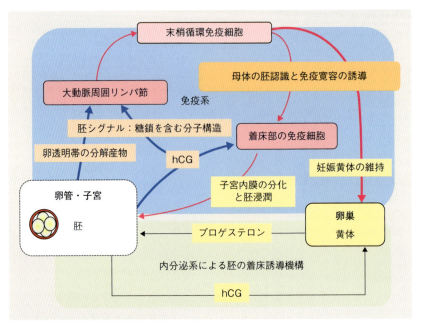

❶ 免疫系による胚着床誘導機構
免疫細胞はヒト妊娠黄体の分化と機能維持に関与し，胚着床においても胚の存在を認識して子宮内膜の分化や胚の侵入に対して促進的な役割を果たしている．
→：母体の免疫寛容の誘導，→：胚からのシグナル．

胚着床に有利な子宮内膜分化を誘導し，子宮内膜に接着した後では胚の子宮内膜への侵入を制御して着床を促進しているという仮説を提唱し[5,6]，着床不全患者に対する自己の免疫細胞を用いた治療を開発してきた[7,8]．最近海外のRCTでその有用性が示されつつある[9-11]．

さらに着床後の胎盤形成期においても，胎児由来の栄養膜細胞が積極的に母体免疫系に認識されることにより正常な胎盤形成が成立すると考えられている．ヒトやマウスの胎盤は栄養膜細胞が脱落膜に深く浸潤する血絨毛性胎盤（hemochorial placenta）であり，胎児組織と母体組織が広く接触している．胚盤胞の着床直後に，栄養膜細胞が子宮内膜に浸潤すると子宮内膜は脱落膜となる．脱落膜における着床部位では免疫細胞の数が増加しており，脱落膜ナチュラルキラー（decidual natural killer：dNK）細胞と抗原提示細胞（antigen presenting cell：APC；主にマクロファージと樹状細胞）が多くを占めている．dNK細胞とAPCは栄養膜細胞の浸潤および胎盤の血管形成に関わることも明らかとなってきた．

本項では，以上のような着床に対する免疫系による積極的な誘導作用も念頭において，子宮内膜内の各種免疫担当細胞の役割について概説する．

ナチュラルキラー細胞（NK細胞）

脱落膜ナチュラルキラー（dNK）細胞

当初NK細胞は腫瘍細胞に対して細胞毒性を有するリンパ球として報告された．その後，NK細胞は，T細胞およびB細胞とは別個の集団で細胞傷害性とサイトカイン産生能を有することが報告された[12]．ヒトにおいて，NK細胞はCD56$^+$/CD3$^-$の細胞として認識される．血液中のNK細胞には2つの集団があり，約90％

を占める細胞傷害性NK細胞（CD56^{dim}/CD16$^+$）とサイトカイン産生性のNK細胞（CD56^{++}/CD16$^-$）がある[13]．

ヒト子宮内膜におけるdNK細胞は，CD56^{++}/CD16$^-$である．しかしdNK細胞は細胞内に多くの顆粒をもち，血液中のCD56^{++}/CD16$^-$NK細胞とは性質が異なる[14]．非妊娠時にもdNK細胞は子宮内膜に存在しており，増殖期や分泌期早期には少数存在し，分泌期後期に細胞数が増加する．妊娠初期（first trimester）にdNK細胞数はさらに増加し，妊娠初期の脱落膜における全白血球数の約70％を占めるに至り，栄養膜細胞近傍に局在する[15]．そして妊娠中期（second trimester）以降はdNK細胞が減少していく[16,17]．

dNK細胞の起源については，①末梢血CD56^{++}/CD16$^-$NK細胞，②末梢血CD56^{dim}CD16$^+$NK細胞，③子宮における未成熟NK前駆細胞，④造血幹細胞が報告されている[18-20]．また，dNK細胞の着床部位への遊走にはCXCL12/CXCR4シグナル経路が利用されている[21]．

dNK細胞の役割

dNK細胞は，栄養膜細胞の脱落膜内への侵入の程度を調節している[22]．dNK細胞はHLA（human leukocyte antigen）の受容体であるキラー細胞免疫グロブリン様受容体（killer immunoglobulin-like receptor：KIR），CD94/NKG2AとILT2を発現する（❷）．これらはそれぞれ栄養膜細胞に発現するHLA-C，HLA-E，HLA-Gの受容体であり，栄養膜細胞の母体-胎児境界面における免疫寛容に寄与している．またdNK細胞は脱落膜螺旋動脈リモデリングにも関与し，胎盤への血流を増加させ胎児発育の重要なプロセスを担っている[23]．動物モデルにおいて，NK細胞欠損マウスは，胎盤への血流供給が低下することが報告されている[24]．

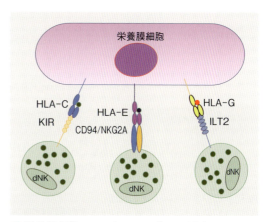

❷ 栄養膜細胞HLAクラスI分子に結合するdNK細胞上の受容体
dNK細胞は，KIR，CD94/NKG2A，ILT2を発現し，それぞれHLA-C，HLA-E，HLA-Gを認識する．

脱落膜マクロファージ

循環血液中の単球は脱落膜マクロファージの前駆細胞である．妊娠中に単球の貪食機能は減少し，同種異系抗原である胎児を保護している．脱落膜マクロファージは主に子宮内膜上皮直下の間質に存在し，着床期では母体-胎児境界面周囲に局在する．脱落膜マクロファージは胚の父親由来の免疫情報を母体に伝える役割と，着床部位の組織リモデリングを担う役割を担う．

マクロファージは，古典的経路で活性化されたマクロファージ（M1）および代替的経路で活性化されたマクロファージ（M2）に分類することができる（❸）[25]．M1とM2は，表面マーカーやサイトカイン分泌のパターンが互いに異なっている[26]．M1マクロファージは，IL-12，IL-23，活性酸素種などを分泌し，Th1型応答に関与する．一方でM2マクロファージは，IL-4，IL-10，血管内増殖因子（vascular endothelial growth factor：VEGF）などを分泌し，組織リモデリングに関与し，Th2型応答を促進することによって免疫抑制に関与する．妊娠高血

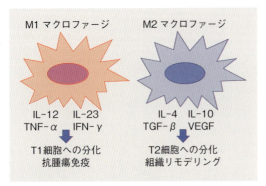

❸ マクロファージ（M1 と M2）
M1 は IL-12, IL-23, TNF-α, IFN-γ などの炎症性サイトカインを分泌し、Th1 細胞への分化と抗腫瘍免疫機構に関与すると考えられている。M2 は IL-4, IL-10, TGF-β, VEGF を含む血管新生促進因子を分泌し、Th2 細胞への分化、組織リモデリング、血管新生に関与する。

圧症候群（hypertensive disorders of pregnancy：HDP）における炎症環境は、M1 型の脱落膜マクロファージを増加させる[27]。

脱落膜マクロファージの表現型

着床期以降の妊娠中に、着床部位においてリンパ球や多核白血球は増加しないのに対して、脱落膜マクロファージは分娩前まで増加する。胎盤形成が完了した後、脱落膜マクロファージは胎児の拒絶を防止し分娩までの胎児の成長を可能にするために、主に M2 に分化シフトする。

最近、Tim-3 を発現する M2 が、免疫寛容を維持するうえで重要であるとして注目を集めている[28]。妊娠初期における脱落膜マクロファージは、M1/M2 の分類とは別に CD11c の発現でも分類されている。CD11c high 脱落膜マクロファージは、CD11c low 脱落膜マクロファージと比較して、貪食レセプター（CD209, CD206）の発現が低下していた。CD11c high 脱落膜マクロファージは、脂質代謝、炎症、抗原プロセッシングと免疫調節に機能しており、他方 CD11c low 脱落膜マクロファージは、成長・発達の調節ならびに細胞外コミュニケーションに関与する遺伝子を発現している[29]。

制御性 T 細胞（Treg 細胞）

Treg 細胞は免疫応答を抑制する機能をもち、自己免疫疾患や炎症性疾患、アレルギー疾患などを引き起こす過剰な免疫応答を抑制する。一方で、Treg 細胞が過剰に働くと、癌細胞に対する免疫応答を抑制して癌の進行を促進させてしまうと考えられている。

Treg 細胞の発生・分化には転写因子 Foxp3 が制御に関わる。Foxp3 はヒト自己免疫疾患である IPEX（immune dysregulation, polyendocrinopathy, enteropathy, X-linked）症候群患者および scurfy マウスにおける自己免疫疾患の原因遺伝子として同定された。胸腺において未成熟 T 細胞は胸腺上皮細胞による自己抗原の提示を受けて Foxp3 を発現し、Treg へと分化が誘導されることが知られている。

Treg 細胞の役割

胎児を受容している妊娠時には、免疫寛容が存在する。たとえば、Balb/c 雌マウスと C57BL/6 雄マウスを交尾させて妊娠させると、C57BL/6 由来の腫瘍細胞が Balb/c 雌マウスに生着する。そして分娩後には C57BL/6 由来の腫瘍細胞は拒絶される[30]。これは、妊娠時に父親抗原に対して雌マウスで免疫寛容が存在しているが、分娩後は免疫寛容が消失することを示している。その後、Treg 細胞が妊娠時の免疫寛容に重要な役割を果たす細胞であることが報告された[31]。Treg 細胞を着床時に減少させると同種異系妊娠では着床不全となるが、同系間の妊娠では影響を受けない。つまり、着床時に Treg 細胞が減少すると、同種異系抗原を発現する胚は拒絶されてしまう。ヒトの原因不明不妊症例において、着床期の子宮内膜で Treg 細胞のマーカーである Foxp3 の発現が低下していることが報告されている[32]。

妊娠初期に Treg 細胞が減少すると，同種異系妊娠では雄，雌の胎仔ともに流産するが，同系間の妊娠では雄の胎仔のみが流産する[33,34]．このことは，Treg 細胞が主要組織適合性抗原（major histocompatibility complex：MHC）に対する免疫寛容を誘導しているだけでなく，男性抗原である SRY 抗原のようなマイナー組織適合性抗原（minor histocompatibility antigen：MHA）に対しても免疫寛容を誘導し，妊娠維持に働いていることを示している．

母子間マイクロキメリズム

母体の血液は栄養膜細胞と接しており，直接に母子間の血液交流はないが，母親から胎児に，もしくは胎児から母体に少量の血液が移行し，出生後も長期間にわたってマイクロキメリズムの状態が続くことが知られている．この血液移行は比較的妊娠早期に起こり，妊娠20週前後のヒト胎児の腸間膜リンパ節中には母親由来のリンパ球が存在し，胎児のなかにも母親抗原に対する免疫寛容が生じている．

臓器移植において，母親から子どもへの移植ではHLA抗原のなかで2～3座の不一致があっても移植可能だが，父親から子どもへの移植ではHLAの不一致は1座のみに限られる．また母親と同じHLA抗原をもつドナーからの移植では，拒絶反応が少ないことがわかっている．つまり，母子間には免疫寛容が成立している．一方，この免疫寛容の破綻が自己免疫疾患を引き起こす可能性が指摘されている．

おわりに

妊娠は母体にとって異物である胎児を子宮に許容するという生物学的に特異な現象である．母子間免疫寛容には PBMC，hCG，NK 細胞，マクロファージ，Treg 細胞が重要な役割を果たしている．母子間免疫寛容の破綻が着床不全，流産，妊娠高血圧症候群などで報告されており，今後は母子間免疫寛容の機能改善を介した新たな治療法の確立が期待される．

（小野政徳，細野　隆，野村学史，藤原　浩）

●文献

1) Rowe JH, et al. Pregnancy imprints regulatory memory that sustains anergy to fetal antigen. Nature 2012；490：102-6.

2) Stewart CL, et al. Blastocyst implantation depends on maternal expression of leukaemia inhibitory factor. Nature 1992；359：76-9.

3) Nakayama T, et al. Human peripheral blood mononuclear cells（PBMC）in early pregnancy promote embryo invasion in vitro：HCG enhances the effects of PBMC. Hum Reprod 2002；17：207-12.

4) Egawa H, et al. Peripheral blood mononuclear cells in early pregnancy promote invasion of human choriocarcinoma cell line, BeWo cells. Hum Reprod 2002；17：473-80.

5) Fujiwara H, et al. Is the zona pellucida an intrinsic source of signals activating maternal recognition of the developing mammalian embryo? J Reprod Immunol 2009；81：1-8.

6) Fujiwara H. Do circulating blood cells contribute to maternal tissue remodeling and embryo-maternal cross-talk around the implantation period? Mol Hum Reprod 2009；15：335-43.

7) Yoshioka S, et al. Intrauterine administration of autologous peripheral blood mononuclear cells promotes implantation rates in patients with repeated failure of IVF-embryo transfer. Hum Reprod 2006；21：3290-4.

8) Okitsu O, et al. Intrauterine administration of autologous peripheral blood mononuclear cells increases clinical pregnancy rates in frozen/thawed embryo transfer cycles of patients with repeated implantation failure. J Reprod Immunol 2011；92：82-7.

9) Madkour A, et al. Intrauterine insemination of cultured peripheral blood mononuclear cells prior to embryo transfer improves clinical outcome for patients with repeated implantation failures. Zygote 2016；24：58-69.

10) Makrigiannakis A, et al. Repeated implantation failure：a new potential treatment option. Eur J Clin Invest 2015；45：380-4.

11) Yu N, et al. Intrauterine administration of autologous peripheral blood mononuclear cells（PBMCs）activated by HCG improves the implantation and pregnancy rates in patients with repeated implan-

tation failure : a prospective randomized study. Am J Reprod Immunol 2016 ; 76 : 212-6.

12) Vivier E, et al. Functions of natural killer cells. Nat Immunol 2008 ; 9 : 503-10.

13) Faas MM, de Vos P. Uterine NK cells and macrophages in pregnancy. Placenta 2017 ; 56 : 44-52.

14) Trundley A, Moffett A. Human uterine leukocytes and pregnancy. Tissue Antigens 2004 ; 63 : 1-12.

15) Smith SD, et al. Evidence for immune cell involvement in decidual spiral arteriole remodeling in early human pregnancy. Am J Pathol 2009 ; 174 : 1959-71.

16) Williams PJ, et al. Decidual leucocyte populations in early to late gestation normal human pregnancy. J Reprod Immunol 2009 ; 82 : 24-31.

17) Rieger L, et al. Specific subsets of immune cells in human decidua differ between normal pregnancy and preeclampsia : a prospective observational study. Reprod Biol Endocrinol 2009 ; 7 : 132.

18) Keskin DB, et al. TGFbeta promotes conversion of CD16＋ peripheral blood NK cells into CD16－ NK cells with similarities to decidual NK cells. Proc Natl Acad Sci USA 2007 ; 104 : 3378-83.

19) Vacca P, et al. CD34＋ hematopoietic precursors are present in human decidua and differentiate into natural killer cells upon interaction with stromal cells. Proc Natl Acad Sci USA 2011 ; 108 : 2402-7.

20) Liu S, et al. The role of decidual immune cells on human pregnancy. J Reprod Immunol 2017 ; 124 : 44-53.

21) Tao Y, et al. CD56 (bright) CD25＋ NK cells are preferentially recruited to the maternal/fetal interface in early human pregnancy. Cell Mol Immunol 2015 ; 12 : 77-86.

22) Lash GE, et al. Review : functional role of uterine natural killer(uNK)cells in human early pregnancy decidua. Placenta 2010 ; 31 Suppl : S87-92.

23) Moffett A, Colucci F. Uterine NK cells : active regulators at the maternal-fetal interface. J Clin Invest 2014 ; 124 : 1872-9.

24) Zhang J, et al. Alterations in maternal and fetal heart functions accompany failed spiral arterial remodeling in pregnant mice. Am J Obstet Gynecol 2011 ; 205 : 485 e481-16.

25) Wynn TA, et al. Macrophage biology in development, homeostasis and disease. Nature 2013 ; 496 : 445-55.

26) Italiani P, Boraschi D. From Monocytes to M1/M2 Macrophages : phenotypical vs. functional differentiation. Front Immunol 2014 ; 5 : 514.

27) Medeiros LT, et al. Monocytes from pregnant women with pre-eclampsia are polarized to a M1 phenotype. Am J Reprod Immunol 2014 ; 72 : 5-13.

28) Chabtini L, et al. TIM-3 regulates innate immune cells to induce fetomaternal tolerance. J Immunol 2013 ; 190 ; 88-96.

29) Houser BL, et al. Two unique human decidual macrophage populations. J Immunol 2011 ; 186 : 2633-42.

30) Tilburgs T, et al. Fetal-maternal HLA-C mismatch is associated with decidual T cell activation and induction of functional T regulatory cells. J Reprod Immunol 2009 ; 82 : 148-57.

31) Lissauer D, et al. Fetal-specific CD8＋ cytotoxic T cell responses develop during normal human pregnancy and exhibit broad functional capacity. J Immunol 2012 ; 189 : 1072-80.

32) Jasper MJ, et al. Primary unexplained infertility is associated with reduced expression of the T-regulatory cell transcription factor Foxp3 in endometrial tissue. Mol Hum Reprod 2006 ; 12 : 301-8.

33) Shima T, et al. Regulatory T cells are necessary for implantation and maintenance of early pregnancy but not late pregnancy in allogeneic mice. J Reprod Immunol 2010 ; 85 : 121-9.

34) Kahn DA, Baltimore D. Pregnancy induces a fetal antigen-specific maternal T regulatory cell response that contributes to tolerance. Proc Natl Acad Sci USA 2010 ; 107 : 9299-304.

7章

性分化

7章 性分化

生殖器系の発生と解剖

生殖器系は泌尿器系と密接に関連して発生し，泌尿生殖器系の起源は中間中胚葉（intermediate mesoderm）である．泌尿生殖器系の発生における主なイベントを❶に示す．

中間中胚葉の発生

胎生第2週までに内部細胞塊（inner cell

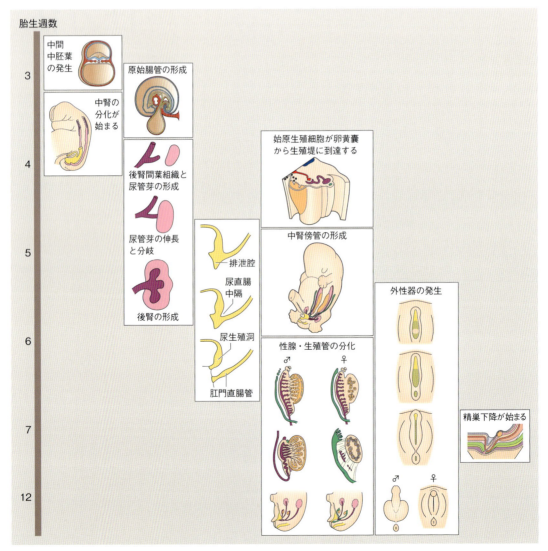

❶ 泌尿生殖器系の発生における主なイベント

224

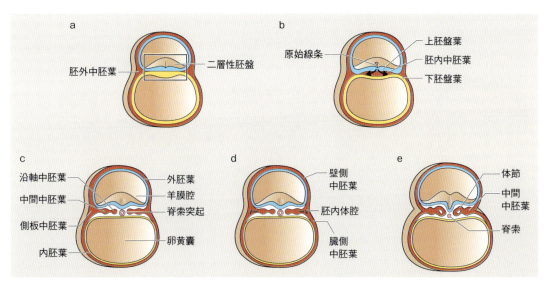

❷ 中間中胚葉の発生
a：胎生第15日．b：胎生第16日．c：胎生第17日．d：胎生第18日．e：胎生第21日．
bの矢印は，上胚盤葉の細胞の陥入の方向を示す．

mass）（胚結節 embryoblast）は上胚盤葉（epiblast）と下胚盤葉（hypoblast）から成る二層性胚盤（bilaminar embryonic disc）となる．同時期に胚外中胚葉（extraembryonic mesoderm）が形成される（❷a）．

胎生第3週の胚では，外胚葉（ectoderm），中胚葉（mesoderm），内胚葉（endoderm）の3胚葉が確立する．以下では上胚盤葉からの中胚葉の発生を中心に解説する．

胎生第16日には原腸形成（gastrulation）が開始し，原始線条（primitive streak）が認められるようになる（❷b）．上胚盤葉の一部の細胞は原始線条へ向かって遊走し，下へもぐりこみ（陥入〈invagination〉），下胚盤葉との間に胚内中胚葉（intraembryonic mesoderm）を形成する（❷b）．胎生第17日までに胚内中胚葉は沿軸中胚葉（paraxial mesoderm），中間中胚葉（intermediate mesoderm），側板中胚葉（lateral plate mesoderm）に分かれる（❷c）．胎生第18日に側板中胚葉は胚内体腔（intraembryonic coelom）によって壁側中胚葉（somatic mesoderm）と臓側中胚葉（splanchnic mesoderm）に分けられる（❷d）．胎生第21日に沿軸中胚葉は分節化し体節（somite）となる（❷e）．

原始腸管の形成

胎生第4週になると胚の屈曲（body folding）が始まる．頭部と尾部の屈曲によって卵黄嚢（yolk sac）の一部が胚の中に取り込まれ，胚の頭側と尾側に腔が形成される（❸a）．この腔が胚の伸長とともに伸び，さらに左右からも屈曲が生じることで最内層に内胚葉性の原始腸管（primary gut tube）が形成される（❸b, d）．原始腸管は前腸（foregut），中腸（midgut），後腸（hindgut）の3つの領域に分けられる（❸c）．後腸の終末部は排泄腔（cloaca）とよばれ，排泄腔膜（cloacal membrane）で閉ざされている（❸e）．排泄腔からは尿膜（allantois）とよばれる憩室が付着茎（connecting stalk）に伸びている（❸e）．原始腸管の形成の過程において中間中胚葉は胚内体腔に面するようになる（❸f）．

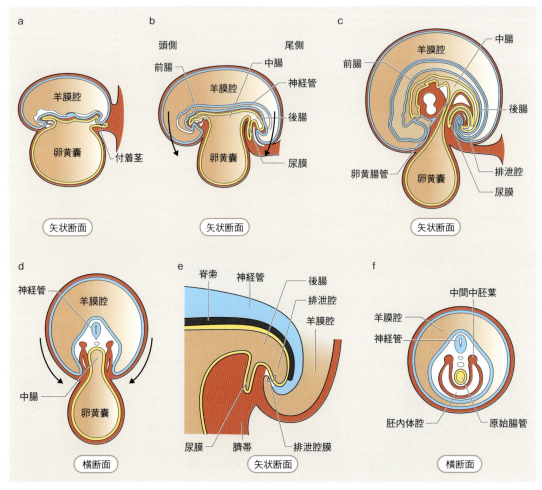

❸ 原始腸管の形成
a〜c：胎生第4週の胚の矢状断面．d, f：胎生第4週の胚の横断面．e：胎生第4週末の排泄腔の拡大図．
b, dの矢印は，胚の屈曲の方向を示す．

中腎の発生

　胎生第4週になると，中間中胚葉の体腔に面した部分では尿生殖堤（urogenital ridge）とよばれる隆起が生じる（❹a）．尿生殖堤のうち造腎索（nephrogenic cord）とよばれる領域では3つの腎系が頭側から尾側へと連続して発生する．これらは前腎（pronephros），中腎（mesonephros），後腎（metanephros）とよばれ（❹b），とくに中腎は性腺と生殖管の発生に重要な役割を果たす．

　胎生第4週のはじめに，頸部の中間中胚葉で腎管（nephric duct）が形成される（❹b, c）．腎管は頭側から尾側へと伸長し，腎管に隣接した腹内側部の間葉細胞が凝集して前腎を形成する．ヒトでは前腎は機能することなく発生が止まり，胎生第25日ごろまでには消失する（❹c）．前腎の退縮中に，その尾側の造腎索で中腎細管（mesonephric tubule）が現れ始め，中腎を形成する（❹d, e）．中腎領域の腎管は中腎管（mesonephric duct）（Wolf管〈Wolffian duct〉）とよばれ，胎生第26日には排泄腔壁と癒合し開口する（❹e）．

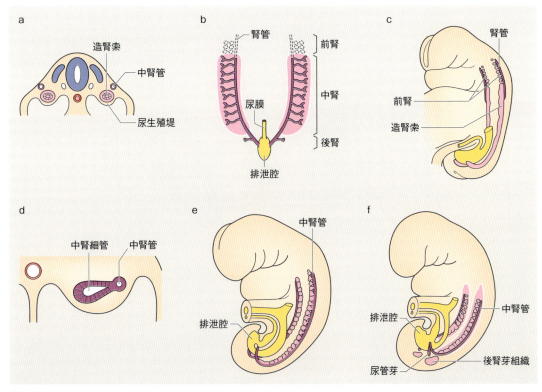

❹ 中腎の発生
a：胎生第5週の横断面．b：胎生第5週の三腎系の発生．c：胎生第24日．d：胎生第5週の中腎細管の発生．e：胎生第26日．f：胎生第28日．

　中腎細管の外側端は中腎管と癒合し，胎生第6〜10週の間は排出管として機能するが，第10週以降になると機能は停止する．胎生第2か月の末までに大部分の中腎構造は消失するが，少数の中腎細管と中腎管は男性において生殖器系の形成に加わる．

　後腎の発生は，胎生第4週ごろに中腎管から尿管芽（ureteric bud）の形成が誘導されることにより開始される（❹f）．胎生第5週までには後腎芽組織（metanephric blastema）が形成され，尿管芽が後腎芽組織に向かって伸び，後腎（永久腎）が形成される．

中腎傍管の形成

　胎生第5週に中腎の外側面で体腔上皮の陥入が起こり，中腎傍管（paramesonephric duct）（Müller管〈Müllerian duct〉）の形成が始まる（❺a）．中腎傍管は中腎管の外側に位置し，中腎管に沿って尾側へ伸長する（❺b）．骨盤内に達すると中腎傍管の尾側端は伸長方向を尾内側方向に変え，中腎管の腹側を通る．最終的に左右中腎傍管の尾側端は癒合し，尿生殖洞（urogenital sinus）の後壁に結合する（❺b）．中腎傍管の頭側端は体腔に開口し，将来の卵管采となる．

　胎生第6週末では，男女どちらにも中腎管と中腎傍管が認められ，男女の生殖管は見かけ上区別がつかない．生殖管の性分化は胎生第7週より始まる．

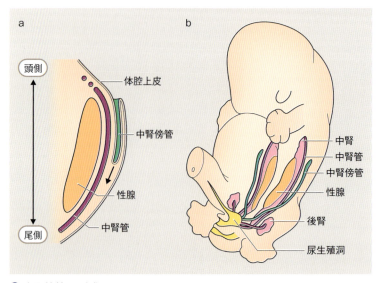

❺ 中腎傍管の形成
a：胎生第5週の中腎の外側面．b：胎生第5週．

膀胱と肛門直腸管の形成

　胎生第4週で原始腸管が形成され，原始腸管の最も尾側に排泄腔が形成される．胎生第4〜6週の間に排泄腔は変形し，尿直腸中隔（urorectal septum）とよばれる隔壁を形成する．これによって排泄腔は腹側の尿生殖洞と背側の肛門直腸管（anorectal canal）とに分けられる（❻a）．胎生第8週ごろ，尿直腸中隔が排泄腔膜に癒合する前に排泄腔膜は破れ，尿生殖洞と肛門直腸管は外へ開口する．尿直腸中隔の先端は将来の会陰となる（⓫a〜c 参照）．排泄腔の分割の異常により，肛門形成異常（鎖肛〈imperforate anus〉）が起こる．

　胎生第8週には，尿生殖洞は，将来膀胱となる部分（膀胱部〈vesical part of the urogenital sinus〉），骨盤部（pelvic urethra），生殖茎部（phallic segment）に分かれる（❻b）．

　排泄腔が尿生殖洞と肛門直腸管に分かれるのと同時期に，中腎管の尾側端が尿生殖洞の後壁に取り込まれる．この結果，尿管は尿生殖洞に直接開口することになる．胎生第6週になると，後腎は骨盤内から徐々に頭側へ移動し，胎生第9週までには成人の位置に達する．この後腎の上昇のため，尿管が膀胱と接合する部位はさらに頭側へ移動する（❻c）．

　男性では尿生殖洞の骨盤部と生殖茎部が尿道（urethra）となり，中腎管の尾側端は精管（vas deferens）となる（❻d）．女性では尿生殖洞の骨盤部が尿道となり，生殖茎部が腟前庭（vestibule of the vagina）となるが，中腎管は退縮する（❻e）．尿生殖洞頭側で臍帯と連絡していた尿膜は退縮し，尿膜管（urachus）とよばれる索状物となり，膀胱が形成される（❻d，e）．

性腺の形成

　胎生第4週に中腎腹側の体腔上皮が増殖し，その下層の間葉の凝集とともに性腺の原基となる生殖堤（genital ridge）を形成する（❼）．一方，生殖細胞のもととなる始原生殖細胞（primordial germ cell）は尿膜に近い卵黄嚢壁に出現し，背側腸間膜に沿って胎生第5〜6週に生

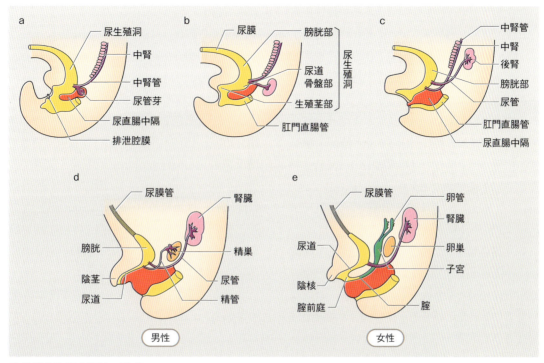

❻ 膀胱と肛門直腸管の形成
a〜c：胎生第4〜8週での膀胱と肛門直腸管の形成．d：胎生第12週の男性尿生殖器系．e：胎生第12週の女性尿生殖器系．

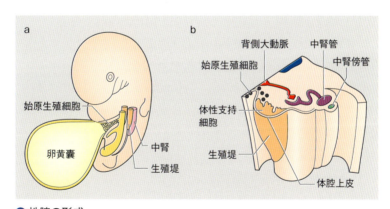

❼ 性腺の形成
a：胎生第5週ごろの胚．b：胎生第5週ごろの生殖堤と中腎．

殖堤まで移動する（❼）．胎生第6週になると，体腔上皮由来の細胞は体性支持細胞（somatic support cell）となり生殖細胞を包み込み，原始生殖索（primary sex cord）をつくる．この時点では性腺の組織構造に性差は認められない（bipotential gonad）．性腺の性分化は始原生殖細胞が生殖堤に到達すると開始する．

男性性腺と生殖管の分化

遺伝学的に男性である場合，*SRY*（sex-determining region of Y）遺伝子が性腺の体性支持細胞で発現してSRYタンパク質を産生する．SRYタンパク質に応答して性腺は精巣へと分化を開始する．

229

胎生第7週で，原始生殖索は性腺の間葉組織内に深く侵入し精巣索（testis cord）を形成する（**8a**）．精巣索は生殖細胞と体性支持細胞に由来するSertoli細胞で構成され，思春期になると精細管（seminiferous tubule）となる．また，白膜（tunica albuginea）とよばれる結合組織が精巣の最外側に形成される（**8b**）．精巣索の中腎に近い部位では精巣網（rete testis）が形成され，精巣網は精巣索と中腎細管（mesonephric tubule）（将来の精巣輸出管〈efferent ductule〉）をつなぐ（**8b**）．

胎生第8週までにSertoli細胞の作用で間葉細胞がLeydig細胞に分化しテストステロン（testosterone）を産生する．テストステロンは中腎管の維持に必要であり，中腎管の発達を促進する．胎生第8〜12週の間，テストステロンの分泌によって中腎管は精巣上体（epididymis），精管，精囊（seminal vesicle）に分化する（**8b, d**）．中腎管の最も頭側の部位は退縮するが，一部は残存し精巣上体垂（appendix epididymis）となる（**8b**）．このように中腎管は男性生殖管の原基でもあるため，その発生異常は先天性両側性精管形成不全（congenital bilateral aplasia of the vas deferens）に関与する．

一方，中腎傍管はSertoli細胞で抗Müller管ホルモン（anti-Müllerian hormone）（Müller管抑制物質〈Müllerian-inhibiting substance〉）の作用を受け，胎生第8〜10週に退縮する．抗Müller管ホルモンの異常によりMüller管残存症候群（persistent Müllerian duct syndrome）が起こる．正常男性においても，精巣上極に付随する精巣垂（appendix testis）や尿道前立腺部に開口する前立腺小室（prostatic utricle）といった中腎傍管の遺残物がみられることがある（**8b, c**）．

胎生第10週には精囊と前立腺（prostate）の発生が始まる．前立腺の発生とともに尿道球腺（bulbourethral gland）（Cowper腺）が形成される（**8d**）．

胎生第7週から鞘状突起（vaginal process）とよばれる腹膜の突起が尾側へ向かって伸び，鼠径管（inguinal canal）を形成する．後腹壁に付着していた精巣は，上腹部から骨盤腔内，さらには鼠径管を通って陰囊（scrotum）内へ移動を始める（精巣下降）（**8e**）．精巣下降では，精巣導体（gubernaculum）が精巣を先導する役割を担っている．出生後，鞘状突起の腹腔側は閉鎖し，精巣鞘膜（tunica vaginalis）となる．精巣下降が起こらない場合は潜在精巣症（cryptorchidism）とよばれ，治療の対象となる．

中腎管の男性化が精巣のLeydig細胞より産生されるテストステロンによって制御されるのに対し，前立腺の発生や精巣下降は，精巣で産生されたテストステロンが体循環を介して標的器官に達し，標的組織にある5α-還元酵素（5α-reductase）によりジヒドロテストステロン（dihydrotestosterone）へと変換されたものが作用する．テストステロンやジヒドロテストステロンを含む男性ホルモン（アンドロゲン〈androgen〉）の不足や過多は，内外性器の性分化異常を引き起こし，性分化疾患（disorders of sex development）の一因となる．

男性新生児の泌尿生殖系器官の模式図を**8f**に示す．

女性性腺と生殖管の分化

遺伝学的に女性である場合 *SRY* が発現しないため精巣への分化が起こらず，性腺は卵巣へと分化する．卵巣では，生殖細胞は分化を続けて卵祖細胞（oogonium）となり，増殖し，第一減数分裂に入り一次卵母細胞（primary oocyte）となる．卵母細胞周囲の体性支持細胞は卵胞細胞（follicle cell）へ分化し，性腺内に原始卵胞（primordial follicle）が形成される（**9a, b**）．

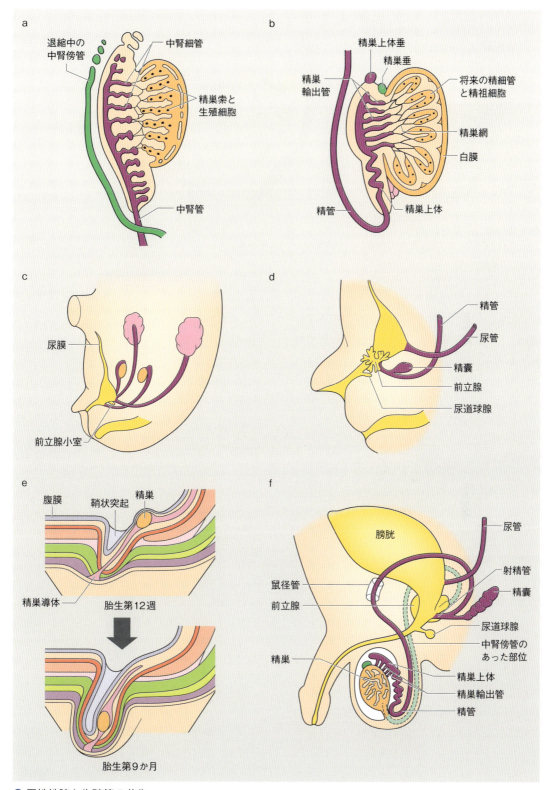

❽ 男性性腺と生殖管の分化
a：胎生第7～8週. b, c：胎生第9～10週. d：胎生第10～12週. e：精巣下降. f：男性新生児の泌尿生殖系器官.

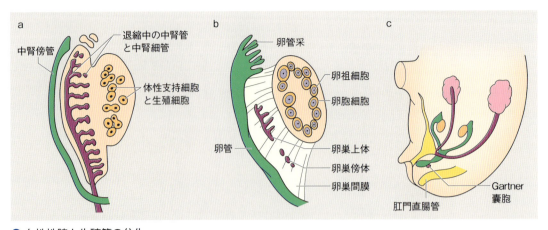

❾ 女性性腺と生殖管の分化
a：胎生第7〜8週．b：胎生第9〜10週．c：中腎傍管とGartner囊胞．

　女性では性腺からのテストステロンの産生がないため，中腎管と中腎細管は急速に消退する（❾a）．中腎管や中腎細管の痕跡器官として卵巣上体（epoöphoron）や卵巣傍体（paroöphoron）が卵巣間膜にみられることがある（❾b）．またGartner囊胞とよばれる小さな囊胞が腟の近くでみられることもある（❾c）．

　また，卵巣は抗Müller管ホルモンを産生しないため，中腎傍管は発達を続ける．胎生第8週には中腎傍管の左右の尾側端は癒合し膀胱後壁に接する（❿a〜d）．中腎傍管の尾側端が接触した尿生殖洞の後壁は部分的に肥厚し洞結節（sinusal tubercle）を形成する（❿a）．中腎傍管が洞結節と接すると中腎傍管の左右の癒合は尾側から頭側に進み，単一の内腔をもつ短い管が生じる．これを子宮腟管（uterovaginal canal）とよぶ（❿e）．この子宮腟管から子宮と腟が形成される．中腎傍管の頭側の領域は癒合せず，左右の卵管となる（❿b，e）．胎生第3か月に洞結節から腟板（vaginal plate）という充実性組織が形成される（❿e）．このように，左右の中腎傍管の形成と癒合は子宮腟管形成の重要なプロセスである．そのためこの発生過程の障害は，子宮腟欠損（Mayer-Rokitansky-Küster-Hauser症候群），重複腟（double vagina），重複子宮（double uterus），双角子宮（bicornuate uterus），単角子宮（unicornuate uterus），子宮頸管閉鎖（cervical atresia）などさまざまな形態異常を起こす．

　腟の形成について，これまで長く提唱されていたのは「腟上部（腟の近位部）の起源は中腎傍管であるが，腟下部（腟の遠位部）の起源は洞結節である」という考えであった．この考えでは，腟板の内部の細胞が剥がれ落ちて空洞化することで腟下部の内腔が形成されると考えられてきた．一方，マウスを用いた最近の分子生物学的な研究により，腟の起源について新たな仮説が提唱されるようになった．これは「腟はすべて中腎傍管から形成される」という考えである．❿fはこの考えに基づいて描かれている．しかし，ヒトにおける腟の起源は明らかになっておらず，腟形成の過程はいまだ不明な点が多い．

　胎生第3〜4か月で子宮腟管の尾側端は膀胱後壁に沿ってより尾側へ移動するため，子宮腟管の尾側領域は下方へ伸長し，最終的に腟は腟前庭部に開口する（❿f）．腟入口部は処女膜（hymen）によって閉じられているが（❿f），この膜は胎生第5か月以降に部分的に退縮し，痕跡物は処女膜痕（hymenal caruncle）とな

生殖器系の発生と解剖

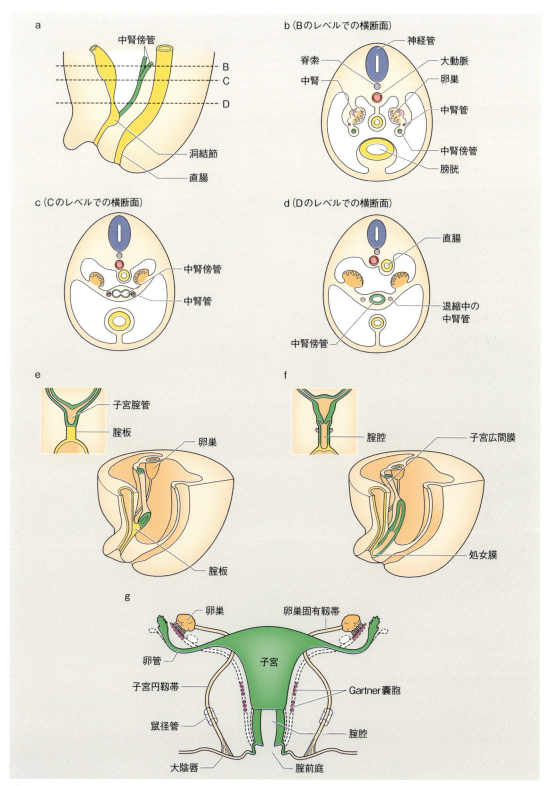

❿ 中腎傍管の癒合と子宮・腟の形成
a：胎生第8週．b〜d：aの横断面．e：胎生第10週．f：胎生第20週（腟上皮を中腎傍管由来組織として示す）．g：女性新生児の生殖系器官．

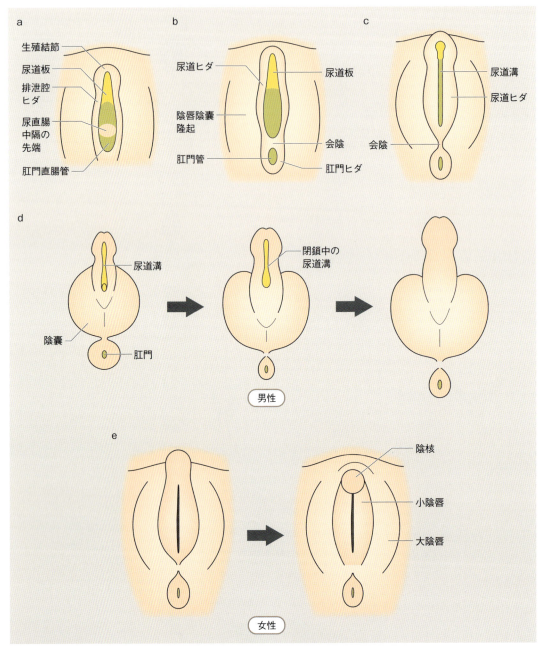

⓫ **外性器の発生**
a：胎生第6週．b, c：胎生第7週．d：男性外性器の発達．e：女性外性器の発達．

る．処女膜が開口しない場合は無孔処女膜（imperforate hymen）とよばれる．

　卵巣も精巣と同様に上腹部から骨盤内へ下降するが，精巣と異なり骨盤内にとどまる．

　女性の付属生殖腺として，尿道から尿道腺（urethral gland）および尿道傍腺（paraurethral gland）が形成される．また，大陰唇に大前庭腺（greater vestibular gland）（Bartholin腺）が形成される．

　女性新生児の生殖系器官の模式図を❿g に示

す.

外性器の発生

胎生第5～6週に排泄腔膜の両側に排泄腔ヒダ（cloacal fold）とよばれる一対の隆起が形成される（**⓫a**）. 排泄腔ヒダは, 頭側で左右が融合し生殖結節に合流する. 会陰が形成されると, 排泄腔ヒダは頭側の尿道ヒダ（urethral fold）と尾側の肛門ヒダ（anal fold）に分かれる（**⓫b**）. さらにその外側に一対の陰唇陰囊隆起（labioscrotal swelling）が形成される（**⓫b**）. 胎生第6～7週では, 生殖結節が伸長するに伴って左右の尿道ヒダの間に尿道溝（urethral groove）が形成される（**⓫c**）. 尿道溝は内胚葉性上皮（尿道板〈urethral plate〉）で覆われる. 胎生第12週までは男女の外性器は見かけ上区別がつかない.

男性外性器の分化

男性の生殖結節は急激に伸長し, 生殖茎（phallus）とよばれるようになる. 生殖結節の伸長に伴い尿道ヒダは互いに正中へ接近し癒合する（**⓫d**）. この尿道ヒダの癒合は, 生殖茎の基部側から始まり亀頭部へ向けて進む. これによって尿道溝は管状の構造となり, 尿道海綿体部（penile urethra）が形成される. 胎生第13週になると, 陰唇陰囊隆起は正中で癒合し陰囊（scrotum）を形成し, 会陰部は伸長する（**⓫d**）. 胎生第14週には尿道海綿体部は完全に閉鎖する（**⓫d**）. 外性器の男性化はアンドロゲン（ジヒドロテストステロン）によって誘導される. アンドロゲンシグナルの障害は陰茎の短小化や

尿道ヒダの癒合不全（尿道下裂〈hypospadias〉）の原因となる. 完全型アンドロゲン不応症候群（androgen insensitivity syndrome）では, 精巣が存在するにもかかわらず, 外性器は正常女性の発生過程をたどる.

女性外性器の分化

女性では生殖結節は伸長せず, 腹側へ屈曲し陰核（clitoris）を形成する（**⓫e**）. また陰唇陰囊隆起や尿道ヒダは癒合せず, それぞれ大陰唇（labia majora）, 小陰唇（labia minora）を形成する（**⓫e**）.

（坂井美佳, 山田　源, 村嶋亜紀）

◉参考文献

- Schoenwolf GC, et al. Introduction, Third week, Development of the gastrointestinal tract, Development of the urinary system, Development of the reproductive system. In：Larsen's Human Embryology. 5th ed. Elsevier Health Sciences；2014.
- Moore KL, et al. Fourth to eighth weeks of human development, Urogenital system. In：The Developing Human：Clinically Oriented Embryology. 10th ed. Elsevier Health Sciences；2015.
- 安田峯生, 山田重人監訳. ラングマン人体発生学. 第11版（原著第13版）. 東京：メディカル・サイエンス・インターナショナル；2016.
- 仲村春和, 大谷浩監訳. カラー版 ラーセン人体発生学. 第4版（原著第4版）. 東京：西村書店；2013.
- 瀬口春道ほか訳. ムーア人体発生学（原著第8版）. 東京：医歯薬出版；2011.
- Kurita T. Developmental origin of vaginal epithelium. Differentiation 2010；80：99-105.
- Yamada G, et al. Cellular and molecular mechanisms of development of the external genitalia. Differentiation 2003；71：445-60.
- Murashima A, et al. Androgens and mammalian male reproductive tract development. Biochim Biophys Acta 2015；1849：163-70.

性染色体の構造と機能

性染色体の基本的な構造と機能

X染色体（❶）

　X染色体は全長155 Mb，男女どちらも有する染色体である．X染色体はヒトにとって欠かせない染色体であるが，生命維持のためには1本あればよい．

　ほとんどの女性はX染色体を2本もつが，そのうち1本は不活化されている．この現象はX染色体の不活化（X chromosome inactivation：XCI），あるいはこの現象を発見したMary Lyonの名前からライオニゼーション（lyonization）とよばれている．X染色体を過剰にもつ細胞では，過剰なX染色体はすべて不活化されており，たとえば47,XXX個体では，3本のうち2本のX染色体が不活化されている．不活化X染色体はヘテロクロマチン化しており，1940年代に報告された顕微鏡下で観察されたBarr小体は，後に不活化されたX染色体であることが示された．46,XX個体の体細胞において父親由来と母親由来どちらのX染色体が不活化されるかは，ヒトでは発生初期にランダムに決まり，その後は維持される．

　X染色体不活化のしくみの中枢は，Xq13に位置するXIC（X inactivation center）にある*XIST*遺伝子である．*XIST*遺伝子の転写産物（XIST RNA）は核内に残り，タンパクには翻訳されない．XIST RNAは，X染色体不活化に関わる複数のタンパクと複合体を形成し，X染色体を覆うように局在し，ヒストンの脱アセチル化を促進する（❷）．

　ヒストンはDNAと結合しヌクレオソームを形成するタンパクで，ヌクレオソームが集合しクロマチンが形成される．ヒストンに付加されているアセチル基が除かれることでクロマチンの凝縮が誘導され（ヘテロクロマチン化），その領域に存在する遺伝子の発現は抑制される．X染色体の不活化と遺伝子発現抑制の分子メカニズムは全容が解明されているわけではないが，ヒストンの脱アセチル化は，DNAのメチル化とともにゲノムインプリンティング（p.246参照）において基本的な役割を担っている．

Y染色体（❶）[1]

　Y染色体は一般的には男性にのみ確認できる染色体で，塩基配列全長は59 Mb，X染色体の1/3程度の大きさである．Yp11.2には，男性化に関わる重要な遺伝子*SRY*（sex-determining region Y）が存在する．Yq11には多数の繰り返し配列が存在しており，微細欠失が生じやすい．Yq12はヘテロクロマチン領域で，キナクリンマスタードで染色し（Q-banding），蛍光顕微鏡で観察すると明るく発光する．この領域の長さには個人差があり，通常の2倍程度ある場合（Yqh＋）から，ほとんど認めない場合（Yqh－）まである．Y染色体のこの領域に存在するコーディング遺伝子は現時点では知られていない．ヘテロクロマチン領域の長さの違いはその他の染色体でも知られているが（例：9番染色体長腕），表現型には関連のないバリエー

性染色体の構造と機能

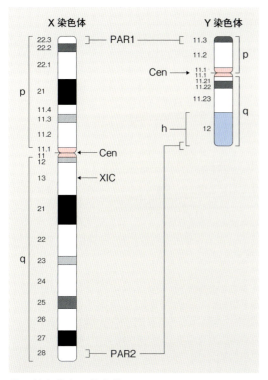

❶ X 染色体と Y 染色体
X 染色体，Y 染色体ともに G-banding バンドレベル 400-をもとにした．p：短腕，q：長腕，PAR：pseudoautosomal region（偽常染色体領域），Cen：centromere（セントロメア），XIC：X inactivation center，h：heterochromatin（ヘテロクロマチン領域）．
（McGowan-Jordan J, et al. editors. 2016[1)]をもとに作成）

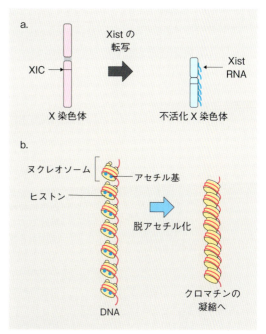

❷ X 染色体不活化
a：X 染色体不活化のイメージ．b：ヌクレオソームとクロマチン．
DNA は，八量体タンパクであるヒストンに 2 回巻き付いており，この単位をヌクレオソームという．ヌクレオソームが集合してクロマチンとなる．ヒストンに付加されているアセチル基が除かれ，クロマチンの凝縮が誘導される．

ションである．

X 染色体と Y 染色体の相同領域

減数分裂の第一分裂では常染色体は 2 本の相同染色体が対合するが，同様に性染色体も対合する．女性では X 染色体同士が，男性では X 染色体と Y 染色体が対合する．この対合に必要な相同領域が X 染色体と Y 染色体に存在しており，偽常染色体領域（psudoautosomal region：PAR）とよばれている（❶）[1)]．

PAR1 は Xp 端部と Yp 端部に，PAR2 は Xq 端部と Yq 端部に存在するそれぞれ 2.6 Mb，320 kb の領域である．PAR は X 染色体不活化の制御を受けず，X 染色体を 2 本もつ女性ではこの領域に存在する遺伝子は 2 コピーとも働いている．したがって，PAR にある遺伝子は，Turner 症候群で認められる臨床的所見と関与していると考えられており，よく知られているものに *SHOX* 遺伝子がある．

性染色体の異常

異数性

男性の多くは X 染色体 1 本と Y 染色体 1 本，女性の多くは X 染色体 2 本をもつ．しかし，性染色体の数には多様性があり，代表的なものを ❸[2-4)]に示す．

常染色体とは異なり，性染色体の異数性は，検出される年齢や契機がさまざまである．ま

237

7章 性分化

❸ 性染色体の異数性

性染色体の異数性 （出生頻度）	臨床での呼称	備考
45,X （1/2,500〜4,000 女児）	Turner 症候群 Turner 女性，モノソ ミー X	胎児期に頸部リンパ嚢胞や胎児水腫を呈し，IUFD になる場合がある．出生後は，新生児期から思春期おいて，心疾患，低身長，第 2 次性徴の遅れ・原発性無月経などが契機になり診断されることがある．Turner 女性で検出される核型はバリエーションに富む（❽）
47,XXX （1/1,000 女児）	XXX 女性 トリプル X，トリソ ミー X	生命に影響を及ぼす重篤な合併症との関連はなく，特徴的な臨床像もない．妊孕性にも問題はなく，次世代に性染色体異数性の割合が高くなるとする報告もない．出生前検査によって偶発的に検出される場合がある
47,XXY （1/600 男児）	Klinefelter 症候群	生命に影響を及ぼす重篤な合併症との関連はない．学童期には身体的な所見は顕著ではないが，思春期以降，性腺機能低下を認める．高身長は顕著ではなく，女性化乳房の頻度は高くない．出生前検査で胎児期に診断される場合もあれば，成人で精子の数が少ないなどの不妊が契機になって同定される場合がある．15%はモザイクである（例：46,XY/47,XXY）
47,XYY （1/1,000 男児）	XYY 男性	生命に影響を及ぼす重篤な合併症との関連はない．妊孕性にも問題はない．ほとんどの症例で知的レベルは正常範囲であるが，ADHD や学習障害を認める児の割合がやや増えるとする報告がある．出生前検査によってたまたま検出されることもあるが，小児期に認められた学習障害が染色体検査を実施するきっかけになることがある

IUFD：子宮内胎児死亡．

（Tartaglia NR, et al. 2010[2]；Bardsley MZ, et al. 2013[3]；Thompson and Thompson Genetics in Medicine. 8th ed. 2015[4] より作成）

た，生命に重大な影響のある合併症は認めず，知的にも正常範囲であることが多いので，生涯気づかれない場合もあると推測される．性染色体異数性のなかでも，過剰な染色体の数が多ければ多いほど，症状が顕著になる，知的な遅れが認められるなどの傾向がある（例：48,XXXX）．

X 染色体の構造異常

脆弱 X 症候群（fragile X syndrome）は，小児期から知的障害を呈し，身体的特徴として長い顔や大きな耳介，思春期以降は巨大な精巣を認める先天性疾患である．男性において原因が判明している知的障害としては Down 症候群に次いで多いとされ，有病率は 1/5,000〜7,000 人（男性）[5]，日本人男性では 1/1 万人程度と推測されている[6]．もともとこの疾患は，特別な条件のもとで培養した細胞の染色体検査において

特徴的な構造（Xq27.3 のギャップ）を認めることから命名された．この疾患の原因は，Xq27.3 に存在する *FMR1* 遺伝子のエクソン 1 にある CGG の繰り返し配列の過剰な伸長であり，いわゆるトリプレットリピート病に分類される．このリピート数の増長はさまざまな疾患の原因になる（❹）[5]．

脆弱 X 症候群関連振戦/運動失調症候群（fragile X-associated tremor/ataxia syndrome：FXTAS）は，50 歳以降に小脳失調や認知症を発症し，症状が進行するのが特徴である．FMR1 関連原発性卵巣不全（fragile X-associated primary ovarian insufficiency：FXPOI）は 40 歳未満の閉経と神経症状を主徴とする．これらは，脆弱 X 症候群と併せて FMR1 関連疾患と称されている．また，*FMR1* 遺伝子の CGG 配列のリピート数は不安定で世代を経るごとに，とくに女性から次世代に引き

❹ *FMR1* 遺伝子の CGC 配列伸長と疾患

CGC リピート数	分類	関連する疾患と機序
5〜44	normal alleles	疾患との関連はない
45〜54	intermediate alleles	疾患との関連はないが，女性から次世代への遺伝でリピート数が premutation の範囲まで増加することが知られている
55〜200	premutation alleles	男女で脆弱 X 症候群関連振戦／運動失調症候群の原因になる．また，女性では脆弱 X 症候群関連早期卵巣不全の原因になる．このアレルからは *FMR1* 遺伝子の転写は行われるが，RNA が核内に蓄積し核外への輸送が阻害されることで，タンパク発現が低下する また，このアレルをもつ女性から生まれた男児は，リピート数の増長により脆弱 X 症候群を呈することがある
200 以上	full-mutation alleles	脆弱 X 症候群の原因になる．リピート数が 200 以上であると CGG 配列のシトシンのメチル化が促進し，*FMR1* 遺伝子の発現が低下する．女性では，正常なアレルからの発現があるため，症状は軽症であることが多い

(Ciaccidio C, et al. 2017[5])

継がれる場合においてさらに増長することがあり，それに伴い表現促進現象（anticipation）がみられる．現在，FMR1 関連疾患の診断は，PCR 法を利用したリピート数を解析する方法によって行われている．

その他の X 染色体の構造異常として，del(X)（X 染色体の部分欠失），i(Xq)（同腕染色体），idic(X)（二動原体同腕染色体），r(X)（リング X 染色体）などの報告があるが，構造異常のある X 染色体しか有さない個体は非常にまれである．X 染色体には重要な遺伝子が存在しており，大きな欠失を伴う構造異常は生命維持に支障をきたすためと考えられる．また，構造異常のある X 染色体は不安定で細胞分裂の過程で失われていくため 45,X とのモザイクで報告されることが多い．

del(X) には，*SHOX* 遺伝子を含む短腕端部欠失，早発卵巣不全（premature ovarian failure：POF）と関連する長腕の欠失などがあるが，欠失領域によって表現型は変化する．r(X) は，X 染色体の短腕と長腕がそれぞれ切れて，切断点どうしが結合してできる．切断点のバリエーションはさまざまであり，r(X) を認める場合の表現型は，Turner 症候群と同様のもの

から重い知的障害や多発奇形を伴うこともある．非常にまれに 46,r(X),Y が報告されているが，この場合はリングの切断点が X 染色体の末端であり，X 染色体上の遺伝子のほとんどが保たれていると考えられる．

Y 染色体の構造異常

Y 染色体がなくても生命維持は可能であるため，さまざまな Y 染色体の構造異常が報告されている（❺）[7]．45,X とモザイクで認められることが多く，表現型は，45,X 細胞との比率と構造異常によって欠失した領域，つまり，どの遺伝子が損なわれたかによって異なる．

男性不妊と Y 染色体長腕の微細欠失に関連があることが知られている．グローバルな研究によれば，Y 染色体長腕の微細欠失は男性 4,000 人に 1 人，不妊男性の 7.5％に認められるとされる[8]．男性不妊の状況によってその割合が異なることが知られており，造精機能障害（hypospermatogenesis），精子成熟停止（sperm maturation arrest），あるいは SCO 症候群（Sertoli cell only syndrome）を認める男性の 25〜50％，乏精子症や無精子症と診断された男性の 5〜25％において，Y 染色体長腕の微

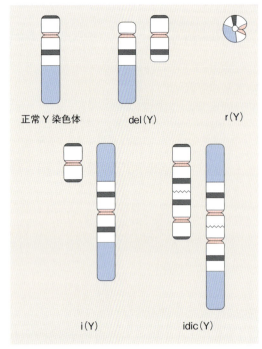

❺ Y染色体の構造異常
正常Y染色体（バンドレベル450-500）とさまざまなY染色体構造異常．del(Y)には，切断点にバリエーションがある．i(Y)では，Y染色体の短腕あるいは長腕全領域が欠失し，セントロメアで結合している．idic(Y)は，短腕あるいは長腕の途中に切断・結合点があり，セントロメアが2か所確認できる．r(Y)は，Y染色体の末端部分が切断し結合して環状になっている．
(McGowan-Jordan J, et al, editors. 2016[1]；梶井正ほか．2017[7]をもとに作成)

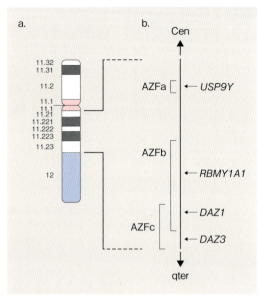

❻ Y染色体とAZF領域
a：Y染色体．G-bandingバンドレベル700-をもとにした(McGowan-Jordan J, et al, editors. 2016[1]をもとに作成)．
b：男性不妊で認められるY染色体長腕の微細欠失領域．
AZF：azoospermia factor．AZFbとAZFcはオーバーラップしている領域がある（1.5 Mb）．AZF領域内に存在する遺伝子で男性不妊との関連が示唆されている遺伝子の例：USP9Y, RBMY1A1, DAZ1, DAZ3.

細欠失を有するとの報告がある[8]．

男性不妊で検出されるY染色体長腕の欠失領域はAZF（azoospermia factor regions）と名づけられているが（❻），欠失領域には多様性がある．欠失領域によっては精巣内精子採取（microdissection testicular sperm extraction：MD-TESE）による精子回収と顕微授精（intracytoplasmic sperm injection：ICSI）によって挙児が期待できる（❼）[9]．この領域にさまざまなバリエーションで欠失が生じるのは，複数のパリンドローム構造（相同性の高い塩基配列が"回文"のように並んでいる状態）が存在しているからである．

❼ Y染色体長腕微細欠失とTESE適応

欠失している領域	男性不妊	MD-TESEによる精子回収
AZFa	SCO症候群	可能性はない
AZFb	SCO症候群，精子成熟停止	
AZFbとAZFc		
AZFc	無精子症，乏精子症	可能性がある．回収できれば顕微授精による挙児が期待できる

SCO：Sertoli cell only
(Simoni M, et al. 2004[9])

不妊の診断・治療の過程において，無精子症や乏精子症の男性に対する原因追及のための検査として通常の染色体検査（G-banding）が行われ，それにより性染色体の異数性がないと確認された場合において，Y染色体の微細欠失の

有無が調べられることがある．Y染色体微細欠失は通常のG-bandingでは検出不可のため，STS（sequencing tag site）マーカーと定量的PCRを利用した方法，あるいはMLPA（multiplex ligation-dependent probe amplification）法によって検出可能で，臨床検査センターへの外注も可能である．

MD-TESEは経済的にも身体的にも負担が大きく，実施の前に微細欠失の有無を調べることが望ましいが，現時点においてY染色体長腕の微細欠失検出のための検査は保険収載されていない（2019年3月現在）．

その他の構造異常

X染色体が常染色体，あるいはY染色体と相互転座している症例が報告されている．t(X;Y)（X染色体とY染色体の均衡型転座）のほとんどは，X染色体の切断点が短腕のXp22よりテロメア側，Y染色体の切断点がYq11.2である．46,X,der(X)t(X;Y)個体では，der(X)（派生X染色体）で欠失している領域によって表現型は異なる．46,Y,der(X)t(X;Y)では，正常なY染色体を有するため表現型は男性になると推測されるが，der(X)で重要な遺伝子の多くを欠失している場合は生存できないと考えられる．

非常にまれだが，X染色体短腕とY染色体短腕で組み換えが発生している場合があり，それによって*SRY*遺伝子を有するX染色体や*SRY*遺伝子のないY染色体ができ，性分化疾患の原因になることがある．*SRY*遺伝子の有無は，SRYプローブを使ったFISH（fluorescent *in situ* hybridization）法で同定できる．

性染色体モザイク

性染色体の異数性や構造異常が，モザイクで認められる場合もある．たとえば，Turner症候群ではさまざまなモザイクが報告されている（❽）[10]．モザイクは，性染色体以外の染色体で

❽ Turner症候群で検出される核型

核型	割合（%）
45,X	45
46,X,i(Xq) または mos 45,X/46,X,i(Xq)	15〜18
46,X,＋mar または mos 45,X/46,X,＋mar	7〜16
mos 45,X/46,XX または mos 45,X/47,XXX	7〜16
46,X,del(X) または mos 45,X/46,X,del(X)	2〜5
mos 46,XY/45,X，mos 46,X,del(Y)/45,X または mos 46,X,r(Y)/45,X	6〜11
その他	2〜8

i：同腕染色体，mos：モザイク，mar：由来不明染色体．Turner症候群で検出される由来不明染色体は，X染色体もしくはY染色体の一部に由来すると考えられる．
（Daynna J, et al. 2010[10]）

もみられるが，一般的には正常核型（46,XXあるいは46,XY）の割合が高いほど症状は軽度になると考えられる．しかし，日常臨床で行われる生殖細胞系列の染色体検査は基本的に末梢血が利用され，その割合はあくまでもリンパ球のもので，ほかの組織でも同等とは限らない．

末梢血でモザイクが検出された場合には，口腔粘膜組織や皮膚組織などを対象にして再度染色体検査を実施することがあるが，たとえば，脳や性腺の細胞を分析対象にすることは困難である．したがって，モザイクの場合では疾患についての予後予測が困難なことがある．

性染色体と疾患

性染色体上の遺伝子と遺伝形式

タンパクをコードしている遺伝子は，X染色体上に800〜900種類，Y染色体上に50〜60種類程度と考えられている．このうち，それぞれの相同領域に同定された遺伝子は約20種類である．性染色体上にある遺伝子の変異が原因で発症する疾患の例を❾に示す．

性染色体上の遺伝子の変異によって発症する

❾ 性染色体上の遺伝子と関連する疾患例

遺伝子名（位置）		コードしているタンパク	関連する疾患など
X染色体	*SHOX*（Xp22.33）	ホメオボックスドメインをもつ転写因子で，骨形成に関する遺伝子の発現に関与する	SHOX 異常症（突発性低身長，Léri-Weill 軟骨骨異形成症など）
	DMD（Xp21.2）	ジストロフィンは，筋細胞に発現する構造タンパクの一つ	ジストロフィン異常症（Duchenne 型/Becker 型筋ジストロフィーなど）
	AR（Xq12）	アンドロゲンレセプターは，アンドロゲンと結合することで核内に移動し，転写因子として働く	アンドロゲン不応症，X 連鎖尿道下裂など
	HEMA（Xq28）	血液凝固第Ⅷ因子	血友病 A
Y染色体	*SHOXY*（Yp11.2）	Y 染色体の PAR1 に位置し，X 染色体の *SHOX*（上記）と相同な遺伝子	
	SRY（Yp11.2）	転写因子で，未分化な性腺から精巣への分化を誘導する	性分化疾患
	USP9Y（Yq11.221）	ユビキチン特異的なタンパク分解酵素の一つで，精子形成への関与について詳細は不明	AZFa 領域にある遺伝子で男性不妊との関連が指摘されているが，この遺伝子が欠失しているものの精子数が保たれている家系の報告もある
	RBMY1A1（Yq11.223）	精巣特異的に発現している RNA 結合モチーフをもつタンパク	無精子症，乏精子症．AZFb 領域にクラスターで存在しているが，その多くは偽遺伝子と考えられている
	DAZ3（Yq11.23）	RNA 認識モチーフをもつタンパクで，精原細胞の減数分裂前の細胞に特異的に発現している	無精子症，乏精子症．AZFc 領域には，*DAZ* の 4 つのコピーが含まれている

（梶井正ほか．2017[7]：Colaco S, et al. 2018[8] より作成）

疾患の遺伝形式は，X 連鎖優性（X-linked dominant：XLD），X 連鎖劣性（X-linked recessive：XLR），Y 連鎖（Y-linked）である（❿）．性別によって発症の有無に違いがあるため，"伴性遺伝"や"限性遺伝"などとよばれることがあるが，現在のヒト遺伝医学では常用されない．常染色体上の遺伝子は男女ともに 2 コピー有するが，X 染色体上の遺伝子は女性では 2 コピー，男性では 1 コピーである．また，Y 染色体は一般的に男性だけが有する．この違いが，常染色体とは異なる独特な遺伝形式をもたらしている．

性染色体の数的異常や構造異常にはさまざまなバリエーションがあり，責任遺伝子のコピー数の変化も疾患の原因になる．とくに，欠失を伴う構造異常は，欠失領域の範囲によって症状のみならず性別さえも変わることがある．たと

えば，Y 染色体短腕にはテロメア側から順に *SHOXY* 遺伝子，*SRY* 遺伝子が存在する．Y 染色体短腕の欠失が *SHOXY* 遺伝子のみを含む領域であれば低身長を呈する男性となるが，*SRY* 遺伝子を含むより広範な領域であれば，Turner 症候群の女性となる．

性分化疾患

性は，性腺，外性器や内性器の解剖学的な構造，染色体（核型），認識の性（gender identity）などさまざまな点から定義づけることができる．一般的には社会的性別は出生時に外性器で判断されるが，外性器があいまいでただちに判断できない場合もあり，その頻度は新生児 4,500 人に 1 人とされる．外性器や性腺が非典型的である状態を性分化疾患（disorders of sex development：DSD）とよぶ．性分化疾患は，

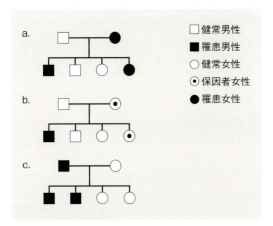

⑩ 性染色体と遺伝形式

a：X連鎖優性遺伝（XLD）．X連鎖優性疾患では，病的バリアントをヘテロで有する女性は罹患する．罹患男性では罹患女性より症状が重篤になることがある．症状がかなり重篤になる疾患では男児は子宮内胎児死亡（致死）や新生児死亡となるため，女性罹患者しか認められない疾患もある（Rett 症候群など）．
b：X連鎖劣性遺伝（XLR）．X連鎖劣性疾患では，病的バリアントをヘテロで有する女性は罹患しない（保因者）．保因者女性の子どもが女性の場合には発症はしないが，1/2の確率で母親と同じ保因者となる．子どもが男性の場合は，健常と罹患の確率は 1/2 である．
c：Y連鎖（YL）．Y染色体上の遺伝子の病的バリアントは，罹患男性から次世代の男性に必ず引き継がれる．Y連鎖疾患は，Y染色体上の遺伝子がもともと少ないため，それほど多くはない．

　狭義では出生時に認める外性器異常や性腺の形成異常を主徴とするが，広義では性染色体の異数性による第2次性徴の発来異常も含まれる．

　性分化のプロセスは複雑で，必ずしも発症機序の全容が解明されているわけではないが，遺伝学的な男性において男性ホルモンの生成・効果が認められない原因としては，胎児期の精巣形成障害，精巣でのテストステロン合成障害，外性器でのテストステロン受容障害などがある．一方で，遺伝学的な女性における性分化異常は，男性ホルモンの効果が過剰に及ぼされることが原因になる（例：副腎ステロイド異常，性腺分化異常，胎児期のアンドロゲン曝露など）．性染色体の異数性を伴わない性分化疾患—46,XY DSDおよび46,XX DSDには生まれつきもっている（生殖細胞系列の）遺伝子の変異が原因であることが特定されているものがあり，そのうち性染色体上の遺伝子が原因になっている疾患を⑪[11-13)]に示す．

　X染色体やY染色体には性分化に関与する遺伝子が複数存在するが，常染色体にある遺伝子も性分化に関与している．たとえば，17番染色体長腕にある*SOX9*遺伝子は，Sertoli細胞の指定や軟骨形成に関与する遺伝子である．*SOX9*遺伝子のハプロ不全[*1]によっては，46,XY個体において屈曲肢異形成症と性分化疾患（外性器が女性型になる）の原因になる．一方で，*SOX9*遺伝子上流の転写調節領域が重複したアレルを有する46,XX個体では，外性器は男性（あるいは，あいまいな外性器）になることが報告されている[12)]．

実臨床での対応

　性染色体異常が検出されるタイミングは，胎児期，新生児・小児期，思春期，成人期など多岐にわたり，診断の契機も胎児形態異常，夫婦の希望による羊水染色体検査，出生時に認めた先天性疾患，知的・発達障害，低身長，原発性無月経，不妊などさまざまである．また，その染色体異常について医療者が最初に説明する相手も，妊婦，児の両親，挙児希望の男女，未成年の患者など多様である．

　性染色体の異常や性染色体上の遺伝子変異は一生変わることのない遺伝学的な個性であり，当事者のみが有する場合もあれば，血縁者が共有している可能性もある．それらが原因で起こる疾患には根治治療はなく，対症療法が中心に

[*1] ハプロ不全：1対の相同染色体上の遺伝子は2コピー存在する．このうち片方に遺伝子欠失，あるいは機能不全や発現低下をきたすような遺伝子変異が起こり，発現量の不足が生じている状態をいう．

⓫ 性染色体上の遺伝子と 46,XY DSD および 46,XX DSD

遺伝子名（位置）		外性器	性腺	備考
46,XY	SRY (Yp11.3)	女性型	卵巣	機能不全を生じる遺伝子変異，あるいは Xp と Yp で生じた組み換えで Y 染色体から SRY 遺伝子が失われることにより，精巣への分化が誘導されず，卵巣に分化する
	AR (Xq12)	女性型	精巣	完全型/不完全型アンドロゲン不応症．精巣でテストステロンは生成されるが，そのレセプターの機能不全により外性器の男性化が阻害される．Müller 管由来の構造は認めない
	DAX1 (Xp21.3)	女性型	卵巣	DAX1 タンパクは転写因子で，精巣への分化を制御している．遺伝子重複による DAX1 タンパクの発現増加で，SRY タンパクの機能が抑制され，性腺が精巣ではなく卵巣に分化する
46,XX	SRY (Yp11.3)	男性型	萎縮した精巣	Xp と Yp で生じた組み換えで X 染色体上に SRY 遺伝子が存在することにより未分化性腺が精巣に分化する．精子は生産されない（無精子症）
	SOX3 (Xq27.1)	男性型，またははっきりしない	精巣，あるいは卵精巣*	SOX3 タンパクは転写因子で，性分化において SRY タンパクと機能的に互換性があるといわれている．SRY 遺伝子をもたない個体において，SOX3 遺伝子の過剰発現により精巣への分化を認めた症例が報告されている．過剰発現の原因は，遺伝子重複，あるいは遺伝子の上流にある転写調節領域の再構成である

*組織学的な評価をした報告は限られている.

（Jorgensen PB, et al. 2010[11]；Grinspon RP, 2016[12]；Gardner RJM, et al, editors. 2011[13] より作成）

なる．治療が産婦人科や小児科だけでなく，形成外科，泌尿器科などとの連携が必要になる疾患もある．XXX 女性のように特別な医療を必要としない場合もあれば，Turner 症候群のように小児期から成人期まで長期間継続的な治療が必要になる場合もある．不妊は挙児希望というある限定した状況においてだけ問題になりうるが，挙児が期待できる男性不妊もあれば，自身の配偶子を使っての挙児が望めない疾患もある．

その原因・症状に合った適切な医療が受けられる体制が必須なのはいうまでもないが，まずは当事者が，健康管理やリプロダクティブな問題解決，あるいは人生設計のために，生まれつきもった遺伝学的要因が自身や家族に医学的，心理的，あるいは社会的にどのような影響を与えうるかを理解することが基盤となる．患者本

人に誰が，いつ，どのように伝えるかは重要で，年齢や理解力だけでなく，進学，就職，結婚などさまざまなライフイベントによって変化する社会的状況にも配慮しながら，慎重に対応されるべきである．遺伝学的な診断や結果の開示，理解・受容のプロセスを個別に支援する遺伝カウンセリングも有用である．

（和泉美希子，関沢明彦）

● 文献

1) McGowan-Jordan J, et al, editors. ISCN 2016：An International System for Human Cytogenomic Nomenclature（2016）. 2. Normal Chromosome. KARGER：2016. p.29.

2) Tartaglia NR, et al. A review of trisomy X （47,XXX）. Orphanet J Rare Dis 2010；5：8.

3) Bardsley MZ, et al. 47,XYY syndrome：clinical phenotype and timing of ascertainment. J Pediatr 2013；163：1085-94.

4) The sex Chromosomes and their Abnormalities.

Thompson and Thompson Genetics in Medicine. 8th ed. Elsevier；2015. p.87-105.

5）Ciaccidio C, et al. Fragile X syndrome：a review of clinical and molecular diagnoses. Ital J Pediatr 2017；43：39.

6）岡本信彦. 脆弱 X 症候群. 梶井正ほか監. 新 先天奇形症候群アトラス. B. 染色体不安定・DNA 修復障害. 改訂 2 版. 東京：南江堂；2015. p.56-7.

7）梶井正ほか. 性染色体異常. 日本人類遺伝学会　臨床細胞遺伝学認定士制度. 染色体異常を見つけたら. 2017. http://cytogen.jp/index/index.html

8）Colaco S, et al. Genetics of the human Y chromosome and its association with male infertility. Reprod Biol Endocrinol 2018；16：14.

9）Simoni M, et al. EAA/EMQN best practice guidelines for molecular diagnosis of y-chromosomal microdeletions. State of the art 2004. Int J Androl 2004；27：240-9.

10）Daynna J, et al. Laboratory guideline for Turner syndrome. Genet Med 2010；12：52-5.

11）Jorgensen PB, et al. Care of women with XY karyotype：a clinical practice guideline. Fertil Steril 2010；94：105-13.

12）Grinspon RP. Disorders of sex development with testicular differentiation in SRY-negative 46,XX individuals：clinical and genetic aspects. Sex Dev 2016；10：1-11.

13）Gardner RJM, et al, editors. Chromosomal disorders of sex development. Chromosome Abnormalities and Genetic Counseling. 4th ed. Oxford University Press；2011. p.333-40.

7章 性分化

ゲノムインプリンティング

はじめに

　哺乳動物においては，特定の一方の親から継承した遺伝子が選択的に機能し，他方の親の遺伝子は機能しないゲノムインプリンティング機構が存在する．換言すれば，哺乳動物では，父親と母親に由来するゲノムは機能的に異なる作用を有していることになる．

　ゲノムインプリンティングは，生殖系列細胞の成熟過程において確立し，遺伝子のDNA配列そのものには変化を与えず，子どもの形質が変わる「エピジェネティクス（後天的遺伝子発現機構）」の代表例である．ゲノムインプリンティングに異常が起こると，Beckwith-Wiedemann症候群（BWS）やPrader-Willi症候群（PWS）などの先天異常や癌の発生や進展につながることが明らかになっている．また，生殖補助医療（assisted reproductive technologies：ART）における配偶子操作が，エピジェネティックな異常を引き起こしているかもしれないという報告もみられる．このため，卵子，精子，受精卵などを取り扱う生殖医療の安全性を考えるうえで，ゲノムインプリンティングの解析が重要な意味をもつことになる．

インプリントを受ける遺伝子

　ヒトを含む有胎盤哺乳類は，卵子と精子が受精し，次世代に遺伝情報を伝達する．有性生殖によって，次世代の個体は母親と父親からそれぞれ一対のゲノム（対立遺伝子）を受け継ぎ，常染色体のゲノムの一次配列情報はいずれも等価である．しかし，母親ゲノムと父親ゲノムを完全に同等として扱うことはできない事例がある．マウスでは，1984年に前核移植技術などを用いた発生工学的手法により，雌核発生胚（母親由来ゲノムのみを有する胚）と雄核発生胚（父親由来ゲノムのみを有する胚）を作製することによって証明された．

　雌核発生胚の胚仔は比較的正常胚に近い形態を示しているが，胎盤の発達がきわめて貧弱であった．一方，雄核発生胚はさらに発生が悪く，体節が認められるような胚仔がほとんどなく，胎盤は胚仔と比較して発達していた（❶）．ヒトにおいても，雄核発生は，胎盤絨毛の異常増殖と胎児の欠損を特徴とする全胞状奇胎となる．また，雌核発生の場合，胎児成分のみから構成され，胎盤が存在しない卵巣奇形腫となる事実はマウスと符合する．これらの特徴から，哺乳類では，母親由来ゲノムおよび父親由来ゲノムが，それぞれ胎仔の成長と胎盤の成長に働くように機能しており，両者が補い合って初めて正常な個体発生が可能になると考えられた．

　1991年にインスリン様成長因子2（IGF-2）をコードする*Igf2*遺伝子が，インプリンティングを受けていることが初めて報告された[1]．その後の体系的なスクリーニングによって，現在までにインプリント遺伝子はアンチセンスRNA，small nucleolar RNA，microRNAを含めると，マウスでは150以上発見されている（❷）．

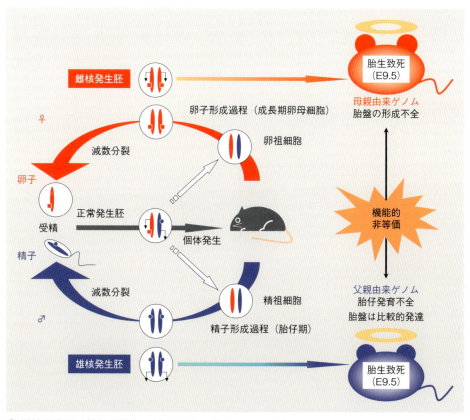

❶ 雌核発生胚・雄核発生胚とゲノムインプリンティング
雌核発生胚の胚仔は比較的正常胚に近い形態をしていたが，胎盤の発生が貧弱であった．一方，雄核発生胚はさらに発生が悪く，体節が認められるような胚仔がほとんどなく，胎盤は比較的発達していた．

インプリンティングの分子機構の特徴

インプリント遺伝子の構造解析が進み，遺伝子近傍にCpG配列に富み，雌雄両アレル間にDNAメチル化の差異を示す領域（differentially methylated region：DMR）が存在することが発見された．1993年にLiらは，維持型DNAメチル化酵素 *Dnmt1*（DNA methyltransferase 1）遺伝子を欠損させたマウスを作製し，ゲノム全体のメチル化レベルの低下に伴い，*H19*遺伝子の両アレル発現や*Igf2*および*Igf2r*遺伝子の両アレルでの発現抑制など，インプリント遺伝子の発現異常が認められたことを報告している[2]．その後，さまざまなインプリント遺伝子において，DMRに変異を導入した変異マウスが作製され，DMRの性特異的メチル化様式が失われると，片親性（インプリント）発現が破綻することが示された．

インプリント遺伝子の多くはクラスターを形成しており，クラスター内のインプリント遺伝子の発現制御には，さまざまな制御機構があることが知られている（❸）．また，インプリント遺伝子がクラスターを形成していることから，染色体ドメイン構造や核内配置など三次元における遺伝子発現制御の関与が示唆され，今後これらの解明が期待される．

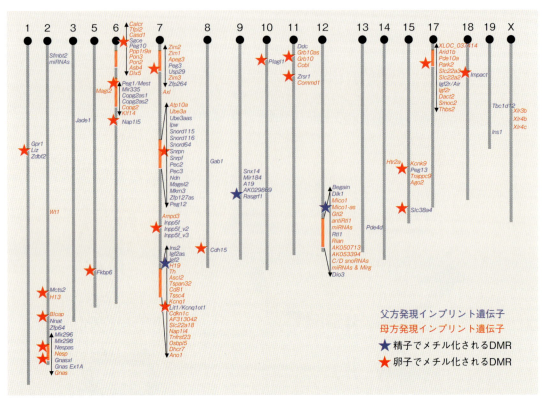

❷ マウスインプリンティングマップ
インプリント遺伝子は特定の染色体領域に存在し，ドメインを形成していることが多く，その近傍に位置するDMRによってドメインレベルで遺伝子発現が制御されている．青字：父方発現インプリント遺伝子，赤字：母方発現インプリント遺伝子，★：精子形成過程でメチル化（インプリント）されるDMR，★：卵子形成過程でメチル化（インプリント）されるDMRを示す．

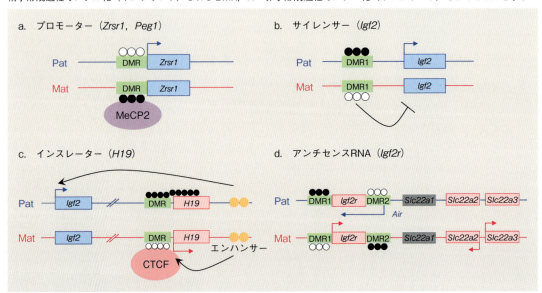

❸ インプリント遺伝子の転写制御機構
a：プロモーター領域のDNAメチル化による遺伝子発現抑制機構．b：サイレンサー領域のDNAメチル化による遺伝子発現抑制機構．c：インスレーター（CTCF）を介した遺伝子発現調節機構．d：アンチセンスRNAによる遺伝子発現調節機構．
●はメチル化，○は非メチル化を示す．

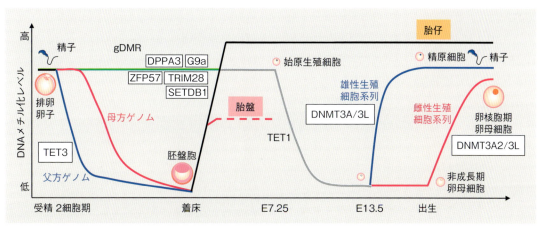

❹ マウス胚発生におけるエピゲノムダイナミクス
初期胚発生過程および生殖細胞系列においてダイナミックに変化する．

ゲノムインプリンティングの形成

　雌雄生殖細胞のゲノム全体のDNAメチル化は，受精から着床に至る過程で失われ，胎仔形成過程において新規メチル化および維持メチル化によって構築・維持される（❹）[3]．一方，インプリンティングに関与するgDMR（germline DMR）のメチル化は，受精後から安定して維持され，生殖細胞系列で消去された後，性に応じて新たに獲得される．

　受精直後，雄性ゲノムのメチル化は能動的かつすみやかに脱メチル化され，雌性ゲノムは細胞周期依存的（受動的）に脱メチル化される．雄性前核において，水酸化酵素TET3がメチル化シトシンを酸化させてヒドロキシメチルシトシンに変換し，細胞分裂を経て希釈されていく．精子形成過程においてヒストンのほとんどはプロタミンに置換されているが，インプリント領域などにはヒストンH3K9me2が残存しており，そのヒストンH3K9me2にDPPA3（developmental pluripotency-associated 3）が結合し，TET3の酸化から保護されることにより，能動的なDNA脱メチル化から保護される[4]．また，Mest，Peg3，Peg10遺伝子の母方gDMRも，DPPA3により脱メチル化から保護される．その後，着床する胚盤胞期までにゲノムワイドな低メチル化状態になるが，卵子型の維持型DNAメチル化酵素DNMT1Oや体細胞型のDNMT1Sにより，gDMRのメチル化が維持される．その他にも，ヒストンH3K9メチル化酵素G9a，KRAB zinc fingerタンパク質ZFP57やその相互作用タンパク質TRIM28（tripartite motif containing 28），SETDB1（SET domain bifurcated 1）も着床前期胚のgDMRのメチル化維持に関わる．

　また，DNAメチル化非依存的なインプリンティング制御には，卵子由来の転写抑制型ヒストンH3K27me3が担っていることも明らかとなった．着床後，胚組織で新規DNAメチル化酵素DNMT3A/3Bおよび維持メチル化酵素DNMT1によりメチル化レベルは上昇するが，胚体外組織は胚組織に比べて低メチル化状態である．

　マウス始原生殖細胞（primordial germ cell：PGC）はE7.25（胎齢7.25日目）に尿膜基部に出現し，活発に細胞増殖を行いながら背側腸間膜を通って移動してE13.5ごろまでに生殖隆起に到達し，生殖巣の分化が進行する．生殖隆起への移動が完了するまでに，PGCのメチル化は

細胞分裂によるゲノムワイドな受動的DNA脱メチル化，および水酸化酵素TET1を介したDMRや特定の反復配列への能動的DNA脱メチル化によって消去される．

雌性生殖細胞系列ではE13.5より細胞増殖を停止し，E18には第一減数分裂前期の複糸期で休止する．出生後，一部の卵母細胞は生後1週間前後から顆粒膜細胞と協調して卵胞形成を始め成長期に入り，生後3週間ごろには直径80 μm程度の卵核胞期卵母細胞に成熟する．残りの卵母細胞は性周期に伴い，卵母細胞ごとに成熟する．

雌性生殖細胞系列におけるメチル化インプリントは，出生後の成長期卵母細胞の成長に依存して獲得する．中期成長期に*Igf2*，*Lit1*，*Plagl1*遺伝子，後期成長期に*Snrpn*，*Mest*，*Grb10*，*Impact*遺伝子のDMRがDNAメチル化を段階的に獲得する．これらのメチル化の獲得には，新規メチル化酵素DNMT3A2とメチル化関連因子DNMT3Lが関与している[5]．DNMT3A/DNMT3Lの複合体は8〜10塩基間隔のCpG配列を標的にしやすいことが示唆されている．DNMT3Lは，非メチル化ヒストンH3の4番目のリシン残基（H3K4）と特異的に結合し，ヒストンH3K4の脱メチル化酵素*Kdm1b*（lysine demethylase 1B）は，後期成長期母細胞における*Mest*，*Grb10*および*Impact*遺伝子のメチル化の獲得に関与している．これらの結果から，DNAメチル化酵素複合体が標的領域で作用するためには，クロマチン構造が弛緩する必要があると，考えられている．また，最近DNAのメチル化だけでなく，ヒストンH3K27のメチル化（H3K27me3）が雌性生殖細胞系列のインプリントに関与していることも明らかになった[6]．

雄性生殖細胞系列では，生殖隆起に到達後，プロ精原細胞の細胞周期のG_1期で休止する．出生後，まもなく体細胞分裂を再開してA型精原細胞となり，減数分裂を経て精子細胞となる．雄性生殖細胞系列における*Igf2-H19*，*Dlk1-Dio3*のIG（Intergenic）-DMRおよび*Rasgrf1*のメチル化インプリントの獲得時期は，胎生期のプロ精原細胞である．*Igf2-H19*とIG-DMR領域のメチル化獲得はDNMT3A/DNMT3Lが担っている．また最近，同定された新規メチル化酵素DNMT3Cは，piRNA（PIWI-interacting RNA）依存的なDNAメチル化機構を介し，*Rasgrf1*領域をメチル化する[7]．卵母細胞同様に，プロ精原細胞ではDNAメチル化の前に低レベルのゲノム全体の転写があり，メチル化される父方gDMRではH3K4me2が消失し，メチル化されない母方gDMRではH3K4me2によって新規メチル化から保護される．

二母性マウスの誕生

哺乳類の発生には，雌雄両ゲノムが必須であることを述べたが，河野らは，精子を使わず2つの卵子からマウスを誕生させたことを報告している（**⑤**）[8]．非成長期卵母細胞（non-growing oocyte：ng）はインプリントが消去された状態であり，排卵された第二減数分裂中期の卵母細胞（fully grown oocyte：fg）は雌型のインプリントが確立した状態にある．核移植技術を駆使してng・fg卵母細胞ゲノムを有するng/fg二母性胚が作出された．この二母性胚は，雌核発生胚の発生限界であるE9.5を越えて，E13.5まで発生の延長が認められた．次に，精子型インプリント領域の一つである*Igf2-H19*領域に着目し，その制御領域である*H19*-DMRおよび*H19*遺伝子を含めた13 kbを欠損させた$H19^{\Delta 13}$マウスのng（$ng^{H19\Delta 13}$）およびfgを供試して$ng^{H19\Delta 13}$/fg二母性胚を作製した．この$ng^{H19\Delta 13}$/fg二母性胚のうち，妊娠満期まで10匹が発生し，そのうち2匹が誕生した（"KAGUYA"と命名された）．

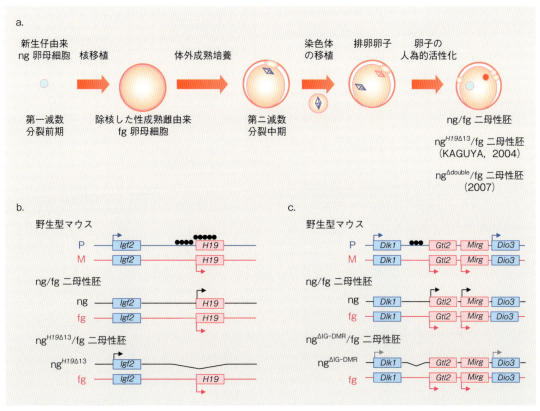

❺ 二母性マウスの作出
a：二母性マウスの作出方法．ng 卵母細胞と fg 卵母細胞は，第一減数分裂前期に diplotene 期で細胞周期を停止しているため，fg 卵母細胞を除核後，ng 卵母細胞を移植し減数分裂を再開させ，体外成熟培養させる．この間に核膜の崩壊，分裂装置の形成，減数分裂および第一極体の放出を行う．培養後，染色体を排卵卵子に移植し，活性化処理後，2つの極体と2つの雌性前核が形成され，ng 卵母細胞と fg 卵母細胞の半数体ゲノムを有する ng/fg 二母性胚ができる．
b：野生型，ng/fg 二母性胚と ng$^{H19\Delta13}$/fg 二母性胚における Igf2-H19 遺伝子座での発現様式．●はメチル化を示す．
c：野生型，ng/fg 二母性胚と ng$^{\Delta IG-DMR}$/fg 二母性胚における Dlk1-Dio3 遺伝子座での発現様式．●はメチル化を示す．

　出生直後に致死となった ng$^{H19\Delta13}$/fg 二母性マウスのインプリント遺伝子の発現を解析したところ，精子型インプリント領域の一つである Dlk1-Dio3 領域の Dlk1 遺伝子の発現抑制および Gtl2 遺伝子の発現の亢進を認めた．一方，生存した ng$^{H19\Delta13}$/fg 二母性マウスでは，Dlk1 遺伝子と Glt2 遺伝子の発現レベルは正常であった．また，Dlk1-Dio3 領域の制御領域である IG-DMR のメチル化は，卵子形成過程でメチル化されない IG-DMR で ng 卵子由来アレルで完全にメチル化され，fg 由来アレルで一部メチル化されていた．想定していなかった IG-DMR のメチル化獲得によって，Dlk1 遺伝子お

よび Gtl2 遺伝子の発現が補正され，二母性マウス"KAGUYA"誕生につながったと示唆される．

　その後，IG-DMR を欠損させた ΔIG-DMR マウスと H19$^{\Delta13}$ マウスを交配させて両領域を欠損させた Δdouble マウスの ng（ng$^{\Delta double}$）および fg を供試して ng$^{\Delta double}$/fg 二母性胚を作製した．その結果，高確率で二母性マウスを誕生させることに成功した．これらの二母性マウスや KAGUYA は，小柄ながら妊孕性を有しており，残り一つの精子型インプリント領域である Rasgrf1 遺伝子の欠損マウスが出生後の成長抑制を示す表現型とも合致している．

これらの結果から，卵子特異的なインプリンティングはマウス単為発生胚の E9.5 以降の発生を妨げていること，精子特異的なインプリンティングはマウス単為発生胚の E13.5 以降の発生を妨げていることが明らかとなった．

体細胞クローンとインプリンティング

1997 年，哺乳類で初めて体細胞核移植（somatic cell nuclear transfer：SCNT）クローンの報告から，現在までに 20 種以上の動物種で，SCNT クローンが報告されてきた．しかし，その成功率は数％と非常に低く，マウスではスポンジオトロホブラスト層の増大などの胎盤過形成が観察される．*Xist* 遺伝子の異所的発現，胚性ゲノム活性化の異常，（ペリ）セントロメリックの反復配列の高メチル化などの異常も観察されるが，本項ではインプリント遺伝子の異常について紹介する．

マウス SCNT の胎盤では，胎盤特異的インプリント遺伝子である *Sfmbt2*，*Gab1*，*Slc38a4* が両アレル発現を示し，インプリンティングが破綻していた[9]．また，IG-DMR のメチル化および *Dlk1* 遺伝子の発現が亢進しており，胚性致死と関連していた．*Sfmbt2* 遺伝子のイントロンに存在する microRNA クラスターの欠損がスポンジオトロホブラスト層の重度な障害および胎盤の矮小化を惹起することから，*Sfmbt2* 遺伝子の両アレル発現が SCNT マウスの胎盤過形成の原因の一つと考えられる[10]．また，マウス SCNT 胚のヒストン修飾を調べると，受精卵の母方アレルに特異的なヒストン H3K27me3 が消失しており，インプリンティングが破綻していた．このヒストン修飾はドナー細胞には観察されず，卵子特異的に観察される．

ヒトにおけるゲノムインプリンティング

これまでに，200 以上のヒトインプリント遺伝子が報告されている．マウスと共通する遺伝子もあるが，一部にヒト特異的な遺伝子も存在する．ヒトでは，マウスと同様に生殖細胞系列でメチル化が消去され，性に応じたメチル化インプリントを獲得し，受精から着床前期のゲノム全体の脱メチル化の影響を受けず，生涯安定に維持される[11-13]．

ヒトにおける gDMR のメチル化獲得時期についての研究は少ないが，雌性生殖細胞系列では，マウスと同様に卵胞の成熟とともにメチル化を獲得し，成熟卵胞期では完了している．ヒトの生殖細胞系列では DNMT3L の発現は低く，DNMT3C も同定されていないため，gDMR のメチル化の形成には，どのような因子が関与しているかは明らかではない．ヒトでは受精直後，父方ゲノムのメチルシトシンはすみやかにヒドロキシメチルシトシンに変換され脱メチル化されるが，母方ゲノムは着床前期を通じて，ほとんど脱メチル化されずメチル化を維持する．とくに，胎盤では着床前期胚のメチル化様式が部分的に維持されているため，アレル特異的な DNA メチル化を示す領域が多く，数多くのインプリント発現が見いだされている[14]．

ゲノムインプリンティングと先天性疾患

Prader-Willi 症候群（PWS）

PWS は，新生児期の筋緊張低下，哺乳障害，外性器低形成，精神運動発達の遅れ，幼児期の過食・肥満，性腺機能障害，精神運動障害などをきたす．一方，Angelman 症候群（AS）は，重度の精神遅滞，てんかん，失調性の運動障害，笑い発作などを特徴とする．

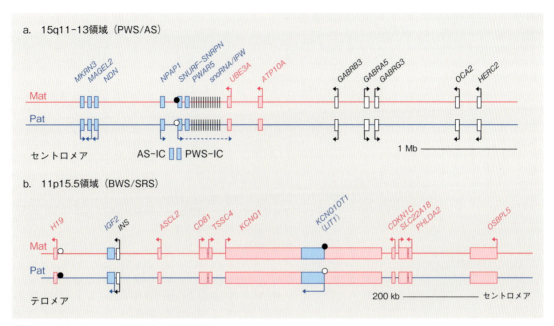

❻ インプリンティング異常症の責任領域
●はメチル化, ○は非メチル化を示す.

　PWS と AS は臨床的にはまったく異なる症状を呈するが, 疾患の責任座位はいずれも 15q11-q13 に位置する (❻a). このドメインは, PWS-IC (インプリンティングセンター) と AS-IC によって制御されている. 正常では, PWS-IC は *SNURF-SNRPN* のプロモーターとエクソン 1 を含む 4.3 kb の領域で母方アレルはメチル化を示し, 父方のアレルは非メチル化を示す. 非メチル化 PWS-IC は, 体細胞における周辺遺伝子の父性インプリンティングの維持に必須である. また AS-IC は, PWS-IC の 35 kb 上流にある 880 bp の領域で, 卵子形成過程で PWS-IC をメチル化することで母性インプリンティングを確立させる. *SNURF-SNRPN* は父方発現を示し, 2 つのタンパク質 SNURF と SNRPN をコードしている. この巨大な転写物は, *UBE3A* まで到達して *UBE3A* のアンチセンス転写物として父方アレルの *UBE3A* 発現を抑制する. そのため, *UBE3A* は母方発現となる.

　PWS の主な原因は, 父方アレルの遺伝子欠失, 母性片親性ダイソミー (maternal uniparental disomy：matUPD) である (❼). 遺伝子欠失では, 5〜7 Mb に及ぶインプリンティングドメイン全体の欠失であり, 父方発現遺伝子の発現が消失する. また, matUPD では父方発現遺伝子が抑制されるために発症する. また最近, 自閉スペクトラム症を伴った PWS 患者で *MAGEL2* の点変異が同定されている.

Angelman 症候群 (AS)

　AS は, 母方発現遺伝子 *UBE3A* の異常で発症する. その原因は, 母方アレルの遺伝子欠失, 父性片親性ダイソミー (paternal UPD：patUPD), メチル化異常, *UBE3A* 遺伝子変異である (❼). 遺伝子欠失と patUPD については, PWS の考え方と同様であり, *UBE3A* 発現がないことにより発症する. また, メチル化異常では, 母方アレルの PWS-IC が低メチル化を示し, 母方アレルの *UBE3A* 発現が抑制される. *UBE3A* は, 神経細胞特異的インプリンティングを示し, E3 ユビキチンリガーゼを

253

❼ 代表的な先天性インプリンティング疾患のまとめ

疾患名	疾患座位	頻度	主な症状	発症原因の頻度
Beckwith-Wiedemann 症候群（BWS）	11p15.5	1/13,700	臍ヘルニア，巨舌，過成長，胎盤肥大，小児悪性腫瘍	メチル化異常（50～60%），片親性ダイソミー（15%），遺伝子変異（7%），遺伝子の欠失（1～2%），不明（16%）
Silver-Russell 症候群（SRS）	11p15.5 Chr7　ほか	1/100,000	子宮内発育遅延（IUGR），身体左右非対称，低身長	メチル化異常（35～45%），片親性ダイソミー（10%），不明（55%）
Prader-Willi 症候群（PWS）	15p11-q13	1/10,000～30,000	新生児期の筋緊張低下，哺乳障害，外性器低形成，精神運動発達の遅れ，幼児期の過食・肥満，性腺機能障害，精神運動障害	遺伝子の欠失（73%），片親性ダイソミー（25%），メチル化異常（2%）
Angelman 症候群（AS）	15p11-q13	1/12,000～24,000	重度の精神発達の遅れ，てんかん，失調性運動障害，笑い発作などの行動異常，睡眠障害，低色素症，尖った下顎や大きな口などの特徴的な顔貌	遺伝子の欠失（73%），片親性ダイソミー（2%），遺伝子の変異（20%），メチル化異常（5%）

診断・治療のガイドラインの作成が国際会議で進められている．

コードしている．

標的タンパク質として ARC と GAT1 が同定されている．ARC は樹状突起棘に存在し，後シナプスにおけるグルタミン酸受容体である AMPA 型受容体の数を調節する．UBE3A が機能しないと ARC の数が増加し，過剰な AMPA 型受容体の取り込みが起こり，グルタミン酸シナプスの機能が障害される．また，GAT1 は GABA トランスポーターであり，UBE3A が機能しないと GAT1 が増加し GABA が過剰に取り込まれるため，シナプス周囲の GABA 濃度が低下する．その結果，小脳の顆粒細胞のトニック抑制が減少し，失調性運動障害が生じると推測されている．

Beckwith-Wiedemann 症候群（BWS）

BWS は，過成長症候群の一つで，過成長，巨舌，臍ヘルニアを三主徴とする．また，約10%の患者に Wilms 腫瘍，肝芽腫，神経芽腫などの小児腫瘍を発生することを特徴とする．疾患責任座位は，染色体 11p15.5 であり，2つのインプリンティングドメインが存在する（*CDKN1C-KCNQ1OT1* と *IGF2-H19*）．それぞれ ICR である *Kv*DMR1 と *H19*-DMR のメチル化により制御されている（❻b）．BWS の主要な原因の発症頻度を❼に示す．

Silver-Russell 症候群（SRS）

SRS は，子宮内発育遅延，低身長，逆三角形の顔貌（前額突出，とがった顎），相対的大頭，身体の左右非対称を主な臨床像の特徴とする．また，臨床症状は多彩で，多くは孤発例であるが，家族例の報告もある．

SRS では，父方アレルの *H19*-DMR が低メチル化となり，*IGF2* の発現低下と *H19* の発現上昇（両アレル発現）が生じ SRS を引き起こす（❻b）．BWS でみられる *H19*-DMR の高メチル化と正反対の異常である．この相反するメチル化異常が，相反する表現型を示す疾患（BWS と SRS）を引き起こす．また最近，*CDKN1C*

のミスセンス変異の報告もあり，タンパク質の活性の亢進がSRSを惹起すると推測されている．UPDでは，7番染色体全体のUPDが多い．SRS発症機序として，増殖促進因子をコードする父方発現遺伝子の発現消失，あるいは増殖抑制因子をコードする母方発現遺伝子の発現増加が推測されている．

おわりに

インプリンティング疾患の臨床と基礎的研究は急速に進展しているが，インプリンティングの分子遺伝学的な解明はいまだ十分ではなく，インプリンティング異常をもたらすエピジェネティックな因子についても不明な点も多い．一方で，体外受精や顕微授精などのART操作との関連性は大きな話題となっている．本項では，基礎的な知見から遺伝子発現制御に大切なメカニズムであるインプリンティングについて解説した．哺乳動物の分子遺伝学上の精緻なメカニズムの理解やインプリンティングがもたらす疾患を診断，予防，治療することに，本項が少しでも役に立てれば幸いである．

（樋浦　仁，岡江寛明，有馬隆博）

●文献

1) DeChiara TM, et al. Parental imprinting of the mouse insulin-like growth factor II gene. Cell 1991 ; 64 : 849-59.

2) Li E, et al. Role for DNA methylation in genomic imprinting. Nature 1993 ; 366 : 362-5. doi : 10.1038/366362a0.

3) Sasaki H, Matsui Y. Epigenetic events in mammalian germ-cell development : reprogramming and beyond. Nat Rev Genet 2008 ; 9 : 129-40. doi : 10.1038/nrg2295.

4) Nakamura T, et al. PGC7/Stella protects against DNA demethylation in early embryogenesis. Nat Cell Biol 2007 ; 9 : 64-71. doi : 10.1038/ncb1519.

5) Kaneda M, et al. Essential role for de novo DNA methyltransferase Dnmt3a in paternal and maternal imprinting. Nature 2004 ; 429 : 900-3. doi : 10.1038/nature02633.

6) Inoue A, et al. Maternal H3K27me3 controls DNA methylation-independent imprinting. Nature 2017 ; 547 : 419-24. doi : 10.1038/nature23262.

7) Barau J, et al. The DNA methyltransferase DNMT3C protects male germ cells from transposon activity. Science 2016 ; 354 : 909-12. doi : 10.1126/science.aah5143.

8) Kono T, et al. Birth of parthenogenetic mice that can develop to adulthood. Nature 2004 ; 428 : 860-4. doi : 10.1038/nature02402.

9) Okae H, et al. RNA sequencing-based identification of aberrant imprinting in cloned mice. Hum Mol Genet 2014 ; 23 : 992-1001. doi : 10.1093/hmg/ddt495.

10) Inoue K, et al. The rodent-specific microRNA cluster within the Sfmbt2 gene is imprinted and essential for placental development. Cell Report 2017 ; 19 : 949-56. doi : 10.1016/j.celrep.2017.04.018.

11) Guo II, et al. The DNA methylation landscape of human early embryos. Nature 2014 ; 511 : 606-10. doi : 10.1038/nature13544.

12) Smith ZD, et al. DNA methylation dynamics of the human preimplantation embryo. Nature 2014 ; 511 : 611-5. doi : 10.1038/nature13581.

13) Okae H, et al. Genome-wide analysis of DNA methylation dynamics during early human development. PLoS Genet 2014 ; 10 : e1004868. doi : 10.1371/journal.pgen.1004868.

14) Hamada H, et al. Allele-specific methylome and transcriptome analysis reveals widespread imprinting in the human placenta. Am J Hum Genet 2016 ; 99 : 1045-58. doi : 10.1016/j.ajhg.2016.08.021.

8章

思春期

思春期発来機序

はじめに

『産科婦人科用語集・用語解説集』（日本産科婦人科学会編）では，思春期を「女性においては第2次性徴出現から初経を経て月経周期がほぼ順調になるまでの期間をいう．年齢的には8〜9歳頃から17〜18歳頃までの間で，乳房発育に始まり，陰毛発生，身長増加，初経発来で完成する．」[1]と定義し，第2次性徴の発現に始まり，生殖機能が完成するまでの移行期を思春期として扱っている．身体的に急激な変化が生じ，内分泌的な成熟度の亢進も伴う，不安定にもなる時期である．

産婦人科臨床では，第2次性徴の異常，とくに初経発来の異常が問題となり，受診につながることが多いと思われるが，実際には段階的な身体発育を経て初経に至るため，それ以前に起こる変化も含め全身的な観察が重要である．身体的な変化としては，生殖器の成熟，第2次性徴，成長の加速が認められるが，その発現には順序があり，通常，乳房の発達（thelarche）に始まり，陰毛の発生（pubarche）を経て初経（menarche）が発来する．この発現時期には個人差があり，それぞれ数年の幅がある．これらの主徴以外にも，成長スパートに伴い身長・体重の増加がみられ，腋毛も発生する．身体的変化についての詳細は次項「思春期の身体的変化」を参照されたい．

思春期を引き起こす内分泌学的機序

思春期に認められる身体的な変化は，内分泌的な変化を反映して引き起こされるが，これには大きく2つの経路がある．女性の第2次性徴を担う主体である性腺機能の発達・成熟（gonadarche）と副腎からのアンドロゲン分泌により引き起こされる adrenarche である．

gonadarche

HPG axis

gonadarche は，性腺（女性では卵巣）機能の発達と成熟に伴って引き起こされる変化である．休止状態にあった卵巣における卵胞発育と排卵の開始，そしてそれに伴う性ステロイドホルモン分泌が身体的な変化を促す．女性の第2次性徴のうち，乳房発育（thelarche）と初経発来（menarche）は gonadarche により引き起こされる．

gonadarche の主体をなすものは，性腺機能制御の中心となる視床下部−下垂体−性腺系（hypothalamic-pituitary-gonadal axis：HPG axis）である．下垂体から黄体化ホルモン（luteinizing hormone：LH）と卵胞刺激ホルモン（follicle stimulating hormone：FSH）が分泌されることにより性腺からステロイドホルモン分泌が促され，第2次性徴の身体的な変化が生じる．このLH/FSH刺激はまた，卵巣で配偶子形成を促すことにより，妊孕性の獲得にもつながる．

LHとFSHは性腺に存在するそれぞれの受容体であるLH/hCG受容体およびFSH受容体に結合することにより効果を発現する。女性ではLHは卵巣莢膜細胞上のLH/hCG受容体に結合し，莢膜細胞でのアンドロゲン合成を促す。卵巣顆粒膜細胞は，FSH刺激に反応する前にはLH/hCG受容体を発現していないが，発育卵胞ではFSH刺激によりLH/hCG受容体が誘導される。ここへLHが結合することにより，いっそうの卵胞発育が促され，LHサージをトリガーに排卵が起こる。

排卵後形成される黄体はLH/hCG受容体を豊富に発現しており，LHは黄体ホルモン産生に寄与する。FSHは卵胞発育の主体を担うホルモンであり，卵巣顆粒膜細胞上のFSH受容体に結合し，顆粒膜細胞の分化を促すとともに，アロマターゼ発現を誘導する。アロマターゼは，莢膜細胞で生成されたアンドロゲンを基質として，卵胞ホルモン（エストロゲン）を合成する。顆粒膜細胞の分化の過程で，FSHはLH/hCG受容体の発現も誘導するが，この変化は主席卵胞でとくに顕著であり，血清FSH濃度が低下していく卵胞期後期の環境下で，卵胞が選択される機序に重要な役割を果たしていると考えられる[2]。

GnRHパルスジェネレータ

HPG axisは，下垂体より上位では視床下部の*GnRH-1*発現ニューロンから分泌されるゴナドトロピン放出ホルモン（gonadotropin releasing hormone：GnRH）により制御されている。このニューロンは視床下部から正中隆起に投射しており，下垂体門脈系に同期的かつ間欠的にGnRHを放出するパルスジェネレータとして知られている。このGnRHのパルス状分泌は下垂体からのLH・FSH分泌に不可欠であり，下垂体では性腺刺激ホルモン分泌細胞（gonadotroph）がこの刺激を受けゴナドトロピ

ン（LH，FSH）を分泌する。GnRHパルスジェネレータは，出生後早期には一時的に活性化されるものの，その後の小児期には抑制された状態を保っている。この抑制のブレーキがはずれ，再活性化された結果gonadarcheが引き起こされる。

活性化されたHPG axisの機能は，ユニークなフィードバック機構によってコントロールされる。GnRHからLHとFSHより成るゴナドトロピン分泌，そして性ステロイドホルモン分泌へと視床下部から下垂体，性腺へとつながる刺激はフィードフォワードにコントロールが進むが，性ステロイドホルモンおよび，性腺から分泌されるインヒビンなどのタンパクホルモンは中枢側へのフィードバック機構により，ゴナドトロピン分泌を調整している。これにはネガティブフィードバックとポジティブフィードバックがあり，複雑な調節が行われる。またフィードバックには，下垂体に直接働きかけるものと，さらにその上位に働きかけGnRHを介するものとがある。

KNDyニューロン

GnRHパルスジェネレータはさらにその上位で，視床下部弓状核に存在するKNDyニューロンにより制御されていると考えられている[3]。この視床下部に存在するニューロンは，キスペプチン（kisspeptin）分泌ニューロンであるが，キスペプチン以外に，ニューロキニンB（neurokinin B：NKB）とダイノルフィン（dynorphin）も共発現しており，それぞれの物質の頭文字をとり，KNDy（キャンディ）ニューロンと名づけられた。

このKNDyニューロンはGnRHニューロン同様，正中隆起にその軸索を投射しているが，これはGnRHニューロンが下垂体門脈に向かう経路に接している。正中隆起に向かうGnRHニューロン線維は軸索と樹状突起との性質を併

せ持つ特異なものとして"dendron"と名づけられている。正中隆起において、これらの神経線維は撚り合わせられたうえで、第三脳室特有の上衣細胞（tanycytes）で覆われ、門脈の血管へ投射されるとともに、多くのシナプスからの入力を受け取っており、KNDyニューロンもGnRHニューロンの細胞体と神経線維の双方に投射している。

KNDyニューロンから分泌されるキスペプチンは強力なGnRHの分泌促進物質であり、その効果はGnRHニューロンに発現しているKISS1受容体（GPR54）を介して発現される。外因性にキスペプチンをパルス状に投与するとGnRHのパルス状分泌が促されることや、正中隆起へのGPR54アンタゴニスト投与がGnRH分泌を抑制することは、GnRHパルスジェネレータがキスペプチンにより駆動されていることを示す。

KNDyニューロンは、①NKBによる促進的な刺激と②ダイノルフィンによる抑制的な刺激との拮抗のなかでコントロールされると考えられており、①はGnRHパルスジェネレータに促進的に、②は抑制的に作用するが、これも、KNDyニューロンからパルス状に分泌されるキスペプチンに介在されている。キスペプチンはGnRHニューロン上のGPR54を介してGnRHパルスジェネレータを作動させる。KNDyニューロンは、それ自体がNKBの受容体とダイノルフィンの受容体であるκオピオイド受容体を発現しており、周囲のKNDyニューロンとともに、autocrine/paracrine的に相乗的に効果を発現していると考えられている。ただし、KNDyニューロンにはGPR54は発現していない。

ヒトにおいて、キスペプチンやその受容体であるGPR54の機能喪失型変異の患者では、低ゴナドトロピン性性腺機能低下（hypogonado-tropic-hypogonadism：HH）と思春期発来の欠如あるいは遅延が認められており[4]、これは、キスペプチンがGnRH分泌とそれによって引き起こされる思春期発来に、重要な役割をもっていることを示している。サルにおいては、思春期にGnRHパルスジェネレータがその機能を再開させる時期に一致して、正中隆起においてKISS1遺伝子の発現およびキスペプチン分泌が増加することも、キスペプチンの思春期発来への関与を裏づけている。ヒトのNKB機能喪失型変異症例の発現型はGPR54機能喪失型変異での表現系と類似し、低ゴナドトロピン状態を呈し、思春期発来が障害される[5]。これらの神経タンパクが弓状核において同じニューロン（KNDyニューロン）に発現していることは、KNDyニューロンがGnRHパルスジェネレータに、ひいては思春期発来に不可欠であることを示している[6]（❶）。

キスペプチンおよびNKBシグナルが保たれない状況では、GnRHパルスジェネレータは障害され、思春期の欠如につながる。NKBは正常女性でのGnRH/LH分泌を、キスペプチンよりも上位で、エストロゲンのフィードバックへ関与する形で調節しており、KNDyニューロンの神経生理学的な性質についての検討は現在も行われている。

思春期発来時期決定に関与する因子

KNDyニューロンは思春期発来に重要な役目を果たしているが、思春期発来がいつになるか、その時期を決定する根本的なメカニズムについては、いまだ明らかとなっていない。この時期を決定するしくみについては、大きく2つの仮説がある。そのうちの一つのsomatometer仮説は、ある一定の身体的な成長（体性因子）が思春期の発来をコントロールしているとするものである。もう一つの仮説は、KNDyニューロンよりも中枢側に"思春期時計"に相当する体内時計が存在し、思春期発来の時期を規定し

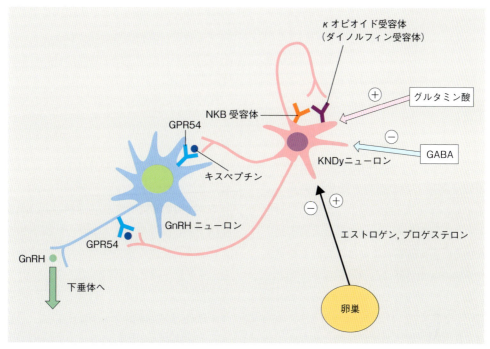

❶ GnRHパルスジェネレータの制御
思春期は，それまで休止状態にあった視床下部 *GnRH-1* 発現ニューロンが GnRH パルスジェネレータとして機能を再開することにより発来する．このニューロンから分泌される GnRH が下垂体よりの性腺刺激ホルモン分泌を促し，さらには性腺でのステロイドホルモン分泌へとつながる．GnRH パルスジェネレータは，KNDyニューロンから分泌されるキスペプチンがその受容体である GPR54 に結合することで駆動されるが，KNDyニューロンも，GABA やグルタミン酸といった脳内刺激伝達物質の制御を受けている．また，末梢側からは，性ステロイドホルモンによるフィードバックが存在し，KNDy ニューロン同士の協調もあり，その機能は複雑に制御されている．

ていると考えるものである．

GABA（γ-アミノ酪酸）

思春期開始時期の決定には，KNDy ニューロンよりさらに上位にその機構が存在することが考えられている．その全体像はいまだ不明であるが，アカゲザルでの検討では，GABA 関与の可能性が示唆されている．

GABA は脳内での代表的な抑制系神経伝達物質であり，小児期に強い発現が認められる．思春期前の個体においてこの GABA を抑制すると，思春期早発様の月経および排卵が認められる．また GABA のアンタゴニストであるビククリンを正中隆起付近に注入すると，キスペプチンと GnRH 双方の分泌増加が認められ，こ

の反応はキスペプチンのアンタゴニスト投与により抑制された．これらの結果は，GABA が KNDy ニューロンの機能をその上位で抑制していることを示唆している[7]．しかし，思春期に GABA の抑制を解除するものがなんであるのか，また GABA がどのように GnRH パルスジェネレータに影響を及ぼすかに関しては，今後の検討が待たれる．

グルタミン酸

グルタミン酸も思春期発来との関連が検討されている物質である．グルタミン酸は代表的な脳内刺激性神経伝達物質であるが，サルでの検討において，GABA とは対照的に思春期に視床下部への放出が増加することが観察されてい

る[7]. また，グルタミン酸受容体の反復刺激は，小児期のサルにおいて思春期早発様の現象を引き起こす. これらは，グルタミン酸の思春期発来への関与を支持する現象である.

遺伝的要因

思春期の進行は，二卵性双生児よりも一卵性双生児において，より強い相関を認める. また，母親の初経年齢と娘の初経年齢には相関があり，子どもの思春期開始年齢は，両親の思春期開始年齢に影響される. 初経年齢は人種集団により異なることも知られている. これらの事実は，思春期の開始時期に遺伝的要素が影響を与えていることを示唆しているが，そのメカニズムは解明されていない. 最近の GWAS での検討では，ヒトゲノム上に初経年齢に関与する多数の loci が報告されている[8].

転写因子

zinc-finger タイプの転写抑制因子が弓状核での gene network を制御することで，GnRHパルス分泌をコントロールし，思春期を抑制することが報告されている.

whole exome sequence（WES）を用いた研究で，makorin RING finger protein 3（MKRN3）の変異が，複数の中枢性思春期早発症例家系において認められている[9]. すべての症例は，変異アレルをその父親から受け継いでおり，これは父系アレルのみが発現することを意味している. makorin ファミリーに属するタンパクはユビキチン化に関与する zinc-finger motif をもっているが，変異はこのタンパクの機能喪失を引き起こすものとなる.

MKRN3 自体の機能についてその詳細は明らかとなっていないが，マウスの弓状核では，思春期発来直前に MKRN3 発現低下が認められており，思春期前の HPG axis 抑制解除との関与が考えられる. MKRN3 以外の転写因子と思春期発来との関連についての報告も認められており，今後の機能解析が待たれる.

レプチン

体性因子の影響については，とくに体脂肪率について，その一定量の獲得が gonadarche 発来に必須と長く考えられてきた. 最近では，レプチンとその受容体の発見により，これらの思春期発来への関与について検討がなされている.

レプチンは主として脂肪細胞から分泌され，視床下部に脂肪量やエネルギー状態を伝えることにより，摂食行動や体重の制御に寄与している. レプチンはその受容体である LEPR を介して作用するが，レプチン自体あるいはその受容体の機能喪失型変異をもつ症例では，思春期の進行が障害される[10]. このような症例では，病的な肥満，異常な食行動，思春期発達の欠如が認められる.

しかし，GnRH 依存性の思春期早発症例において，レプチン濃度は BMI（body mass index）との相関は認めたものの，思春期の進行との間には相関を認めなかった. また，脂質代謝異常をもつ患者において，レプチンが低値だったにもかかわらず，思春期発来に異常を認めなかったことなどから考えると，レプチンは思春期発来に必須ではあるものの，許容される濃度には大きな幅があると考えられた. 女性では思春期の進行とともにレプチン値は増加していくが，GnRH ニューロンは LEPR を発現しておらず，レプチンの GnRH パルスジェネレータへの関与はより上位にあると考えられる.

グレリン

グレリンは主に胃によって分泌されるペプチドであり，成長ホルモン（growth hormone：GH）分泌を促す. グレリンは摂食，睡眠，体重，消化管運動，そして生殖機能への関与が報告されており，下垂体からの LH パルス状分泌

を抑制する．血中グレリン濃度は，空腹状態では高く，食事の摂取に伴って低下する．グレリン濃度は思春期には低値をとり，年齢と思春期の進行とに負の相関を示す．グレリンの受容体であるGHSR-1aは，ヒトでは視床下部，下垂体，性腺において認められている．これらのことから，グレリンとレプチンは栄養状態に応じ，HPG axisに相互に作用していると考えられる．

骨年齢

初経年齢と関連のある体性因子として，骨年齢との関与も考えられる．初経年齢は，実際の年齢よりも骨格の年齢（骨年齢）と，より相関することが知られており，GH欠損などにより発達遅延のある場合，gonadarcheも遅延する．反対に，成長の促進を認める症例では，二次性のGnRH依存性思春期早発の発生をみることがある．これらは，骨年齢と初経との関連を示唆するものだが，骨から分泌されるオステオカルシンなどの物質がGnRHパルスジェネレータに与える影響は不明である．

インスリン感受性

思春期の成長スパートの際には，GHやインスリン様成長因子1（insulin-like growth factor 1：IGF-1）の上昇が認められ，これは性ステロイドホルモンの増加の時期と一致するが，GHやIGF-1がGnRH分泌に影響を及ぼすか否かは不明である．gonadarcheの時期にはインスリン抵抗性の増大が認められるが，早期にadrenarcheが発来し，骨年齢の進行が生じた女児を，インスリン感受性改善薬であるメトホルミンにより治療したところ，乳房発育と初経の遅延効果が認められた．これ以外にも，メトホルミンによる治療が思春期の進行を抑制したという報告があり，インスリン感受性のgonadarcheへの関連が考えられる．

栄養状態

適切なエネルギー貯留は思春期における成長スパートと生殖能力獲得に不可欠であり，極端なエネルギー消費や低栄養はgonadarcheを障害することが，とくに女性において証明されている．初経はある一定の体重獲得に合わせて発来する傾向があり，栄養不良状態にある女児では初経年齢は遅れる．反対に，肥満は早期の乳房発育と初経に関連がある．アカゲザルでの検討では，高カロリーな食物摂取は，乳頭発育，外陰部の腫脹そして初経を早める効果があり，BMIの増加とともに，血中のレプチン，IGF-1濃度は増加していた[11]．

食物の影響としては，動物性タンパクを多く摂取することは初経の早期化に，野菜や穀物を多く摂取することは初経の遅延にそれぞれわずかに関連があったと報告されている．

運動

適度な運動は思春期の進行に影響しないが，著しく負荷の高い運動は乳房発育，初経，骨格の成熟遅延をもたらす．とくに，体重管理を必要とするスポーツは，gonadarche遅延との関連が強い．

内分泌攪乱物質

内分泌攪乱物質が思春期開始年齢に影響を与えている可能性が考えられている．これらには，ダイオキシン，ポリ塩化ビフェニル（PCB），ポリ臭化ビフェニル（PBB），ビスフェノールS（BPS），可塑剤（フタル酸），殺虫剤，防かび剤，アルコール，タバコ，医療用薬剤などが含まれる．これらの多くは，エストロゲン作用あるいは抗アンドロゲン作用をもっており，中枢と末梢のいずれにおいてもホルモン作用を発揮する結果，思春期の早発あるいは遅発につながる可能性がある．多くの場合，単一の物質ではなく，複数の物質の効果が重複した状

態で影響を及ぼすと考えられている.

胎生期環境の影響

近年,出生前の環境が,出生後の発育に及ぼす影響について検討が進んでいる.妊娠中に胎児発育遅延やSGA(small for gestational age)を認めた児は,出生後にインスリン抵抗性や高血圧,糖尿病,メタボリックシンドロームなどに罹患するリスクが上昇するといわれているが,SGA児において,副腎皮質アンドロゲン値の増加や思春期早発を認めた例についての報告がある.また,妊娠中の母体肥満や高血糖が女児の思春期発来を早めていたとの報告[12]や,妊娠中の喫煙が児の思春期を早めている可能性についての報告[13]があり,これらにはエピジェネティックな変化が関与していることが考えられる.

adrenarche

adrenarcheは,副腎皮質網状帯におけるデヒドロエピアンドロステロン(dehydroepiandrosterone:DHEA),デヒドロエピアンドロステロンサルフェート(dehydroepiandrosterone sulfate:DHEA-S),アンドロステンジオンなどのアンドロゲン分泌増加とそれによる身体的な変化に特徴づけられる.女性では,陰毛や腋毛の発育,アポクリン腺の分泌,痤瘡,毛髪や皮膚での皮脂分泌がadrenarcheに関与していると考えられている.出生前に大量に分泌されていたDHEA-Sは出生後低値を保つが,6〜7歳から分泌の増加を示す.これが最も早いadrenarcheでのホルモン分泌増加となる.インスリン,IGF-1,GHの濃度はadrenarcheの開始とその進行に影響を及ぼすが,adrenarcheを引き起こす最初のシグナルが何であるかは解明されていない.

adrenarcheはHPG axisとは独立して進行するとされており,性腺形成不全を認める場合で

あっても,adrenarcheとpubarche(陰毛発育)は認められる.また,原発性の副腎不全をもつ場合でもgonadarcheが起こる.しかし近年,副腎から分泌されるアンドロゲンが思春期発来時期に影響を及ぼしている可能性についても言及されている.

思春期発来の異常

思春期早発症

厚生労働省の診断手引きでは,女子では乳房発育が7歳6か月未満,陰毛または腋毛発生が8歳未満,初経が10歳6か月未満で認められた場合に思春期早発を疑う.

思春期早発症の病因を❷に示す.

中枢性思春期早発症

思春期早発症(precocious puberty:PP)は男児よりも女児により多く認められる.女児の中枢性思春期早発症(GnRH依存性の思春期早発症)では,そのおよそ90%は特発性とされ原因の特定は困難だが,男児ではその50〜70%で病因の特定が可能とされている.この性差は,思春期前のGnRHパルスジェネレータ抑制が,女児においてより軽度であるためと考えられている.特発性思春期早発症では,思春期の発達自体は正常例と同様に進行し,その発来年齢のみ早期化が認められる.

GnRHやゴナドトロピン分泌に関わる遺伝子の発見により,その変異に由来する思春期早発症の診断が可能となった.代表的なものとしては,女児で認められた*KISS1R*(*GPR54*)遺伝子の変異があるが,この症例ではGPR54受容体のC末端の変異により受容体の分解が遅延する結果,活性化時間が長くなることが発症に関与していた[14].*KISS1*自体の変異による男児の思春期早発の報告もあるが,これらの変異は

❷ 女性思春期早発症の病因

GnRH 依存性（中枢性）思春期早発症

- 特発性
- 先天性頭蓋内病変
  - 視床下部過誤腫
  - くも膜嚢胞
  - 鞍上嚢胞
- 遺伝子異常
  - *KISS1R* 活性型変異
  - *KISS1* 活性型変異
  - *MKRN3* 変異
  - *DLK1* 変異
- 後天的頭蓋内病変
  - 炎症後
  - 外傷後
  - 感染後
  - 腫瘍（頭蓋咽頭腫，視神経鞘腫，松果体腫瘍など）
  - 神経線維腫症 type 1（視神経鞘腫）
  - 水頭症
  - 放射線治療後

GnRH 非依存性（末梢性）思春期早発症

- McCune-Albright 症候群（*GNAS1* 変異）
- *CYP19A1*（アロマターゼ）変異
- エストロゲン産生腫瘍
- 自律性反復性卵巣嚢胞
- 先天性副腎皮質過形成
- 外因性性ステロイド・内分泌攪乱物質への曝露

非常にまれなものである．家族性思春期早発の原因として最も多く報告されているものに，*MKRN3* 遺伝子変異があり，男児と女児それぞれの中枢性思春期早発症と関連がある．

視床下部の過誤腫は中枢性思春期早発症の病因の一つであり，非常に早期の発症を認める場合に疑う必要のある疾患である．笑い発作を伴うこともあるが，多くの場合神経学的な症状は示さないとされている．視床下部過誤腫では，GnRH，TGF-α，GnRH 受容体の発現が認められるが，PP の原因となる場合とならない場合とで，*KISS1* や *GPR54* の発現については差異がなかったことが報告されている．

頭蓋内病変による中枢性の思春期早発を疑う徴候としては，女児において，6 歳以前の発症，陰毛の欠如，30 pg/mL を超える血清エストラジオール（E_2）濃度があげられる．頭蓋内腫瘍などに対して用いられる，頭部への放射線照射が思春期早発の原因となることがあるが，これは星状膠細胞が反応性に TGF-α を生成するためと考えられる．

特発性思春期早発症の治療には，GnRH アゴニストが使用される．GH 分泌不全を伴う場合には，GH 投与を併用することで最終身長の改善が期待できる．PP 治療の目標の一つは，思春期の早期進行を正常年齢になるまで抑制し，最終身長を確保することとなる．

■ 末梢性思春期早発症

GnRH 非依存性の末梢性思春期早発症では，性ステロイドホルモンあるいは副腎ステロイドホルモンの異常な分泌や，外因性ステロイドへの曝露が原因となるが，多くの場合，思春期の発達は不完全なものとなる．

エストロゲン産生腫瘍は末梢性 PP の原因となりうるがその頻度は低く，組織型としては顆粒膜細胞腫，性索間質腫瘍，莢膜細胞腫などがある．若年性の顆粒膜細胞腫では，*AKT1* 遺伝子の変異がしばしば認められ，腫瘍径は大きくなることが多いが，多くの場合診断時には卵巣に限局している．血清 E_2 値は上昇し，ゴナドトロピンは低値をとる．血清抗 Müller 管ホルモン（anti-Müllerian hormone：AMH）値やインヒビン値の上昇を認めた場合には，腫瘍が顆粒膜細胞由来であることが強く疑われる．治療は外科的切除となる．

■ McCune-Albright 症候群

Gsα タンパクをコードする *GNAS1* 遺伝子の活性型変異により引き起こされる McCune-Albright 症候群では，ゴナドトロピン受容体が持続的に活性化された状態となることにより，卵巣からのエストロゲン分泌が増加し，思春期

早発をきたすことがある．このエストロゲン増加はGnRH非依存性であり，GnRHアゴニストは無効である．アロマターゼ阻害剤であるレトロゾールの投与が，骨格の成熟や成長速度および最終身長の改善に効果があったとの報告がある．現時点で，実臨床での使用は難しいが，エストロゲン阻害剤であるフルベストラントは，性器出血を止め骨成熟を遅延させる効果があったと報告されている[15]．

思春期遅発症

思春期遅発症はほとんどの場合gonadarcheの遅延を反映しており，正常群の第2次性徴と比べ，−2SD以上の遅延を認めた場合に診断される．女性では，12歳までに思春期徴候（乳房発育）が認められない場合に疑い，13歳になっても認められなかった場合に思春期遅発症と診断する．初経年齢では16歳になっても認めない場合に診断される．18歳になっても無月経であった場合には，原発性無月経の診断となる．

思春期遅発症の病因は主に体質性思春期遅発症と性腺機能低下症とに分類される．体質性思春期遅発症では，思春期の開始は遅れるが最終的には性成熟の完成をみるものであり，思春期発来時期の正常変異とも考えられる．女子では思春期の開始から初経までに4年以上かかる場合には性腺機能低下症を疑い，5年以上となる場合には性腺系異常の鑑別が必要となる．性腺機能低下症には中枢性（低ゴナドトロピン性）と原発性（高ゴナドトロピン性）とがある．

思春期遅発症の病因を❸に示す．

体質性思春期遅発症

体質性思春期遅発症は病的な状態というよりは，正常な思春期発達が極端に遅れて現れた状態と考えられる．典型的にはgonadarcheとadrenarcheはともに遅れる．診断基準はなく，除外診断により決定される．しばしば思春期遅発症の家族歴を伴う．体質性思春期遅発症は特発性低ゴナドトロピン性性腺機能低下症（hypogonadotropic hypogonadism：HH）と病因に共通した部分をもつ可能性があり，HHで認められた遺伝子変異が同家系内の思春期遅発症症例で認められることがあるが，HH群と体質性思春期遅発症群についてexome sequenceを用いて比較した検討では，HH群において，より特徴的な変異を多く認めていた[16]．

GnRH依存性（視床下部性）低ゴナドトロピン性性腺機能低下症（HH）

原発性に視床下部に異常をもつ場合と，続発性に生じている場合とがあり，その原因は多岐にわたる．遺伝的に生じる場合にも，その発現様式はさまざまであり，家族性に認められることもあれば，散発性に認められることもある．

遺伝形式としては，伴性劣性（XR），常染色体優性（AD），常染色体劣性（AR）のいずれもが起こりうる．多くの遺伝子がHHに関連して報告されている．最近のwhole exome sequence（WES）やwhole genome sequence（WGS）などの網羅的遺伝子検索による検討からは，従来考えられていたよりも，複数の遺伝子が同時に変異をもつことによって発症するHHの頻度が高いことが明らかとなってきている．

HHは大きく3つに分類される．①嗅覚脱失を伴うHH，②嗅覚脱失を伴わないHH，③後天的なHHである．HHに関連する遺伝子は多種にわたり，そのなかには，細胞骨格に関わるタンパク，接着因子，神経伝達物質，成長因子，受容体，転写因子などが含まれている．これらは，嗅板やGnRHニューロン，嗅神経鞘細胞の成長や神経誘導に関与しており，最終的にはGnRHニューロンの機能発現に役割を果たす因子である．頻度は女性よりも男性により多い．

❸ 女性思春期遅発症の病因

体質性思春期遅発症

性腺機能低下症

GnRH 依存性（視床下部性）低ゴナドトロピン性性腺機能低下症（HH）
- *ANOS1*（*KAL1*）変異：細胞外接着因子
- *CHD7* 変異：嗅神経鞘細胞（GnRH-1 ニューロンの誘導に関与）で発現
- *FGFR1/FGF8* 変異：GnRH ニューロンの増殖と分化を誘導
- *GNRH1* 変異：非常にまれ
- *HS6ST1* 変異
- *KISS1/KISS1R* 変異：キスペプチンとその受容体
- *NSMF*（*NELF*）変異
- *PROK2/PROKR2* 変異
- *SEMA3A* 変異：軸索の形成を誘導
- *TAC3/TACR3* 変異：ニューロキニン B とその受容体
- *WDR11* 変異
- 神経性やせ症
- 甲状腺機能低下症
- 低栄養状態・慢性疾患・極度に負荷の高い運動
- レプチン依存性肥満（*LEP or LEPR* 変異）

下垂体依存性 HH
- *GNRHR* 変異
- *FSHB* 変異：非常にまれ
- *LHB* 変異：まれ．女性では表現型の変化は軽度
- 下垂体機能低下をきたす発生異常
  - *HESX1* 遺伝子変異（中隔視神経形成異常症）
  - *LHX3・LHX4* 変異
  - *PROP-1* 遺伝子変異
  - *SOX2・SOX3* 変異

その他の中枢性 HH
- 頭蓋内腫瘍：頭蓋咽頭腫が最も多い．ほかに胚細胞腫瘍，奇形腫，プロラクチノーマなど
- histiocytosis X
- 高プロラクチン血症
- 先天性副腎低形成（*DAX1* 変異）
- Pradder-Willi 症候群
- Bardet-Biedl 症候群

性腺依存性高ゴナドトロピン性性腺機能低下症
- 原発性性腺機能低下症
  - Turner 症候群
  - 46,XY：真性性腺形成不全（*SRY* 遺伝子変異：Swyer 症候群）
  - 46,XX：真性性腺形成不全
  - *SF-1*（steroidogenic factor-1）変異
  - 卵巣機能不全（自己免疫性/非自己免疫性）
  - その他（外傷，捻転，感染後）
- ステロイド合成欠損
  - *LHCGR* 変異
  - *FSHR* 変異
  - 17α-hydroxylase/17-20-lyase 欠損（*CYP17A1* 変異）
  - アロマターゼ欠損（*CYP19A1* 変異）
  - 5α-reductase 欠損
- ステロイドホルモン受容体依存性
  - アンドロゲン不応症（*AR/NR3C4* 変異）
  - エストロゲン受容体（*ESR1*）変異
- 化学療法後
- 放射線療法後

解剖学的異常
- Mayer-Rokitansky-Küster-Hauser 症候群：子宮・腟欠損
- 処女膜閉鎖
- 腟横中隔

代表的な疾患としては，嗅覚脱失に性腺機能低下を伴う Kallmann 症候群がある．

■ GnRH ニューロンの成長・誘導に関わる変異

この群に属する遺伝子は Kallmann 症候群

（KS；ゴナドトロピン分泌不全，嗅覚脱失）と関連するものが多い．フィンランドでの疫学調査では，KS の頻度は男児約 30,000 人に 1 人，女児約 125,000 人に 1 人とされており，男児に多い[17]．XR，AD，AR の複数の遺伝形式が認められている．同家系内であっても表現系の程

度にはバリエーションがあり，完全な嗅覚脱失を認めるものから，思春期遅発を認めるのみで嗅覚は正常なものまでさまざまである．このため，KS と嗅覚正常な HH との鑑別は困難な場合がある．腎臓の無形成や聾，手指の奇形などを合併することもあるが，通常生殖機能とは無関係である．

ANOS1（*KAL1*）遺伝子は細胞外接着因子をコードしており，その変異は GnRH ニューロンの嗅球から視床下部への誘導不全の原因となる．HH 関連遺伝子として初めて同定されたものだが，大半の KS では *ANOS1* 変異を認めない．

GnIH の関与

甲状腺機能低下症に関連して認められる思春期遅発症について，マウスでの検討ではあるが，ゴナドトロピン抑制ホルモン（gonadotropin inhibitory hormone：GnIH）が関与した発症機序についての報告がある[18]．

思春期遅発症の診断

診断は問診により開始されるが，本人の現病歴・既往歴のみではなく，家系内での類似疾患発症の有無や，不妊の有無などの確認を含め，詳細な家族歴の聴取も重要である．また，本人単独での問診も行うことが望ましい．病因診断のためには全身的な診察が必要となるが，女児の診察にあたっては，本人・家族との十分なコミュニケーションと心情的な配慮が不可欠である．表現型の確認は重要であり，第 2 次性徴の有無・程度につき，Tanner の Stage 分類を用い評価を行う．重要となってくるのは，性ステロイドホルモン分泌あるいは欠損に伴う所見が認められるかどうかとなる．内・外性器の形態と嗅覚の確認も重要である．

身体所見での身長体重とともに，摂食状況の確認，高負荷のスポーツを行っているかの確認

なども必要となる．女児で低身長を認めた場合には Turner 症候群がまず鑑別として考えられ，染色体検査へとつながる．測定されるホルモンとしては，LH，FSH，E_2，アンドロゲン，プロラクチン（PRL），甲状腺刺激ホルモン（TSH），遊離チロキシン（free T_4）などがあげられる．保険適用外となるが，AMH の測定は，卵巣予備能の評価に有用である．また，骨年齢の確認，嗅覚検査も施行が考えられる．

頭蓋内病変や腫瘍，性器の奇形やそれに伴う月経血流出路障害などが疑われる場合には，MRI などの画像診断も必要となる．染色体異常が疑われる場合には遺伝学検査を行うが，特定の遺伝子検索は，現時点では研究として行われることが多い．将来的には WES や WGS の普及・低価格化により診断方法が一新される可能性がある．性腺機能低下症は原発性無月経を主訴として受診することが多いと思われ，診断の手順はこれに準じたものとなる．

思春期遅発症の治療

治療は欠落あるいは不足した状態となっている性ステロイドホルモンの補充であり，女児の場合にはエストロゲンの補充が行われる．これにより第 2 次性徴を誘導するとともに，骨量の獲得をめざす．体質性の思春期遅発症では HPG axis の成熟を促す結果，内因性の思春期誘導にもつながる．

ホルモン補充の開始時期は，実年齢や身長などを考慮して決定するが，通常，一般的な初経年齢に合わせ，12 歳ごろから補充を始める．投与経路には経口と経皮がある．経口製剤は長年の使用経験があるが，1st pass effect や凝固系への影響を鑑みると，経皮製剤の使用が可能な現在においては，経皮製剤の使用が望ましい．

投与は E_2 として 0.09 mg/2 日から開始し，6〜12 か月をかけて増量していくが，現在経皮製剤では含有量の少ないものから段階的に増量

した製剤の使用が可能であり，利便性が高い．
1～2年間のエストロゲン投与により乳房発育が促進される．投与量が増加し破綻出血が認められた場合には，プロゲスチン製剤を追加する．経口避妊薬（oral contraceptives：OC）/低用量エストロゲン・プロゲストーゲン配合剤（low dose estrogen progestin：LEP）製剤の使用も考えられるが，LEPの保険適用は月経困難症となる．骨密度の獲得に関しては，エチニルエストラジオール含有のOCよりも経皮E_2と周期的な経腟プロゲスチン投与のほうが効果的とする報告がある[19]．

おわりに

　思春期は，第2次性徴が現れるとともに，生殖機能が完成に向かう重要なperiodである．その発現に関わる種々の因子は，正常生殖機能とも深い関わりをもつものであり，発来機序の解明は正常生殖機能や疾患の発症機序探索にもつながる．キスペプチンの発見から，KNDyニューロンの機能解明，さらには上位のGABAおよびグルタミン酸の関与と，検討は着実に進んでいるが，いまだその発来を生じるprimaryな因子がなんであるかについては，結論が得られていない．今後WGSなどを含めたomics研究の動員がさらに進み，その機序が解明されることが期待される．

（岸　裕司）

●文献

1) 日本産科婦人科学会編. 産科婦人科用語集・用語解説集. 改訂第4版. 2018.
2) Zeleznik AJ. The physiology of follicle selection. Reprod Biol Endocrinol 2004；2：31.
3) Okamura H, et al. Kisspeptin and GnRH pulse generation. Adv Exp Med Biol 2013；784：297-323.
4) Topaloglu AK, et al. Inactivating KISS1 mutation and hypogonadotropic hypogonadism. N Engl J Med 2012；366：629-35.
5) Topaloglu AK, et al. TAC3 and TACR3 mutations in familial hypogonadotropic hypogonadism reveal a key role for Neurokinin B in the central control of reproduction. Nat Genet 2009；41：354-8.
6) Uenoyama Y, et al. KNDy neuron as a gatekeeper of puberty onset. J Obstet Gynaecol Res 2014；40：1518-26.
7) Plant TM. Neuroendocrine control of the onset of puberty. Front Neuroendocrinol 2015；38：73-88.
8) Day FR, et al. Genomic analyses identify hundreds of variants associated with age at menarche and support a role for puberty timing in cancer risk. Nat Genet 2017；49：834-41.
9) Macedo DB, et al. Central precocious puberty that appears to be sporadic caused by paternally inherited mutations in the imprinted gene makorin ring finger 3. J Clin Endocrinol Metab 2014；99：E1097-103.
10) Mantzoros CS, et al. Leptin in human physiology and pathophysiology. Am J Physiol Endocrinol Metab 2011；301：E567-84.
11) Terasawa E, et al. Body weight impact on puberty：effects of high-calorie diet on puberty onset in female rhesus monkeys. Endocrinology 2012；153：1696-705.
12) Kubo A, et al. Associations between maternal obesity and pregnancy hyperglycemia and timing of puberty onset in adolescent girls：a population-based study. Am J Epidemiol 2018；187：1362-9.
13) Brix N, et al. Maternal smoking during pregnancy and timing of puberty in sons and daughters：a population-based cohort study. Am J Epidemiol 2018. Sep 15. doi：10.1093/aje/kwy 206.
14) Teles MG, et al. A GPR54-activating mutation in a patient with central precocious puberty. N Engl J Med 2008；358：709-15.
15) Sims EK, et al. Fulvestrant treatment of precocious puberty in girls with McCune-Albright syndrome. Int J Pediatr Endocrinol 2012；2012：26.
16) Cassatella D, et al. Congenital hypogonadotropic hypogonadism and constitutional delay of growth and puberty have distinct genetic architectures. Eur J Endocrinol 2018；178：377-88.
17) Laitinen EM, et al. Incidence, phenotypic features and molecular genetics of Kallmann syndrome in Finland. Orphanet J Rare Dis 2011；6：41.
18) Tsutsui K, et al. Discovery of GnIH and its role in hypothyroidism-induced delayed puberty. Endocrinology 2018；159：62-8.
19) Crofton PM, et al. Physiological versus standard sex steroid replacement in young women with premature ovarian failure：effects on bone mass acquisition and turnover. Clin Endocrinol (Oxf) 2010；73：707-14.

思春期の身体的変化

はじめに

女性のライフステージは，小児期―思春期―性成熟期―更年期―老年期の5つに分類される．そのなかでも思春期は，身体的，精神的，社会的など複数の側面の変化が複合的に起きる時期である．最も顕著な変化は身長のスパートと第2次性徴の発現である．一方，妊孕性や骨量の獲得といった，目には見えないが後のライフステージにおける健康に大きく影響するイベントも重要である（❶）．

本項では，思春期の身体的変化として第2次性徴，子宮成熟，骨量の獲得を中心に解説する．

思春期の定義

女性における思春期は，第2次性徴出現から初経を経て月経周期がほぼ順調になるまでの期間をいう．年齢的には8～9歳ごろから17～18歳ごろまでの間で，乳房発育に始まり，陰毛発生，身長増加，初経発来に至り完成する[1]（❷）．

生理学的変化

思春期の身体的変化は，思春期初期に起こる内分泌学的な変化により引き起こされる．まず，視床下部からのゴナドトロピン放出ホルモン（gonadotropin releasing hormone：GnRH）の律動的分泌の増加が下垂体からの黄体化ホルモン（luteinizing hormone：LH）の律動的分泌と卵胞刺激ホルモン（follicle stimulating hormone：FSH）の分泌を促進し，卵巣における性ステロイドホルモンの合成・分泌が促進されることにより始まる．FSHは卵巣における卵胞発育を，LHはエストラジオールの合成を促進し，排卵や月経周期の確立に寄与する．GnRH分泌の亢進は7歳ごろから始まる．

近年，脂肪組織から分泌されるレプチンや，視床下部から分泌されるキスペプチン，ニューロキニンBなどの関与が注目されている[2]．また，副腎皮質からのアンドロゲン産生も亢進し，陰毛の発毛などの身体的変化に影響を与える．

身体的変化

思春期の身体的変化は，典型的には乳房発育→陰毛の発育→身長のスパート→初経の順番で起こる[3]．以下にそれぞれについて解説する．

身長，体組成の変化

出生時から思春期の終わりまでは，GH-IGF-1系が成長において重要な役割を担っている．思春期初期のエストロゲンの増加は成長ホルモン（growth hormone：GH）の夜間分泌を増加させ，身長のスパートが起きる[4]．女子の場合，通常は男子より2年ほど早く始まり2年ほど続くが，エストロゲン分泌により骨端線の閉鎖が起きることで身長の伸びは鈍化する．わが国では，日本小児内分泌学会が，2000年度に厚生労働省および文部科学省が発表した身体測

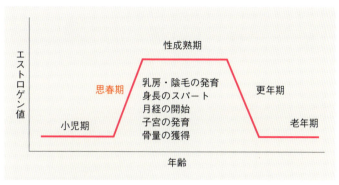

❶ 女子の思春期の身体的変化

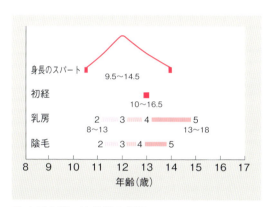

❷ 女子の第2次性徴の経過
乳房発育→陰毛発育→身長のスパート→初経発来

(Gordon CM, et al. Stages of breast and pubic hair development. In: Emans SJ, et al, editors. Pediatric & Adolescent Gynecology. 5th ed. The physiology of puberty. Philadelphia: Lippincott Williams & Wilkins; 2005. p.132)

定データから算出した基準値[5]を用いることを提唱している．思春期後期になるとエストロゲンの影響で徐々に体脂肪が増加しBMI（body mass index）も増加する．

第2次性徴

第2次性徴とは「思春期になり性ステロイドホルモン作用の差によって生じる性器以外の男女それぞれの特徴のことである．女性では乳房の発育，逆三角形の陰毛発毛，皮下脂肪沈着，身長増加，初経発来などである．8～9歳ごろに始まり，17～18歳ごろに完成する」と定義されている[6]．

第2次性徴の評価法としてはTanner分類が使用されることが多い．女子の場合は乳房発育，恥毛の発育を1の思春期前期から5の成人期までの5段階で評価する（❸）．

思春期初期のエストロゲン分泌の増加（gonadarche）により8歳ごろから皮下脂肪が増加して丸みを帯びた体形になり，10歳ごろより乳房の発育（thelarche）を認める．次に副腎皮質からアンドロゲン，主としてデヒドロエピアンドロステロンサルフェート（dehydroepi-androsterone sulfate：DHEA-S）の分泌が亢進（adrenarche）し，11歳ごろから陰毛の発育（pubarche）が開始する．腋毛は陰毛の発育開始から1年以内に発現する．続いて身長が著しく増加し，ピークを過ぎて約1年後に月経が開始する（初経）．

初経開始年齢は人種，社会環境，生活環境，栄養状態などによって異なるが，近年の日本人の平均は12歳前後である．初経開始時は卵巣，子宮などの生殖器の発育・機能はまだ完成しておらず，初経開始後1年以内は無排卵性の周期が約80％を占める．排卵周期が確立するまでは通常3年程度を要するが，18歳でも約30％が無排卵性の周期であり，月経は不規則である．

初経発来に関与する遺伝子としては，6番染色体に存在する*LIN28B*が報告されており[7]，乳房発育や初経の年齢に関連することが示唆さ

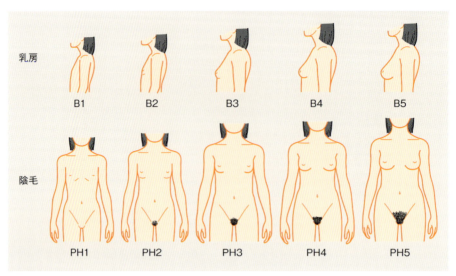

(Carel JC, Leger J. Clinical practice. Precocious puberty. N Engl J Med 2008；358：2366-77 を参考に作成)

乳房発育の段階（Tanner 分類）	
第1期（B1）	乳頭だけが突出
第2期（B2）	乳頭だけが突出し乳房が小さい高まりを形成
第3期（B3）	乳輪と乳房実質がさらに突出
第4期（B4）	乳輪部が乳腺実質の上に盤状に突出
第5期（B5）	丸みをもった半球状の乳房を形成

恥毛発育（Tanner 分類）	
第1期（PH1）	発毛なし
第2期（PH2）	陰唇に沿ってまばらに発生
第3期（PH3）	腟の上方にまばらに発生
第4期（PH4）	成人型の発毛に近づくが，発毛区域が小さい
第5期（PH5）	成人型の発毛

(日本産科婦人科学会編．産婦人科研修の必修知識 2016-2018．2016[3])

❸ Tanner 分類―乳房と陰毛の発育過程の評価法

れている．

骨量の獲得

　思春期においてはインスリン様成長因子1（insulin-like growth factor-1：IGF-1）が骨の成長に作用し，皮質骨と海綿骨の形成を促進する．骨の成長は，まず長さが伸びて横幅が広がる．その後に骨密度が増加する．また，IGF-1は腎に作用して1,25-ジヒドロキシビタミンD_3の産生を促進し，Ca・Pの吸収を促進し，骨形成に寄与する．一方，GHおよび副甲状腺ホルモン（parathyroid hormone：PTH）はIGF-1の合成を刺激する．

　健常な女性では11～14歳に骨密度の年間増加量が急速に増大し，18歳ごろに最大骨量を獲得する[8]（❹）．骨密度の約70%は思春期に獲得されると報告されている．すなわち，骨量獲得が可能な時期には年齢的制限があり，思春期の健康障害により骨量が十分に獲得できないと成人期における骨粗鬆症や骨折リスクが高まるこ

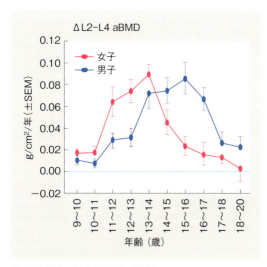

❹ 思春期における骨量の獲得
(Theintz G, et al. 1992[8])

❺ 初経発来に関する用語

用語	定義
初経	初めて月経が発来すること
初経遅延	満15歳〜18歳未満で初経がない
原発性無月経	満18歳を超えて初経がない
遅発初経	満15歳以降で初経が発来した

とになる．

子宮，卵巣の成熟

子宮の長径は，思春期前は2.6〜3.0 cm程度で円筒形をしていて，体部と頸管の長さの比は1：1である．思春期になると体部が成長して4 cmに達し，全体でも5〜8 cmになる．体部は横にも広がり，体部と頸管の比は2：1程度になる．卵巣の体積は思春期前期には1 cm^{3}未満であるが，思春期になると4 cm^{3}程度まで増大し，卵胞も認められるようになる[9]．

9〜14歳の121人の女子についてMRIと経腹超音波で子宮体積と子宮内膜圧を計測したHagenらの報告によると，両者ともTanner stageの段階と正の相関がみられた．また，血中のエストラジオール値および5 mm以上の卵胞数とも正の相関を認めた[10]．

第2次性徴の発現異常

早発思春期

乳房発育が7歳未満，陰毛発生が9歳未満ま たは初経が10歳未満で発来したものを早発思春期という．性ステロイドホルモンの分泌がゴナドトロピン分泌亢進の結果として起きているものを仮性とよんでいる．真性には特発性と器質性がある．特発性は最も頻度が高く，女児の早発思春期の70％を占める．器質性は中枢神経系の腫瘍，炎症，外傷などにより起こる．仮性では，卵巣腫瘍，副腎腫瘍，原発性甲状腺機能低下症などがある．エストロゲン分泌の増加により骨端線が閉鎖すると低身長となる．

治療は，GnRHアゴニストや近年ではアロマターゼ阻害剤が使われている．器質的疾患がある場合にはその治療を優先する[11]．

遅発思春期

乳房発育が11歳，陰毛発生が13歳，初経が14歳までにみられないものを遅発思春期という[12]．10〜20％は体質的に思春期発来が遅れているものが含まれており，器質的疾患との鑑別を要する．

初経の遅延に関しては以下のように定義されている（❺）．満15歳以上18歳未満で初経の発来していない状態を初経遅延という．検査，診察を行い，自然の初経発来が期待できないときには治療介入を考慮する．また，満18歳になっても初経の発来がない場合を原発性無月経といい，性分化疾患や卵巣機能不全も含めた器質的疾患を念頭において精査する必要がある．15歳以上で初経が発来した場合は遅発初経とよぶ．

思春期女子の疾患分布

　思春期女子の婦人科疾患は月経異常が約半数を占め，そのうちの半数は無月経である．実際に，横浜市立大学産婦人科の2006年1月～2011年12月の20歳未満の患者336人の統計でも月経異常が半数（166人）を占めていた．さらに，そのうちの48％（81人）を無月経が占めていた．

原発性無月経

　2007～2014年の間に横浜市立大学産婦人科を，原発性無月経を主訴に受診した原発性無月経の患者101例の主な疾患（❻）は，Turner症候群（TS）38例，Mayer-Rokitansky-Küster-Hauser（MRKH）症候群12例，アンドロゲン不応症候群（androgen insensitivity syndrome：AIS）11例，小児がん経験者（childhood cancer survivor：CCS）9例などであった．

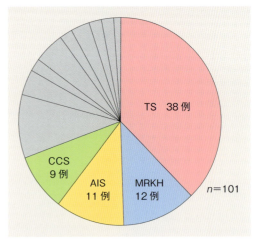

❻ 原発性月経異常の内訳（横浜市立大学産婦人科2007年1月～2014年12月）
TS：Turner症候群，MRKH：Mayer-Rokitansky-Küster-Hauser症候群，AIS：アンドロゲン不応症候群，CCS：childhood cancer survivor.

　TSでは，遺伝的な背景により低身長，卵巣機能不全などさまざまな合併症を有するため，生涯においてその管理を必要とする．TSの多くが卵巣機能不全により原発性無月経を呈し，月経周期の確立，第2次性徴の誘導や骨量の獲得，低エストロゲンによる合併症の予防のためにエストロゲン補充療法（estrogen replacement therapy：ERT）が行われる（❼）．しかし，ERTを行っていても骨密度が正常域に達しないことも多い．また，TS女性の多くは卵巣機能不全により不妊となるが，近年では国内外においてもTS女性の卵子提供による妊娠が報告されており，妊娠維持のための子宮成熟の重要性が再認識されている．

　中村らのTS女性47人における骨量獲得と子宮成熟について後方視的検討[13]によると，18歳以前にERTを開始した症例（21例）と18歳以降にERTを開始した症例（16例）とを比較検討した結果，18歳以前に開始した群では月経を有する群（10例）と同等であったのに対して，18歳以降に開始した群では獲得した骨密度が有意に低く，HRTにより獲得できる骨量は限定的であった．一方，子宮成熟に関しては3群間に有意差は認められず，子宮成熟の遅れはホルモン補充療法によりカバーできることが示唆された（❽）．

　ホルモン補充療法を行っても十分な骨量を得られていないTS症例に対して，活性型ビタミンD製剤であるエルデカルシドールを投与すると骨密度の上昇が得られたという報告がある．また，骨の強さは骨密度のみでは規定されず，

$$骨強度＝骨密度＋骨質$$

で表される（❾）．骨質マーカーであるペントシジンを用いたTSの骨質の検討では，低骨密度の群であっても骨質の劣化は認められなかった[14]．

肥満

　体重と思春期発来の間には関係があり，肥満のある小児では思春期発来が早まる傾向にある．また，小児・思春期に肥満があると脂肪細胞から分泌されるアディポサイトカインの影響

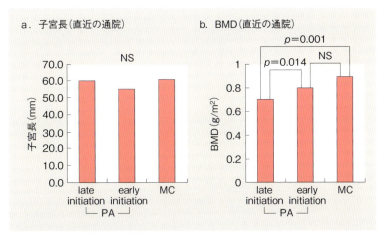

❼ ホルモン補充療法開始時期による子宮長と骨密度（BMD）の比較
PA：原発性無月経，MC：自然に月経発来．
ERT 開始時期：18 歳未満（early initiation），18 歳以上（late initiation）．
（Nakamura T, et al. 2015[13]）

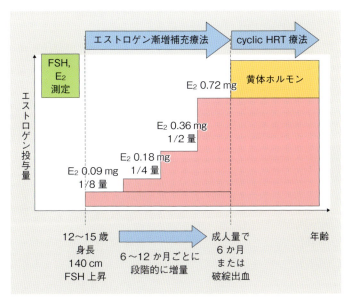

❽ Turner 症候群に対するホルモン補充療法

で骨吸収が亢進して骨形成が阻害され，低骨密度と骨折リスクの増加が示唆されている[15]．

やせ

思春期においては摂食障害やアスリートにおける体重減少も身体的変化に大きく影響する．

摂食障害である神経性やせ症（anorexia nervosa：AN）では，視床下部性無月経に伴うゴナドトロピンの低下と低エストロゲンにより骨粗鬆症が引き起こされる．思春期早期に発症した AN では骨形成が大きく影響され，骨密度のみならず骨量，骨構造なども脆弱となる．

アスリートにおいては，とくに体重制限のある競技ではエネルギーバランスがマイナスとなるため，視床下部の摂食中枢を介して GnRH の分泌が低下し，無月経と骨粗鬆症を呈する．①

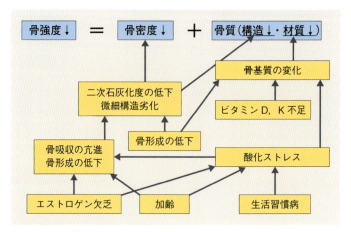

❾ 骨強度の低下要因の多要性
(骨粗鬆症の予防と治療ガイドライン作成委員会編. 骨粗鬆症の予防と治療ガイドライン 2015 年版. 東京：ライフサイエンス出版；2015)

利用可能エネルギー不足, ②無月経, ③骨粗鬆症を合わせて女性アスリートの 3 主徴（female athlete triad）とよぶ[15].

その他の異常

機能性出血

思春期では無排卵のために子宮内膜が増殖期のまま肥厚して破綻出血が起こり，時として大量に出血をきたす．機能性出血の大部分がこれに当たる．また，血小板減少症などの凝固線溶系に異常のある疾患の場合に，過長月経や過多月経が認められることがある．

貧血

思春期女子では，男子に比べて鉄欠乏性貧血が多くみられる．これは主として月経によるところが多い．貧血の原因が月経と考えられる場合には，器質的疾患を除外した後に，鉄剤の投与を行う．それでも不十分な場合には低用量エストロゲン・プロゲスチン配合薬（low dose estrogen progestin：LEP）の使用も考慮する．

にきび，多毛

思春期女子では男子に比べると頻度は少ないが，にきび，多毛を認める症例がある．副腎皮質から分泌されるアンドロゲンである DHEA-S が過剰な場合に起きていることがあるので，男性化徴候の一つとして多嚢胞性卵巣症候群や Cushing 症候群を念頭に精査が必要なことがある．

まとめ

思春期の身体的変化は，視床下部からの GnRH 分泌の増加により視床下部-下垂体-卵巣系が賦活化されて卵巣からのエストロゲン分泌が増加することにより始まる．その変化は通常，乳房発育→陰毛の発育→身長のスパート→初経の順に起こる．目に見えない変化としては子宮成熟，骨量の獲得も重要である．このように，エストロゲン分泌が思春期の身体的変化には必須であるので，思春期にエストロゲン分泌が低下するような病態があると，後のライフステージにおける妊孕性の低下や骨粗鬆症が懸念される．

（榊原秀也）

新しい骨質評価法—TBS（trabecular bone score）

❾に示したように，骨強度は骨密度（70％）＋骨質（30％）で表される．骨質とは，骨量で規定できない骨強度とは独立した因子で，主としてコラーゲンにより規定される材質特性と，構造学的な強度により規定される構造特性にから成る．構造特性は海綿骨の微細構造を評価することにより算出される．従来はCTや超音波が用いられてきたが，DXA（dual-energy X-ray absorptiometry）のデータを位置情報も加味して計算することで，海綿骨の骨梁の微細構造を評価するTBS（trabecular bone score）が開発され，注目されている．すでに得られているDXAのデータを専用のソフトにより解析することができるので，患者に新たな侵襲を与えることなく解析できる利点がある．

● 文献

1) 思春期．日本産科婦人科学会編．産科婦人科用語集・用語解説集．改訂第4版．東京：日本産科婦人科学会；2018. p.141.
2) Pinilla L, et al. Kisspeptins and reproduction：physiological roles and regulatory mechanisms. Physiol Rev 2012；92：1235-316.
3) 思春期．日本産科婦人科学会編．産婦人科研修の必修知識2016-2018．東京：日本産科婦人科学会；2016. p.673-91.
4) Venken K, et al. Growth without growth hormone receptor：estradiol is a major growth hormone-independent regulator of hepatic IGF-Ⅰ synthesis. J Bone Miner Res 2010；20：2138-49.
5) Isojima T, et al. Growth standard charts for Japanese children with mean and standard deviation (SD) values based on the year 2000 national survey. Clin Pediatr Endocrinol 2016；25：71-6.
6) 第2次性徴．日本産科婦人科学会編．産科婦人科用語集・用語解説集．改訂第4版．東京：日本産科婦人科学会；2018. p.229.
7) Ong KK, et al. Genetic variation in LIN28B is associated with the timing of puberty. Nat Genet 2009；41：729-33.
8) Theintz G, et al. Longitudinal monitoring of bone mass accumulation in healthy adolescents：evidence for a marked reduction after 16 years of age at the levels of lumbar spine and femoral neck in female subjects. J Clin Endocrinol Metab 1992；75：1060-5.
9) Emans SJ. Image techniques. In：Emans SJ, et al, editors. Pediatric & Adolescent Gynecology. 5th ed. Philadelphia：Lippincott Williams & Wilkins；2005. p.42-6.
10) Hagen CP, et al. Uterine volume and endometrial thickness in healthy girls evaluated by ultrasound (3-dimensional) and magnetic resonance imaging. Fertil Steril 2015；104：452-9.
11) 早発思春期．日本産科婦人科学会編．産婦人科研修の必修知識2016-2018．東京：日本産科婦人科学会；2016. p.424-9.
12) 遅発思春期．日本産科婦人科学会編．産科婦人科用語集・用語解説集．改訂第4版．東京：日本産科婦人科学会；2018. p.253.
13) Nakamura T, et al. Efficacy of estrogen replacement therapy（ERT）on uterine growth and acquisition of bone mass in patients with Turner syndrome. Endocr J 2015；62：965-70.
14) Tsuburai T, et al. Eldecalcitol increases bone mass in patients with Turner syndrome who have insufficient bone mass acquisition after estrogen replacement therapy. Endocr J 2018；65：629-38.
15) Bonjour JP, Chevalley T. Pubertal timing, bone acquisition, and risk of fracture throughout life. Endocr Rev 2014；35：820-47.

● 参考文献
- 田中健佑．海綿骨スコアによる骨粗鬆症性椎体骨折の識別能―日本人高齢女性における検討．川崎医学会誌 2015；41：129-41.

9章

閉経と生殖腺・全身の変化

卵巣と卵子の老化

はじめに

多くの生物において，妊孕能の喪失と生命の終焉は同時期に訪れる．かつて，ヒトもそうであったと考えられているが，医学の発展によりヒトの寿命は延び，平均寿命が大幅に延長した結果，妊孕能を喪失しても生命が続くようになった．個体の寿命は感染症の克服や，外傷や急性の循環器疾患，脳血管疾患に対する外科的療法，麻酔技術の発展，悪性疾患に対する有効な治療法の開発などにより延長されたものの，われわれは卵巣の寿命そのものの延長には成功していない．よって卵巣機能の終焉である閉経の時期は，過去も現在も大きくは変わらず50〜52歳ごろとなっている．

卵巣の老化とは，広義には卵巣内の残存卵胞数の減少を主因とする卵巣機能不全と卵子の老化による卵子の機能不全の双方を含むが，本項では，卵巣の老化は卵巣内の残存卵胞数の減少による卵巣機能不全と同義とし，加齢による卵子の老化と区別する．

これまで，卵巣と卵子の老化を克服すべく多くの研究が行われ，完全ではないものの，すでに卵巣と卵子の老化を超越可能な方法は現実に存在する．本項では，加齢による卵巣の老化，卵子の老化の機構について解説し，閉経後の卵巣機能についても言及する．さらに，卵巣の老化および卵子の老化の克服に向けた研究を紹介し，現在どこまでの治療が可能かについて概説する．

卵子形成と卵胞発育

卵子形成

Politzer と Witschi は，組織学的観察から生殖細胞の源となる始原生殖細胞（primordial germ cells：PGC）が，ヒトでは胎生3週後半ごろ，尿嚢の基部近くの内胚葉由来の卵黄嚢の上皮細胞下に生じると報告した[1,2]．しかし，これまで遺伝子レベルでの詳細な解析は不明であった．

2016年，斎藤らは，カニクイザルを用いた研究で，SOX17（SRY-related HMG-box 17）/TFAP2C（transcription factor AP-2, gamma）/BLIMP1（B-lymphocyte-induced maturation protein 1）陽性のPGCが胎生11日目に羊膜背側に発生することを見いだした[3]．ヒトでの検証はまだなされていないが，ヒトのPGCの発生も同様である可能性がある．アルカリホスファターゼ陽性であるこのPGCは，胎生5週になると増殖しながら後腸部に移動し，腸間膜内を移動しながら性腺の原基となる生殖隆起に達する．

生殖隆起は，Wolff管の内側面に対になって形成される．PGCは卵祖細胞となり，分裂・増殖して胎生20週ごろに最多となり，700万個近くになる．そのうち，70%が出生までに消失する．胎生12週ごろから，一部の卵祖細胞はDNA合成期に入り卵母細胞となり，減数分裂を開始する．

減数分裂の開始には中腎から分泌されるレチノイン酸が重要であり、このレチノイン酸が減数分裂の開始に必須の Stra8（stimulated by retinoic acid gene 8）遺伝子の発現を誘導する。実際、Stra8 欠損マウスは減数分裂前の DNA 合成期に入れない[4]。その後、多くの卵祖細胞は閉鎖に陥り、卵巣表層近くにある卵母細胞を残すのみとなる。

従来、卵母細胞の有糸分裂の回数には限界があり、出生後は卵母細胞は増えないと考えられてきた。しかし、Tilly らのグループは、マウスでは卵巣皮質中に卵子の幹細胞が存在し、出生後も in vitro で卵子の幹細胞が増殖することを報告した[5]。本研究は大きな議論を呼び、いまだ真相は不明である。

減数分裂

減数分裂では、2回の連続する染色体分裂により、染色体数が2倍体から1倍体になる。この間に相同染色体間で遺伝子組み換えが起こる。このような核分裂に引き続き、細胞質は極端な不均等分裂を起こし、第1極体、第2極体が放出される。第1減数分裂は前期、中期、後期、終期と進行し、前期は染色体の変化から、細糸期、接合期、太糸期、複糸期に区別される。接合期から太糸期にかけて対合した相同染色体間で遺伝子組み換えが起こる。卵母細胞の閉鎖はこの時期に多く、原因として遺伝子組み換えの際に生じる異常が考えられている。

出生時までに第1減数分裂前期の複糸期まで進んだ卵母細胞は、卵巣間質細胞がこれを取り巻き、1層から成る扁平な卵胞細胞層が形成される。この卵胞細胞に包まれた卵母細胞を原始卵胞（primordial follicle）という。減数分裂は原始卵胞の状態で停止する。この停止期の卵母細胞には卵核胞とよばれる核が存在する。この停止期は長期間に及び、保存された原始卵胞が最終的な LH（luteinizing hormone）サージに

よる成熟卵子となるまで、ヒトでは50年近くにもなることがある。

卵胞発育

出生後、性周期が確立すると、1周期あたり約1,000個の原始卵胞が活性化し発育を開始する。しかしこれまで、この原始卵胞活性化の開始シグナルは明らかにされていない。

われわれと他のグループは、原始卵胞の活性化に PI3K（phosphatidylinositol-3 kinase）-Akt-Foxo3（forkhead transcription factor 3）経路が重要な役割を果たしていることを見いだした。原始卵胞は PTEN（phosphatase and tensin homolog deleted from chromosome 10）による PI3K-Akt-Foxo3 経路の抑制により、通常は休眠状態にある。この状態でなんらかの発育開始シグナルが原始卵胞に作用すると、PTEN による PI3K-Akt-Foxo3 経路の抑制が解除、または PTEN による抑制に打ち勝つ PI3K-Akt-Foxo3 経路のシグナル伝達が行われ、休眠原始卵胞が活性化して発育を開始する[6-9]。

卵胞は卵細胞とそれをとりまく顆粒膜細胞、莢膜細胞から構成されている。卵胞は発育段階により、原始卵胞、一次卵胞（primary follicle）、初期二次卵胞（early secondary follicle）、前胞状卵胞（preantral follicle）、胞状卵胞（antral follicle）、成熟卵胞（Graafian follicle, mature follicle）に分類される。

原始卵胞の卵母細胞を取り囲む上皮様細胞が顆粒膜細胞へと分化し立方状の細胞となったものが一次卵胞であり、卵胞の大きさには変化がない。顆粒膜細胞は緩徐に増殖を続け、重層化すると二次卵胞とよばれる。一次卵胞が二次卵胞に達するまで120日以上かかるとされる[10]。二次卵胞は卵胞腔が存在しない初期二次卵胞および前胞状卵胞と、発育が進み卵胞腔が形成された胞状卵胞から成る。

前胞状卵胞では，卵母細胞の径が増大し，卵母細胞周囲に透明帯が形成される．顆粒膜細胞が3〜6層になると，顆粒膜細胞の外側に存在する基底膜に隣接している間質の線維芽細胞が莢膜細胞に分化していく．内層の細胞は内莢膜細胞とよばれ，LH受容体を発現し，アンドロゲン産生能をもつ．また，顆粒膜細胞にはFSH（follicle stimulating hormone）受容体が発現してくる．莢膜細胞はコレステロールからアンドロゲンを産生し，顆粒膜細胞は莢膜細胞に存在しないアロマターゼの作用によりFSHによる刺激のもとでエストロゲンを合成する（two-cell two-gonadotropin theory）．

胞状卵胞では，卵胞腔が顆粒膜細胞の中に形成され，卵胞液が貯留するようになる．0.2〜0.5 μmの前胞状卵胞が2〜5 mmの胞状卵胞に達するまで約3周期の月経を要する．胞状卵胞はさらに発育を続け，成熟卵胞となる．成熟卵胞では，卵胞腔が増大して顆粒膜細胞層は菲薄化する．卵子周囲の顆粒膜細胞は卵胞腔に丘状に突出して卵丘細胞となり，このうち，とくに卵子を中心に放射状に存在する細胞は放射冠を形成し，卵子との間にgap junctionとよばれる細胞間をつなぐ"孔"を形成することで，卵丘細胞と卵子の間の物質の輸送を可能とする．

一次卵胞はゴナドトロピン非依存性に卵巣局所因子により発育を続け，二次卵胞となる．二次卵胞はゴナドトロピンの作用によりさらに発育し，胞状卵胞となる．成熟した胞状卵胞はLHサージに反応し，内包する卵子の成熟と排卵が起こる．

発育を開始した卵胞内で卵母細胞は，主として卵母細胞を取り囲む卵丘細胞よりさまざまなmRNAとタンパク質を母性因子として蓄え，容積が増大していく．また，卵母細胞の核（ゲノム）は発育過程において特定の遺伝子がメチル化修飾される．その結果，父方あるいは母方どちらか一方のアレルのみが発現する遺伝子刷り込み現象が起こる．このため，雌または雄のゲノムのみから構成される単為発生胚は，インプリント遺伝子の過不足により致死性となる．

卵胞の発育過程において，顆粒膜細胞，卵丘細胞，卵母細胞（卵）はそれぞれ各種の成長因子を産生し，それらがパラクライン，オートクライン作用により卵胞の発育を調節している．

加齢による卵巣の老化

生理的な卵巣の老化

胎生期に雌の場合はWNTシグナルによって体細胞が卵巣へと性決定される．さらにWNTシグナルの下流のBMP（bone morphogenetic proteins）の作用により，SMAD4とSTRA8の協調的な働きでPGCは卵母細胞へと分化していく[11]．この際に，PGCは卵母細胞へと分化，またはアポトーシスなどにより喪失し，出生後の卵巣内にはPGCは存在しないと考えられてきた．そのため，ほかの多くの臓器とは異なり，卵巣では出生後に新たに卵母細胞は形成されない．

ヒトの出生時には約100〜200万個の原始卵胞が存在するが，そのほとんどはアポトーシスにより閉鎖卵胞となり，実際排卵に至る卵胞は1%にすぎない．生理学的には，月経周期ごとに活性化し発育を開始した約1,000個の卵胞のうち，1個の排卵前卵胞を残し，残りの卵胞はすべて閉鎖卵胞となる．さらに，月経周期に依存しない卵胞閉鎖も知られており，加齢に伴い卵巣内の卵胞数は減少していく．その減少率は37.5歳を越えるか，残存卵胞数が2.5万以下になると加速する．

最近の研究では，卵胞の顆粒膜細胞で産生される抗Müller管ホルモン（anti-Müllerian hormone：AMH）が，原始卵胞の活性化を抑制していることが見いだされ，卵胞の急激な喪失に

より血中 AMH 値が低下するような卵巣手術，化学療法，放射線療法などでは，卵巣局所での原始卵胞の活性化が増加し卵胞の喪失が早まる現象が想定されている[12]．さらに，加齢による卵胞減少においても，AMH の低下は原始卵胞数が一定値以下になると減少率が加速する原因となっている可能性がある．

卵巣内の残存卵胞数が 1,000 個以下までに到達すると原始卵胞の活性化が起こらなくなり，卵胞のリクルートが停止して発育卵胞が消失する．その結果，排卵障害となる．さらに，卵胞顆粒膜細胞で産生されるエストロゲンが不足し，子宮内膜が増殖せず無月経となる．内分泌学的には，卵巣の残存卵胞数が減少することにより，卵胞顆粒膜細胞で産生されるエストロゲンの総量が減少し，低エストロゲン血症となる．その結果，下垂体系へのネガティブフィードバック機構により内因性のゴナドトロピン（FSH，LH）の下垂体前葉での産生が増加し，高ゴナドトロピン血症となる．

異常な卵巣の老化

卵巣の老化を卵巣内の残存卵胞数の減少による卵巣機能不全と定義した場合，卵巣性無月経をきたす疾患が異常な卵巣の老化に相当する．卵巣性無月経は胎生期の卵胞形成不全，または病的に卵巣内の卵胞プールが急激に減少することによって発症する．

原因として，染色体・遺伝子異常，自己免疫疾患，医原性などがある．染色体・遺伝子異常に関しては，X 染色体異常，とくに Turner 症候群では卵胞形成不全を認める．自己免疫疾患による卵胞障害の分子メカニズムに関してはいまだ不明な点が多いが，自己抗体による卵胞の変性，細胞死などが考えられている．とくに橋本病や Basedow 病など甲状腺の自己免疫疾患が合併することが多い．医原性のものとしては，癌治療に用いられる生殖細胞毒性を示す化学療法や放射線療法，卵巣手術などがある．とくに小児期の血液がんに対する化学療法や，骨髄移植前の全身放射線療法などは卵胞数が顕著に減少し，卵巣性無月経の原因としてリスクが高い．

卵巣機能不全の重症型である早発卵巣不全（primary ovarian insufficiency：POI）は，早発閉経ともよばれ，40 歳未満で閉経する疾患である．上記のような原因により，40 歳未満で残存卵胞数が 1,000 個以下となり，その結果ホルモン検査では高ゴナドトロピン・低エストロゲン血症を呈し，卵巣性の無月経となる．発症頻度は比較的高く，女性の 1％に発症する．

加齢による卵子の老化

生理的な卵子の老化

加齢による卵子の老化により，卵子の機能不全，すなわち卵子の質の低下が生じる．その結果，受精障害や胚発育不全，着床不全，流産などが起こる．その分子機構として染色体異数性，DNA 修復分子の機能低下による DNA ダメージ，活性酸素種蓄積による酸化ストレス，ミトコンドリアの機能低下・異常などの関与が考えられている．このなかでも，とくにヒトにおいて重要性が高いものは染色体の異数性である．

胚の染色体異数性は加齢により増加し，報告者によって異なるものの，異数性胚の確率は 40 歳で 50〜60％，45 歳で 80〜90％となっている[13,14]．ほかの動物では，たとえば高齢マウスの胚の染色体異数性の確率はヒトよりも低く，30〜50％程度である[15]．

染色体の異数性が生じるメカニズムについては，老化した卵母細胞で，染色体上にある染色体接着因子コヒーシンの量が減少し，加齢により卵母細胞の二価染色体が分離して一価染色体

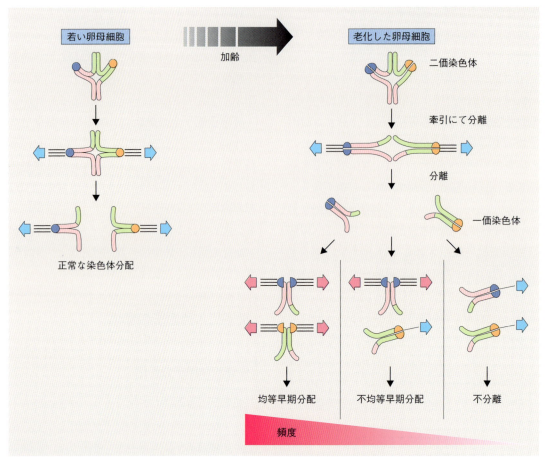

❶ 加齢による減数分裂に伴う分離エラーでみられる二価染色体から一価染色体への早期分離
(Sakakibara Y, et al. 2015[16])

となることによって染色体分配の誤りが起こりやすくなることが考えられていた．さらに最近の研究により，二価染色体が一価染色体へ早期分離してしまうことが主因であることが示された．正常な染色体分配のためには，二価染色体は染色体分配の瞬間までその構造が維持される必要があるが，老化した卵母細胞では，二価染色体が微小管によって反対方向に牽引されると，その力に耐えきれずに一価染色体へと分離してしまう現象が認められた．分離してできた一価染色体はその後，微小管によって反対方向に牽引され，染色体分配の瞬間にはその多くが姉妹染色分体の異常分配を生じていた（❶）[16]．

染色体の異数性以外の卵子の質の低下の要因として多くの研究がなされているのは，老化に伴う卵子のミトコンドリアの機能低下・異常である．老化卵子・胚では，ミトコンドリアの機能不全が起こり，その結果 ATP 産生能が低下すると同時に活性酸素種が蓄積し，それがさらにミトコンドリアを障害するといった負のサイクルにより，ミトコンドリアの機能不全に拍車がかかると考えられている．また，卵子・胚の老化による酸化ストレスへの脆弱性についても比較的多くの報告がある．そもそも体外培養環境は活性酸素種が蓄積しやすく，卵子・胚への酸化ストレスの増強が起こりやすい．そのような状況下で，老化した卵子・胚は酸化ストレスへの脆弱性を示すため，機能不全に陥りやすい．

異常な卵子の老化

卵子や胚の質を非侵襲的に診断する方法は研究レベルのものも含め複数存在するが，これまで卵子や胚の老化を診断する方法は確立されておらず，異常な卵子の老化を判定することはできない．卵子や胚の質の低下には老化以外の原因もあり，老化を選択的に診断可能なバイオマーカーの開発が必要である．

われわれは，ヒト若年胚と高齢胚の遺伝子発現を網羅的に解析し，老化を非侵襲的に診断可能な有用なバイオマーカーを同定して特許申請を行った．今後は，このような因子を用いることで卵子や胚の老化の診断が可能となり，若年女性にもかかわらず，卵子の老化が進んで不妊となってしまうような病態の解明や，高齢女性の体外受精治療において，老化が進んでいない良好胚の選別にも利用が期待される．

加齢による卵巣と卵子の老化の克服

卵子と卵巣の凍結保存

現在のところ，閉経年齢の真の意味での飛躍的な延長は不可能であるが，細胞・組織凍結技術の急速な発展により，卵子や卵巣組織を凍結保存し，理論的には半永久的に妊孕能を延長することが可能となった．もちろん，結婚している女性の場合は，受精卵（胚）の凍結保存が可能で，この方法は体外受精・胚移植を基盤とする不妊治療においては，一般的なものになっている．未婚女性においても，卵子の凍結保存により，卵巣と卵子の老化を超越して将来の妊娠が可能となった．本法は，周産期医学的に限界を超えた高齢妊娠や，死後生殖をも可能とするため，十分な倫理観のもと実施しなければならない．

卵子の凍結保存

卵子凍結に関しては，かつては融解後の卵子の劣化が著明であったが，昨今の凍結技術の向上（ガラス化法）により臨床成績が向上し，現在では十分臨床に用いることが可能となっている．しかし，凍結卵子を用いた体外受精・胚移植では，凍結胚を用いたものに比べいまだ治療成績は低下する．

日本産科婦人科学会の体外受精・胚移植等の臨床実施成績によれば，受精卵の凍結保存に比べ，凍結融解未受精卵子を用いた場合の生産率は約 1/2 へと低下する．実際，日本の凍結融解未受精卵子の胚移植成績は，79％が単一胚移植で，胚移植あたり生産率 9.9％ である[17]．したがって，老化による卵子の質の低下がない女性では，10 個以上の未受精卵子が凍結できれば理論的には 1 人の児の妊娠分娩が期待できる．

しかし，卵子凍結のためには，種々のホルモン療法や卵巣刺激が必要となり，頻回に病院受診が必要となる点が問題となる．また，自費での実施となるため，高額の費用がかかる問題点もある．さらに，最終的には経腟採卵が必要となり，性交渉の経験のない若年女性などでの実施は難しい．多くの女性は，まだ結婚も考えられないような時期に将来の自分のキャリア形成や家族計画ために卵子を凍結保存しておく発想に至るのは困難である．したがって実際には，ある程度加齢による卵子の老化がみられ，残存卵胞数がかなり減少して卵巣機能が低下してから，卵子の凍結保存を希望する場合が多い．しかし，卵巣性無月経患者からこれだけの数の卵子を採卵することは非常に困難であるため，妊娠を担保可能な十分な数の卵子を凍結できる可能性は低い．

卵巣の凍結保存

卵巣組織凍結はいまだ研究レベルではあるものの，卵子凍結と同様に半永久的に妊孕能を延

長可能である．卵巣組織凍結では，はじめに腹腔鏡手術などにより卵巣を摘出する．片側卵巣を摘出することが多いが，卵巣組織を部分的に摘出することも可能である．摘出した卵巣のうち，卵胞が局在している皮質部分のみとし，これを凍結保存する．胚や卵子凍結のように卵胞の発育状況によって採卵の時期を決定する必要はなく，性周期のどのタイミングでも実施可能であり，女性にとって利便性が高い．また逆に卵胞が成熟する時期に合わせて卵巣を採取すれば，胚または卵子凍結を同時に実施することもできる．ほかに，未婚女性にも実施可能であること，卵子凍結に比較して卵巣組織採取までに通院や時間がかからないため，社会生活に影響を与えにくいこと，多数の卵子を卵胞という状態で保存可能であること，などの利点があげられる．

欠点は，外科的な卵巣摘出が必要となり，胚や卵子の凍結に比べ，侵襲度が高いことが問題である．また，臨床成績も十分なデータがあるとはいえず，卵子凍結よりも妊娠率が高いかどうかは不明である．

方法としては緩慢法とガラス化法があるが，世界初の凍結卵巣組織から生児が得られたのが緩慢法であったため，現在は緩慢法による凍結保存が主流となっている．そのなかで，われわれはガラス化法にて凍結した早発卵巣不全患者の卵巣組織から，世界初の妊娠・出産に成功した[9]．ガラス化法は簡便で，緩慢法で必須となるプログラムフリーザーといった特別な装置を必要としないことが利点であるが，臨床成績に関してはさらなる検討が必要である．

加齢による卵巣の老化の克服

卵胞活性化療法（IVA：*in vitro* activation）

卵巣内の残存卵胞数が1,000個以下まで減少すると原始卵胞の活性化が起こらなくなり，卵巣にはまだ卵胞が残存しているにもかかわらず，卵胞発育が停止して，無月経となってしまう．

そこでわれわれは，この残存卵胞を人為的に活性化することが可能な技術を開発すれば，卵巣の生理的および異常な老化により卵巣内の残存卵胞数が減少した女性の妊孕能を回復できると考えた．われわれは，原始卵胞の活性化にPI3K-Akt-Foxo3経路が重要であることを見いだしており，PI3K活性化剤とPTEN抑制剤を用いて休眠原始卵胞を活性化する方法を考案し，マウス卵巣を用いた基礎研究を行い，卵巣組織の体外培養下でPI3K活性化剤とPTEN抑制剤を作用させる原始卵胞の人為的活性法を開発した[8]．その後，倫理委員会の承認と患者の同意のもと，ヒト卵巣皮質に対して，PTEN抑制剤を用いた体外組織培養による橋渡し研究を実施し，ヒト原始卵胞の活性化にも成功した[8]．さらに動物実験により，本法の安全性を十分確認した後，本法を卵胞活性化療法（*in vitro* activation：IVA）と名づけ，早発卵巣不全患者に対し臨床応用を行った[11]．

また，卵巣の断片化により初期卵胞の発育が促進されるという現象も見いだした．マウス卵巣を断片化して卵巣組織培養後に腎被膜下に移植すると，卵巣の断片化が一時的なアクチン重合を引き起こし，細胞増殖や生存を制御するHippoシグナルが抑制され，エフェクタータンパクであるYAP（yes-associated protein）が顆粒膜細胞の核内へ移行しTEAD転写因子と共役してCCN成長因子などの産生を誘導し，FSH非依存性の二次卵胞の発育を促進した．この物理的刺激による二次卵胞の発育誘導効果はヒトでも確認でき，この卵巣断片化とPI3K-Aktシグナルの活性化の両者を組み合わせることで，効率的に原始卵胞を活性化させ，卵胞の発育を誘導することに成功した[9]．

IVAの概要を❷に示す．はじめに腹腔鏡手術により卵巣を摘出する．摘出した卵巣のうち，

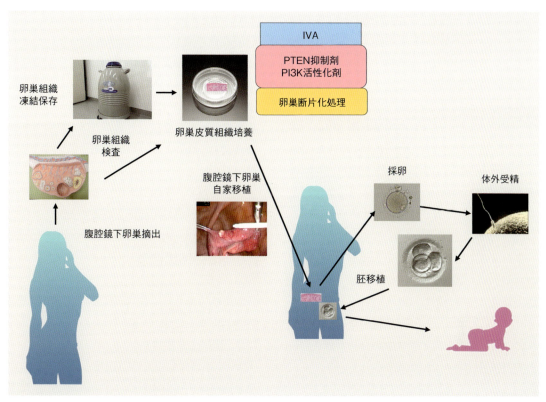

❷ 卵胞活性化療法（IVA）の概要

初期卵胞が含まれる皮質部分を残し，髄質を除去する．卵巣皮質を 1 cm 大の小片とし，各片の一部（全体の体積の 10％程度）を固定して組織学的に残存卵胞の有無を確認する．未婚の女性の場合は，この時点で卵巣を凍結保存し，妊孕能の温存が可能である．

1 cm 大の卵巣皮質片を Hippo シグナルの抑制のため，1～2 mm 四方に小断片化し，組織培養を行う．組織培養の際には，PTEN 抑制剤および PI3K 活性化剤を用いて 48 時間培養を行うことで，PI3K-Akt シグナルを活性化させる．培養後は卵巣組織を十分に洗浄し，体内に各薬剤が入らないよう留意して，腹腔鏡下に卵巣小断片を卵管漿膜下に移植する．卵巣移植後は，ホルモン療法，卵巣刺激を行いながら定期的に卵胞発育の有無をホルモン検査（LH, FSH, E_2〈estradiol〉, P_4〈progesteron〉）および経腟超音波検査にて確認する．

成熟卵胞が得られたら，通常の体外受精と同様の方法で採卵を行い，媒精または顕微授精を行う．受精卵は D2 でガラス化法により凍結し，後日ホルモン補充周期下に解凍胚移植を行う．

IVA の臨床成績

IVA の POI 患者における臨床成績は，2 報目の論文を発表した時点では，37 人の POI 患者（平均年齢 37.2 歳，平均無月経期間 5.9 年）に対し実施し，37 人中 20 人で残存卵胞を認めた．20 人中 9 人で卵胞発育が認められ，7 人の患者から成熟卵子が得られて体外受精を行った．5 人の患者に胚移植を実施し，3 人が妊娠した．1 人は妊娠初期に流産となったが，2 人は順調に経過し，それぞれ 3,254 g の男児，2,970 g の女児を出産した[18]．現在，中国，スペイン，ポーランド，メキシコで IVA の追試に成功し，妊娠・出産例が報告されている．また，われわれもさらなる妊娠・出産例を経験している．

残存卵胞喪失患者への治療法

IVA による不妊治療の適応は残存卵胞の存在する患者であり，IVA は残存卵胞が喪失した患者には無効である．

残存卵胞が喪失した患者が妊娠するためには，現在可能な方法として提供卵子を用いた体外受精・胚移植がある．本法は倫理的な問題や，ドナーの供給の問題，完全な非自己を妊娠するために免疫学的な問題が生じうる医学的な側面が議論されており，優れた治療法とはいえない．

また最近では，マウスの iPS 細胞や ES 細胞から卵子および精子の再生の成功と，それらを用いた生児獲得が報じられている[19]．この方法をヒトに応用すれば，残存卵胞が喪失した患者においても自己の卵子で妊娠が可能であり，ヒトでの卵子再生の研究が進められている．

加齢による卵子の老化の克服

加齢による卵子の質の低下の要因であるミトコンドリアの機能低下や酸化ストレスへの脆弱性を改善するため，さまざまなサプリメントの摂取や胚培養液中へのミトコンドリア機能を賦活化する物質や抗酸化剤の添加などが試みられてきた．一部はすでに市販されているが，その効果に関してはいまだ議論があり，また効果があっても限定的である．しかし，加齢による卵子の質の低下を改善するため，さまざまな候補因子に関する研究が現在も多く行われている．そのうちのいくつかは，動物実験などを用いて分子レベルでの作用機序も明らかにされており，近い将来，有用な物質の同定が期待される．

最近，ミトコンドリア病などの疾患に対して，患者卵子から核を取り出し，健康な若年女性の卵子の核と置換することで，正常なミトコンドリアを有し，自らの遺伝情報をもつ卵子を再構成して，体外受精・胚移植を行って健児を得たとの報告がなされた[20]．本法を応用するこ

とで，老化卵子の若返りも可能であるが，老化卵子の核の遺伝子変異は修復されないことから，その効果や安全性についてはさらなる研究が必要である．同様に，iPS 細胞からの卵子再生においても，初期化により老化によって起こる変化の一部は修復されるが，体細胞突然変異は修復できないため，臨床応用にはさらなる研究が必要である．最近はゲノム編集技術も発展してきたため，それを応用することで，体細胞突然変異の修復の可能性もみえてきた．

閉経後の卵巣機能

卵巣は加齢もしくは病的原因により残存卵胞数が減少するにつれ，萎縮していく．組織学的には，線維化が著明となり，血管が少なくなる．実際 IVA の卵巣手術時は正常な卵巣機能の卵巣手術時に比べ，ほとんど卵巣由来の出血は生じない．卵巣の機能は排卵と性ホルモン産生であり，その機能は残存卵胞数の減少により次第に損なわれ，閉経期には廃絶する．通常の場合，原始卵胞は体内では再生しないため，卵巣性無月経では閉経したのち再度月経が正常化することはないが，化学療法などの医原性の場合は，比較的障害を受けやすい発育卵胞が生殖毒性により喪失し，一時的に原始卵胞のみとなり，それが胞状卵胞まで発育してくるまでの 4〜6 か月間閉経状態となって，その後月経が回復することがあるので，注意を要する．

まとめ

医学の発展によりヒトの寿命は延びたが，卵巣は最も早く老化する臓器といっても過言ではない．卵巣・卵子のアンチエイジングは，社会環境が変化して晩婚化が進むなか，喫緊の課題となっている．

卵巣・卵子そのものを若返らせる技術は未確

立であるが，細胞・組織凍結技術を用いれば，卵巣・卵子の機能的な延命は可能である．その技術の過大なプロモーションには多くの倫理的な課題が含まれているが，少なくともそのような選択肢があることを，卵巣・卵子の老化に関する知識を含めて，広く一般女性，とくに卵子の老化が始まる前の未婚の30代半ばまでの女性が知る機会をつくることが大切である．そのためには，マスメディアによる繰り返しの報道や学生教育において情報にふれる機会をつくることが重要と考える．

(河村和弘)

●文献

1) Politzer G. Uber einen menschlichen Embryo mit 7 Urwirbelpaaren. 3. Das Entoderm Z Anat Entw Gesch 1930 ; 93 : 386-428.

2) Witschi E. Migration of the germ cells of human embryos from the yolk sac to the primitive gonadal folds. Contrib Embryol 1948 ; 209 : 67-80.

3) Sasaki K, et al. The germ cell fate of cynomolgus monkeys is specified in the nascent amnion. Dev Cell 2016 ; 39 : 169-85.

4) Baltus AE, et al. In germ cells of mouse embryonic ovaries, the decision to enter meiosis precedes pre-meiotic DNA replication. Nat Genet 2006 ; 38 : 1430-4.

5) White YA, et al. Oocyte formation by mitotically active germ cells purified from ovaries of repro-ductive-age women. Nat Med 2012 ; 18 : 413-21.

6) Reddy P, et al. Oocyte-specific deletion of Pten causes premature activation of the primordial folli-cle pool. Science 2008 ; 319 : 611-3.

7) Castrillon DH, et al. Suppression of ovarian follicle activation in mice by the transcription factor Foxo3a. Science 2003 ; 301 : 215-8.

8) Li J, et al. Activation of dormant ovarian follicles to generate mature eggs. Proc Natl Acad Sci USA 2010 ; 107 : 10280-4.

9) Kawamura K, et al. Hippo signaling disruption and Akt stimulation of ovarian follicles for infertility treatment. Proc Natl Acad Sci USA 2013 ; 110 : 17474-9.

10) Gougeon A. Dynamics of follicular growth in the human : a model from preliminary results. Hum Reprod 1986 ; 1 : 81-7.

11) Wu Q, et al. Sexual fate change of XX germ cells caused by the deletion of SMAD4 and STRA8 independent of somatic sex reprogramming. PLoS Biol 2016 ; 14 : e1002553.

12) Pankhurst MW. A putative role for anti-Müllerian hormone (AMH) in optimising ovarian reserve expenditure. J Endocrinol 2017 ; 233 : R1-13.

13) Franasiak JM, et al. The nature of aneuploidy with increasing age of the female partner : a review of 15,169 consecutive trophectoderm biopsies evalu-ated with comprehensive chromosomal screening. Fertil Steril 2014 ; 101 : 656-63.e1.

14) Demko ZP, et al. Effects of maternal age on euploidy rates in a large cohort of embryos ana-lyzed with 24-chromosome single-nucleotide poly-morphism-based preimplantation genetic screen-ing. Fertil Steril 2016 ; 105 : 1307-13.

15) Treff NR, et al. Next generation sequencing-based comprehensive chromosome screening in mouse polar bodies, oocytes, and embryos. Biol Reprod 2016 ; 94 : 76.

16) Sakakibara Y, et al. Bivalent separation into univa-lents precedes age-related meiosis Ⅰ errors in oocytes. Nat Commun 2015 ; 6 : 7550.

17) 齊藤英和ほか．平成23年度倫理委員会 登録・調査小委員会報告(2010年分の体外受精・胚移植等の臨床実施成績および2012年7月における登録施設名)．日産婦誌 2012 ; 64 : 2110-40.

18) Suzuki N, et al. Successful fertility preservation following ovarian tissue vitrification in patients with primary ovarian insufficiency. Hum Reprod 2015 ; 30 : 608-15.

19) Hikabe O, et al. Reconstitution in vitro of the entire cycle of the mouse female germ line. Nature 2016 ; 539 : 299-303.

20) Zhang J, et al. Live birth derived from oocyte spin-dle transfer to prevent mitochondrial disease. Reprod Biomed Online 2017 ; 34 : 361-8.

9章 閉経と生殖腺・全身の変化

周閉経期の内分泌学的変化

閉経と閉経年齢

　周閉経期に入ると，エストロゲンをはじめとする内分泌学的変化が起こり，月経異常がみられる．それまで規則的にみられた月経は頻発月経となり，やがて希発月経となる．月経がみられてから1年経過しても月経が発来しない場合，閉経と定義される．

　閉経年齢は人種によって少しずつ異なる．日本における閉経年齢に関する検討では，1990年に平均49.3歳，1995年に中央値で50.5歳，2006年に平均48.3歳と報告されている[1]．これらの報告では，対象者が閉経後女性あるいは産婦人科を受診した女性など限定されている．日本の看護師を対象としたJapan Nurses' Health Study（JNHS）の研究結果によると，40〜59歳の閉経前あるいは自然閉経後女性24,153人を解析対象としてKaplan-Meier生命表解析法を用いて閉経年齢を推定した場合，閉経年齢は中央値で52.1歳であった[2]．

　喫煙は閉経年齢を早めることが知られている．JNHSのデータから，日本女性においても喫煙習慣がある場合には，年齢調整オッズ比（95%信頼区間）は1.35（1.22〜1.51）と早まっていた[3]．また，現在のbody mass index（BMI）が高い，初経年齢が遅い，妊娠回数が多いほど自然閉経は遅くなっていた．さらに，不妊の既往がある女性では1.28（1.10〜1.48）と自然閉経は早まっており，不妊原因別に検討すると，子宮内膜症と関連した不妊の既往がある

女性においては3.43（2.17〜5.44）と有意に閉経年齢が早まっていた．閉経年齢が早まることは，一生におけるエストロゲンの曝露期間が短いことにつながり，将来の心血管系疾患や骨粗鬆症が早期に発症する可能性が考えられる．

周閉経期のSTRAW分類と内分泌動態

　周閉経期では卵巣機能が徐々に低下し，正常な月経周期の状態から月経周期の短縮や月経期間の延長などがみられるようになり，さらに希発月経や無月経になる．このような月経状況の変化とともに内分泌動態にも変化がみられる．

　周閉経期におけるエストロゲンは，直線的に減少するのではなく，フィードバック作用によって増減を繰り返しながら減少する．その変化は個人によって異なることから，周閉経期を「年齢」よりも「月経状態とホルモンレベル」の観点からとらえたほうがより適切であると考え，周閉経期を細分化したSTRAW（stages of reproductive aging proposed by workshops）分類が提唱され，現在では❶のように10の時期に分類されている[4]．代謝系や免疫系の変化は，エストロゲンが完全に低下した閉経後よりも不規則なエストロゲン状態の段階で生じていることが考えられ，周閉経期における変化の違いが閉経後にみられる疾患の発症に関与する可能性もでてきた．したがって，周閉経期を細分化して再考することが必要である．

　STRAWでは，成人女性の一生を生殖期（reproductive stage），閉経移行期（meno-

Stage	−5	−4	−3b	−3a	−2	−1	+1a	+1b	+1c	+2
用語	生殖期				閉経移行期		閉経後			
	前期	頂期	後期		前期	後期	前期			後期
						周閉経期				
期間	変動				変動	1〜3年	2年(1+1)		3〜6年	残りの寿命
原則的な基準										
月経周期	変動〜規則的	規則的	規則的	微妙な変化がみられる	連続した周期において7日以上変動する月経周期	60日以上の無月経期間				
支持する基準										
内分泌										
FSH			低値	変動あり*	↑変動あり*	↑≧25IU/L**	↑変動あり	安定		
AMH		低値	低値	低値	低値	低値	低値		きわめて低値	
インヒビンB			低値	低値	低値	低値	低値		きわめて低値	
胞状卵胞数			低値	低値	低値	低値	きわめて低値		きわめて低値	
特徴的な所見										
症状						血管運動神経症状がみられやすい	最も血管運動神経症状がみられやすい			泌尿生殖器の萎縮症状増加

*月経周期2〜5日での採血. ↑基準値より高値
**最近の国際下垂体基準に基づいた近似値

❶ STRAW10 (The Stages of Reproductive Aging Workshop＋10 staging system) 分類
(Harlow SD, et al. 2012[4])

pausal transition), 閉経後 (postmenopause) の3つの時期に分けている. final menstrual period (FMP) を stage 0 として, FMP より前をマイナス, FMP より後をプラスで表記し, 生殖期として−5, −4, −3b, −3a の4段階, 閉経移行期として−2と−1の2段階, 閉経後として＋1a, ＋1b, ＋1c, ＋2の4段階の合計10段階に分類される. 生殖期の4つの段階は, 月経周期が規則的にみられる時期と不規則に変動する時期に分かれる. 閉経移行期では, 月経周期が通常と7日以上変動する時期を−2, 月経周期が60日以上になる時期を−1とする[4].

生殖期後期 (late reproductive stage: Stage −3)

−3aと−3bの2段階に分かれる. 月経周期は規則的であるが, 卵胞期の期間が短くなるために月経周期が短くなることもある. エストラジオール (estradiol: E_2) レベルは変化がないか少し増加がみられることもある. 抗Müller管ホルモン (anti-Müllerian hormone: AMH) レベルは, 生殖期中期 (mid-reproductive age) と比べると2〜10倍減少している. 胞状卵胞数やインヒビンB産生の減少もみられる. インヒビンBの減少がみられるため卵胞刺激ホルモン (follicle stimulating hormone: FSH) の増加がみられるようになる.

閉経移行期前期 (early menopausal transition: Stage −2)

月経周期に変化が始まる時期であり, 正常月経周期以外に無排卵周期もみられる. 月経周期1〜4日目のE_2値は変動し, 黄体期にも増加がみられる. 黄体期のプロゲステロン濃度は低くなる. AMHはほとんどが検出感度未満に減少し, 胞状卵胞数は減少する. インヒビンBも生

殖期後期よりもさらに減少する．インヒビンの減少によりFSHはさらに増加する．黄体化ホルモン（lutcinizing hormone：LH）も増加し始める．

閉経移行期後期（late menopausal transition：Stage −1）

この時期は60日以上の長い月経周期になることが特徴であり，1〜3年続く．60〜70%が無排卵である．黄体期のプロゲステロンの尿中中間代謝産物であり黄体機能の評価指標となるpregnanediol glucronideは低値となる．AMHは検出感度未満になり，インヒビンBも非常に低くなる．FSH値は閉経移行期前期よりもさらに増加し，25 IU/Lを上回って閉経後のレベルにまで上昇したり，生殖期前期（early reproductive stage）のレベルになったり変動する．なお，LHも増加する．

閉経後前期（early postmenopause：Stage ＋1a，＋1b，＋1c）

Stage ＋1aおよび＋1bは，FMPから2年までをいう．そのうち，＋1aはFMPから12か月までをさし，FMPの2年前から始まる周閉経期の最後の時期にあたる（❶）．また，＋1bは，FSHやE$_2$の急激な変化がみられる残りの1年にあたる．FSHは閉経後2年まで変動し，血管運動神経症状が顕著にみられる．なお，AMHやインヒビンBはいずれも低値であり，胞状卵胞数もきわめて低い．Stage ＋1cは，FMPからFMP後3〜6年にかけての時期である．FMPから2年間で増加したFSHレベルは高い状態で持続する．閉経後前期全体としてstage ＋1a，＋1b，＋1cを合わせると5〜8年になる．

閉経後後期（late postmenopause：Stage ＋2）

閉経後前期から続く時期であり，腟乾燥感や泌尿生殖器の萎縮症状が増加する．なお，高いFSHレベルは高齢になるにつれて少しずつ減少する．

周閉経期における内分泌

生体内でエストロゲン活性を有するものには，エストロン（estrone：E$_1$），エストラジオール（E$_2$），エストリオール（estriol：E$_3$）があり，その活性比は，E$_1$はE$_2$の約1/10，E$_3$はE$_2$の約1/100である．非妊娠時にはE$_1$とE$_2$が主体である．エストロゲンの産生源には，卵胞周囲に存在する顆粒膜細胞と，脂肪・皮膚・筋肉などに存在するアロマターゼによるアンドロステンジオンからの変換によるものとがあり，性成熟期はほとんどが卵巣由来である．

周閉経期におけるホルモン変化の特徴は，卵巣におけるエストロゲン分泌低下とフィードバック感受性の低下によるLH・FSHの上昇である．卵巣は加齢に伴って萎縮し，重量も15 gから50歳代には約5 gに減少する．卵胞数は37〜38歳を過ぎたころから急速に減少し，50歳でほぼ消失する．また，顆粒膜細胞の機能低下や間質細胞の萎縮・線維化なども生じる．40歳代になると卵胞期の延長を主体とする月経周期の延長がみられるようになり，無排卵周期も増えてくる．FSH値の上昇を認め，遅れてLHの上昇が始まり，E$_2$の低下を認めるようになり，閉経に至る．卵巣の顆粒膜細胞では下垂体からのFSHの分泌を抑制しているインヒビンが産生されるが，インヒビンが低下してくることもFSHの増加に関与する．エストロゲンは全体量が減るとともにE$_1$が主体となり，エストロゲン全体としての活性は閉経前の約1/10以

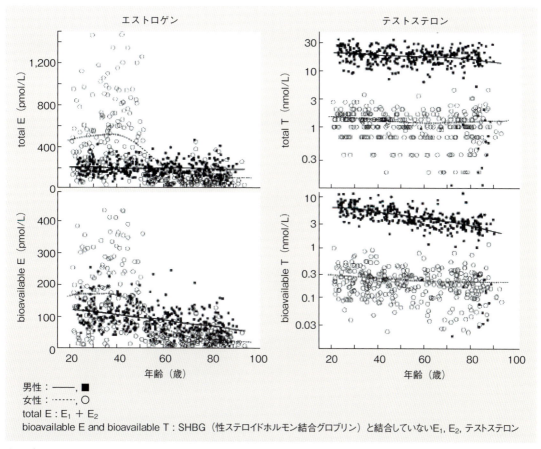

❷ 男女における性ステロイドホルモンの推移
女性は，周閉経期にエストロゲンの急激な減少がみられるが，テストステロンは徐々に減少する．
（Khosla S, et al. 1998[6]）

下になると考えられている[5]．

エストラジオール（E_2）

Khoslaらは，25〜85歳の女性について，E_1とE_2を合わせたエストロゲンの変化を検討し，周閉経期には❷のように，総エストロゲンもbioavailableエストロゲンも大きく減少し，閉経後は男性よりも低いエストロゲン濃度になることを報告した[6]．Kimらは，周閉経期の縦断的研究であるStudy of Women's Health Across the Nation（SWAN）のデータから，FMPを0とすると，E_2は−2から+2にかけて急激な変化がみられることを報告している[7]．

卵巣機能の低下により，45歳を過ぎたころから血中E_2濃度は徐々に低下するが，その低下は直線的ではなく，測定日によって変化がみられる．月経周期が不規則となった女性では，FSHの増加によりE_2が高値を示すこともある．また，SWANの研究では，42〜52歳の3,257例の周閉経期女性のE_2濃度を検討し，❸のようにE_2濃度の変化には人種差がみられること，日本人や中国人はほかの人種に比べて有意にE_2濃度が低いことを報告している[8]．

Randolphらは，SWANの研究において，1,215例の女性のE_2の縦断的変化に関して，①E_2に変化がみられない時期（FMPの8年前から2年前まで），②急激にE_2が減少する時期（FMP2年前からFMP2年後の間），③E_2がほ

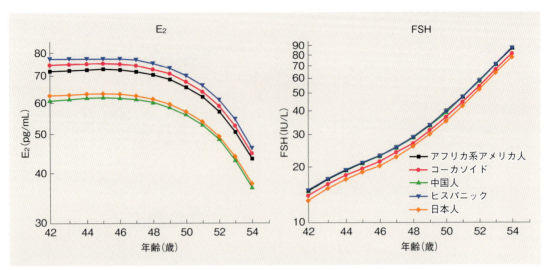

❸ 周閉経期における血中エストラジオール（E_2）と卵胞刺激ホルモン（FSH）の推移
エストラジオール濃度の変化には人種差が存在し，日本人のエストラジオール濃度は他の人種に比べて低い．
（Randolph JF Jr, et al. 2004[8]）

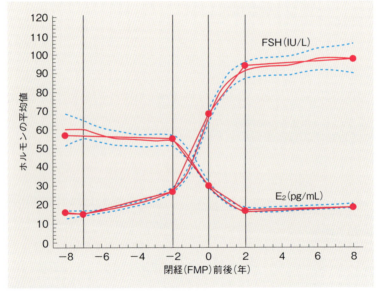

❹ エストラジオール（E_2）と卵胞刺激ホルモン（FSH）の推移
周閉経期にはエストラジオール濃度は急激に減少し，FSHは増加する．
（Randolph JF Jr, et al. 2011[9]）

ぼ一定になる時期（FMPの2〜8年後）の3段階に分類されることを報告している[9]（❹）．なお，肥満女性におけるE_2減少の縦断的変化は非肥満女性に比較して有意に少ない．

一方，Tepperらは，SWAN研究結果から，❺のように周閉経期におけるE_2の変化は次の4つのパターンに集約されると報告している．

① 徐々に減少する「slow decline pattern」であり，26.9％がこれにあたる．
② flatと称される限定的な減少「flat pattern」であり，28.6％にあたる．
③ FMP前に増加し徐々に減少するパターン

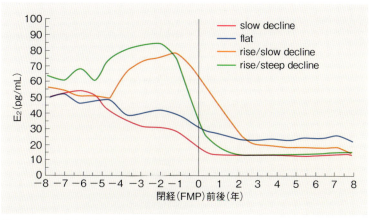

❺ エストラジオール(E₂)変化のパターン
周閉経期におけるエストラジオール濃度の変化は, ①徐々に減少する slow decline pattern, ②flat pattern, ③閉経前に増加し徐々に減少する rise/slow decline pattern, ④閉経前に増加し急激に減少する rise/steep decline pattern の4つのパターンが存在する.
(Tepper PG, et al. 2012[10])

「rise/slow decline pattern」で, 13.1%にあたる.
④FMP前に増加し急激に減少するパターン「rise/steep decline pattern」であり, 31.5%にあたる.

これら4つのE₂変化のパターンは人種やBMIと密接に関連している. ①「slow decline pattern」は中国人や日本人に, ②「flat pattern」はアフリカ系アメリカ人に, ④「rise/steep decline pattern」はコーカソイドに多くみられる. また, ②「flat pattern」は過体重の女性や肥満女性に多くみられ, ③「rise/slow decline pattern」は過体重の女性に多くみられる[10].

日本でもSTRAW分類を参考にして, 周閉経期女性231例を月経状況とFSHで細分化して, 7群(①月経が規則的かつ正常FSH群, ②月経は規則的であるがFSHが増加している群, ③頻発月経から不規則月経となりFSHが増加している群, ④希発月経になりFSHが増加している群, ⑤閉経後1年未満群, ⑥閉経後1年以上5年未満群, ⑦閉経後5年以上群)に分けてE₂を検討すると, 月経が不規則な段階で一過性に増加し, その後減少するパターンを示した[11].

閉経後のE₂値は10〜20 pg/mL未満と一括してとらえられ, それ以下のE₂濃度は通常問題にされない. しかし, 閉経以降に増加する骨粗鬆症や脂質異常症などの疾患とE₂濃度との関係が注目されている. 高感度E₂測定法によって測定された内因性のE₂濃度が非常に低い高齢女性では, 脊椎や大腿骨頸部などの骨密度が低いこと[12]や骨折の危険率が高まること[13]が報告されている. 日本においても, 高感度測定系を用いた検討から, 自然閉経5年を経過した女性においては, E₂濃度が低いと腰椎骨密度が低いことが報告されている[14].

エストロン(E₁)

閉経前女性ではE₂が主たるエストロゲンであるが, 閉経後のE₂はきわめて低くなり, E₁が主なエストロゲンとなる. E₁は主にアンドロゲン側鎖の芳香化によって産生される. 芳香化は, 脂肪組織, 筋肉などの組織で起こり, 閉経後のE₁濃度は閉経前女性の濃度とほぼ同等と考えられている[15].

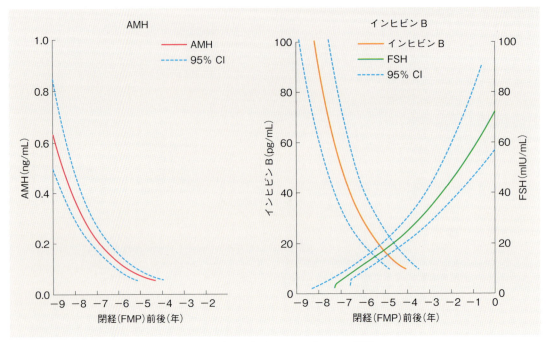

❻ **周閉経期における抗 Müller 管ホルモン（AMH）とインヒビン B の推移**
抗 Müller 管ホルモンは閉経の 5 年前に感度未満になり，インヒビン B は閉経の 4〜5 年前に感度未満になる．
(Sowers MR, et al. 2008[18])

110 例の女性を 9 年間にわたってフォローアップした研究によると，FMP の 4 年前の中央値は 89.4 pg/mL，FMP では 87.0 pg/mL，FMP の 4 年後は 69.9 pg/mL と，周閉経期の E_1 の変化はわずかな減少にとどまっている[7]．なお，E_1 はアンドロステンジオンから変換されるが，E_1／アンドロステンジオン比は閉経前後を通じてほぼ一定である[7]．

インヒビン，抗 Müller 管ホルモン（AMH）

インヒビン

インヒビンは卵巣の顆粒膜細胞で産生され，FSH の合成や分泌を抑制する．

Burger らは，150 人を 6 年間にわたってフォローアップし，FMP の 2.5 年前から 4 年後における変化を報告した．それによると，FMP の 2.5 年前のインヒビン A のレベルは，FMP には約半分に減少し，その後徐々に減少し，FMP の 6 か月後には検出限界未満の値を示す割合が 68％となり，FMP の 4 年後になるとその割合は 94％に増加している．また，インヒビン B は，FMP の 2.5 年前のレベルが FMP 6 か月後には 40％にまで減少し，検出限界未満の値を示す割合も 83％となり，FMP の 3.5 年後にその割合は 100％になることを報告している[16]．

一方，Sowers らは，50 人の周閉経期女性を 6 年間にわたって 1 年ごとにフォローアップし，FMP の 9 年前から FMP にかけての変化を報告している．それによると，インヒビン B は，閉経の 4〜5 年前に感度未満となることが示されている[17]（❻）．周閉経期におけるインヒビンの分泌の減少によって FSH の増加をきたす．

抗 Müller 管ホルモン（AMH）

AMH は，未熟な卵胞に存在する顆粒膜細胞から分泌されるホルモンであり，卵巣予備能の指標とされている．AMH は閉経の予測因子としての検討も進められ，閉経の 5 年前には

AMHは感度未満になることが示されている[17]（**⑥**）.

下垂体ホルモン（FSH，LH）

エストロゲン濃度の低下によってネガティブフィードバック機構が働き，FSHの増加がみられる．この増加は閉経の約2年前からみられ，閉経の2年後にはプラトーに達する[16]．LHも増加するが，FSHの変化が顕著である．FSHの値については人種によって違いがみられ，アフリカ系アメリカ人では高い値で推移し，日本人では低い値で推移することが示されている[8]．

FMPの10年前からFMPの10年後までのFSHの変化を検討した報告によると，FSHの変化は4つの時期に分かれることが報告されている[18]．

ステージ1：FMPの10年前から7年前の期間であり，わずかにFSHが増加する時期である．

ステージ2：FMPの7年前から2年前の期間であり，FSHの増加が加速する時期である．

ステージ3：FMPの2年前からFMP後1年までの期間であり，急激にFSHが上昇する時期である．

ステージ4：FMP後1年以降の時期であり，FSHはほぼプラトーになる時期である．

それぞれの時期における内分泌学的解釈は次のように考えられている．

①ステージ1：閉経前にあたる時期であり，年間のFSHの変化の変動はわずかである．

②ステージ2：FSHの変化に加速がみられる時期である．この現象は卵の質や量の減少が大きいことを反映しており，AMHやインヒビンBによっても評価される．インヒビンBの減少によってFSHの抑制はとれ，FSHは増加を示す．この時期は周閉経期前期とよばれる時期であり，平均5年ぐらい続く．

③ステージ3：FSHが急激に増加する時期である．この時期になると主席卵胞の形成や黄体形成がみられないことが多く，FSHとインヒビンBやインヒビンAとの間の関係に低下がみられる．周閉経期後期とよばれる時期に一致し，FMPの2年前からFMPの1年後に至る平均3年続く時期である．

④ステージ4：FMPの1年後から続く時期であり，FSHはプラトーに達し，卵胞発育はみられない．

一方，SWANの研究結果からは，**④**のようにFSHの変化の時期は，①FSHの変化がみられない時期（FMPの8年前から7年前），②FSHが徐々に増加する時期（FMPの7年前から2年前まで），③FSHが顕著に増加する時期（FMPの2年前からFMPにかけて），④FSHがゆっくりと増加する時期（FMPからFMP2年後にかけて），⑤FSHがほぼ一定になる時期（FMP2年後から8年後）の5つに分類されている[9]．なお，肥満女性におけるFSHの増加は，非肥満女性に比べて顕著に少ない．

さらにTepperらは，周閉経期のFSHの変化パターンについて，**⑦**に示すように，①ゆっくり増加し，低値で安定（low trajectory）（10.6％），②中等度増加し安定（medium trajectory）（48.7％），③急速に増加し高値で安定（high trajectory）（40.7％）の3つのパターンに分類されることを報告しており，このFSHの変化には人種とBMIが関係する．low trajectoryはアフリカ系アメリカ人，ヒスパニック，過体重や肥満女性でみられ，medium trajectoryは日本人に多くみられる[10]．

現在，このようなFSHのレベルと血管運動神経症状の程度，脂質代謝異常症，動脈硬化，心血管系疾患，非アルコール性脂肪性肝疾患，メタボリックシンドローム，糖尿病などさまざまな疾患との関係が報告されるようになってきている．

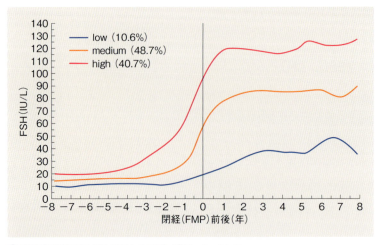

❼ 周閉経期におけるFSHの変化パターン 61.6
周閉経期におけるFSH濃度の変化は、①ゆっくりと増加し低値で安定、②中等度増加し安定、③急速に増加し高値で安定の3つのパターンが存在する.
(Tepper PG, et al. 2012[10])

テストステロン

　テストステロンは、約65％が性ステロイドホルモン結合グロブリン（sex hormone binding globulin：SHBG）と結合し、1～2％が遊離テストステロン、残りはアルブミンと緩く結合している。すなわち、テストステロン濃度はSHBGの影響を受けることから、周閉経期のSHBGの変化と遊離テストステロンの変化は密接に関連する.

　女性の周閉経期におけるテストステロンの変化については意見が一致していない。横断的研究では、周閉経期において24時間の平均血漿テストステロン濃度は減少すること[19]や、閉経前に比べて閉経後のテストステロン濃度は有意に低いこと[20]が報告されている。Khoslaらは、❷のように25～85歳の女性におけるテストステロンの変化は、E_2のように急激な減少はみられず、男性に比べると減少の程度は少ないが、総テストステロンは15.8％減少、bioavailable Tは28.4％減少することを報告している[6]。一方、周閉経期の女性172例を前向きに調査した研究においては、FMPの6年前からFMPの8年後の間でテストステロン濃度に有意な変化はみられないことも報告されている[21].

　629例の女性を対象に周閉経期でのテストステロンやSHBGを検討した結果によると、FMPの10年前には17.7 ng/dLであった値は、FMPには27 ng/dLに増加し、閉経後を合わせた20年間と比較すると、13.8 ng/dL増加している。遊離アンドロゲン指数（free androgen index：FAI）については、1.58から2.94に増加しており[22]、FMPの10年前からFMPの10年後でみるとFAIは80％増加している。110例の女性を9年間にわたってフォローアップした研究によると、周閉経期のテストステロンを中央値でみるとFMPの4年前は35.9 ng/dL、FMPでは36.3 ng/dL、FMPの4年後は38.3 ng/dLとわずかながら増加している[7].

　周閉経期にテストステロンが増加する機序として次のようなことが考えられている。ゴナドトロピンに反応する卵胞数の減少によって減少した顆粒膜細胞では、芳香化の誘導を助けるために、莢膜細胞から高濃度のアンドロゲンを要求するようになる。そのため、基底膜を越えてアンドロゲン勾配が増加する。このような莢膜

細胞由来のアンドロゲンの増加は，LHの増加によって誘導され，FSHの増加も伴う．すなわち，LHの増加がアンドロゲン分泌を刺激している可能性が考えられる．

日本において，STRAW分類を参考に周閉経期を7群に分けてテストステロンの変化を検討すると，テストステロンは減少するものの，E_2のような急激な変化を示さず，徐々に低下する変化を示している[11]．

デヒドロエピアンドロステロン（DHEA）

デヒドロエピアンドロステロン（dehydroepiandrosterone：DHEA）およびサルフェートが結合したDHEA-Sは，副腎皮質から産生されるホルモンであり，ほかのステロイドホルモンよりも量的に多く産生される．これまでDHEAには心臓保護的作用，抗肥満作用，抗糖尿病作用を有していることが報告されている[23]．

SWAN研究のなかで，42～52歳の2,886人の女性についてDHEA-Sの変化が検討され，人種によるDHEA-Sの変化をみると，中国人やコーカソイドは42歳から大きく減少するが，日本人やアフリカ系アメリカ人は大きく変化しないことが報告されている．周閉経期のDHEA-Sの変化として注目すべきことは，閉経前に3～11か月の無月経がみられる周閉経期後期およびFMPからFMPの2年後までの閉経後前期において，一過性にDHEA-Sの増加がみられることである[23,24]（❽）．この一過性の増加に関する理由として，LHの増加が推定されている．副腎にはLH受容体の存在が示されており，マウスではLHの増加に応じて副腎におけるLH受容体の増加がみられる．したがって，周閉経期にLHが増加することによって，副腎のLH受容体を介してDHEA-Sが産生されることが考えられている[7]．日本においても，DHEA-Sは徐々に低下するが，海外における報告と同様に不規則月経の段階で一過性の増加

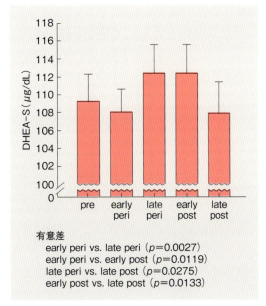

❽ 周閉経期におけるDHEA-Sの推移
DHEA-S濃度は周閉経期に一過性に上昇がみられる．
（Crawford S, et al. 2009[23]）

がみられることが報告されている[11]．

アンドロステンジオン（ASD）

アンドロステンジオン（androstenedione：ASD）は，DHEA-Sと同様に副腎が産生源である．アロマターゼによってASDからエストロン，テストステロンからエストラジオールに変換される．閉経後は，卵巣のエストロゲン産生が顕著に減少し，副腎が性ステロイドホルモンの重要な産生源となる．卵巣や副腎で産生されたDHEA-Sは，末梢でASDを経て芳香化されてエストロンとなる．

ASDレベルは閉経後4年までわずかに減少する[7]．この変化はE_2のような急激な減少ではなく，中央値で示すとFMPの4年前は1.03 ng/mL，FMPにおいては0.84 ng/mL，FMPの4年後は0.70 ng/mLと少しずつの減少である．人種別にみると，アフリカ系アメリカ人に比べてコーカソイドのほうがやや高めで推移している．なお，E_1/ASD比は周閉経期を通じてほぼ

変わらない.

アンドロステンジオール

アンドロステンジオールの化学構造は,アンドロゲンに似ているが,E_2の0.01〜0.1%の活性をもつ弱いエストロゲンと認識されている.アンドロゲン様作用とエストロゲン様作用の2つの生物活性を有する[25].

閉経前の血中濃度は1 nM以下(E_2の2〜3倍)である.エストロゲン受容体への親和性も低いため,低濃度ではアンドロゲンとしてもエストロゲンとしても効果はみられない.しかし,周閉経期後期から閉経後前期にかけてみられるDHEA-Sの増加によって,血中アンドロステンジオール濃度も3.4 nM(約1,000 pg/mL:E_2の100倍)を示すようになる.この濃度になると,エストロゲンに感受性の高い細胞であれば,タンパク合成や細胞増殖をきたす.したがって,周閉経期において,アンドロステンジオールがエストロゲン様作用を有することが可能になる.

McConnellらは,周閉経期後期にアンドロステンジオールが5〜8倍増加することを報告している[26].Lasleyは,DHEA-Sが周閉経期に増加を示すときにはASD,アンドロステンジオール,テストステロンも同時に増加していることを報告し,低いエストラジオールレベルに比べて高いアンドロステンジオールは,低いエストロゲンの生物活性を補う効果を有する可能性を示唆している[27].

アンドロゲン/エストロゲン比

アンドロゲンとエストロゲンの比の変化は,エストロゲンの減少によって左右される.この比の増加を示すandrogenicityは,閉経後の多毛の増加といった変化を起こす場合もある.ヒトでは副腎皮質にLH受容体が存在することが示されており,アンドロゲン/エストロゲン比

の変化は,LH濃度の変化に対する副腎の反応によって左右されることが考えられる.日本では,テストステロンとE_2の比は徐々に増加し,閉経後は閉経前に比べて高値を示したことが報告されている[11].

性ステロイドホルモン結合グロブリン（SHBG）

性ステロイドホルモン結合グロブリン（sex hormone binding globulin：SHBG）は,性ホルモンと結合する糖タンパクであり,性ステロイドホルモンを目的とする組織に運んだり,アンドロゲンとエストロゲンの間のバランスを保つなどの役割を果たしている.

SHBGが,周閉経期と閉経後にどのように変化するかについては一定の見解が得られていない[6,28].Khoslaらの検討では,男性は25〜85歳にかけて124.3%の増加を示すが,女性は−1.4%の変化であり,全体的にみるとその変化はわずかであると報告している[6].周閉経期に限ると,60歳ごろにかけて緩やかに減少し,そののち緩やかに増加している.

Sowersらは,629例の女性を対象に周閉経期でのSHBGを検討し,FMPの10年前に57.9 nMであった値は,FMPの10年後には34.2 nMに減少したことを報告している[22].また,FMPの2年前からFMPの3年後までと,FMPの6年以降の2つの時期に大きな減少がみられていることも示されている[22].

卵巣から副腎へのシフト

閉経前は,Δ^4系(プロゲステロンからアンドロステンジオン,そしてテストステロンへの系)が中心であるが,卵巣機能が低下しLHが増加すると,Δ^5系(プレグネノロンからDHEA,そしてアンドロステンジオールへの系)が活性化する.LHの増加によって副腎皮質でのLH

受容体の補充が起こると，副腎において Δ^5 系が中心となり，DHEA やアンドロステンジオールが増加するようになり，周閉経期を境にホルモン産生の場所がシフトすることを示唆している[25].

ホルモン値からみた卵巣機能の判断

卵巣機能を判断する指標として，E_2 や FSH などのホルモン濃度を測定することが多い．一般的に，閉経になると E_2 は 10〜20 pg/mL 以下になり，FSH が 40 mIU/mL 以上を示すようになると考えられるが，1 回の測定値のみで個々の女性の閉経の時期を結論づけることはできない．得られた結果については慎重に解釈しなくてはならない．一般的には E_2 の低下よりも FSH の上昇が先行する．FSH の上昇は閉経の前兆であるが，閉経はその後何年か経過してからみられることが多く，閉経年齢の予測因子とはならないことを認識しておくことが必要である[29].

（安井敏之）

● 文献

1) 安井敏之. 本邦女性における閉経年齢ならびに閉経に影響を与える要因—Japan Nurses' Health Study から. 日女性医学誌 2012；20：161-5.

2) Yasui T, et al. Factors associated with premature ovarian failure, early menopause and earlier onset of menopause in Japanese women. Maturitas 2012；72：249-55.

3) Yasui T, et al. Association of endometriosis-related infertility with age at menopause. Maturitas 2011；69：279-83.

4) Harlow SD, et al. Executive summary of the Stages of Reproductive Aging Workshop+10：addressing the unfinished agenda of staging reproductive aging. J Clin Endocrinol Metab 2012；97：1159-68.

5) 高松潔ほか. エイジングとホルモン（1）エストロゲン. Hormone Frontier in Gynecology 2015；22：103-14.

6) Khosla S, et al. Relationship of serum sex steroid levels and bone turnover markers with bone mineral density in men and women：a key role for

bioavailable estrogen. J Clin Endocrinol Metab 1998；83：2266-74.

7) Kim C, et al. Changes in androstenedione, dehydroepiandrosterone, testosterone, estradiol, and estrone over the menopausal transition. Womens Midlife Health 2017；3：doi：10.1186/s40695-017-0028-4.

8) Randolph JF Jr, et al. Change in estradiol and follicle-stimulating hormone across the early menopausal transition：effects of ethnicity and age. J Clin Endocrinol Metab 2004；89：1555-61.

9) Randolph JF Jr, et al. Change in follicle-stimulating hormone and estradiol across the menopausal transition：effect of age at the final menstrual period. J Clin Endocrinol Metab 2011；96：746-54.

10) Tepper PG, et al. Trajectory clustering of estradiol and follicle-stimulating hormone during the menopausal transition among women in the Study of Women's Health across the Nation (SWAN). J Clin Endocrinol Metab 2012；97：2872-80.

11) Yasui T, et al. Androgen in postmenopausal women. J Med Invest 2012；59：12-27.

12) Greendale GA, et al. Endogenous sex steroids and bone mineral density in older women and men：the Rancho Bernard study. J Bone Miner Res 1997；12：1833-43.

13) Chapurlat RD, et al. Serum estradiol and sex hormone-binding globulin and the risk of hip fracture in elderly women：the EPIDOS study. J Bone Miner Res 2000；15：1835-41.

14) 安井敏之ほか. 閉経後婦人における内因性エストロゲン濃度と腰椎骨密度の検討. Osteoporosis Japan 2002；10：76-8.

15) 友池仁暢監訳. 女性の健康と更年期：包括的アプローチ—NIH2002 国際方針声明書より. 実行委員会要約. 東京：学習研究社；2003. p.24-38.

16) Burger HG, et al. Prospectively measured levels of serum follicle-stimulating hormone, estradiol, and the dimeric inhibins during the menopausal transition in a population-based cohort of women. J Clin Endocrinol Metab 1999；84：4025-30.

17) Sowers MR, et al. Anti-Mullerian hormone and inhibin B in the definition of ovarian aging and the menopause transition. J Clin Endocrinol Metab 2009；93：3478-83.

18) Sowers MR, et al. Follicle stimulating hormone and its rate of change in defining menopausal transition stages. J Clin Endocrinol Metab 2008；93：3958-64.

19) Zumoff B, et al. Twenty-four-hour mean plasma testosterone concentration declines with age in normal premenopausal women. J Clin Endocrinol Metab 1995；80：1429-30.

20) Bancroft J, Cawood EH. Androgens and the meno-

pause : a study of 40-60-year-old women. Clin Endocrinol 1996 ; 45 : 577-87.

21) Burger HG, et al. A prospective longitudinal study of serum testosterone, dehydroepiandrosterone sulfate, and sex hormone-binding globulin levels through the menopausal transition. J Clin Endocrinol Metab 2000 ; 85 : 2832-8.

22) Sowers MFR, et al. Testosterone, sex hormone-binding globulin and free androgen index among adult women : chronological and ovarian aging. Hum Reprod 2009 ; 24 : 2276-85.

23) Crawford S, et al. Circulating dehydroepiandrosterone sulfate concentrations during the menopausal transition. J Clin Endocrinol Metab 2009 ; 94 : 2945-51.

24) Lasley BL, et al. The relationship of circulating dehydroepiandrosterone, testosterone, and estradiol to stages of the menopausal transition and ethnicity. J Clin Endocrinol Metab 2002 ; 87 : 3760-7.

25) Lasley BL, et al. Ovarian adrenal interactions during the menopausal transition. Minerva Ginecol 2013 ; 65 : 641-51.

26) McConnell DS, et al. Menopausal transition stage-specific changes in circulating adrenal androgens. Menopause 2012 ; 19 : 658-63.

27) Lasley BL, et al. Androstenediol complements estrogenic bioactivity during the menopausal transition. Menopause 2012 ; 19 : 650-7.

28) Goodman-Gruen D, et al. A prospective study of sex hormone-binding globulin and fatal cardiovascular disease in Rancho Bernardo men and women. J Clin Endocrinol Metab 1996 ; 81 : 2999-3003.

29) 安井敏之. 女性医学における検査とその実際 ホルモン関連検査. 日本女性医学学会編. 女性医学ガイドブック 更年期医療編 2014 年度版. 東京 : 金原出版 ; 2014. p.264-9.

閉経に伴う脂質代謝の変化

はじめに

心筋梗塞や脳卒中などの心血管疾患の発症は，閉経後に上昇することが知られている．心血管疾患のリスク因子には高血圧，糖尿病，慢性腎疾患などがあるが，脂質異常症も大きく関与する．脂質代謝の経年的変化をみると，男女ともに脂質異常症の頻度は年齢とともに増加するが，女性の場合，閉経年齢である50歳ごろから急上昇する．とくに，低比重リポタンパク（low-density lipoprotein：LDL）コレステロールと中性脂肪（triglyceride：TG）が上昇することが特徴である．これは閉経に伴うエストロゲン欠乏が脂質代謝に大きな影響を与えることが要因である．

本項では，生理学的脂質代謝動態，脂質異常症の診断基準や動脈硬化性疾患への進展機序，経年的脂質変化，高LDLコレステロール血症と冠動脈疾患との関連，冠動脈疾患の疫学，エストロゲン濃度の経年的変化や閉経後の脂質代謝特性について解説する．

リポタンパク代謝

リポタンパクとは，水に不溶な脂質を血中で運搬するための粒子で，表層脂質の親水性の遊離コレステロール，リン脂質，アポリポタンパク，表層脂質のコレステロールエステルと中性脂肪から構成されている．粒子の大きさや比重の違いにより，カイロミクロン（chylomicron），超低比重リポタンパク（very low-density lipo-protein：VLDL），LDL，高比重リポタンパク（high-density lipoprotein：HDL）の主要4分画に分類される．

VLDLは肝臓内でのTGの合成に伴い産生され，リポタンパクリパーゼにより中間比重リポタンパク（intermediate-density lipoprotein：IDL）に代謝され，肝性リパーゼによりさらにLDLにまで代謝される．LDLは肝のLDL受容体から取り込まれ，血中濃度が維持されている．HDLは肝や腸管，さらにはVLDLからIDLへの代謝過程でも産生される．HDLはLDLとは異なり，血管内皮下に侵入し，蓄積した泡沫細胞内のコレステロールを血中に処理する脱泡沫化作用を有する．また，HDLはそれ自身抗酸化作用をも有し，抗動脈硬化的に作用する．

脂質代謝異常から動脈硬化への進展機序

高LDLコレステロール血症

血中にLDLが過剰に蓄積すると，血管内皮下に侵入し，活性酸素と接触することで酸化変性される．マクロファージは酸化LDLを貪食するが，マクロファージにはネガティブフィードバック機構がないため一方的に貪食しつづけ，最終的には泡沫細胞を形成し，粥状硬化へと進展する．したがって，血中にLDLが過剰蓄積すると，粥状硬化へと進展する．

高中性脂肪（TG）血症

VLDLやIDLのようなTGが豊富なリポタンパクが増加すると，血中TGが高値になる．高TGは，低HDL血症，インスリン抵抗性，肥満，高血圧，血栓形成，内皮機能低下など，さまざまな動脈硬化に促進的な病態と関連するが，とくにLDL粒子サイズを減少し，大型LDLよりも動脈硬化に促進的なsmall dense LDLを産生することが注目されている．

低HDLコレステロール血症

HDL粒子が減少すると，血管壁内に蓄積した泡沫細胞からの脱泡沫化が制限されるため，動脈硬化に促進的となる．

脂質異常症の診断基準

『動脈硬化性疾患予防ガイドライン2017年版』[1]による脂質異常症の診断基準としては，絶食後（10時間以上の絶食）に採血を行い，総コレステロール，TG，HDLコレステロール濃度を測定し，Friedewaldの式（総コレステロール−HDLコレステロール−TG/5）からLDLコレステロールを推測するか，直接法で測定する．TGが400 mg/dL以上や食後の場合にはnon HDLコレステロール（総コレステロール−HDLコレステロール）か，LDLコレステロール直接法を使用する．

LDLコレステロールが140 mg/dL以上を高LDLコレステロール血症，120〜139 mg/dLを境界域高LDLコレステロール血症，HDLコレステロールが40 mg/dL未満を低HDLコレステロール血症，TGが150 mg/dL以上を高TG血症としている．TGが400 mg/dL以上や食後の場合にはnon HDLコレステロール（総コレステロール−HDLコレステロール）を使用し，170 mg/dLが高non HDLコレステロール血症，150〜169 mg/dLが境界域高non HDLコレステロール血症とされている．

男女の経年的脂質変化

平成27年国民健康・栄養調査報告によると，LDLコレステロールは男性では特徴的な変化はないが，女性の場合，平均閉経年齢である50歳ごろから上昇して男性よりも高値となる．TGは基本的に男性が高値で推移するが，女性では50歳ごろから急激に上昇する推移を示す．HDLコレステロールは女性が高値で推移するが，男女ともに大きな経年的変化はない（❶）．このように女性の場合，閉経を過ぎると脂質代謝に乱れを生じる．

高LDLコレステロール血症と冠動脈疾患

久山町研究では，年齢と性別で調整した場合でも，LDLコレステロールの上昇に伴い，冠動脈疾患のリスクが増加する[2]．

心血管疾患の既往のない男女を1993〜2003年まで追跡し，虚血性心疾患死との関連を検討したIbaraki Prefectural Health Studyによると，男性の場合，LDLコレステロールが80 mg/dL未満に比較して，140 mg/dL以上の場合，冠動脈疾患死のハザード比は2.06と有意に高くなるが，女性でのハザード比は1.16（0.64〜2.12）とLDLコレステロール値と冠動脈疾患死との間に関連性がない[3]．また，NIPPON DATA 80によると，男性では総コレステロール上昇と虚血性心疾患死の増加に明らかな相関が認められるのに対し，女性では総コレステロールが260 mg/dLに上昇するまでその関係は認められていない[4]．

一方，LDLコレステロールの平均値が男性99.4 mg/dL，女性109.4 mg/dLと比較的低値で，脂質低下治療を受けておらず虚血性心疾患

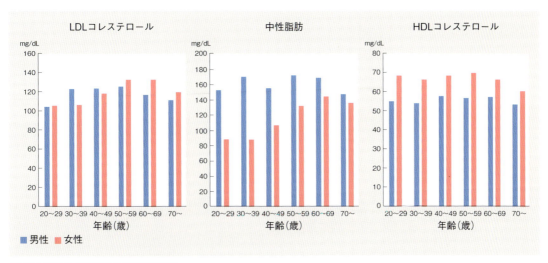

❶ 男女別の脂質濃度の経年的推移
（平成27年国民健康・栄養調査報告）

を有さない男女を平均21.9年追跡し，虚血性心疾患の発症を解析したCirculatory Risk in Communities Study（CIRCS）によると[5]，総虚血性心疾患および非致死性心筋梗塞の発症のハザード比は，LDLコレステロールが80 mg/dL未満を1.0とした場合，男女ともにLDLコレステロールの上昇に伴い増加する．男性ではLDLコレステロールが140 mg/dL以上の場合のハザード比はそれぞれ2.90と3.59，女性では3.05と5.43と報告されている．

このように日本の研究によると，男性ではLDLコレステロールと虚血性心疾患の発症および死亡との間に関連性がある．一方，女性では報告により差はあるものの，虚血性心疾患の死亡率はLDLコレステロールとの関連性は低いが，発症率との関連性は明確である．

冠動脈疾患の疫学

心筋梗塞発症率を検討した久山町研究では，50歳代までの女性の冠動脈疾患の発症は非常に少ないが，50歳以後に上昇し，70歳代になると男女の頻度がほぼ同率となる[6]．沖縄研究や広島・長崎研究においても，50歳代までの女性の心筋梗塞発症率は低いが，その後に上昇する（❷）[7,8]．滋賀県高島市の住民を対象に行われた調査結果によると，急性心筋梗塞の罹患率は男性の場合，40～50歳ごろから上昇するのに対し，女性では50～60歳ごろと約10年遅れて上昇することが示されている（❸）[9]．

また，脳卒中と心筋梗塞による死亡率をみたNIPPON DATA 80によると，脳卒中，心筋梗塞ともに男性が女性よりも高率で推移するが，女性の場合，70歳以後に急上昇し，男女の明らかな差はなくなる[10]．同様に海外のFramingham Studyによれば，心血管疾患の発症頻度は，50歳以前では男性は女性の3～4倍高率であるのに対し，それ以後，女性の頻度が急激に増加し，70歳代でほとんど男女差がなくなることが示されている[11]．

一方，急性心筋梗塞で冠動脈ステント留置術を施行した男女を対象として原因別院内死亡率をみたJapanese Acute Coronary Syndrome Study（JACSS）によれば，総死亡率は年間男性の5.2％に比較し女性は9.4％と高率で，心臓死亡率も男性の4.5％に対して女性は6.5％と高率

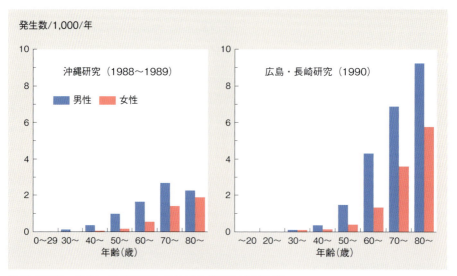

❷ 沖縄研究，広島・長崎研究における心筋梗塞の発生率
(Kinjo K, et al. 1992[7]; Kodama K, et al. 1990[8])

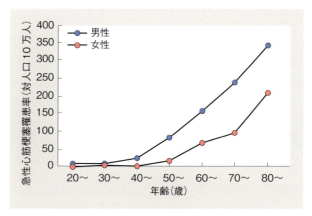

❸ 心筋梗塞の男女別・年齢別罹患率
(Yoshida M, et al. 2005[9])

である（❹）[12]．また，女性の死亡率が高いとの成績はJACSS以外にも多く報告されている[13-16]．さらに，心筋梗塞発症後，28日以内の致死率をみた沖縄の疫学研究では，ほぼ全年齢で女性の致死率が男性に比較して高率であることも示されている[17]．

以上より，女性の場合は50歳代までの冠動脈疾患の発症は少ないが，その後に上昇して男性に近い頻度となる．一方，女性の冠動脈疾患の発症率は男性より低いが，いったん発症すると重篤化しやすく，男性に比べ予後が不良であることが特徴である．女性の50歳以後の発症率上昇の要因は，閉経年齢が50歳ごろであることから，閉経後のエストロゲン減少が冠動脈疾患の発症と密接に関与することが推測できる．

エストロゲン濃度の経年的変化

卵巣からのエストロン（E_1），エストラジオール（E_2）の分泌は20歳代でピークを示し，以

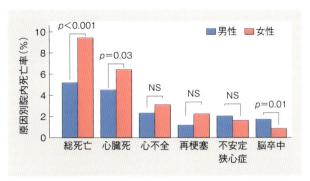

❹ 虚血性心疾患患者におけるステント留置後の原因別院内死亡率
NS：有意差なし．
(Kosuge M, et al. 2006[12])

後緩やかに漸減し，50歳ごろの閉経の時期に一致して急激に減少する．E_1とE_2の変化を比較してみると，E_1の低下はE_2ほど急激でない．これは，閉経前に卵巣組織からのエストロゲン分泌が中心であったものが，閉経後，脂肪組織，副腎，卵巣間質からのアンドロステンジオンが芳香化により，主に脂肪組織において，E_1へと転換されるためである．したがって，閉経前のエストロゲンはE_2中心であるが，閉経後はE_1が中心となる．

一方，エストロゲン濃度の減少に伴い，下垂体ホルモンである黄体化ホルモン，卵胞刺激ホルモンが上昇してくる．

閉経後の脂質代謝特性

有経女性と自然閉経女性，さらには有経女性と年齢をマッチさせた両側卵巣を摘除した外科的閉経女性の3群間で脂質濃度を比較検討すると，LDLコレステロール，LDLアポリポタンパクB濃度はいずれも有経女性に比較し，閉経女性および両側卵巣摘除後女性で高値である[18]．LDLアポリポタンパクBはLDL1粒子あたり1分子存在するため，その濃度はLDL粒子数を意味するといわれているので，エストロゲン濃度の低下がLDL粒子数の増加につながると考えられる．

LDL粒子数の増加には2つの機序が考えられる．まず，エストロゲン濃度が低下すると，肝のLDL受容体数が減少するため，LDLの肝への取り込みが低下し，血中にLDL粒子が停滞することが報告されている[19]．次に，LDLの律速酵素の一つであるリポタンパクリパーゼ活性がエストロゲン濃度の低下により亢進することも報告されている[20]．したがって，低エストロゲン環境の女性においては，リポタンパクリパーゼ活性の亢進によるLDL合成系の亢進と，LDL受容体減少による異化系の低下が原因で血中にLDL粒子が蓄積すると考えられる．

HDLコレステロールやHDLアポリポタンパクA-Ⅰ，A-Ⅱは3群間で差がないことから，エストロゲン濃度低下に伴う血中HDL粒子数の変動はないが，TGは自然および外科的閉経の低エストロゲン環境女性で高値を示す[18]．高TG血症は，動脈硬化に促進的な小型のLDL粒子を産生することが最近注目されている．

小型LDLが動脈硬化の進行に際し，超悪玉である理由として，肝のLDL受容体との親和性に乏しいため血中にLDLが停滞しやすいことや[21]，容易に活性酸素に酸化変性され，マクロファージに取り込まれやすいことなどがある[22]．さらに酸化LDLは，動脈硬化の発症と

密接に関連する血管内皮機能に傷害的に作用することも最近報告されている．われわれの検討によれば，閉経後の高TG血症がLDLを小粒子化することが明らかになっている[18]．

また，閉経後女性をLDL粒子径が25.5 nm以上のpattern Aと，25.5 nm未満のpattern B（冠動脈疾患の発症と密接に関係）に分類して検討してみると，LDLコレステロールは有経女性に比較し，pattern A, Bいずれの群も高値を示したが，pattern Bの閉経後女性では，TGが高値で，LDLの被酸化性の指標であるlag timeは短縮し，過酸化代謝物の指標であるthiobarbituric acid reactive substances（TBARS）は高値を示す．

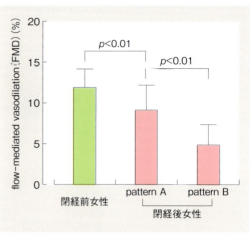

❺ 閉経前女性と閉経後女性の血管内皮機能
pattern A：LDL粒子径25.5 nm以上，pattern B：LDL粒子径25.5 nm未満．
(Wakatsuki A, et al. 2004[23])

したがって，閉経後のTGの増加により小型化されたLDLは，活性酸素に容易に酸化されやすく，動脈硬化に促進的なLDL粒子であることが示された．また，エストロゲン欠乏で低下した血管内皮機能は，pattern Bの閉経後女性の場合，さらに低下することも示され（❺），閉経後の小粒子LDLは血管内皮機能にも抑制的に作用することが明らかになった[23]．

おわりに

エストロゲンは脂質代謝改善効果や血管内皮改善作用，抗酸化作用など多くの抗動脈硬化作用を有することが知られている．とくに脂質代謝はエストロゲンに大きく影響され，閉経後は高LDLコレステロール血症や高TG血症の頻度が上昇し，心血管疾患のリスクの上昇につながる．本項ではエストロゲン投与と心血管疾患リスクとの関連性については述べなかったが，2001年のWomen's Health Initiativeの報告以来，否定的に考えられてきたホルモン補充療法は，最近の研究で投与方法などの工夫でリスクを低下させる可能性が示唆されている．

日本女性医学学会は，日本動脈硬化学会のガイドラインに準拠しつつも，女性に特化した『女性の動脈硬化性疾患発症予防のための管理指針2013年度版』を作成した．日本動脈硬化学会は5年ぶりに改訂し，『動脈硬化性疾患予防ガイドライン2017年版』が作成されたので，日本女性医学学会では2017年版に準拠して，『女性の動脈硬化性疾患発症予防のための管理指針2018年度版』を新たに作成した．

脂質異常症の発症機序は男女間で異なるため性差を考慮した管理が望まれる．今後，婦人科医師による女性の脂質代謝など動脈硬化性疾患の特徴を理解したうえでの管理方法が可能となり，女性のQOL向上につながることに期待したい．

（若槻明彦）

● 文献
1) 日本動脈硬化学会編．動脈硬化性疾患予防ガイドライン2017年版．日本動脈硬化学会；2017.
2) Imamura T, et al. LDL cholesterol and the development of stroke subtypes and coronary heart disease in a general Japanese population：the Hisayama study. Stroke 2009；40：382-8.
3) Noda H, et al. Gender difference of association between LDL cholesterol concentrations and mor-

tality from coronary heart disease amongst Japanese : the Ibaraki Prefectural Health Study. J Intern Med 2010 ; 267 : 576-87.

4) Okamura T. Dyslipidemia and cardiovascular disease : a series of epidemiologic studies in Japanese populations. J Epidemiol 2010 ; 20 : 259-65.

5) Imano H, et al. Low-density lipoprotein cholesterol and risk of coronary heart disease among Japanese men and women : The Circulatory Risk in Communities Study (CIRCS). Prev Med 2011 ; 52 : 381-6.

6) 上田一雄. 循環器疾患の危険因子, 本邦における特徴とその変遷. 日循協誌 1994 ; 29 : 57-67.

7) Kinjo K, et al ; COSMO Group. An epidemiological analysis of cardiovascular diseases in Okinawa, Japan. Hypertens Res 1992 ; 15 : 111-9.

8) Kodama K, et al. Trend of coronary heart disease and its relationship to risk factors in a Japanese population : a 26-year follow-up, Hiroshima/Nagasaki study. Jpn Circ J 1990 ; 54 : 414-21.

9) Yoshida M, et al. Incidence of acute myocardial infarction in Takashima, Shiga, Japan. Circ J 2005 ; 69 : 404-8.

10) NIPPON DATA80 Research Group. Risk assessment chart for death from cardiovascular disease based on a 19-year follow-up study of a Japanese representative population. Circ J 2006 ; 70 : 1249-55.

11) Kannel WB, et al. Menopause and risk of cardiovascular disease. The Framingham study. Ann Intern Med 1976 ; 85 : 447-52.

12) Kosuge M, et al ; the Japanese Acute Coronary Syndrome Study (JACSS) Investigators. Sex differences in early mortality of patients undergoing primary stenting for acute myocardial infarction. Circ J 2006 ; 70 : 217-21.

13) Vakili BA, et al. Sex-based differences in early mortality of patients undergoing primary angioplasty for first acute myocardial infarction. Circulation 2001 ; 104 : 3034-8.

14) Kudenchuk PJ, et al ; the MITI Project Investigators. Comparison of presentation, treatment, and outcome of acute myocardial infarction in men versus women (The Myocardial Infarction Triage and Intervention Registry). Am J Caridol 1996 ; 78 : 9-14.

15) Chandra NC, et al. Observations of the treatment of women in the United States with myocardial infarction : a report from the National Registry of Myocardial Infarction-I. Arch Intern Med 1998 ; 158 : 981-8.

16) Marso SP, et al. Improving in-hospital mortality in the setting of an increasing risk profile among patients undergoing catheter-based reperfusion for an acute myocardial infarction without cardiogenic shock. J Invasive Cardiol 2003 ; 15 : 711-6.

17) Kimura Y, et al. Demographic study of first-ever stroke and acute myocardial infarction in Okinawa, Japan. Intern Med 1998 ; 37 : 736-45.

18) Ikenoue N, et al. Small low-density lipoprotein particles in women with natural or surgically induced menopause. Obstet Gynecol 1999 ; 93 : 566-70.

19) Arca M, et al. Hypercholesterolemia in postmenopausal women. Metabolic defects and response to low-dose lovastatin. JAMA 1994 ; 271 : 453-9.

20) Wakatsuki A, et al. Lipoprotein metabolism in postmenopausal and oophorectomized women. Obstet Gynecol 1995 ; 85 : 523-8.

21) Nigon F, et al. Discrete subspecies of human low density lipoproteins are heterogeneous in their interaction with the cellular LDL receptor. J Lipid Res 1991 ; 32 : 1741-53.

22) Tribble DL, et al. Variations in oxidative susceptibility among six low density lipoprotein subfractions of differing density and particle size. Atherosclerosis 1992 ; 93 : 189-99.

23) Wakatsuki A, et al. Small low-density lipoprotein particles and endothelium-dependent vasodilation in postmenopausal women. Atherosclerosis 2004 ; 177 : 329-36.

9章 閉経と生殖腺・全身の変化

閉経に伴う心血管系の変化

はじめに

　日本人の死亡原因を明らかにする厚生労働省の人口動態統計によれば，2017年における日本人女性の死因第1位は悪性新生物の152,936人であるが，第2位の心疾患と第4位の脳血管疾患とを合わせた心血管疾患は165,210人であり，悪性新生物を上回っている（❶）[1]．さらに，女性の心疾患死亡の約30%が急性心筋梗塞またはその他の虚血性心疾患であり，脳血管疾患死亡の約60%が脳梗塞である．これらの疾患の主要な原因であるアテローム動脈硬化の制圧は，世界に冠たる女性長寿社会である日本における最大の課題の一つである．女性の虚血性心疾患による入院受療率が40歳台では男性に比べて著しく低いにもかかわらず，50歳台に急増して90歳台では男性と同等になることからも，女性の心血管系に対して閉経という事象が大きなインパクトをもつことが推測される（❷）[2]．

　閉経に伴う心血管系の変化は，加齢による心血管系の変化とエストロゲン欠乏による心血管系の変化との加算である．本項では，エストロゲンの心血管系への直接的・間接的作用について，①エストロゲンの心血管系に対する生理的作用，②その「裏（inverse）」としてエストロゲン欠乏によって心血管系に起こる病理的影響，③閉経後女性に対するエストロゲン投与によりもたらされる薬理的効果，の3つの視点を織り交ぜながら記述する[3,4]．

エストロゲンの心血管系への影響

直接的な影響

　心筋細胞・血管平滑筋細胞（vascular smooth muscle cells：VSMC）・血管内皮細胞（endothelial cells：EC）はいずれもエストロゲン受容体（estrogen receptor：ER）を発現しており，細胞レベルの実験によりエストロゲンがこれらの細胞に直接的な影響を与えることが確認されている．たとえば，エストロゲンはECの増殖と遊走とを促進する一方で，VSMCの増殖と遊走とを抑制する．また動物レベルの実験では，エストロゲンが血管内皮障害後に循環する血管内皮前駆細胞を増加させることにより内皮再生を促進し，さらに随伴するVSMCの増殖を抑制することにより血管内皮障害に対する反応を最小化することが示されている．

　またエストロゲンは血管における炎症反応を制御している．たとえばエストロゲンは血管内皮における vascular cell adhesion molecule（VCAM）や intercellular adhesion molecule（ICAM）の発現を減少させ，炎症細胞の血管内腔への接着を抑制する．さらにエストロゲンは matrix metalloproteinase（MMP），とくにMMP-9の発現を亢進させることにより，血管径が増大し内腔が拡張するような血管リモデリングを促進する．

　エストロゲンは血管の構造だけではなく，その機能にも影響を与える．サルにおいてもヒト

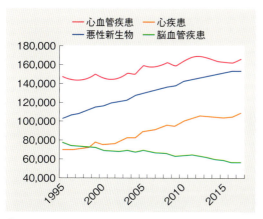

❶ 日本人女性の死因別死亡数の推移
（1995〜2017）
（厚生労働省．人口動態統計．2018[1]より作成）

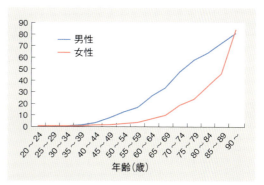

❷ 日本人男女の年齢別入院受療率（人口10万対）：
虚血性心疾患
（厚生労働省．平成26年患者調査．2015[2]より作成）

においても，エストロゲンの単回投与から数分後に冠動脈が拡張する．これはエストロゲンが動脈における一酸化窒素（nitric oxide：NO）を増加させるためである．

エストロゲンの心血管系に対する作用には，ER-α（*ESR1*）とER-β（*ESR2*）の両者が関与している．たとえば，エストロゲンによる心筋梗塞時の心筋細胞保護や血管内皮障害時の反応最小化にはER-αが関与しており，血管収縮の緩和や高血圧の抑制にはER-βが関与している．また，エストロゲンによる血管拡張作用は，ERとの複合体が核内に移行し標的遺伝子のプロモーター領域にあるestrogen responsive element（ERE）に結合して転写を制御する"genomic action"としてはあまりに短時間で起こるので，細胞膜表面の受容体を介する"non-genomic action"によるものと考えられる．血管内皮細胞表面に発現するG protein-coupled estrogen receptor 1（GPER1/GPR30）へのエストロゲンの結合が阻害されると，血管内皮細胞由来のNO合成酵素（endothelial NO synthase：eNOS）の活性が低下し，血管内皮依存性の収縮が起こる．その他にもGPER1は虚血性・高血圧性のストレスが加わった場合の心筋保護に関与する（❸）．

間接的な影響

エストロゲンは心血管系に対して直接的な影響を及ぼすだけでなく，血清脂質，凝固線溶因子，炎症マーカー，血管作動性物質，酸化ストレス，糖代謝，内臓脂肪型肥満，血管内皮前駆細胞など，心血管系に影響しうる多くの因子を介しての間接的な制御にも関与している．

血清脂質

エストロゲンには，①肝性リパーゼ活性を抑制する作用と，②肝LDL（低比重リポタンパク）受容体を増加させ活性を亢進させる作用がある．閉経により血清エストロゲンが低下すると血中LDL粒子数が増加し，その結果として血清総コレステロール（TC），血清LDLコレステロール（LDL-C），血清アポリポタンパクB（apoB）が増加する[5]．

閉経後女性への経口エストロゲン投与は，①血清LDL-Cを低下させ，②血清HDL（高比重リポタンパク）コレステロール（HDL-C）を上昇させ，③血清Lp（a）［リポタンパク（a）］を低下させる．これらは心血管疾患を減少させる方向に働く．一方で経口エストロゲンは血清トリグリセリドを上昇させるが，これは心血管疾患をむしろ増加させる可能性がある．これら経

311

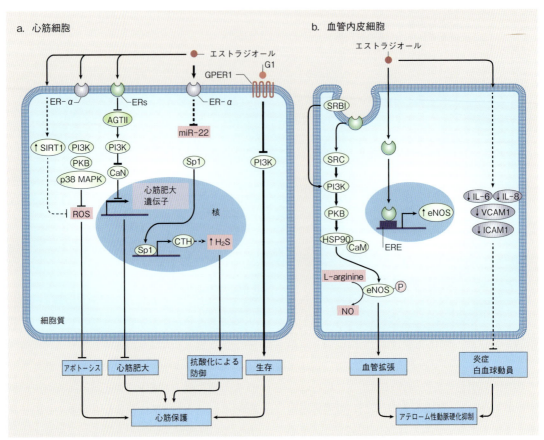

❸ エストロゲンの心筋細胞（a）および血管内皮細胞（b）に対する直接的作用
（Morselli E, et al. 2017[4]）

エストロゲンの血清脂質に対する作用は肝初回通過効果に起因するので，経皮エストロゲンでは必ずしも同様の変化は起きない．

凝固線溶因子

エストロゲンの凝固線溶因子に対する影響も，その多くは肝初回通過効果に起因しており，主に経口エストロゲン投与に随伴して起こる．経口エストロゲンは総合的に軽度の凝固亢進状態をもたらすと考えられるが，凝固因子・抗線溶因子の変化に対して抗凝固因子・線溶因子の変化が拮抗するなど，その実態は複雑である．

たとえばエストロゲン投与によってプラスミノーゲン活性化抑制因子（plasminogen activator inhibitor Ⅰ：PAI-I）の血中濃度は減少するが，同時にこれに拮抗する組織プラスミノーゲンアクチベーター（tissue plasminogen activator：tPA）の血中濃度も減少する．経口エストロゲン投与による凝固活性化は静脈血栓塞栓症（venous thromboembolism：VTE）のリスクをわずかに増加させるが，経皮エストロゲン投与ではVTEのリスクは増加しない[6]．動脈血栓塞栓症（arterial thromboembolism：ATE）は血小板活性化によって起こるが，エストロゲンは血小板活性化をむしろ抑制する方向に働くと考えられている．

炎症マーカー

血清中に存在するインターロイキン6（interleukin 6：IL-6）やC反応性タンパク質（C reactive protein：CRP）などの炎症マーカーの高値が心血管疾患の予測に有用であることが知られている．エストロゲンはER-αを介してnuclear factor-κB（NF-κB）の転移と活性化とを制御することにより，IL-1，IL-6，IL-12，TNF-α，IFN-γなどの炎症性サイトカインの発現を抑制している．閉経による血清エストロゲンの低下はこれらの炎症性サイトカイン産生の亢進をもたらすが，閉経後女性へのエストロゲン投与によりこれらの炎症性サイトカインの血清濃度は低下する[7]．一方でエストロゲンの経口的投与は血清CRPを上昇させるが，経皮的投与は上昇させない．

血管作動性物質

一般的に，血管収縮を促進する物質は心血管リスクを上昇させ，血管拡張を促進する物質は心血管リスクを低下させる．エストロゲンは血管収縮性物質であるアンジオテンシンⅡ，レニン，エンドセリンなどの血清濃度を低下させ，一方で血管拡張物質であるプロスタサイクリンの血清濃度を上昇させるとともに，NOの産生を亢進させる．

酸化ストレス

活性酸素は正常な代謝過程の副産物として生体内で産生されるほか，喫煙などにより生体外からも取り込まれ，細胞を構成するタンパク質，脂質，DNAなどに損傷を与える．生体内での酸化と抗酸化の均衡が失われ，活性酸素による組織の障害が発生する状態を「酸化ストレス」とよぶ．酸化ストレスは，癌や心血管疾患をはじめとするさまざまな疾患に関与するほか，一般的な加齢現象の主要な原因の一つと考えられている．エストロゲンは直接的・間接的に全身的な抗酸化作用を発揮することが知られている．

またエストロゲンは心筋細胞に対しても抗酸化作用を発揮することが知られている．一例として，エストラジオール（estradiol：E_2）はER-αを介して雌ラット心筋細胞のmiRAN-22発現を抑制することにより心筋細胞における転写因子Sp1を活性化させ，cystathionine-γ-lyaseの発現を増加させることにより抗酸化作用を亢進させることが示されている[8]．

糖代謝

日本人男女の10年間の冠動脈疾患による死亡率について検討したNIPPON DATA 80研究によれば，日本人女性においては年齢と随時血糖値の死亡率に対する関与が大きい（❹）[9]．自然閉経が糖尿病発症を促進させる大きな影響を与えているとはいえないが，40歳未満で閉経した原発性卵巣機能不全女性の2型糖尿病発症リスクは補正を加えてもなお有意に高かったという報告がある[10]．一方でエストロゲンは視床下部，骨格筋，肝，膵などさまざまな経路を介して糖代謝に影響を及ぼすことが知られており，107件のRCTのメタアナリシスによって，閉経後女性へのエストロゲン投与がHOMA-IR，空腹時血糖（FPG），空腹時インスリン，糖尿病新規発生のいずれをも有意に低下させることが示されている（❺）[11]．

内臓脂肪型肥満

男性に特徴的な内臓脂肪型肥満は，女性に特徴的な皮下脂肪型肥満に比較して心血管リスクを高めることが知られている．35人の40歳代女性を6年間前方視的に追跡した研究において，閉経に至った女性では体脂肪とウエスト・ヒップ比が有意に増加したことが示されており（❻）[12]，閉経によるエストロゲン低下は内臓脂肪型肥満への移行を促すことが明らかにされている．

❹ 心筋梗塞リスクの男女差

	オッズ比		急性心筋梗塞 (男性 n=1,353 女性 n=572)	コントロール (男性 n=1,595 女性 n=684)	p値
高血圧			647(47.8%)	264(16.6%)	<0.01
			277(48.4%)	116(17.0%)	<0.01
喫煙			903(66.7%)	527(33.0%)	<0.01
			212(37.1%)	73(10.7%)	<0.01
糖尿病			292(21.6%)	115(7.2%)	<0.01
			167(29.2%)	50(7.3%)	<0.01
家族歴			171(12.6%)	104(6.5%)	<0.01
			70(12.2%)	48(7.0%)	<0.01
高コレステロール血			370(27.3%)	250(15.7%)	<0.01
			155(27.1%)	174(25.4%)	0.44
肥満			283(20.9%)	250(15.7%)	0.34
			123(21.5%)	108(15.8%)	0.38

-4 -2 0 2 4 6 8 10 12 14 16 18 20　■ 男性　■ 女性

(Kawano H, et al. 2006[9])

❺ 糖尿病と閉経期ホルモン療法

	糖尿病女性	非糖尿病女性
HOMA-IR↓	35.8% (19.8～51.7%)	12.9% (8.6～17.1%)
FPG↓	11.5% (5.1～18.0%)	2.5% (1.5～3.5%)
空腹時インスリン↓	20.2% (4.2～36.3%)	9.3% (4.9～13.7%)
糖尿病新規発生リスク比	0.7 (0.6～0.9)	

FPG：fasting plasma glucose（空腹時血漿血糖値）
上段：平均値，下段：95%信頼区間.
(Salpeter SR, et al. 2006[11])

血管内皮前駆細胞

　全身を循環する血管内皮前駆細胞は心血管系の損傷時に作動する細胞で，動脈硬化に対しては予防的に作用することが知られている．エストロゲンには血管内皮前駆細胞の骨髄からの動員を活性化して循環量を増加させ，血管損傷の修復を促進する作用があることが明らかにされ

ている．

おわりに

　閉経によるエストロゲン欠乏は，多様な機序により女性のアテローム動脈硬化性心血管疾患のリスクを高める．更年期症状を緩和する治療法として開始されたホルモン補充療法は，かつて冠動脈疾患をはじめとする加齢性疾患を予防するためにあらゆる年代の女性にとって利用可能だと単純に信じられた時代を経て，「症状緩和のために正しい時期に開始すれば，余得として冠動脈疾患等のリスクをも下げることができる」，と軌道修正されて現在に至っている．

　中高年女性の健康管理と閉経後女性に対するホルモン補充療法の両者を安全かつ有効に行うためにも，①エストロゲンの心血管系に対する生理的作用，②エストロゲン欠乏によって心血管系に起こる病理的影響，および③閉経後女

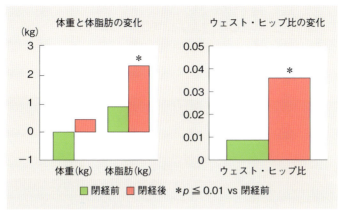

❻ 閉経と体脂肪分布の変化
(Poehlman ET, et al. 1995[12])

性に対するエストロゲン投与によりもたらされる薬理的効果について正確に理解することが重要である．

(寺内公一)

● 文献
1) 厚生労働省．人口動態統計．2018．
2) 厚生労働省．平成26年患者調査．2015．
3) Karas RH. Mechanisms of action of estrogen on the cardiovascular system. In : Lobo RA, editor. Treatment of the Postmenopausal Women Basic and Clinical Aspects. 3rd ed. Academic Press ; 2007. p.453-9.
4) Morselli E, et al. The effects of oestrogens and their receptors on cardiometabolic health. Nat Rev Endocrinol 2017 ; 13 : 352-64.
5) Matthews KA, et al. Are changes in cardiovascular disease risk factors in midlife women due to chronological aging or to the menopausal transition? J Am Coll Cardiol 2009 ; 54 : 2366-73.
6) Canonico M, et al. Hormone replacement therapy and risk of venous thromboembolism in postmenopausal women : systematic review and meta-analysis. BMJ 2008 ; 336 : 1227-31.
7) Pfeilschifter J, et al. Changes in proinflammatory cytokine activity after menopause. Endocr Rev 2002 ; 23 : 90-119.
8) Wang L, et al. MiR-22/Sp-1 links estrogens with the up-regulation of cystathionine γ-lyase in myocardium, which contributes to estrogenic cardioprotection against oxidative stress. Endocrinology 2015 ; 156 : 2124-37.
9) Kawano H, et al ; Investigators JACSSJ. Sex differences of risk factors for acute myocardial infarction in Japanese patients. Circ J 2006 ; 70 : 513-7.
10) Brand JS, et al. Age at menopause, reproductive life span, and type 2 diabetes risk : results from the EPIC-InterAct study. Diabetes Care 2013 ; 36 : 1012-9.
11) Salpeter SR, et al. Meta-analysis : effect of hormone-replacement therapy on components of the metabolic syndrome in postmenopausal women. Diabetes Obes Metab 2006 ; 8 : 538-54.
12) Poehlman ET, et al. Changes in energy balance and body composition at menopause : a controlled longitudinal study. Ann Intern Med 1995 ; 123 : 673-5.

閉経に伴う骨の変化

女性のライフサイクルにおけるエストロゲンと骨密度の変化

Albrightらが骨粗鬆症患者の臨床像を検討したところ，その大半が自然閉経後の発生であることをつきとめ，骨粗鬆症のなかに閉経後骨粗鬆症と定義づけられる群が存在することを指摘し，閉経が骨代謝に及ぼす重要性を1941年に初めて報告した[1]．

骨は常に吸収と形成を繰り返している（リモデリング）．この正常な骨代謝の維持にエストロゲンは重要な役割を果たしている．実際，女性のライフサイクルにおける骨密度の変化はエストロゲンの推移とほぼ一致する．初経前からのエストロゲンの増加が各標的臓器に作用して骨密度を増加させる．初経とそれに続くエストロゲン分泌の亢進の持続により骨伸展の抑制，すなわち身長の伸展の停止と骨密度の増加が起こる．排卵周期の確立とともに18歳前後で最大骨密度に到達する．20〜44歳ぐらいまでは骨密度は増減せずプラトーに経過する．その後45歳ぐらいから卵巣機能の低下に伴うエストロゲンの分泌不全のため，骨吸収抑制が十分でなくなり骨密度は低下し始める．そして閉経に伴い，骨は高代謝回転の骨動態を示し，急激な骨密度の減少をきたす．

日本人女性の平均寿命は人類始まって以来の長寿を更新しつづけ，2016年の厚生労働省の発表によると87.14歳である[2]．閉経年齢はおおよそ50歳であるから，女性は閉経後35年以上の人生を過ごすこととなる．これからの医療には，単なる生命寿命の延長だけなく，障害や慢性疾患のない心身ともに健康で自立した生活が送れる健康寿命を延長させることが求められる．

加齢に伴って増加する運動器の疾患の一つとしての"common disease"である骨粗鬆症による骨折は健康寿命に重大な悪影響を与える．その意味でも，女性のヘルスケアに関わる産婦人科医も，なぜ閉経に伴い骨密度が低下するのか，なぜ骨粗鬆症を発症するのかについて，それらの病態，メカニズムについて熟知する必要がある．

本項では，閉経に伴う骨の変化を多面的に明らかにし，その結果，引き起こされる骨粗鬆症についても解説を加える．

骨リモデリングとは

骨は常に間葉系幹細胞由来の骨芽細胞による骨形成と，血球系幹細胞由来の破骨細胞による骨形成を繰り返して再構築（リモデリング）を営み続けている組織であり，骨量はこの2つの異なる系列の細胞どうしの機能的平衡状態により維持されている[3]．この調節機構が破綻をきたし，骨吸収が骨形成を相対的に上回ったときに骨密度が低下し始める．

リモデリングは，破骨細胞，骨芽細胞，骨表面を覆うライニング細胞，骨基質内に存在する骨細胞がそれぞれ連携して行われる（❶）[4,5]．最初に骨吸収の刺激が入って，骨芽細胞にRANKL（receptor activator for nuclear factor-κB ligand）が発現し，それが破骨細胞前駆

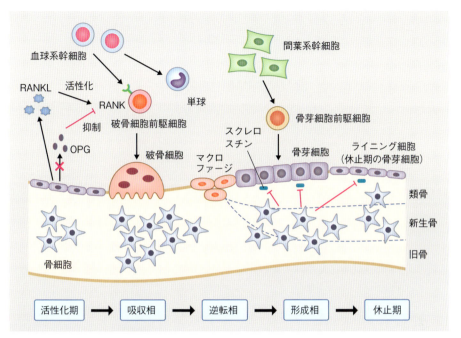

❶ 骨のリモデリングの概略図
骨吸収の刺激が入って，骨芽細胞にRANKL（receptor activator for nuclear factor-κB ligand）が発現し，それが破骨細胞前駆細胞表面のRANKという受容体に結合し，単核破骨細胞へ分化し，さらに細胞どうしの融合により多核化し成熟破骨細胞へと分化する（活性化期）．成熟破骨細胞は骨基質との吸着面に酸を分泌して無機質と骨基質タンパク質を消化し，吸収窩を形成する（吸収相）．その後，マクロファージによる遺残基質などの吸収（逆転相）のあと，骨芽細胞による骨形成が始まる（形成相）．形成相では骨芽細胞により類骨が形成され，吸収窩は新生骨で埋められる．その際に，骨芽細胞の一部は骨基質中に埋め込まれて骨細胞になり，残りは骨表面上でライニング細胞になる．
（Qin YX, et al. 2014[5]）

細胞表面のRANKという受容体に結合することにより，単球-マクロファージ系の前駆細胞が単核破骨細胞へ分化し，さらに細胞どうしの融合により多核化し，骨を吸収する成熟破骨細胞へと分化する（活性化期）．成熟した破骨細胞は骨基質との吸着面に酸を分泌して無機質を溶解し，さらにタンパク質分解酵素カテプシンKを分泌して骨基質タンパク質（主にⅠ型コラーゲン）を消化し，吸収窩を形成する（吸収相）．その後，マクロファージによる遺残基質などの吸収（逆転相）のあと，骨芽細胞による骨形成が始まる．形成相では骨芽細胞によりⅠ型コラーゲンやオステオカルシンなどの骨基質タンパク質が産生されて類骨が形成され，数日遅れてカルシウムやリンなどのミネラル成分の沈着により石灰化が生じ，吸収窩は新生骨で埋められる．その際に，骨芽細胞の一部は骨基質中に埋め込まれて骨細胞になり，残りは骨表面上でライニング細胞になる（休止期）．

骨リモデリングの1サイクルにおおよそ1〜4年を要す．このなかで吸収・形成が行われるリモデリング期は比較的短く，2〜5か月程度であり，残りは休止状態である．内訳は，吸収期が2〜4週ぐらいと短く，骨芽細胞によって2〜4か月かけて骨形成が起きる．

閉経と更年期

生理的な加齢変化もしくは医原性に女性の卵巣機能が低下し，月経が永久に停止することを

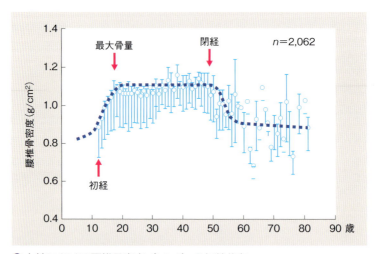

❷ 女性における腰椎骨密度（L2-4）の年齢分布
思春期に骨密度は急上昇し，閉経後に急激に減少する．
（骨粗鬆症の予防と治療ガイドライン 2015 年版．2015[8]）

閉経という．通常，12 か月間の無月経により閉経と診断される．閉経すると，卵巣から分泌されるエストラジオール産生はほぼ止まり，エストロゲン血中濃度は閉経前の 1/10 以下となる．そのネガティブフィードバックとして，下垂体ホルモンである卵胞刺激ホルモン（follicle stimulating hormone：FSH）が上昇する．したがって，子宮摘出後などのように月経により判断できない場合は FSH 値 40 mIU/mL 以上かつエストラジオール値 20 pg/mL 以下をもって閉経と診断する．

日本人の平均閉経年齢は 49.5±3.5 歳，中央値は 50.54 歳と報告される[6]．10 パーセンタイルはおおよそ 45 歳，90 パーセンタイルは 56 歳である．40 歳未満で閉経するものは早発閉経と定義され，約 1％の女性で認められる．

更年期とは，日本産科婦人科学会の定義では，「本邦では，閉経前の 5 年間と閉経後の 5 年間とを併せた 10 年間を「更年期」という．性成熟期から老年期への移行期を示す用語として本邦に定着しているが，国際的には STRAW+10 に基づいて記載されることが多く，更年期の使用頻度は必ずしも高くない」[7]とされる．更年期とは閉経の前後 5 年間，つまり通常 45 歳ごろから 55 歳ごろまでをさす．医原性の閉経の原因としては，卵巣摘除，放射線治療，抗癌剤などの薬物療法などがあげられる．

女性の骨密度の変化

Orito らは，12～84 歳までの 2,062 人の日本人女性ボランティアに対して，DXA 法で腰椎 L2-4 の骨密度を測定し，その分布図を発表している[8,9]．女性における腰椎骨密度の生涯における変化を❷に示す．骨密度は女性の場合，1～4 歳と 12～17 歳の 2 つの時期に形態的な成長とともに量的増加を示し，思春期にスパートがみられる．

実際，カルシウムの吸収率と骨へのカルシウムの蓄積量は，思春期発来直後（13.5 歳前後）に急上昇して，その後比較的短時間で減少していく．つまり，この時期（おおよそ中学生の 3 年間）のカルシウム摂取が遺伝的に規定されている最大骨量を獲得するためには重要である．身体活動では，加重的な運動の励行が高い骨密度獲得に重要である．ダイエット願望を有する思春期女性が多い現在，最大骨量の獲得の観点からの思春期における十分な教育が必要である．

20歳前後で多くの骨格部位で骨端軟骨は化骨を終了し，骨量と骨密度はほぼ最大値を示す．その後，骨密度は性成熟期（20〜44歳）において，骨形成と骨吸収の均衡が保たれているため，比較的安定して推移する．しかし，更年期になるとエストロゲンが減少することが誘因となり，骨吸収が骨形成を上回り骨吸収が亢進し，遅れて骨形成も亢進することで高回転型の骨代謝状態になり，骨密度が急激に減少する．その減少を腰椎骨密度で表すと，20〜44歳を100%として，45〜49歳で約98%，50〜54歳で90〜92%，55〜59歳で82〜83%とされる[10]．Okanoらの報告によれば，閉経後の骨量減少は10年間で20〜25%になり[11]，女性の骨量は，骨量減少症，骨粗鬆症と判断される領域へ進行することとなる．

エストロゲン低下による骨量低下の機序

サイトカイン，ホルモンを介する作用

閉経に伴うエストロゲン欠落に伴い，骨髄中のT細胞が活性化し，T細胞由来のインターロイキン（interleukin 1：IL-1），IL-6，tumor necrosis factor（TNF）の発現が増加する[12]．また，IL-6はIL-1やTNFの刺激で骨芽細胞や骨髄間質細胞から多量に産生されるが，エストロゲンはその産生も抑制している[13]．これらのサイトカイン，とくにTNFは骨芽細胞や間質細胞におけるmacrophage colony-stimulating factor（M-CSF）の発現を増加させることにより，そしてRANKLの発現を増加させ，破骨細胞前駆細胞のRANKと結合することにより破骨細胞への分化を促し，骨吸収を促進する[14]．IL-6の役割も重要であり，Poliらは，IL-6欠損マウスでは卵巣摘出は骨密度やリモデリングに影響を与えなかったと報告している[15]．その一方で，エストロゲンは，骨芽細胞からの

transforming growth factor β（TGF-β）産生を誘導し破骨細胞のアポトーシスを促進することで，骨吸収を抑制している[16]．したがって，エストロゲン欠乏は破骨細胞の寿命を延長させる．

骨芽細胞前駆細胞におけるC-C chemokine receptor 2（CCR2）の発現もエストロゲンにより制御されている．CCR2はRANK-RANKL依存的な破骨細胞の活性化を司っており，エストロゲン欠乏によりCCR2を通じて破骨細胞が活性化される[17]．近年，エストロゲン欠乏による骨髄や胸腺におけるIL-7産生の増加も報告されている．IL-7は骨芽細胞におけるRANKLの発現を増加させ，TNF産生T細胞の産生を亢進させる．これらは破骨細胞の活性化につながる[18]．またSunらは，エストロゲン欠落に伴うFSHの上昇に着目し，FSHが直接破骨細胞の分化と吸収作用を促進することにより，骨量に直接的な影響を及ぼすことを示している[19]．

エストロゲン欠乏により，骨吸収が促進されると，骨基質内に大量に存在している骨形成サイトカインであるTGF-βやinsulin-like growth factor 1（IGF-1）などが遊離してくるために，骨吸収に遅れて一過性に骨形成も亢進する[20]．しかし，二次的に亢進した骨形成よりも骨吸収亢進の程度が大きいために骨量は減少する．

副甲状腺ホルモン（PTH），ビタミンD_3，カルシトニンを介する作用

カルシウム調節系に関与する重要なホルモンとして，カルシトニン，副甲状腺ホルモン（parathyroid hormone：PTH），活性型ビタミンDの3つがあげられる．PTHは血中カルシウム低下に対応し，骨からのカルシウム放出（骨吸収）と腎臓からのカルシウム再吸収を促す．カルシトニンは甲状腺から分泌され，破骨細胞に作用し骨吸収を抑制する．ビタミンDは

皮膚で合成され，肝臓で25(OH)Dに，さらに腎臓で1,25(OH)$_2$Dへと代謝され，ビタミンD受容体を介し，小腸からのカルシウム吸収促進や骨での石灰化促進，PTHの分泌抑制などを司る．

閉経になりエストロゲンが低下すると，骨吸収の亢進が起こり，引き続いて血中カルシウム濃度が高値となるため，ネガティブフィードバックによりPTHの分泌も低下するため骨芽細胞機能が低下し，骨量が減少する．さらに腸管からのカルシウムの吸収促進作用を有する1,25(OH)$_2$D産生も低下し，腸管からのカルシウム吸収が低下する．一方，カルシトニンは破骨細胞に受容体が存在し，破骨細胞に直接作用して骨吸収を抑制する．エストロゲン欠乏によりカルシトニンの分泌が抑制されることから，骨吸収は亢進される．このように，エストロゲン欠乏は間接的にPTH，カルシトニンなどのホルモンやビタミンDなどに作用して，骨代謝や骨量に影響を及ぼす[21]．

卵巣摘出が骨密度に与える影響

卵巣が女性の骨密度にどのような影響を与えているかは，卵巣を摘出することで顕在化する．1984年にRichelsonらは，卵巣摘出後平均22年経過した54歳の骨密度が同世代の骨密度より有意に低く，73歳の健康女性と同等であることを報告し，女性の骨密度を規定するのが年齢ではなく，エストロゲン欠落後の年数である可能性を提示した[22]．

日本では山形大学の吉田らが，有月経者の両側付属器摘出術後の患者の骨密度の評価を行っている．彼らは，婦人科手術の際に卵巣を温存した卵巣温存群(105人平均年齢：40.9±6.9)と両側の卵巣を摘出した群(105人平均年齢：45.0±5.1)との骨密度の術前からの変化の比較を行ったところ，卵巣温存群では骨密度が減少しなかったのに比して，卵巣摘出後1年で骨量は

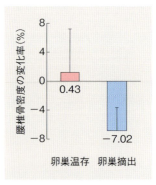

❸ 有月経者の卵巣摘出12か月後の骨密度変化
(髙橋一広．2011[23])

自然閉経の2倍以上の7.02%(40歳代では7.26%)減少していた(❸)[23]．

閉経後であっても，卵巣摘出による骨粗鬆症性骨折の増加が報告されている．Meltonらは，米国・ミネソタで340人の閉経後に両側卵巣を摘出した女性を平均17年追跡し，骨粗鬆症性骨折が通常の1.54倍(95%信頼区間1.29～1.82)と有意に増加したことを報告している[24]．

そのメカニズムとして，閉経後の卵巣は排卵こそしていないものの性ステロイドホルモン産生能を有し，その産生能は閉経後10年にも及ぶことがあげられる．Fogleらは，閉経後女性13例が婦人科疾患のため子宮および両側付属器摘出術を受ける際に卵巣静脈と末梢から採血を行い，テストステロン，アンドロステンジオン，デヒドロエピアンドロステロン，エストロン(estrone：E$_1$)，エストラジオール(estradiol：E$_2$)のホルモン値の測定を行い，閉経後であっても，卵巣静脈血におけるこれらのホルモン値が末梢血と比して有意に高いこと，術後の末梢血におけるテストステロンとE$_1$の値は術前に比べて有意に低下することを報告している[25]．

エストロゲン補充による骨粗鬆症予防および骨折予防

エストロゲンが女性の骨密度にどのような影響を与えているかは，エストロゲン補充療法を行った大規模臨床試験を解析することによっても明らかになる．その一つとして，結合型エストロゲンの骨量増加効果を報告した PEPI 試験（postmenopausal estrogen/progestin interventionals）があげられる[26]．45〜64 歳の 875 人の女性に対する結合型エストロゲン 0.625 mg の 3 年間投与は，腰椎骨密度で 3.5〜5.0％，大腿骨頸部で 1.7％増加させた（プラセボ群でそれぞれ 1.8％，1.7％減少）．

エストロゲン製剤の前方視的な骨折予防効果は 2002 年の Women's Health Initiative（WHI）試験で確認された[27]．WHI のうち，EPT（estrogen progestin therapy）study では，米国在住の 50〜79 歳（平均年齢 63.6 歳）の子宮を有する健康な閉経後女性 16,608 人を対象とし，無作為にホルモン補充療法（HRT）群（結合型エストロゲン 0.625 mg，メドロキシプロゲステロン酢酸エステル 2.5 mg/日）8,506 例とプラセボ服用群 8,102 例に分け，追跡調査を行い，HRT の効果と副作用が検討された．ところが，2002 年 5 月の中間報告（追跡期間 5.2 年）で，HRT は浸潤性乳癌の発生を上昇させ，全体的な危険度がベネフィットを上回るという理由で中止された．

JAMA 誌に掲載された効果，副作用のハザード比を❹に示す．リスクの絶対数はすべてにおいて，10 人以下/10,000 人/年で些少ではあるものの，HRT 群で冠動脈性心疾患，浸潤性乳癌，脳卒中，肺塞栓のリスクが増加していた．一方，大腸癌の発症頻度の低下に加えて，大腿骨頸部骨折の発生率が 34％減少していた．WHI 試験の対象者は一般健康女性であることが特徴であり，エストロゲン製剤は軽症な骨量

❹ WHI-EPT（estrogen-progestin therapy）における有害事象のまとめ

発生事象	相対リスク（95％信頼区間）	10,000 人/年
冠動脈性心疾患	1.29（1.02〜1.63）	30→37
浸潤性乳癌	1.26（1.00〜1.59）	30→38
脳卒中	1.41（1.07〜1.85）	21→29
肺塞栓	2.13（1.39〜3.25）	8→16
大腸癌	0.63（0.43〜0.92）	16→10
大腿骨頸部骨折	0.66（0.45〜0.98）	15→10
子宮内膜癌	0.83（0.47〜1.47）	6→5
全死亡	0.98（0.82〜1.18）	53→52

（Writing Group for the Women's Health Initiative Investigators. 2002[27] より作成）

減少者であっても骨折予防効果を発揮できる可能性を示した．その一方で，WHI は対象や解釈にさまざまな問題があるものの，無分別な HRT の使用に対する警鐘を鳴らしており，明確なエビデンスを有する骨粗鬆症薬が複数存在する現在，エストロゲン製剤の骨粗鬆症治療への役割は限定的と考えるべきである．

骨粗鬆症

定義，原因

1980 年代までは「骨粗鬆症」という用語の概念は必ずしも明確ではなく，軽微な外力によって脆弱性骨折が生じた場合などに「骨粗鬆症である」と診断していた[28]．1991 年にコペンハーゲンで行われたコンセンサス会議で骨粗鬆症の定義が提案され，1994 年に世界保健機関（WHO）が「骨粗鬆症は，低骨量と骨組織の微細構造の異常を特徴とし，骨の脆弱性が増大し，骨折の危険性が増大する疾患である」と定義した[29]．その後，骨強度に与える因子として骨密度以外に多様な因子があることが明らかになってきたことをふまえ，2000 年の米国立衛生研究所（NIH）におけるコンセンサス会議では骨粗鬆症は「骨強度の低下を特徴とし，骨折の

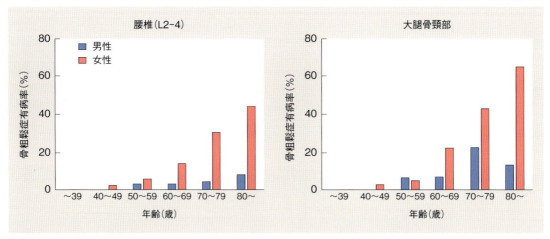

❺ 骨粗鬆症の年代別有病率
（Yoshimura N, et al. 2009[31] より作成）

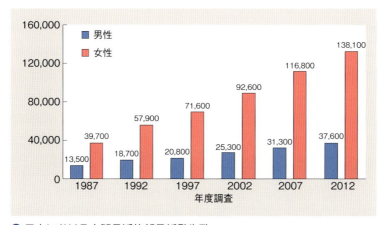

❻ 日本における大腿骨近位部骨折発生数
（Orimo H, et al. 2016[33] より作成）

リスクが増大しやすくなる疾患」と定義された[30]．

骨強度は骨密度と骨質の2つの要因から成り，骨密度がほぼ70％，残りの30％が骨質により説明できるとされている．骨密度は骨形成と骨吸収のリモデリングにより維持されている．したがって，骨密度の低下は骨吸収の亢進が骨形成を上回ることにより起こる．閉経によるエストロゲン欠乏，加齢による筋力低下や寝たきりの不動などにより骨密度が低下する．一方，骨質を規定するものは，微細構造，骨代謝回転，微細骨折，骨組織の石灰化度などがあげられる．酸化ストレスや糖化の亢進，カルシウムやビタミンD・K欠乏などによる骨質の低下などで骨の脆弱性が亢進することにより骨粗鬆症が発生する．

有病率と発生頻度

日本における骨粗鬆症の有病率に関しては，2009年にYoshimuraらによる大規模住民コホート参加者（男性1,061人，女性1,979人）のデータが公表されている[31]．これによると，一般住民において40歳以上の骨粗鬆症の有病率は，腰椎（L2-4）で男性3.4％，女性26.5％，

大腿骨頸部で男性 12.4％，女性 26.5％であった（❺）．日本の 2005 年の年齢別人口構成に当てはめると，腰椎もしくは大腿骨頸部のいずれかが骨粗鬆症である患者数は，1,280 万人（男性 300 万人，女性 980 万人）と推定された[32]．まさに中高年女性にとっては"common disease"である．

発生頻度に関しては，日本では 1987 年より 5 年ごとに計 5 回の全国規模の調査が行われている．直近の 2012 年の調査では，大腿骨近位部骨折発生数は計 175,700 人（女性 138,100 人，男性 37,600 人）で，2007 年の調査の 148,100 人（女性 116,800 人，男性 31,300 人）と比べてもさらに増加している（❻）[33]．2000 年以降の調査では，ヨーロッパ，米国，カナダなどで発生率が減少に生じている国が増えてきていることを考えると，日本における骨粗鬆症対策はまだまだ不十分であるといわざるをえない．

診断

まずは，病歴の聴取を行う．既往歴，ステロイドなど骨密度に影響を与える使用薬物の有無，生活習慣（カルシウム摂取状況，運動や日常の活動性，喫煙の有無，飲酒習慣），家族歴（とくに骨粗鬆症性骨折の有無）を問診で確認する．女性の場合，閉経（年齢，自然か人工か）についても聴取する．さらに身体診察を行い，身長の低下，脊柱変形，腰背痛の有無を確認する．

問診，診察により，骨粗鬆症を疑う患者に対して，脊椎 X 線撮影と骨密度測定を行う．骨密度は原則として，腰椎または大腿骨近位部骨密度を測定する．可能であれば DXA（dual-energy X-ray absorptiometry）法が望ましい．腰椎 L1-4 もしくは L2-4，大腿骨近位部の骨密度を測定する．原発性骨粗鬆症の診断基準[34]に

romosozumab の骨粗鬆症治療薬としての可能性

骨組織に最も多く含まれる細胞は骨細胞であるが，その機能解析は骨組織の中に骨細胞が埋もれて存在することよりこれまで困難であった．ところが，近年骨細胞が特徴的に産生するタンパク質（fibroblast growth factor 23〈FGF23〉，スクレロスチンなど）がいくつか発見され，骨は単に運動器官として，あるいは血液のカルシウム濃度の恒常性（ホメオスタシス）を保つ生体カルシウムの貯蔵庫として機能するだけでなく，ホルモンを分泌する内分泌臓器としての機能，重力センサーの受容細胞としての機能が明らかになった[35]．

FGF23 は骨細胞で産生され，腎臓に作用してリンの再吸収を抑制するとともに活性型ビタミン D の産生を調節する[36]．スクレロスチンは骨形成，運動，重力などに反応して骨細胞で特異的に産生されるタンパク質で運動の負荷や重力を骨に伝えるセンサーであると考えられている．骨芽細胞において，骨形成を促進するシグナルは Wnt シグナルの受容体 Frizzled と LRP5/6 の複合体を介して細胞内に伝達される．骨細胞が産生するスクレロスチンは，Frizzled と LRP5/6 の複合体から LRP5/6 を引き離す作用をもっており，それによって細胞内に信号が伝達されなくなり，骨形成を抑制する（❽）[37]．したがって，スクレロスチンに対する中和抗体（romosozumab）は強力な骨形成作用を有し，新たな骨粗鬆症治療薬としての可能性が期待されている．

大腿骨頸部の T スコアが−2.5〜−3.5 の閉経後女性 7,180 例を登録した大規模臨床試験では，12 か月の romosozumab 投与により，腰椎骨密度は 13.3％，大腿骨頸部骨密度は 5.9％増加し，新規椎体骨折の抑制が確認された[38]．今後，臨床への導入が期待される．

❼ 骨評価

Ⅰ．脆弱性骨折あり
1. 椎体骨折または大腿骨近位部骨折あり
2. その他の脆弱性骨折（肋骨や上腕骨など）があり，骨密度が YAM の 80％未満
Ⅱ．脆弱性骨折なし
骨密度が YAM の 70％以下または－2.5 SD（標準偏差）以下

YAM：若年成人平均値（腰椎では 20〜44 歳，大腿骨近位部では 20〜29 歳）

従い，低骨量をきたす骨粗鬆症以外の疾患または続発性骨粗鬆症を認めず，骨評価が❼を満たす場合，骨粗鬆症と診断される．

YAM 値 70％がほぼ－2.5 SD に相当する．骨粗鬆症の前段階である骨量減少症は WHO の定義に従い，骨密度が－2.5 SD より大きく－1.0 SD 未満の場合と定義されている．

おわりに

本項では，女性の骨密度が生涯を通じてエストロゲンによって制御されており，閉経に伴うエストロゲン欠落により女性の骨密度が低下すること，そして骨粗鬆症性の骨折が増加することを，さまざまな臨床試験，基礎研究から明らかにした．

高齢社会を迎えた現在，女性の健康寿命を延ばすことが医学の重大な命題である．骨粗鬆症の予防と治療の目的は骨折を予防し骨格の健康を保って，生活機能と生活の質（QOL）を維持することであり，そのためには大腿骨近位部骨折，椎体骨折の予防が重要である．食事指導（1日 700〜800 mg のカルシウム摂取），運動指導に加えて，薬物療法が治療の中心となる（詳細は，本シリーズ 6 巻『女性ヘルスケア』を参照されたい）．ただし，薬物治療は骨強度の低下により骨折リスクが増大していることが明らかな例において，そのリスクをせいぜい 3〜5 割低

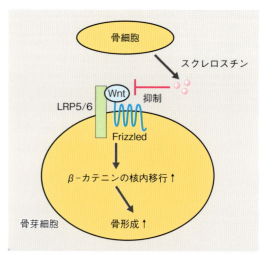

❽ スクレロスチンの骨形成抑制作用
骨芽細胞表面に発現する Frizzled は LRP5/6 および Wnt の複合体と結合すること（Wnt-FZD-LRP5/6 複合体）により骨形成が促進される．十分な骨形成が進むと，骨細胞からスクレロスチンが分泌され，Wnt シグナルを抑制することにより骨形成が抑制される．

下させるにすぎないことを認識する必要がある．したがって，栄養，運動などを含め，骨強度を維持・増加させる生活習慣を確立するとともに，転倒など骨強度低下に依存しない骨折危険因子を回避する生活習慣を勧めることが重要である．

（澤田健二郎）

文献

1) Albright F, et al. Postmenopausal osteoporosis：its clinical features. JAMA 1941；116：2465-74.
2) 厚生労働省．平成 28 年簡易生命表の概況．https://www.mhlw.go.jp/toukei/saikin/hw/life/life16/index.html
3) 川口浩．骨粗鬆症の基礎と最近の話題．脊椎外科 2015；29：259-66.
4) 骨粗鬆症の予防と治療ガイドライン作成委員会編．骨粗鬆症の予防と治療ガイドライン 2015 年版．東京：ライフサイエンス出版；2015．p.6.
5) Qin YX, et al. Mechanotransduction in musculoskeletal tissue regeneration：effects of fluid flow, loading, and cellular-molecular pathways. Biomed Res Int 2014；2014：863421.
6) 教育・用語委員会報告．「本邦婦人の閉経年齢について」に関する委員会提案理由．日産婦誌 1995；47：449-51.

7) 日本産科婦人科学会編. 産科婦人科用語集・用語解説集. 改訂第4版. 2018.

8) 骨粗鬆症の予防と治療ガイドライン作成委員会編. 骨粗鬆症の予防と治療ガイドライン2015年版. 東京：ライフサイエンス出版；2015. p.44-5.

9) Orito S, et al. Age-related distribution of bone and skeletal parameters in 1,322 Japanese young women. J Bone Miner Metab 2009；27：698-704.

10) 骨粗鬆症の予防と治療ガイドライン作成委員会編. 骨粗鬆症の予防と治療ガイドライン2015年版. 東京：ライフサイエンス出版；2015. p.14.

11) Okano H, et al. The long-term effect of menopause on postmenopausal bone loss in Japanese women：results from a prospective study. J Bone Miner Res 1998；13：303-9.

12) Riggs BL, et al. Sex steroids and the construction and conservation of the adult skeleton. Endocr Rev 2002；23：279-302.

13) Koka S, et al. Estrogen inhibits interleukin-1beta-induced interleukin-6 production by human osteoblast-like cells. J Interferon Cytokine Res 1998；18：479-83.

14) Pacifici R. T cells：critical bone regulators in health and disease. Bone 2010；47：461-71.

15) Poli V, et al. Interleukin-6 deficient mice are protected from bone loss caused by estrogen depletion. EMBO J 1994；13：1189-96.

16) Hughes DE, et al. Estrogen promotes apoptosis of murine osteoclasts mediated by TGF-beta. Nat Med 1996；2：1132-6.

17) Binder NB, et al. Estrogen-dependent and C-C chemokine receptor-2-dependent pathways determine osteoclast behavior in osteoporosis. Nat Med 2009；15：417-24.

18) Weitzmann MN, et al. Increased production of IL-7 uncouples bone formation from bone resorption during estrogen deficiency. J Clin Invest 2002；110：1643-50.

19) Sun L, et al. FSH directly regulates bone mass. Cell 2006；125：247-60.

20) Pfeilschifter J, et al. Characterization of the latent transforming growth factor beta complex in bone. J Bone Miner Res 1990；5：49-58.

21) 若槻明彦. 骨粗鬆症. 日産婦誌 2006；58：N27-31.

22) Richelson LS, et al. Relative contributions of aging and estrogen deficiency to postmenopausal bone loss. N Engl J Med 1984；311：1273-5.

23) 高橋一広. 婦人科術後患者のヘルスケア. 日産婦誌 2011；63：N218-22.

24) Melton LJ 3rd, et al. Fracture risk after bilateral oophorectomy in elderly women. J Bone Miner Res 2003；18：900-5.

25) Fogle RH, et al. Ovarian androgen production in postmenopausal women. J Clin Endocrinol Metab 2007；92：3040-3.

26) The Writing Group for the PEPI. Effects of hormone therapy on bone mineral density：results from the postmenopausal estrogen/progestin interventions (PEPI) trial. JAMA 1996；276：1389-96.

27) Writing Group for the Women's Health Initiative Investigators. Risks and benefits of estrogen plus progestin in healthy postmenopausal women：principal results From the Women's Health Initiative randomized controlled trial. JAMA 2002；288：321-33.

28) 骨粗鬆症の予防と治療ガイドライン作成委員会編. 骨粗鬆症の予防と治療ガイドライン2015年版. 東京：ライフサイエンス出版；2015. p.2.

29) Assessment of fracture risk and its application to screening for postmenopausal osteoporosis：report of a WHO study group. WHO technical report series 1994；843.

30) NIH Consensus Development Panel on Osteoporosis Prevention, Diagnosis, and Therapy. Osteoporosis prevention, diagnosis, and therapy. JAMA 2001；285：785-95.

31) Yoshimura N, et al. Prevalence of knee osteoarthritis, lumbar spondylosis, and osteoporosis in Japanese men and women：the research on osteoarthritis/osteoporosis against disability study. J Bone Miner Metab 2009；27：620-8.

32) 骨粗鬆症の予防と治療ガイドライン作成委員会編. 骨粗鬆症の予防と治療ガイドライン2015年版. 東京：ライフサイエンス出版. 2015. p.4.

33) Orimo H, et al. Hip fracture incidence in Japan：estimates of new patients in 2012 and 25-year trends. Osteoporos Int 2016；27：1777-84.

34) 日本骨代謝学会, 日本骨粗鬆症学会合同原発性骨粗鬆症診断基準改訂検討委員会編. 原発性骨粗鬆症の診断基準 (2012年改訂版). Osteoporosis Japan 2013；21：9-21.

35) 須田立雄. 重力センサーとしての骨. 科学と教育 2017；65：250-1.

36) Bonewald LF, et al. FGF23 Production by Osteocytes. Pediatr Nephrol 2013；28：563-8.

37) Weivoda MM, et al. Sclerostin expression and functions beyond the osteocyte. Bone 2017；96：45-50.

38) Cosman F, et al. Romosozumab treatment in postmenopausal women with osteoporosis. N Engl J Med 2016；375：1532-43.

9章 閉経と生殖腺・全身の変化

閉経に伴うその他の変化
―エストロゲンの低下・欠乏がもたらす周閉経期の諸症状

はじめに

閉経とは，「女性が性成熟期の終わりに達し，卵巣の活動性が次第に消失し，ついに月経が永久に停止した状態」をさす[1]．したがって，閉経に伴い女性に起こる変化は，卵巣の活動性を強く反映する女性ホルモン，とくにエストロゲンの低下・欠乏に起因するものが主体となることは想像に難くない．しかし，閉経という年齢層にある個々の女性をとりまく環境因子や性格因子などが複雑に絡み合い，エストロゲンの低下だけでは説明できない変化が生じることもしばしば経験する．

エストロゲン低下・欠乏による変化は，エストロゲン欠乏が短期的な，もしくは急激に低下する状態で現れるもの，あるいは長期に及んで現れるものに分けて考えることができる．また，主に症状としてのみ認められるもの，あるいは臓器障害の蓄積を経て心血管系疾患や骨粗鬆症といった疾病やそれらに関連した検査値の異常として認められるものに分けることもできる．本項では，エストロゲン欠乏の視点からみた変化で，閉経を機に起こる脂質や循環器系，骨以外のもののいくつかに焦点を当てて解説する．

閉経に伴う変化や症状のとらえ方

更年期症状とは，一般的には閉経の前後（周閉経期）のエストロゲンの漸減が開始する期間

から現れる症状をいう．歴史的には不定愁訴とも称されてきた．原因の主体は生物学的要因であるエストロゲンの低下と加齢によるものと考えられるが，ほかにも社会的・環境的要因，あるいは心理的・性格的要因などが複雑に絡まることでさまざまな変化や症状が発現する（❶）[2]．不定愁訴とよばれる所以でもある．

これらの変化や症状は，一般的には周閉経期や閉経移行期のように急激なエストロゲン低下の時期に出現しやすい更年期症状と，それ以降の慢性的なエストロゲン欠乏状態で出現する老年期症状とに分けて考えることができる．更年期の定義は閉経の前後5年間，日本の女性の閉経年齢の中央値は50.5歳[3]であることを考慮に入れると，おおよそ45～55歳が更年期に該当し，それ以降が老年期という名称となる．

生殖年齢以降の年齢層の名称ではWHOと主要な閉経学会から考案されたSTRAW＋10（p.291 ❶参照）[4]がよく使われる．これによると，更年期はmenopausal transition（閉経移行期）（stage-2, -1）とpostmenopause（early）（閉経後前期）（stage＋1）が該当し，それ以降のpostmenopause（late）（閉経後後期）は老年期となる．この分類は基本的には月経周期と持続期間から行われており，内分泌物質の濃度を補助的な診断基準としているが，そのなかにもエストロゲンは隣接した年齢層を分けるのに有意差がないなどのためか含まれていない．性成熟期から閉経後以降に至る大きな変化として，エストロゲンの低下は明らかであるが更年期付近はその変化がより多様であり，この時期

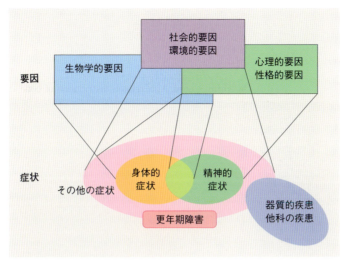

❶ 更年期障害の要因と症状の関連
(髙松潔ほか. 1999[2])

の種々の症状や変化はエストロゲンの動きから一元的に説明できるものではないことを反映しているのかもしれない．さらに，更年期症状は必ずしも更年期という時期に特徴的，限定的というわけではない．老年期の時期に入って更年期症状が出現したり，また更年期からの症状が老年期に入っても持続したりすることもある．

日本産科婦人科学会では，更年期以降のエストロゲン低下と関連のある症状の発現，疾病への罹患を時系列で示している（❷）[5]．種々の症状は，更年期の急激なエストロゲン低下に伴い発現し，一時的な症状や変化などで終わる更年期症状と，長期的なエストロゲン低下状態で起こる老年期症状とに分けることができる．具体的な更年期症状としては，希発月経，機能性出血などの月経異常と同時に発現する自律神経失調症状（顔のほてり，のぼせ，異常発汗，めまい）や精神神経症状（倦怠感，不眠，不安感，うつ症状）が該当し，一般的には閉経後数年間で消失するものとしている．この後に続いて起こる不可逆的な症状を老年期症状としてあげている．具体的には，生殖器や泌尿器の萎縮症状，骨盤臓器脱が該当する．

閉経周辺の時期に現れる種々の症状はこれら以外にもあり，日本産科婦人科学会では，頻度が高いと考えられるものを"日本人女性の更年期症状評価表"として提案し，21の症状を評価することを勧めている（❸）[6]．ここでは，大きく血管運動神経症状，睡眠症状，神経精神症状，認知記憶症状，身体症状に分けることができる．更年期から生じる種々の症状を拾い上げており，包括的に更年期症状を理解するのに有用であるが，エストロゲン低下と密接に関連している症状と必ずしもそうでないものが含まれている点には注意が必要である．

このことの参考となる報告として，更年期以降に発現する症状を，閉経からの時間的経過との関連で調べた海外のメタ解析がある．閉経前，閉経移行期，閉経後と分けてエストロゲン低下とより強く相関する症状を調べている．それによると，気分障害，尿症状，睡眠障害，腟乾燥感，血管運動神経症状のうち，閉経の前後で正相関して増えてくることが明瞭に示されるものとして，睡眠障害，腟乾燥感，血管運動神経症状をあげている（❹）[7]．ほかの症状もエストロゲン低下と関連があると考えられるが，こ

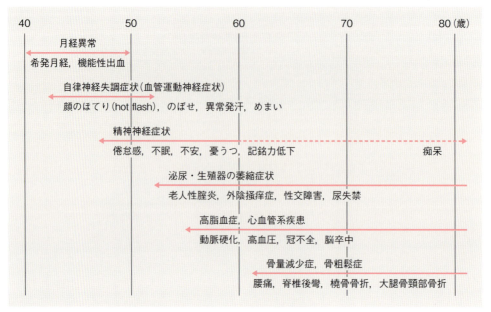

❷ エストロゲン低下と関連がある症状の発現と疾病への罹患
（日本産科婦人科学会生殖内分泌委員会．1999[5]）

の3つの症状はエストロゲンの低下が直接的，もしくは強く関連していることがうかがわれる．

更年期や閉経を境に起こる変化・症状

更年期や閉経を境に起こる具体的な変化・症状の主なものについてエビデンスを紹介する．

血管運動神経障害—ホットフラッシュ

エストロゲンが低下する更年期に現れる代表的な症状として認知されているのが，血管運動神経障害のホットフラッシュである．頭部，頸部，胸部の突然の発赤が心拍数の増加，身体の灼熱感とともに起こる．その持続時間はほんの数秒から数分，まれに1時間にもなる．夜間に強く，ストレスが強いときにもやはり強い．おかれた環境でも変わり，回数や程度，持続時間などは暖かいときに比べて涼しい環境下では良くなる．

厳密には閉経を境として現れるというよりも，更年期から出現し，閉経後女性でも認める症状である．長期的な観察からは，閉経前の女性で10〜25％の頻度で認められ，月経前症候群と診断されたことがある女性では頻度が高い[8]．発現のピークは閉経から1年の間で，持続期間は50％の女性は4〜5年，25％は5年以上，10％は15年に及ぶ[9]．

ホットフラッシュは体温調節に関わる自律神経障害の一つと考えられるが，機序は十分に解明されていない．低エストロゲン状態がその発現に関与し，エストロゲンの補充で改善するが，症状と血中，尿中，腟のエストロゲン濃度との関係は認めず，また症状の有無や頻度と血中エストロゲン濃度との関連を認めない．さらに，思春期前は低エストロゲン状態であるが，ホットフラッシュの訴えはない．これらのことから，低エストロゲン状態は発現に必要と考えられるが，それだけで因果関係の説明が十分に可能ではないことになる．黄体化ホルモン（luteinizing hormone：LH）のパルス状分泌との関係も報告されているが確定的なものにはなっていない．

❸ 日本人女性の更年期症状評価表

症状	症状の程度		
	強	弱	無
1）顔や上半身がほてる			
2）汗をかきやすい			
3）夜なかなか寝つけない			
4）夜眠っても目を覚ましやすい			
5）興奮しやすく，イライラすることがある			
6）いつも不安感がある			
7）ささいなことが気になる			
8）くよくよし，憂うつなことが多い			
9）無気力で，疲れやすい			
10）目が疲れる			
11）ものごとが覚えにくかったり，物忘れが多い			
12）めまいがある			
13）胸がどきどきする			
14）胸がしめつけられる			
15）頭が重かったり，頭痛がよくする			
16）肩や首がこる			
17）背中や腰が痛む			
18）手足の節々（関節）の痛みがある			
19）腰や手足が冷える			
20）手足（指）がしびれる			
21）最近音に敏感である			

（日本産科婦人科学会生殖内分泌委員会．2001[6]）

ホットフラッシュは更年期に認められることが特徴的と認識され，うつ状態のリスク因子ともなる評価すべき重要な症状であるが，疫学的なデータをまとめると周閉経期前から認められることがあり，閉経に至ってもその程度はさまざまである．さらにホットフラッシュのすべてがエストロゲン低下と関係があるわけではなく，褐色細胞腫，カルチノイド，白血病，膵臓腫瘍，甲状腺異常などのほか，降圧薬のような薬剤使用歴が背景にある場合にも起こってくることには注意が必要である（❺)[10]．

発現機序の仮説の一つとして，エストロゲンが低下することによって下垂体のエンドルフィン濃度が低下し，それによりノルエピネフリンとセロトニンの放出が増加し，それによって神経トランスミッターが暑さを感じる閾値を低下させ，熱放出が不十分と認識され暑く感じる，という説がある[11]．ホットフラッシュを感じる女性では，体温調節の調節域がより狭くなっており，中心体温のわずかな変動でも，それに過剰に対応した変化としてほてりが起こると考えられる[12]．

外陰腟・泌尿器萎縮

閉経後もしくは去勢後の期間が長く，非常に低いエストロゲン環境にある場合に腟粘膜の萎縮が起こる．具体的には腟炎，外陰腟掻痒症，性交痛，腟狭窄が生じる．排尿困難を伴う尿道

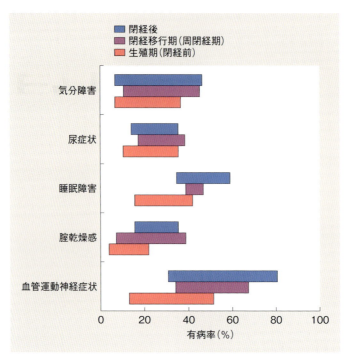

❹ 更年期以降に発現する症状
(Nelson HD. 2008[7])

❺ ホットフラッシュの頻度，程度，背景

閉経前	10～25%
周閉経期	60%
閉経後： 　なし 　毎日 　期間	 15～25% 15～20% 平均1～2年 5年かあるいはそれ以上：25%
その他の原因	心因性 ストレス 甲状腺疾患 亜急性・慢性感染症 褐色細胞腫 カルチノイド 白血病 癌

(Politi MC, et al. 2008[10])

炎，切迫性尿失禁，頻尿は，さらなる萎縮が尿道や膀胱粘膜に及んだ場合に生じる．これらは，生殖器泌尿器系の臓器や組織の上皮への直接的な作用と考えられる．現時点では骨盤臓器下垂や脱，外陰ジストロフィーは低エストロゲンの結果ではないとされる．

エストロゲンの低下により，腟粘膜はコラーゲン，脂肪組織，水分保持能力を失う．外側の組織層は薄くなることで出血しやすくなり，また表層細胞と基底膜細胞の比率では基底膜細胞が増える．腟の血流や脂肪成分分泌能の低下も起こり腟組織は萎縮し，柔軟性を失う．腟内pHの酸性からのアルカリ化傾向は乳酸菌の存在環境を脅かし，尿や便の病原性物質による感染を助長する．腟内のpHが4.5を超える状態はエストロゲン欠乏状態を示している[13]．これらの変化を背景にして掻痒，疼痛，灼熱感を伴う萎縮性外陰腟炎が起き，性的活動が高い女性では性交後出血を伴う性交痛を認める．

近年，閉経以降の長期の低エストロゲン状態を背景とした泌尿器生殖器症状を閉経後性器尿路症候群として一括して示すようになってきている(❻)[14]．診断や治療を進めていくうえでは

❻ 閉経後性器尿路症候群

長期のエストロゲン欠乏を背景として以下の症状や所見を包括する概念である.

腟外陰萎縮症状・所見：乾燥感，違和感，性交障害，pH 上昇，成熟指数の低下
下部尿路萎縮症状：排尿困難感，尿意切迫感，頻尿，切迫性尿失禁，腹圧性尿失禁
下部尿路感染症：尿道炎，膀胱炎

(Portman DJ, et al. 2014[14])

有効性が高いと思われるが，低エストロゲンが背景としてあるもののそれだけでは説明がつかず，また治療としても有効であるとのエビデンスが確立されていない症状も含まれていることには注意が必要である.

とくに尿失禁は閉経後性器尿路症候群の一つであるが，従来エストロゲン低下が主として関与する症状として認識されてきた．しかしSWAN 研究では，閉経移行期に尿失禁を有する女性の 15％程度は増悪するが，その主たる要因は体重増加であり，多くの尿失禁女性ではこの期間の症状は不変で，新規発症や増悪もエストロゲンとの関連はなく尿失禁は閉経や周閉経期に特徴的な症状ではなく，この時期に起きる過度な体重増加や糖尿病の影響ではないかと報告している[15].

皮膚への影響

エストロゲン低下は，皮膚においても腟や外陰の上皮への影響と同様に，コラーゲン含有量，弾性，皮膚の厚みなどの低下を起こす[16].皮膚のコラーゲンへのエストロゲンの影響は骨同様明らかで，コラーゲンの代謝の抑制，質の改善を促すことが報告されている[17].

気分障害

うつ病の罹患率は男性に比べ女性で高いが，そのピークは月経の前，分娩後，更年期といずれも女性ホルモンの変動が著明な時期である．

さらに更年期の期間内でもピークになるのは閉経前[18]であり，閉経が発症の起点になるとの考えは一般的には支持されていない．すなわち，有経女性で外科的に子宮のみを摘出した場合と両側卵巣も摘出した場合での比較において，うつ病発症に差がないこと[19]や，大規模なコホートでも閉経とうつのリスクには関連がなく，さらに，うつ病の発症は閉経移行期を過ぎることで少し下がることなどが報告されている[20].

閉経移行期におけるうつ病のリスクについては，この年齢層での新規発症を調べた縦断的研究で，うつ病を発病した群では閉経前に比べ閉経移行期になると 2.5 倍の発症率増加が認められた[21]．同様な研究からは，やはり閉経前に比べ移行期にはリスクが 9.5％から 16.6％に増えることが報告され，このリスク増加は血管運動神経症状と関連する傾向があること，また煩わしいライフイベントのある女性においては有意にうつ病発症が多いことが認められている[22].SWAN 研究からは，周閉経期の身体状態の不良，不安障害，ストレス性の高いイベント，ホットフラッシュが発症にリンクすることが報告されている[23]．さらに月経前症候群の既往歴が，閉経移行期のうつ発症の強い予測因子となるとの報告も多い.

機序の仮説としては，エストロゲンに選択的セロトニン再取込み阻害薬と同様のセロトニン輸送経路の制御機構があることが報告[24]され，閉経移行期のエストロゲンの揺らぎはこの神経伝達物質の働きに影響をもたらすと考えられる．しかし，なぜエストロゲン濃度が揺らいでいることが必要で，また低下しきった年齢層ではなぜ発症が減るのかはよくわかってはいない.

うつの発症は，更年期以降の女性で非常に増えるというわけではないが，一部の集団ではそのリスクが高まる．そのハイリスク群の要因となるのはホットフラッシュの存在，閉経期周辺でのライフイベントの影響など複合的である.

記憶，認知機能

　更年期世代の女性にはもの忘れを自覚する率が高くなり，更年期障害を訴える女性では，訴えない女性に比べてもの忘れが「頻繁に」なる率も有意に増加することがわかっている[25]．

　エストロゲンには，神経伝達物質の増加作用，神経細胞の保護作用，シナプスの形成作用などがあるとされている．これらを背景に，記憶において重要な役割を司る海馬への血流改善作用[26]，またアポリポタンパクEの抑制を介したアミロイドβタンパクの沈着抑制作用などにより，記憶，認知機能において中枢神経に保護的な作用が考えられている．とくに内因性のエストロゲン（遊離型や緩いタンパク結合型）濃度と認知機能は正の相関があるとの報告がある[27]．しかし，記憶，認知機能の低下に対し予防や治療という視点での女性ホルモン投与の効果については議論の分かれるところである．

おわりに

　更年期，閉経を境に起こる症状の考え方，また，いくつかの主な症状や変化について解説した．閉経を起点とすると，これらの多くはエストロゲンの定常状態が崩れる周閉経期や閉経移行期に端を発するものや慢性的な低エストロゲン状態の持続から生じるもの，また，エストロゲン低下以外にも多くの要因がその発症に関与するものなどに分けられる．このように考えると，一括して更年期症状，老年期症状とくくることとの危うさが感じられる．これらの各症状のプロフィールがより明確になり，それを理解することで，たとえば予防や治療対策としての女性ホルモン投与などにも効果的な方針が導かれてくると思われる．

（樋口　毅）

● 文献

1) 日本産科婦人科学会編．産科婦人科用語集・用語解説集　改訂第4版．東京：日本産科婦人科学会；2018．p.330.
2) 髙松潔ほか．更年期障害の各症状に対する治療法の選択．日本更年期医学会雑誌 1999；7：165-70.
3) 玉田太朗，岩崎寛和．本邦女性の閉経年齢．日産婦誌 1995；47：947-52.
4) Harlow SD, et al. Executive summary of the Stages of Reproductive Aging Workshop + 10：addressing the unfinished agenda of staging reproductive aging. Menopause 2012；19：387-95.
5) 日本産科婦人科学会生殖内分泌委員会．本邦におけるHRTの現状と副作用発現検討小委員会報告（平成10年度専門委員会報告）．日産婦誌 1999；51：1087-98.
6) 日本産科婦人科学会生殖内分泌委員会．日本人用更年期・老年期スコアの確立とHRT副作用調査小委員会報告．日産婦誌 2001；53：883-8.
7) Nelson HD. Menopause. Lancet 2008；371：760-70.
8) Hahn PM, et al. Menopausal-like hot flashes reported in women of reproductive age. Fertil Steril 1998；70：913-8.
9) Speroff L, Fritz MA. Menopause and the perimenopausal transition. Clinical Gynecologic Endocrinology and Infertility. 8th ed. Alphen aan den Rijn：Lippinott Williams & Wilkins/Wolters Kluwer. 2011.
10) Politi MC, et al. Revisiting the duration of vasomotor symptoms of menopause：a meta-analysis. J Gen Intern Med 2008；23：1507-13.
11) Freedman RR. Menopausal hot flushes：mechanisms, endocrinology, treatment. J Steroid Biochem Mol Biol 2014；142：115-20.
12) Freedman RR. Hot flashes：behavioral treatments, mechanisms, and relation to sleep. Am J Med 2005；118（Suppl 12B）：124-30.
13) Roy S, et al. Vaginal pH is similar to FSH for menopause diagnosis. Am J Obstet Gynecol 2004；190：1272-7.
14) Portman DJ, et al. Genitourinary syndrome of menopause：new terminology for vulvovaginal atrophy from the International Society for the Study of Women's Sexual Health and the North American Menopause Society. Menopause 2014；21：1063-8.
15) Waetjen LE, et al. Study of Women's Health Across the Nation（SWAN）. Factors associated with worsening and improving urinary incontinence across the menopausal transition. Obstet Gynecol 2008；111：667-77.
16) Hall GK, Philips TJ. Estrogen and skin：the effects of oestrogen, menopause, and hormone replaccement therapy on the skin. J Am Acad Dermatol 2005；53：555-68.

17) Castelo-Branco C, et al. Relationship between skin collagen and bone changes during aging. Maturitas 1994；18：199-206.

18) Studd J, Panay N. Hormone and depression in women. Climacteric 2004；7：338-46.

19) Everson SA, et al. Effects of surgical menopause on lipid levels and psychosocial characteristics：the Healthy Women Study. Health Psychol 1995；14：435-43.

20) Busch CM, et al. Menopausal transition and psychological distress in a nationally representative sample：is menopause associated with psychological distress? J Aging Health 1994；6：209-28.

21) Freeman EW, et al. Associations of hormones and menopausal status with depressed mood in women with no history of depression. Arch Gen Psychiatry 2006；63：375-82.

22) Cohen LS, et al. Risk for new onset of depression during the menopausal transition. The Harvard Study of Moods and Cycles. Arch Gen Psychiatry 2006；63：385-90.

23) Bromberger JT, et al. Predictors of first lifetime episodes of major depression in midlife women. Psychol Med 2009；39：55-64.

24) Koldzic-Zivanovic N, et al. Intracellular signaling involved in estrogen regulation of serotonin reuptake. Mol Cell Endocrinol 2004；226：33-42.

25) 赤松達也ほか．産婦人科外来における精神疾患合併更年期障害患者の取り扱い．日産婦誌 1996；48：806-12.

26) Ohkura T, et al. Estrogen increases cerebral and cerebellar blood flows in postmenopausal women. Menopause 1995；2：13-8.

27) Yaffe K, et al. Cognitive decline in women in relation to non-protein-bound oestradiol concentrations. Lancet 2000；356：708-12.

索引

あ

アクチビン　88, 89, 90, 92, 103, 104, 161, 170
アテローム動脈硬化　310
アテローム動脈硬化性心血管疾患　314
アポクリン腺　264
アポトーシス　106, 127, 129, 131, 139, 148, 205
アポトーシス誘導遺伝子　122
アルドステロン　78
アロマターゼ　56, 78, 81, 103, 104, 106, 123, 124, 259
アロマターゼ阻害剤　83
アンジオテンシンII受容体　4
アンジオポイエチン　125, 126, 129
アンドロゲン　28, 77, 87, 103, 104, 107, 112, 230
　合成　259
アンドロゲン/エストロゲン比　300
アンドロゲン結合タンパク質（ABP）　161
アンドロゲン受容体（AR）　33, 36, 83
アンドロゲン曝露　243
アンドロゲン不応症（AIS）　170, 274
アンドロステンジオール　300
アンドロステンジオン　22, 123, 264, 300
アンフィレギュリン　122

い

異形精子形成　172
萎縮性外陰腟炎　330
萎縮性腟炎　154
異数性　237
一次卵胞　24, 100, 104, 112
一次卵母細胞　110, 111, 230
遺伝カウンセリング　244
遺伝子発現制御　255
インスリン感受性　263
インスリン抵抗性　264
インスリン様成長因子（IGF）　103
陰嚢　230
インヒビン　88, 91, 92, 161, 164, 170, 296
インプリンティング疾患　254, 255
インプリント遺伝子　186, 247, 248

う・え

うつ病　331
栄養外胚葉　183, 184, 185, 186, 205, 208
栄養膜細胞　205, 208, 209, 210, 211, 214, 215, 217, 218
エキソサイトーシス　173
エストラジオール（E₂）　22, 41, 67, 73, 77, 78, 116, 117, 123, 143, 144, 203, 270, 293
エストリオール（E₃）　78
エストロゲン　22, 28, 68, 77, 116, 307, 313
　アロマターゼ　81, 116
　血管拡張作用　311
　結合型——　73
　欠乏　303, 310, 314
　減少　306
　骨密度　316
　産生抑制　70
　子宮内膜　143
　腟内正常細菌叢　154
　低下　313, 319, 320, 326, 327, 329
　プロラクチン分泌　66
　分泌　270
エストロゲン依存性腫瘍　83, 87
エストロゲン関連レセプター（ERR）　85
エストロゲン産生腫瘍　265
エストロゲン受容体（ER）　6, 33, 106, 117, 144, 210
エストロゲン製剤　313, 321
エストロゲン補充療法　274, 321
エストロン（E₁）　78, 295
エチニルエストラジオール　77
エピジェネティクス　186, 246
　異常　188
エピレギュリン　122
エンドセリン　117

お

黄体　56, 121, 125
　血管抵抗値　127
　退縮　147
黄体化顆粒膜細胞　123
黄体化内莢膜細胞　123
黄体化非破裂卵胞（LUF）　124
黄体化ホルモン（LH）　22, 39, 49, 50, 68, 79, 100, 121, 217, 258, 270
　尿中——検査　155
黄体期　24, 66, 68, 125, 126, 128, 153
黄体機能延長　129
黄体機能不全　127

か

外陰腟掻痒症　329
開口分泌　173
概日リズム　5, 93
外性器　234
　異常　243
　発生　235
外胚葉　225
下垂体　2, 7, 259
下垂体性ゴナドトロピン　100
下垂体前葉　169
下垂体前葉ホルモン　5
下垂体門脈系　7, 8
家族性思春期早発症（FMPP）　59
割球融合　187
活性酸素　129, 313
顆粒膜細胞　96, 97, 103, 104, 106, 107, 116, 117, 125, 259
顆粒膜細胞腫　91
カルシウムオシレーション　173, 174
カルシウム調節系　319
カルシトニン　320
カルモジュリン　58
加齢　282, 285, 286, 288, 317
加齢現象　313
加齢性疾患　314
幹細胞　149
完全型アンドロゲン不応症候群　235
冠動脈疾患　304, 305, 306, 308, 314
間脳　2, 7

き

奇形精子　167
キスペプチン　4, 28, 29, 61, 117, 259, 260, 270
　——ニューロン　5, 30, 31, 32, 34, 35, 36, 44, 45, 70
　発現　33

黄体形成　136
黄体形成ホルモン→黄体化ホルモン　11
黄体細胞　80
黄体刺激物質　125
黄体退縮機構　121, 127
黄体ホルモン　77, 78
　産生　259
オキシトシン（OXT）　5, 7, 12, 13, 65
オピオイドペプチド　43
オレキシン　7, 46

偽脱落膜化　139
偽妊娠　131
機能の黄体化　121, 122, 123
機能の黄体退縮　127, 128, 130
気分障害　331
ギャップ結合タンパク　103, 105
キャンディニューロン　45, 259, 260
急性心筋梗塞　310
莢膜幹細胞　103
莢膜細胞　103, 104, 116, 259
曲精細管　165
虚血性心疾患　305, 310

く

グルココルチコイド　77
グルココルチコイド受容体（GR）　33, 83
グルタミン酸　261
グレリン　46, 262
クローン　252
クロマチン　250

け

頸管炎　156
頸管粘液　156
頸管粘液スコア　155
経口エストロゲン製剤　311, 312
経口避妊薬（OC）　269
経腟超音波検査　155
血液精巣関門（BTB）　161, 162, 164, 170
血液精巣上体関門（BEB）　166
血液脳関門（BBB）　4, 28
血管運動神経障害　328
血管作動性腸管ポリペプチド（VIP）　65
血管新生　91, 121, 122, 124, 125, 126, 130
血管内皮前駆細胞　314
血管内皮増殖因子（VEGF）　125, 130, 148
月経　139, 147, 153
　周期性変化　149
　不規則——　299
　メカニズム　148
月経異常　290
月経黄体　130
月経期　139
月経周期　40, 105, 126, 128, 130, 136, 137, 142, 143, 203, 258
　変動　66, 67
ゲノムインプリンティング　236, 246, 249, 252

ゲノム編集　288
原始生殖細胞　15
原始線条　225
原始腸管　225, 226
原始卵黄嚢　205
原始卵胞　16, 100, 101, 103, 106, 107, 109, 111, 112, 230
減数分裂　110, 168, 170, 172, 177, 281
　周期　114
　分離エラー　284
原腸形成　225
原発性甲状腺機能低下症　65
原発性線毛機能不全症候群（PCD）　193
原発性無月経　266, 274

こ

高LDLコレステロール血症　303, 304
抗Müller管ホルモン（AMH）　17, 100, 101, 230, 265, 296
高アンドロゲン血症　36
高血圧　303
抗原提示細胞（APC）　218
高ゴナドトロピン血症　283
抗酸化酵素　97
鉱質コルチコイド　77
甲状腺刺激ホルモン（TSH）　9, 65
　分泌細胞　9, 10
甲状腺刺激ホルモン放出ホルモン（TRH）　7, 13, 65, 68
甲状腺薬　65
構造の黄体退縮　129
高中性脂肪（TG）血症　304
後天的遺伝子発現機構　246
高トリグリセリド血症　308
更年期　317, 328
更年期障害　327
　認知機能　332
更年期症状　314, 326
更年期症状評価表　329
高プロラクチン血症　64, 69, 72, 73, 74, 108, 170
高プロラクチン血症性無月経　72
高プロラクチン血症性無排卵症　73
合胞体栄養膜細胞　53, 205
肛門形成異常　228
高齢出産　285
骨吸収　319, 322
骨強度　276, 322
骨折予防効果　321
骨粗鬆症　275, 290, 316, 321, 324
　対策　323
骨代謝　320
　リモデリング　316, 317

骨年齢　263
骨盤腹膜炎　154
骨評価　324
骨密度　77, 316, 318, 322, 324
骨量　320
　——獲得　270, 272
ゴナドトロピン　9, 39, 49, 73, 96, 97, 103, 105, 112, 259
　——依存期　100, 101
　——感受期　100, 101
　構造異常　53
　——非依存期　100, 101
　分泌　38, 40, 64
　分泌抑制　69, 70
ゴナドトロピン受容体　56, 88
　細胞内情報伝達　58
ゴナドトロピン分泌細胞　9, 11
ゴナドトロピン放出ホルモン（→GnRH）　4, 28, 38, 40, 43 49, 96, 108, 125, 135, 169, 259, 270
ゴナドトロピン抑制ホルモン（GnIH）　268
コネキシン　103, 105, 116
コヒーシン　283
コルチゾール　69, 78
コレステロール　125, 170
コンパクション　183, 184, 185

さ

細菌性腟炎　154
細菌性腟症　154
細胞質内精子注入（ICSI）　173
細胞傷害性NK細胞　219
細胞性栄養膜細胞　205, 206
再メチル化　186
鎖肛　228
殺精子因子　178
酸化ストレス　313, 322
残存卵胞　287, 288

し

雌核発生胚　246
子宮　117, 134, 167
　形成　232
　成熟　273
子宮NK（natural killer）細胞　141, 143, 178
子宮筋腫　203
子宮筋層　136
子宮頸管　153
子宮頸管粘液　154, 155
子宮頸管閉鎖　232
子宮頸部　154
子宮性不妊　203

索引

子宮性無月経 150
子宮腺筋症 150, 203
子宮腔欠損 232
子宮内膜 134, 135, 136, 138, 143, 144, 208, 211, 212
　管腔上皮 202
　幹細胞 148, 151
　間質細胞 203, 209, 214
　増殖・分化 77, 146
　組織変化 142
　脱落膜化 145, 209
　胚受容能 215
　分化制御 217
子宮内膜圧 273
子宮内膜炎 154
子宮内膜癌 87
子宮内膜幹細胞 148, 151
子宮内膜症 87, 150
子宮内膜上皮 204
子宮内膜日付診 141, 202
子宮内膜ポリープ 150
シクロオキシゲナーゼ 214
始原生殖細胞 110
死後移植 285
視索上核（SON） 7
脂質異常症 303, 304, 308
脂質代謝 303, 307
思春期 31, 33, 66, 153, 170, 270, 271, 272, 274
　開始年齢 262
　徴候 266
　発動（発来） 32, 36, 135, 258
思春期早発症 264, 265
思春期遅発症 266, 267
　診断 268
思春期時計 260
視床 2
視床下部 2, 28, 259, 270
視床下部-下垂体系 7
視床下部-下垂体前葉系 7
視床下部-下垂体前葉-卵巣（性腺）軸 60
視床下部後野 7
視床下部性排卵障害 108
視床下部性無月経 275
視床下部前野 6
視床上部 2
ジスルフィド結合 51
雌性生殖細胞 250
射出精子 177
射精 160, 166, 167
射精管 160
重複子宮 232

重複腟 232
周閉経期 290, 292, 298, 300
絨毛外栄養膜細胞 53
受精 172, 183, 185, 208
　——率 97
受精制御因子 174, 177
受精能 197
受精卵 111, 181, 183, 197, 202
　移送 190
　冷凍保存 285, 287
主席卵胞 16, 101, 105, 106, 109
授乳期の無月経 34
小陰唇 235
松果体 2, 12
松果体細胞 93
上皮成長因子（EGF） 71, 213
小胞状卵胞 106
初期胚 186
初経 134, 136, 153, 258
処女膜 232
処女膜痕 232
女性外性器 235
女性性腺 230, 232
女性ホルモン 77, 87
心筋梗塞 303, 311
　男女別・年齢別罹患率 306
　発症率 305
心筋保護 311
神経性下垂体 8
神経性やせ症（AN） 275
神経伝達物質 43
神経ペプチド 5
人工多能性幹細胞 184

す

スクレロスチン 323, 324
スルピリド 68

せ

精管 160, 166, 228, 230
精管膨大部 166
性機能低下症 172
制御性 T 細胞（Treg 細胞） 220
精細管 230
精子 154, 160, 165, 173, 177, 178
　形成障害 168, 169, 170, 171
　超活性化 167
　分化・成熟過程 162
精子幹細胞 160, 162 163, 164
精子形成 167
精子形成細胞 160
精子細胞 161, 169
　ステージ 164
精子成熟停止 239

精子ファクター 172, 174
脆弱 X 症候群 238
脆弱 X 症候群関連振戦/運動失調症候群（FXTAS） 238
性周期 34, 112, 136
成熟度指数（MI） 153
成熟卵子 118
成熟卵胞 107
精上皮 160, 161
精上皮周期 163
生殖期 290
生殖期後期 291
生殖機能制御 28, 35
生殖茎 235
生殖行動調節 39
生殖細胞 109, 110, 111
生殖制御機構 4
生殖堤 228, 229
生殖補助医療 97, 157, 171, 172, 187, 246
精子-卵膜融合 179, 180
性ステロイドホルモン 77, 83, 134, 143, 153, 209, 265
　合成経路 123
　生合成 78
　代謝 79
　分泌 28, 258
　補充 268
　レベル 155
性ステロイドホルモン結合グロブリン（SHBG） 300
性腺 228, 229, 259
性腺機能 258
性腺刺激ホルモン 28
　分泌調節 4
性染色体 237
　異常 237, 243
　異数性 238
　モザイク 241
精巣 160, 165, 229
　組織像 162
精巣索 230
精巣上体 230
精巣上体管 160, 165, 166
精巣トランスフェリン 161
精巣内精子採取（MD-TESE） 240, 241
精巣マクロファージ 170
精巣輸出管 160, 165, 230
精祖細胞 161, 162, 164
正中視索前核 4
成長因子 212
成長ホルモン（GH） 9, 71, 262, 270
成長ホルモン分泌細胞 9, 10

索引

成長ホルモン放出ホルモン（GHRH）	6, 13	対立遺伝子	246	特発性——	47
精囊	166, 230	多精拒否	178	低ゴナドトロピン性精巣機能不全	170
性分化	227, 243	脱アセチル化	236, 237	低比重リポタンパク（LDL）	303
性分化疾患（DSD）	230, 242, 273	脱メチル化	186, 187, 249	低用量エストロゲン・プロゲスチン配合	
精母細胞	161, 164, 169	脱落膜	141, 204, 212	薬（LEP）	269, 276
生理活性ペプチド	4	脱落膜化	141, 202, 203, 204, 205, 214	低用量経口避妊薬	77
精路	160	子宮内膜	145	停留精巣	170
摂食障害	275	マーカー	146	テストステロン	
切迫性尿失禁	330	脱落膜化細胞	141		22, 78, 87, 166, 170, 298
セロトニン	12, 66	脱落膜細胞	141, 209, 210	鉄欠乏性貧血	276
潜在精巣症	230	脱落膜ナチュラルキラー細胞	218	デヒドロエピアンドロステロン	
染色体異数性	283	脱落膜マクロファージ	219, 220	（DHEA）	264, 299
腺性下垂体	5, 7, 8, 9	多囊胞性卵巣症候群（PCOS）		デヒドロエピアンドロステロンサル	
前精原細胞	169		36, 59, 108, 276	フェート（DHEA-S）	264
先体	173	多囊胞卵巣（PCO）	108		
先体反応	172, 173, 176	単角子宮	232	**と**	
前脱落膜化	139, 141, 203	男性外性器	235	糖鎖	51
先天性副腎過形成	170	男性生殖器	160, 161, 167	糖質コルチコイド	77
先天性両側性精管形成不全	230	男性性腺	231	糖尿病	303, 313, 314
前腹側室周囲核（AVPV）	4	男性不妊（症）	168, 169, 171, 240, 244	透明帯	174, 176, 178, 202
前胞状卵胞	100, 103, 111, 112	男性ホルモン	87	通過	177, 179
前立腺	166, 230			ドーパミン 5, 12, 13, 35, 43, 64, 65, 66	
		ち		——作動薬	72, 73
そ		父方アレル	253	代謝回転	70
双角子宮	232	腟	134, 153, 154, 178	——ニューロン	34
早期閉経	318	腟炎	329	分泌	68
早期卵巣不全	108	腟粘膜上皮	153	特発性低ゴナドトロピン性性腺機能	
造精機能障害	239	遅発思春期	273	低下症（IHH）	28, 47, 266
早発思春期	273	着床	136, 140, 141, 183, 196, 202	トランスフォーミング増殖因子（TGF）	
早発卵巣不全（POF/POI）		過程	209		213
	60, 239, 283	障害	203	トリグリセリド（TG）	303
ソマトスタチン	13	遅延期間	213		
		不全	150, 218	**な**	
た		着床期	215	内細胞塊	183, 184, 185, 186, 202
第一減数分裂	111	着床率	187	内臓脂肪型肥満	313
大陰唇	234, 235	中間中胚葉	224	内胚葉	225
ダイオキシン	85, 263	発生	225	内部細胞塊	224
体外受精		中腎	226	内分泌攪乱物質	263
	180, 187, 188, 196, 202, 285, 287	発生	227		
体細胞核移植（SCNT）	252	中腎管	230	**に**	
胎児抗原	210	中腎傍管	227	にきび	276
体質性思春期遅発症	266	形成	228	二次性徴→第2次性徴	
第二減数分裂	114	中枢性思春期早発症	264, 265	二次卵胞	22, 100, 103
第2次性徴	33, 271, 274	中性脂肪	303	日内リズム	2
出現	258	中胚葉	225	二母性マウス	250
促進	77	直精細管	165	乳癌	87
発来異常	243	チロシンキナーゼ SRC	146	乳汁	64
大脳辺縁系	6	チロトロピン→甲状腺刺激ホルモン	65	分泌	69, 71
ダイノルフィン	45, 46, 259, 260			分泌不全	73
胎盤	80, 92, 202, 206	**て**		乳汁漏出無月経症候群	65, 72
形成不全	215	低 HDL コレステロール血症	304	乳腺発達	64, 71, 77
血管形成	218	低エストラジオール	108	乳房発育	135, 258, 273
胎盤形成	141	低ゴナドトロピン性性腺機能低下症		ニューロキニン B（NKB）	
		（HH）	28, 30, 45, 46, 260, 266		33, 45, 46, 259, 260, 270

337

索引

ニューロペプチドY（NPY）	6, 7, 46
尿失禁	331
尿生殖堤	134
尿中黄体化ホルモン検査	155
尿道	228
尿道炎	329
尿道下裂	235
尿道球腺	166, 167
妊娠	34, 126, 127, 141
——率	97
妊娠維持機構	128
妊娠黄体	127, 128, 130, 131
妊娠高血圧症候群	212
妊娠初期	129
妊孕性	154, 212, 270
延長	285
獲得	258
妊孕能	147

ね・の

ネクローシス	148
脳卒中	303
ノルアドレナリン	43

は

胚	181, 187, 204, 205
胚移植	202, 285
胚外体腔	205
胚外中胚葉	225
配偶子形成異常	172
胚浸潤	205
胚性因子	205
胚性幹細胞	184
胚性ゲノム活性化（ZGA）	183, 184
排泄腔ヒダ	235
胚接着	204, 205
胚対位	217
胚着床	217
胚発生	196, 190
着床前期	183, 184, 185, 187
胚盤	225
胚盤胞	183, 184, 185, 196, 202, 203, 204, 205, 208, 211, 213, 214
着床	210
到達率	187
胚盤胞腔	185
形成	183
胚-母体間相互応答	217
排卵	79, 107, 108, 135, 138, 197, 259
排卵期	66, 153, 155, 203
排卵周期	127
排卵障害	108, 209
破骨細胞	319

バゾプレッシン	5, 7, 12, 13
ハッチング	217
母方アレル	252
遺伝子欠失	253
母方ゲノム	252
母方発現遺伝子	255
反復着床不全	150
反復流産	150

ひ

久山町研究	304, 305
ヒストン	249
脱アセチル化	236
ヒストン修飾	186, 198, 252
ビタミンC	129
ビタミンD	320
ビタミンE	127
ヒト絨毛性ゴナドトロピン（hCG）	24, 49, 50, 127, 128, 131, 146, 205, 209, 217
ピノポード	140, 141, 203, 204
肥満	274
内臓脂肪型——	313
頻尿	330

ふ

フェノチアジン	68
フォリスタチン	88, 89, 90, 92
副甲状腺ホルモン（PTH）	319
副腎ステロイドホルモン	265
副腎皮質刺激ホルモン（ACTH）	5, 10, 66
副腎皮質刺激ホルモン放出ホルモン（CRH）	5, 7
副腎皮質ホルモン	71, 77
腹内側核	6
父性片親性ダイソミー	253
付属生殖腺	160, 166
不定愁訴	326
不妊（症）	35, 172, 178
検査	181
プラスミノゲン活性化因子	161
フルベストラント	266
プレグネノロン	125
プレマリン®	73
プロゲスチン	77
プロゲステロン	67, 77, 121, 123, 124, 134, 143, 146, 194, 203
プロゲステロン受容体（PR）	83, 122, 144, 209
プロゲストーゲン	77, 87, 153
プロスタグランジン	108, 145, 146, 214
プロスタグランジン$F_{2\alpha}$（$PGF_{2\alpha}$）	128

プロラクチノーマ	35
プロラクチン（PRL）	5, 9, 35, 43, 64, 69, 71, 170
受容体	68
日内変動	66
濃度	66, 67, 75
分泌	38, 65
分泌細胞	9, 10
プロラクチン分泌異常症	72
プロラクチン放出ペプチド	66
分裂期促進因子	113

へ

閉経	153, 154, 307, 310, 313, 317, 326, 328
年齢	301, 306
閉経移行期	290, 326
閉経移行期後期	292
閉経移行期前期	291
閉経後	291
閉経後後期	292, 326
閉経後性器尿路症候群	330, 331
閉経後前期	292, 326
ヘテロクロマチン化	236

ほ

胞状卵胞	100, 103, 104, 106, 109, 111
乏精子症	168, 239
母子間マイクロキメリズム	221
母児間免疫応答	211
ホットフラッシュ	328, 330
哺乳	70, 68
ホルモン補充療法	275, 314
本能行動	2

ま

マイクロキメリズム	221
膜結合型エストロゲンレセプター	86
マクロファージ	129, 143
マクロプロラクチン血症	74
末梢性思春期早発症	265
マトリックスメタロプロテアーゼ（MMP）	129
慢性子宮内膜炎	149, 203
慢性腎疾患	303

み・む

ミネラルコルチコイド	77
レセプター	84
無月経（症）	34, 35, 65, 72, 150, 266, 274, 275
無孔処女膜	234
無精子症	168, 172, 239
無排卵周期症	108

338

索引

め・も

メチル化	196, 198, 249, 250
維持	186
異常	253, 254
獲得時期	252
メチル化可変領域（DMR）	186
メトクロプラミド	68
メラトニン	
	2, 12, 67, 93, 95, 96, 97, 98, 129
メラトニン受容体	94
メラニン凝集ホルモン（MCH）	7
免疫寛容	170, 178, 211, 217, 220, 221
モザイク	241
もの忘れ	332

や・ゆ

やせ	275
雄核発生胚	246
雄性ゲノム	249
雄性生殖細胞	250
雄性不妊	179

ら

ライオニゼーション	236
卵（卵子）	97, 116, 172, 174, 185
活性化	111, 174
形成	15
減数分裂	115
成熟過程	113
発生	110
輸送	193, 194
冷凍保存	285
老化	285
卵黄嚢	225
卵核胞	111
卵割	111
卵活性化因子	172
卵-顆粒膜細胞-莢膜細胞	105
卵管	117, 134, 178, 190, 193, 197, 232
機能	196
構造	191
卵管炎	154
卵管峡部	176, 190
卵管障害	172
卵管上皮	192, 194, 196
卵管上皮細胞	195
卵管内腔	195, 197
卵管膨大部	183, 190
卵管漏斗	190
卵管漏斗部	194
卵丘細胞	
	97, 107, 117, 172, 174, 177, 178
卵丘細胞層	167
卵丘細胞-卵複合体（COC）	

	107, 122, 192, 193, 194, 195, 197
卵細胞膜	180
卵成熟	116, 117, 118
卵成熟促進因子（MPF）	113
卵成熟抑制	115
卵成熟抑制因子（OMI）	17, 113
卵巣	15, 18, 23, 78, 100, 135
成熟	19, 273
冷凍保存	285
老化	282, 286
卵巣過剰刺激症候群（OHSS）	59
卵巣癌	90, 91
卵巣奇形腫	19
卵巣機能不全	108, 273, 283
卵巣摘出	286
骨密度	320
卵巣嚢	192
卵巣ホルモン	15, 22
卵祖細胞	15, 230
卵胞	16, 61, 116, 177, 259
一次——	24
形成促進	77
二次——	22
排卵前	22
発育	23, 97, 98, 100, 111, 281
閉鎖	15, 17, 19
卵胞活性化療法（IVA）	286
卵胞腔	111
卵胞細胞	230
卵胞刺激ホルモン（FSH）	
	22, 42, 49, 88, 100, 103, 111, 270
卵胞破裂	121, 122
卵胞閉鎖	107, 109
卵胞ホルモン	77, 78, 259
卵母細胞	18, 21, 110, 112, 118, 177
一次——	15, 16
卵-卵丘細胞複合体（COC）	
	107, 122, 192, 193, 194, 195, 197

り・れ・ろ

リコンビナント FSH	49
リラキシン	146
レトロゾール	266
レプチン	46, 117, 118, 262, 270
ロイシンリッチリピート	56, 57
濾胞星状細胞	10, 12

数字

7回膜貫通領域	56, 57

A

α-melanocyte-stimulating hormone （α-MSH）	5
α-エンドルフィン	5

α-メラニン細胞刺激ホルモン（α-MSH）	
	5
accessory sex glands	160
acrosomal reaction	172
acrosome	173
ACTH 分泌細胞	12
adenohypophysis	8
adrenarche	264, 271
adrenocorticotropic hormone（ACTH）	
	5, 10, 66
amphiregulin	122
androgen receptor（AR）	33
androgen binding protein（ABP）	161
androgenicity	300
androstendione	123
Angelman 症候群（AS）	253
angiopoietin	125
anorexia nervosa（AN）	275
anterior hypothalamic area	6
anteroventral periventricular nucleus （AVPV）	4
antigen presenting cell（APC）	218
anti-Müllerian hormone（AMH）	
	17, 100, 101, 230, 265, 296
antrum follicle	22
ART（assisted reproductive technologies）	172
Asherman 症候群	150
atretic follicle	17
AZF（azoospermia factor regions）	
	240

B

β-エンドルフィン	12, 66
Bartholin 腺	153, 234
Bax	131
Bcl-2	19, 129, 131
BDNF（brain-derived neurotrophic factor）	117
Beckwith-Wiedemann 症候群（BWS）	
	198, 254
bicornuate uterus	232
blood brain barrier（BBB）	4, 28
blood-epididymis barrier（BEB）	166
blood-testis barrier（BTB）	
	161, 162, 164, 170
bulbourethral gland	166

C

cAMP/PKA 経路	62
cAMP response element（CRE）	50
cervical atresia	232

339

cleavage	111
cloacal fold	235
connexin	103, 105, 116
corticotrophs	12
corticotropin-releasing hormone (CRH)	5, 7
——受容体	33
Cowper 腺	166, 167, 230
cryptorchidism	230
CSF-1 (colony-stimulating factor 1)	214
CSF (cytostatic factor)	114
cumulus cell	172
cumulus-oocyte complex (COC)	107, 122, 192, 193, 194, 195, 197
Cushing 症候群	276
Cu,Zn スーパーオキシドジスムターゼ (Cu,Zn-SOD)	97, 129, 131
cyclooxygenase (COX)	214
cytotrophoblast	205

D

decidua	141, 204
decidual cell	141
decidualization	141, 204
decidualized cell	141
decidual natural killer (dNK)	218, 219
dehydroepiandrosterone (DHEA)	264, 299
dehydroepiandrosterone sulfate (DHEA-S)	264
denuded oocyte	116
diencephalon	2
differentially methylated region (DMR)	186
disorders of sex development (DSD)	230, 242
DNA 脱メチル化	186
DNA メチル化	249, 250
dominant follicle	16
dopamine	5, 12, 13, 35, 43, 64, 65, 66
double uterus	232
double vagina	232
Down 症候群	238
ductuli efferentes	160
dynorphin (DYN)	45, 46, 259, 260

E

ectoderm	225
efferent ductule	230
EGF (epidermal growth gactor)	71, 213
ejaculated spermatozoa	167

ejaculatory duct	160
embryo implantation	202
endoderm	225
endometrium	134
epididymal duct	160
epididymis	230
epiregulin	122
epithalamus	2
ES 細胞	184, 288
estrogen receptor (ER)	6, 33, 106, 117, 144, 210
estrogen receptor α (ERα)	33
estrogen-related receptor (ERR)	85
estrogen replacement therapy (ERT)	274
extra-embryonic cavity	205
extraembryonic mesoderm	225

F

Fallopius 管	190
familial male-limited precocious puberty (FMPP)	59
FIGLα	107
FMR1 関連原発性卵巣不全 (FXPOI)	238
follicle cell	230
folliculo-stellate (FS) cells	10
fragile X associated primary ovarian insufficiency (FXPOI)	238
fragile X associated tremor/ataxia syndrome (FXTAS)	238
fragile X syndrome	238
FSH (follicle-stimulating hormone)	22, 42, 49, 88, 100, 103, 111, 270
オートファジー	22
gonadarche	258
functional luteolysis	127

G

γ-アミノ酪酸 (GABA)	12, 261
gain of function	58
galactorrhea-amenorrhea syndrome	72
gastrulation	225
GDNF (glial cell-line derived neurotrophic factor)	117
genital ridge	228
germinal vesicle (GV)	111
germinal vesicle breakdown (GVBD)	111
GH (growth hormone)	9, 71, 262, 270
GnRH (gonadotropin releasing hormone)	4, 28, 38, 40, 43, 49, 96, 108, 125, 135,

	169, 259, 270
生合成	39
——受容体	47
単独欠損症	46
ニューロン	31, 32, 34, 36, 260
分泌抑制因子	46
律動分泌	41
GnRH associated peptide (GAP)	65
GnRH 依存性思春期早発症	264
GnRH 依存性（視床下部性）低ゴナドトロピン性性腺機能低下症 (HH)	266
GnRH パルスジェネレータ	259, 260, 261, 263
gonadarche	135, 258, 262, 271
gonadotrophs	11
gonadotroph-specific element (GSE)	50
gonadotropin	9, 39, 49, 73, 96, 97, 103, 105, 112, 259
gonadotropin inhibitory hormone (GnIH)	268
growth hormone-releasing hormone (GHRH)	6, 13

H

HGF (hepatocyte growth factor)	213
HPG 軸	31, 35, 258
human chorionic gonadotropin (hCG)	24, 49, 50, 127, 128, 131, 146, 205, 209, 217
hymen	232
hymenal caruncle	232
hyperprolactinemic amenorrhea	72
hypogonadotropic-hypogonadism (HH)	28, 30, 45, 46, 260, 266
hypophyseal portal vein system	7
hypospermatogenesis	239
hypothalamo-hypophyseal (pituitary) sysytem (HHS/HPS)	7
hypothalamus	2

I

idiopathic hypogonadotropic hypogonadism (IHH)	28, 47, 266
imperforate hymen	234
inner cell mass	202, 224
INSL3 (insulin-like 3)	117
insulin-like growth factor (IGF)	103
intermediate mesoderm	224
intracytoplasmic sperm injection (ICSI)	173
in vitro activation (IVA)	286
iPS 細胞	184, 188, 288

IVF（*in vitro* fertilization） 196

K

KAGUYA 250
Kallmann 症候群 46, 267
KISS1R 遺伝子 264
kisspeptin
　4, 28, 29, 61, 117, 259, 260, 270
KNDy ニューロン 45, 259, 260

L

L-アルギニン 127
labia majora 235
labia minora 235
lactational amenorrhea 34
Lactobacillus 属 153, 154
LDL（low-density lipoprotein）コレス
　テロール 303, 305
Leydig 細胞 170, 230
LH（luteinizing hormone）
　22, 39, 49, 50, 68, 79, 100, 121, 217,
　258, 270
　　構造 50
　　思春期 270
　　受容体 70
　　パルス状分泌 28
　　gonadarche 258
LH サージ 61, 117, 121, 123, 124, 259
　　排卵 56, 107, 108
LH 受容体 106
LIF（leukemia inhibitory factor）
　212, 217
limbic system 6
loss of function 58
low dose estrogen progestin（LEP）
　269, 276
luteinized unruptured follicle（LUF）
　124
luteinizing hormone（→LH）
lyonization 236

M

mammotrophs 10
MAPK/ERK 経路 107
MAPK カスケード 62
maternal to zygotic transition（MZT）
　183
matrix metalloproteinase（MMP）
　129
maturation index（MI） 153
maturation promoting factor（MPF）
　113
mature oocyte 15
Mayer-Rokitansky-Küster-Hauser

症候群 232, 274
McCune-Albright 症候群 265
median preoptic nucleus 4
meranin concentrating hormone
　（MCH） 7
melatonin
　2, 12, 67, 93, 95, 96, 97, 98, 129
menarche 136, 258
menopausal transition 290
mesoderm 225
mesonephros 226
microdissection testicular
　sperm extraction（MD-TESE）
　240, 241
M-phase promoting factor 113
Müller 管 134, 153, 156, 193, 227
Müller 管残存症候群 230

N

neurohypophysis 8
neurokinin B（NKB）
　33, 45, 46, 259, 260, 270
neuropeptide Y（NPY） 6, 7, 46
NF-κB 129, 147

O

oocyte 15
oocyte maturation inhibitor（OMI）
　17, 113
oogenesis 15
oogonia 15
oogonium 230
oral contraceptives（OC） 269
orexin 7, 46
ovarian hyperstimulation syndrome
　（OHSS） 59
ovarian teratoma 19
oviduct 190
oxytocin（OXT） 5, 7, 12, 13, 65

P

parathyroid hormone（PTH） 319
PGF2α 128, 129
phallus 235
pineal body 2, 12
pinopode 140, 141, 203, 204
pituitary 2, 7, 259
planar cell polarity（PCP） 194
polycystic ovary（PCO） 108
polycystic ovary syndrome（PCOS）
　36, 59, 108, 276
posterior hypothalamic area 7
postmenopause 291
Prader-Willi 症候群（PWS） 252

predecidualization 139
pregnenolone 125
premature ovarian failure（POF）
　60, 239
preovulatory follicle 22
primary cilliary dyskinesia（PCD）
　193
primary gut tube 225
primary oocyte 110, 230
primary ovarian insufficiency（POI）
　283
primitive streak 225
primitive yolk sac 205
primordial follicle 230
primordial germ cell（PGC） 110
PRL releasing peptide（PRrP） 66
progenital germ cells 15
progesterone receptor（PR）
　83, 122, 144, 209
prolactin（PRL）
　5, 9, 35, 43, 64, 69, 71, 170
prolactinoma 35
pro-opiomelanocortin（POMC） 12
prostate 166, 230
pseudodecidualization 139
pubarche 135, 258, 271
puberty 31, 33

R

regular hCG 53
reproductive stage 290
reverse cleavage 187
romosozumab 323

S

SCO 症候群（Sertoli cell only syn-
　drome） 239
scrotum 230
seminal glands 166
seminal vesicle 230
seminiferous epithelium 160
seminiferous tubule 230
Sertoli 細胞 161, 164, 165, 170, 230
sex hormone binding globulin（SHBG）
　300
Sheehan 症候群 73
Silver-Russell 症候群（SRS） 254
somatic cell nucler transfer（SCNT）
　252
somato-mammotrophs 10
somatotrophs 10
spermatids 161
spermatocytes 161
spermatogenic cell 160

341

索引

spermatogonia 161
spermatogonial stem cell（SSC）
160, 162, 163, 164
sperm maturaion arrest 239
SRY（sex-determining region of Y）
遺伝子 229
STRAW 分類 290, 291, 295, 299
structural luteolysis 127
supraoptic nucleus（SON） 7
syncytiotrophoblast 205

T

Tanner 分類 271, 272, 273
testis 160
testis cord 230
TGF-α（transforming growth
factor-α） 71
TGF-β（transforming growth
factor-β） 101, 104, 213
TGF-β coreceptor 90, 91
thalamus 2
thelarche 135, 258, 271

thyroid stimulating hormone（TSH）
9, 65
thyrostimulin 55
thyrotropin→thyroid stimulating
hormone（TSH）
thyrotropin releasing hormone（TRH）
7, 13, 65, 68
TNFα（tumor necrosis factor α） 129
trabecular bone score（TBS） 277
Treg 細胞 220
trophectoderm 205
trophoblast-specific element（TSE）
50
TSH 分泌細胞 9, 10
tubuli recti 165
Turner 症候群 239, 242, 244, 274
ホルモン補充療法 275
two cell two gonadotropin theory
55, 123

U

unicornuate uterus 232

urethra 228
urogenital ridge 134

V

vas deferens 160, 228
vasoactive intestinal polypeptide（VIP）
65
vasopressin 5, 7, 12, 13
VEGF（vascular endothelial growth
factor） 125, 130, 148
——受容体 129

X・Y・Z

X 染色体 237
構造異常 238
ヘテロクロマチン化 236
不活化 237
Y 染色体 236, 237
構造異常 239, 240
yolk sac 225
zygotic genome activation（ZGA）
183, 184

中山書店の出版物に関する情報は，小社サポートページを御覧ください.
https://www.nakayamashoten.jp/support.html

Science and Practice
産科婦人科臨床シリーズ
1 生殖生理

2019 年 5 月 1 日　初版第 1 刷発行©　　　〔検印省略〕

総編集 ——— 藤井　知行

専門編集 ——— 大須賀　穣

発行者 ——— 平田　直

発行所 ——— 株式会社 中山書店
〒 112-0006 東京都文京区小日向 4-2-6
TEL 03-3813-1100（代表）　振替 00130-5-196565
https://www.nakayamashoten.jp/

装丁 ——— 臼井弘志（公和図書デザイン室）

印刷・製本 —— 三報社印刷株式会社

Published by Nakayama Shoten Co.,Ltd.　　　　　Printed in Japan
ISBN 978-4-521-74761-3
落丁・乱丁の場合はお取り替え致します

本書の複製権・上映権・譲渡権・公衆送信権（送信可能化権を含む）
は株式会社中山書店が保有します.
JCOPY ＜㈳出版者著作権管理機構 委託出版物＞
本書の無断複写は著作権法上での例外を除き禁じられています. 複
写される場合は，そのつど事前に，㈳出版者著作権管理機構（電話
03-5244-5088，FAX 03-5244-5089，e-mail: info@jcopy.or.jp）の許諾を
得てください.

本書をスキャン・デジタルデータ化するなどの複製を無許諾で行う行
為は，著作権法上での限られた例外（「私的使用のための複製」など）
を除き著作権法違反となります. なお，大学・病院・企業などにおいて，
内部的に業務上使用する目的で上記の行為を行うことは，私的使用に
は該当せず違法です. また私的使用のためであっても，代行業者等の
第三者に依頼して使用する本人以外の者が上記の行為を行うことは違
法です.

基礎研究の成果を臨床にフィードバック！

産科婦人科臨床
series collection ［全6冊］

総編集●藤井 知行（東京大学）
専門編集●大須賀 穣（東京大学）
　　　　　加藤 聖子（九州大学）
　　　　　八重樫伸生（東北大学）

B5判／並製／各350〜400頁／4色刷
各巻本体予価：20,000円

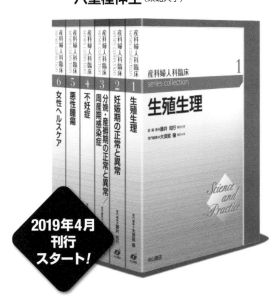

2019年4月刊行スタート！

- 異常と正常（生理的変化）の科学的な診断基準を提供．
- 疾患・現象の共通概念を明瞭化し，機序に関する知見から診断・治療・管理へと展開．
- さまざまな場面で患者・家族をサポートする助産師，新生児科医，小児科医をはじめ，専門スタッフ間で共有できる知識を紹介．

Science and Practice

シリーズの構成と専門編集

1	生殖生理	大須賀 穣（東京大学）	2019.4刊行予定
2	妊娠期の正常と異常	藤井 知行（東京大学）	2020.4刊行予定
3	分娩・産褥期の正常と異常/周産期感染症	藤井 知行（東京大学）	2021.4刊行予定
4	不妊症	大須賀 穣（東京大学）	2021.9刊行予定
5	悪性腫瘍	八重樫 伸生（東北大学）	2020.9刊行予定
6	女性ヘルスケア	加藤 聖子（九州大学）	2019.9刊行予定

※配本順，タイトルは諸事情により変更する場合がございます

中山書店 〒112-0006 東京都文京区小日向4-2-6　TEL 03-3813-1100　FAX 03-3816-1015
https://www.nakayamashoten.jp/